Michael Ermann

Psychotherapeutische und psychosomatische Medizin

Ein Leitfaden auf psychodynamischer Grundlage

Manual 17

Michael Ermann

Psychotherapeutische und psychosomatische Medizin

Ein Leitfaden auf psychodynamischer Grundlage

Unter Beteiligung der Mitarbeiter
der Abteilung für Psychotherapie und Psychosomatik
der psychiatrischen Universitätsklinik München
Mit 2 Fachbeiträgen
von E. R. Rey sowie M. Wirsching und P. Scheib

Kohlhammer

Die Deutsche Bibliothek – CIP-Einheitsaufnahme

Manual. - Stuttgart ; Berlin ; Köln : Kohlhammer.

17. Psychotherapeutische und psychosomatische Medizin. - 1995

Psychotherapeutische und psychosomatische Medizin:
ein Leitfaden auf psychodynamischer Grundlage / Michael Ermann.
Unter Beteiligung der Mitarb. der Abteilung für Psychotherapie und
Psychosomatik der Psychiatrischen Universitätsklinik München.
Mit 2 Fachbeitr. von E. R. Rey ... -
Stuttgart ; Berlin ; Köln : Kohlhammer, 1995
   (Manual ; 17)
   ISBN 3-17-013197-4
NE: Ermann, Michael

Alle Rechte vorbehalten
© 1995 W. Kohlhammer GmbH
Stuttgart Berlin Köln
Verlagsort Stuttgart
Typoskript: M. Ermann
Gesamtherstellung:
W. Kohlhammer Druckerei GmbH + Co. Stuttgart
Printed in Germany

Für Susanne

Beteiligte Mitarbeiter der Abteilung für Psychotherapie und Psychosomatik
der Psychiatrischen Universitätsklinik München

Thomas Baumann, Arzt
Dr. med. Friedrich Bofinger
Dr. med. Dorothea Hauck
Dipl.Psych. Ulrich Marguth
Dr. med. Giulia Oliveri
Dipl.Psych. Helga Rehm
Dr. phil. Dipl.Psych. Günter Reisbeck
Dipl.Psych. Claudia Schöchlin
Dr. med. Dr. rer. pol. Otmar Seidl
Dipl.Psych. Heidi Spanl
Dr. med. Marianne Stifel
Dipl.Psych. Maria Suttor-Haag
Dr. phil. Dipl.Psych. Bruno Waldvogel
Dr. med. Ulrike Wichtmann
Dipl.Psych. Elke Winkow

Vorwort

Die Psychotherapie, und mit ihr die psychosomatische Medizin, steht in Deutschland mit der Einführung eines ärztlichen Fachgebietes "Psychotherapeutische Medizin" in einer neuen Phase der Institutionalisierung. Es besteht jetzt die Möglichkeit, daß Ärzte, die hauptsächlich Psychotherapie betreiben wollen, nach ihrer Ausbildung als Fachärzte tätig werden können. Sie sind damit erstmals anderen Fachärzten gleichgestellt.

Diese Neuregelung war vor allem im Kreise der Psychoanalytiker, die einen großen Teil der Psychotherapeuten ausmachen, umstritten, weil weitgehende Veränderungen der Ausbildungsstruktur und der Ausbildungsinhalte an die neue Regelung geknüpft sind. Ähnliches wird für die nächsten Jahre von einem sog. Psychotherapeutengesetz erwartet, das auch die psychotherapeutische Tätigkeit von Diplompsychologen regeln soll.

So problematisch diese Veränderungen einerseits sind, der psychotherapeutischen Medizin bieten sie die Chance, im Medizinalsystem ein größeres Gewicht zu erlangen. Das kann sich zum Wohle der Psychotherapiepatienten auswirken. Es ist zu hoffen, daß damit auch das Lehrfach "Psychosomatische Medizin und Psychotherapie", das vor 25 Jahren in die Ausbildung der Medizinstudenten eingeführt wurde, größeres Gewicht erhält.

Ob es angesichts einer besseren, auch wirtschaftlich vorteilhafteren Institutionalisierung allerdings gelingt, den hohen wissenschaftlichen Standard der bisherigen Psychotherapie und Psychosomatik aufrechtzuerhalten, hängt vorrangig von der Qualität, daneben natürlich auch von der Struktur der Ausbildung ab. Damit erfährt die Ausbildung von Medizinern und Psychologen während und nach dem Universitätsstudium gegenwärtig eine Neubewertung. Für mich als Hochschullehrer und als Beteiligter an der Psychotherapieausbildung war das eine Herausforderung, unser heutiges klinisches Wissen und den Stand unserer psychotherapeutischen Erfahrungen in einem Manual für das Studium und die spätere Weiterbildung zusammenzutragen.

Zum Konzept und zur Lektüre dieses Buches

Ein solches Projekt erfordert didaktische Schwerpunktsetzungen und erfahrungsgebundene Bewertungen und stellt insofern auch eine wissenschaftliche Standortbestimmung dar. Im psychotherapeutischen Bereich ist ein Lehrbuch auch ein Bekenntnis zu anthropologischen Überzeugungen. So ist auch dieses Buch, bei allem Respekt für andere Auffassungen, nicht neutral.

Es basiert auf der Psychoanalyse, wie sie sich im Verlauf von hundert Jahren aus Freuds innovativer Anschauung über das menschliche Seelenleben zu einer umfassenden Lehre über das bewußte und unbewußte Erleben und seine Wirkungen auf das Verhalten, auf Gesundheit und Krankheit entwickelt hat. Diese Psychoanalyse ist heute weit mehr als die ursprüngliche Lehre von der verdrängten Sexualität und vom Ödipuskomplex. Die Idee dieses Buches ist es darzustellen, wie das breite heutige psychoanalytische Denken uns hilft, Krankheit zu verstehen und zu behandeln.

Dieser Darstellung liegt ein psychodynamischer Ansatz (Kap. 3.1) zugrunde, der die Beziehungserfahrungen des Menschen in das Zentrum der Betrachtung rückt und mit trieb-, ich- und selbstpsychologischen Aspekten verknüpft. Er kann als weithin repräsentativ für das heutige psychoanalytische Denken gelten. Innerhalb dieses Ansatzes wird ein entwicklungsdiagnostisches Strukturmodell zugrundegelegt, das sich am Konzept von Kernberg orientiert. Es beschreibt neurotisches Erleben und Verhalten als Borderline-Störung (Neurosen auf niederem Strukturniveau), als narzißtische Störung (mittleres Strukturniveau) und als klassische Neurose (reifes Niveau) (Kap. 4). Bei der Darstellung der einzelnen Krankheitsbilder und der Behandlungsfragen wird auf diese Dreiteilung immer wieder Bezug genommen. Daneben werden reaktive Störungen und traumatogene Störungen als besondere Störungsformen betrachtet.

Neben diesem psychoanalytischen Ansatz werden bei der Darstellung allgemeine psychotherapeutische und psychosomatische Basisinformationen vermittelt. Zusätzlich werden grundsätzliche verhaltenstherapeutische Aspekte erörtert. Dieses Konzept berücksichtigt die Idee, daß auch ein psychoanalytisch orientierter, psychotherapeutisch interessierter Student, Arzt oder Psychologe genügend Wissen über andere Richtungen braucht, um nicht zu einer einseitigen oder gar ideologischen Haltung zu gelangen. Diese Idee ist auch in den Ausbildungsrichtlinien für den Facharzt für Psychotherapeutische Medizin enthalten, die eine analytische und eine verhaltenstherapeutische Spezialisierung erlaubt: Bei psychoanalytischer Schwerpunktbildung werden ausreichende Kenntnisse in der Verhaltenstherapie verlangt und umgekehrt.

Dieses Buch gliedert sich in die Teile Grundlagen, Krankheitsbilder und Behandlung. Als Basis für das Verständnis ist das Kap. 3 über die Neurosenentstehung gedacht. Weil immer wieder auf die Grundformen der Neurosen-Pathologie Bezug genommen wird, empfiehlt es sich, vor dem Studium spezieller Fragen auf jeden Fall auch das Kap. 4 durchzuarbeiten. Im übrigen sind die einzelnen Kapitel so gestaltet, daß sie unabhängig voneinander gelesen werden können.

Die Literaturverweise in den Fußnoten enthalten einerseits Grundsatzarbeiten zu zentralen Konzepten; hier kann die Auswahl angesichts der Fülle der Literatur nur willkürlich sein. Wo verfügbar, wurden deutschsprachige und leicht erreichbare Arbeiten angegeben. Andererseits werden einige zentrale Begriffe durch Hinweise auf die Erstbeschreiber oder wichtige Neuformulierungen belegt. Bei Begriffen und Konzepten, die heute zum "allgemeinen Wissensstand" unseres Fachs gehören, wurde auf solche Hinweise verzichtet, um das Literaturverzeichnis überschaubar zu halten.

Danksagung

Dieses Buch verdankt seine Entstehung indirekt dem Interesse und der fachlichen Neugier unserer Studenten; direkt geht es auf die Anregung meiner Mitarbeiter zurück. Ihnen, die sich auch mit Entwürfen, kritischen Kommentaren und Korrekturen beteiligt haben, danke ich an dieser Stelle sehr herzlich. Mein besonderer Dank gilt Otmar Seidl und Bruno Waldvogel, die mich während der Arbeit am Manuskript von vielen meiner Routineaufgaben entlastet haben, sowie Frau Ell und Frau Habicht für die Schlußkorrektur. Herrn Dr. Beyer danke ich für die völlig unkomplizierte Zusammenarbeit mit dem Verlag. Schließlich bin ich meiner Familie herzlich dankbar, daß sie mir die Freiheit gegeben hat, einen Teil meiner Freizeit diesem Projekt zu opfern.

München, im Dezember 1994 *Michael Ermann*

Inhalt

Das Arbeitsfeld der psychotherapeutischen und psychosomatischen Medizin

> **"Psyche"** (griechisch) bedeutet Seele, **"Soma"** heißt Körper. **Psychosomatik** ist die Lehre von der *Wechselwirkung* zwischen seelischen, psychosozialen und körperlichen Prozessen in Gesundheit und Krankheit. **Psychotherapie** bedeutet *Krankenbehandlung mit psychologischen Mitteln*, im wesentlichen mit den Mitteln des beeinflussenden Gesprächs.

Die **psychotherapeutische und psychosomatische Medizin** widmet sich den seelischen Einflüssen bei der Krankheitsentstehung, Krankheitsverarbeitung und Behandlung. Sie ist die medizinische Disziplin, die die Beziehungen von biologischen, psychologischen und sozialen Faktoren zur Erklärung von Gesundheit und Krankheit beschreibt und die Psychotherapie zur Behandlung von Krankheiten einsetzt.

Die **Krankheitserscheinungen** (Symptome) in diesem Arbeitsfeld sind äußerst vielfältig. Sie sind das Ergebnis eines komplexen Zusammenspiels zwischen seelischen, körperlichen und sozio-kulturellen Faktoren und reichen von seelischen Störungen (z.B. Ängsten) über Verhaltensstörungen (z.B. Eßstörungen), Charakterstörungen (z.B. pathologischer Eifersucht) und Organfunktionsstörungen (z.B. funktionellen Herzbeschwerden) bis zu organischen Erkrankungen (z.B. Colitis ulcerosa).

Wurzeln der psychotherapeutischen und psychosomatischen Medizin

In der abendländischen Kultur wurden Seele und Körper in Anschluß an die griechische Philosophie und Medizin traditionell als Ganzheit betrachtet, bis die naturwissenschaftliche Wende der Medizin in der 2. Hälfte des 19. Jahrhunderts den Schwerpunkt der Krankheitslehre auf organische Krankheitsfaktoren verlagerte. In der Folge entstand eine Dichotomie zwischen leiblich und seelisch zentrierter Annäherung an Kranke und ihre Krankheiten. Damit rückte das *Leib-Seele-Problem*, die Frage nach den morphologischen und funktionellen Grundlagen des Zusammenwirkens von Geist und Materie in Krankheit und Gesundheit in das Zentrum der medizinischen Philosophie. Es ist bis heute ungelöst.

Die neuzeitliche psychosomatische Medizin ist als eine Reaktion auf die naturwissenschaftliche Ausrichtung der Medizin der Moderne zu verstehen. Sie bildet eine Gegenströmung gegenüber einer überwiegend somatisch orientierten Krankheitssicht und rückt den einzelnen Menschen, sein Schicksal, sein Erleben, seine Geschichte in den Mittelpunkt ihres Ansatzes. Ihr Programm war und ist es, verstärkt wieder "das Subjekt in die Medizin einzuführen"[1]. Diese Entwicklung stammt vor allem aus der *Inneren Medizin und Neurologie* und erhielt aus der Entwicklung der Psychoanalyse wich-

---

[1] v. Weizsäcker (1940)

tige Impulse. Sie ist eng mit dem Wirken von Viktor von Weizsäcker verbunden, der in Breslau und Heidelberg seine *anthropologische Medizin* konzipierte.

Die Psychotherapie als die zentrale Behandlungsmethode der heutigen psychotherapeutischen und psychosomatischen Medizin hat ihre Wurzeln dagegen in den Entwicklungen der *Psychiatrie und Neurologie* am Ausgang des vorigen Jahrhunderts. Ein wichtiger Markstein waren dabei die Hypnosebehandlungen von Konversionsneurosen, die die damalige Zeit als "Hysterien" stark beschäftigten. Sie führten zu den Experimenten von Sigmund Freud und Joseph Breuer[2] in Wien, die die Grundlage für die Entwicklung der *Psychoanalyse* bildeten.

Aus dem Zusammentreffen dieser beiden Entwicklungslinien, die schon früh miteinander in Berührung kamen, entstand die psychotherapeutische Medizin, deren jüngste Geschichte in Deutschland durch einige Eckpunkte markiert wird:

- um 1950: In Heidelberg und München werden die ersten psychosomatischen Einrichtungen an Universitäten geschaffen,
- 1957: Der Bereich "Psychotherapie" wird als Zusatzbezeichnung in die ärztliche Weiterbildungsordnung eingeführt,
- 1967: Psychotherapie wird Kassenleistung im öffentlichen Gesundheitswesen der BRD,
- 1970: Die "Psychosomatische Medizin und Psychotherapie" wird Pflichtfach im Medizinstudium an den deutschen Universitäten,
- 1992: Aufnahme des "Facharztes für Psychotherapeutische Medizin" in die ärztliche Weiterbildungsordnung[3].

Konzepte und "Schulen"

In der Praxis ist die psychotherapeutische und psychosomatische Medizin heute durch eine Vielfalt von Strömungen, Schulen und Konzepten, Theorien und Methoden gekennzeichnet. Die wichtigste Unterscheidung besteht derzeit zwischen der psychodynamischen und der behavioristischen Richtung:

- Die *psychodynamische Richtung* basiert auf der Krankheitslehre der **Psychoanalyse** und heißt deshalb *analytische Psychosomatik*. Sie berücksichtigt beim Zugang zum Kranken bzw. zur Krankheit sowohl die bewußten als auch die unbewußten seelischen bzw. psychosozialen Prozesse. Die wesentlichen Behandlungformen dieser Richtung sind die psychoanalytischen Verfahren (Kap. 15).
- Die *behavioristische Richtung* beruht auf der **Verhaltenstherapie** und wird neuerdings auch als *Verhaltensmedizin* bezeichnet. Sie betrachtet psychogene Krankheiten vor allem als gelerntes Fehlverhalten und beschäftigt sich daneben besonders mit der Krankheitsbewältigung. Zur Behandlung benutzt sie die verschiedenen verhaltenstherapeutischen Verfahren (Kap. 16).

---

[2] Freud und Breuer (1895)
[3] Zugleich wird der Bedeutung der Psychotherapie innerhalb der Psychiatrie dort durch die neuerdings erweiterte Gebietsbezeichnung "Facharzt für Psychiatrie und Psychotherapie" Rechnung getragen.

Die wichtigsten Krankheitsgruppen
in der psychotherapeutischen und psychosomatischen Medizin

- *Reaktive Störungen*
  dazu gehören:
  - Belastungsreaktionen
  - Posttraumatische Reaktionen
  - Somatopsychische Störungen

- *Neurotische Störungen* ("Neurosen")
  dazu gehören:
  - Psychoneurosen
  - Organneurosen
  - Neurotische Verhaltensstörungen
  - Charakterneurosen und neurot. Persönlichkeitsstörungen

- *Psychosomatische Organerkrankungen* ("Psychosomatosen")

- *Traumatogene Störungen*
  dazu gehören:
  - Posttraumatische Persönlichkeitsstörungen
  - Traumatische Neurosen

Psychogene Krankheiten:
Reaktive, neurotische, psychosomatische und traumatogene Erkrankungen

Unter ätiologischen und nosologischen Gesichtspunkten umfaßt das Arbeitsgebiet der psychotherapeutischen und psychosomatischen Medizin die seelisch bedingten Krankheiten. Sie werden als *psychogene Erkrankungen*[4] bezeichnet. **Psychogen** ["seelisch bedingt"] bedeutet dabei, daß seelische bzw. psychosoziale Faktoren bei der Entstehung der Erkrankungen eine maßgebliche Rolle spielen. Sie beruhen auf seelischen Spannungen, die durch äußere psychische bzw. psychosoziale Belastungen ausgelöst werden.

Je nach zusätzlicher *Disposition* unterscheidet man **vier ätiologische Hauptgruppen von psychogenen Erkrankungen:**
- reaktive Störungen
- neurotische Störungen (oder "Neurosen")
- Psychosomatosen
- traumatogene Störungen

1. Reaktive Störungen (Kap. 6) entstehen, wenn psychische oder psychosoziale *Belastungen nicht mehr adäquat verarbeitet* werden können, unabhängig von einer spezifischen Disposition, d.h. insbesondere, ohne daß neurotische Konflikte oder Entwicklungsdefizite maßgeblich an ihrer Entstehung beteiligt sind. Bei Belastungen durch Überforderung und Streß spricht man von *Belastungsreaktion*, bei traumatischen Erlebnissen von *posttraumatischer Reaktion*. Zu den reaktiven Störungen gehören auch

---

4   Anstelle von "psychogen" wird (begrifflich nicht korrekt) oft auch von "psychosomatisch" gesprochen.

die *somatopsychischen Störungen*. Sie entstehen durch Belastungen in Folge körperlicher Krankheiten und Behinderungen, sind also Folge einer unzureichenden Krankheitsbewältigung.

2. Neurotische Störungen bzw. Neurosen (Kap. 3 und 4) sind Erkrankungen auf der Basis einer *erlebnisbedingten seelischen Fehlentwicklung*. Sie sind die Folge fehlverarbeiteter, unbewußt gewordener Erfahrungen. Sie entstehen durch die Desintegration der Persönlichkeit bzw. durch die Dekompensation der Konfliktabwehr infolge von psychischen und psychosozialen Belastungen. Die äußeren Belastungen wirken als destabilisierende Auslösefaktoren, in deren Folge neurotische Symptome entstehen. Bei neurotischen Syndromen, die vor allem durch seelische Beschwerden (Zwänge, Ängste, Depressionen) geprägt sind, spricht man von *Psychoneurosen* (Kap. 8), bei überwiegend körperlicher Symptomatik von *Organneurosen* (Kap. 9). Wenn Störungen des Verhaltens im Vordergrund stehen, handelt es sich um *neurotische Verhaltensstörungen* (Kap. 10). Außerdem kann sich das neurotische Leiden auch aus den Folgen der neurotischen Einstellungen und Charakterzüge im Zusammenleben, im Beruf usw., aber auch aus der Einengung der Erlebnisfähigkeit und des Lebensgenusses ergeben. Dann spricht man von *Charakterneurosen* oder *Persönlichkeitsstörungen* (Kap. 7).

Auch körperliche Erkrankungen können als Auslösesituation für eine neurotische Dekompensation wirksam werden. Die dann entstehenden Störungen können als *sekundäre neurotische Erkrankungen* bezeichnet werden. Davon sind primär körperliche Krankheiten zu unterscheiden, die im Verlauf neurotisch verarbeitet werden, d.h., die aus unbewußten Motiven aufrechterhalten oder in ihrem Verlauf maßgeblich beeinflußt werden. Hier spricht man von *neurotischer Überlagerung* oder Überformung des Verlaufes körperlicher Krankheiten. Dabei werden unbewußte Bedürfnisse befriedigt, Phantasien erfüllt oder Konflikte abgewehrt.

3. Psychosomatosen (Kap. 11): Durch das Zusammenwirken einer dekompensierten, erworbenen seelischen Fehlentwicklung mit organischen Krankheitsfaktoren können psychosomatische Erkrankungen verschiedener Körperorgane mit Organläsionen wie Ulzerationen, Entzündungen oder degenerativen Veränderungen entstehen. Die Einzelheiten des Zusammenwirkens sind noch nicht völlig aufgeklärt. Die klinischen Syndrome werden als *Psychosomatische Organerkrankungen* bezeichnet.

4. Traumatogene Störungen (Kap. 12) nehmen eine Sonderstellung neben den reaktiven und den neurotischen Störungen ein. Sie entstehen durch eine pathologische Traumaverarbeitung, sind also strenggenommen posttraumatische Störungen. Von diesen sind sie aber dadurch unterschieden, daß die traumatischen Erlebnisse innerseelisch weiterverarbeitet werden und ihre psychischen Folgen nicht auf eine mehr oder weniger langdauernde Überlastungsreaktion begrenzt sind. Sie werden vielmehr im Rahmen einer *posttraumatischen seelischen Fehlentwicklung* in die Persönlichkeit "eingebaut" und bilden eine strukturelle Disposition für die Entstehung von Erkrankungen, die in ihrer Erscheinung den verschiedenen Formen der neurotischen Erkrankungen gleichen. Es sind dies die *posttraumatischen Persönlichkeitsstörungen* und die *traumatischen Neurosen*.

1. Psychosoziale Aspekte des Krankseins

Was als krank und was als gesund betrachtet wird, unterliegt gesellschaftlichen Wertungen und einem historischen Wandel und hängt davon ab, welche Toleranz eine Gesellschaft für Abweichungen von der Norm hat. Je mehr ein Befinden, ein Erleben oder Verhalten als krank definiert wird, desto mehr wird es ausgegrenzt und zur Aufgabe des gesellschaftlichen Subsystems "Medizin".

> Die Weltgesundheitsorganisation beschreibt **Gesundheit** als einen *Zustand des körperlichen, seelischen und sozialen Wohlbefindens*, während sie **Krankheit** als *Abwesenheit der so verstandenen Gesundheit* definiert.

Für **psychogene**, also **seelisch bedingte Krankheiten** gilt *aus psychoanalytischer Sicht*, daß Gesundheit und Krankheit unterschiedliche Umgangsweisen mit Belastungen und Konflikten sind. Gesundheit ist danach ein utopischer Idealzustand. Er würde erreicht werden, wenn sich ein Mensch vollständig seinem bewußten Willen unterwerfen könnte und über sich selbst und seine seelischen und körperlichen Prozesse verfügen könnte. Wenn dieser Umgang mit Belastungen und Konflikten großenteils mißlingt, dann kann eine psychogene Krankheit entstehen. Seelische Gesundheit und seelische Krankheit sind also Zustände mit fließenden Übergängen.

Subjektive Krankheitstheorie

Während Gesundheit als ein selbstverständliches Gut erlebt wird, ist Krankheit mit Beeinträchtigungserlebnissen und mit Ängsten verbunden. Dabei entwickeln die Kranken auch vielfältige Phantasien über Krankheitsursachen, die oft im Widerspruch nicht nur zum medizinischen Krankheitsverständnis sondern auch zum rationalen Wissen der Betroffenen stehen. Diese *subjektiven bewußten und unbewußten Interpretationen* einer Krankheit bezeichnet man als subjektive Krankheitstheorie oder, medizinsoziologisch ausgedrückt, als Laientheorie. Sie gibt der Krankheit einen subjektiven Sinn und beeinflußt die Krankheitsbewältigung und den Krankheitsverlauf.[5]

In der subjektiven Krankheitstheorie schlagen sich die persönlichen Erfahrungen und Kenntnisse sowie familiäre und soziokulturelle Werthaltungen nieder. Krankheiten können danach verschiedene Bedeutungen zugeschrieben werden: Selbstbestrafung, Auflehnung, Entlastung, Verlust oder Bedrohung u.v.a. Dieses Verständnis ist erst aus der Persönlichkeit des Betroffenen und aus dem lebensgeschichtlichen Zusammenhang erschließbar.

---

[5] Verres u.a. (1985)

1.1 Krankheitsrisiko

Gesundheit ist ein dynamisches Gleichgewicht im System körperlicher und seelischer Strukturen und Funktionen im Austausch mit der Umwelt. Das **Gesundheitsverhalten** dient dazu, dieses Gleichgewicht aufrechtzuerhalten, indem Störungen ausgeglichen werden oder vorbeugende Maßnahmen ergriffen werden, auch wenn noch keine Beeinträchtigungen bestehen.

Demgegenüber führt **Risikoverhalten** kurzfristig oder langfristig zur Beeinträchtigung der Gesundheit, vor allem bei den sog. Zivilisationskrankheiten. Risikoverhalten ist z.B. Bewegungsmangel, Fehlernährung, Alkohol- und Nikotinkonsum, Vernachlässigung von Früherkennungsmaßnahmen u.a. Die Ursachen des Risikoverhaltens liegen weniger in fehlender Aufklärung und geringem präventiven Wissen, als in bewußten und unbewußten Motiven, wie Selbstbestrafung oder latenter Suizidalität, oder in der Psychodynamik süchtigen Verhaltens.

Psychosoziale Risikofaktoren

Die empirische Psychosomatik hat mit dem Konzept der psychosozialen Risikofaktoren ein *Modell der Entstehung und Auslösung von Krankheiten* entwickelt, das in gleicher Weise für somatische, psychosomatische und psychische Erkrankungen Gültigkeit hat. Psychosoziale Risikofaktoren sind z.B.

- Streß,
- Persönlichkeitsmerkmale, insbesondere die sog. Risikopersönlichkeit,
- belastende emotionale Erlebnisse, kritische Lebensereignisse (Life events),
- ungünstige sozioökonomische Bedingungen,
- starke soziale Mobilität, z.B. häufiger Orts- oder Berufswechsel,
- Arbeitsunzufriedenheit.

Streß

Als generelles Krankheitsrisiko gilt der Streß[6]. Auf Streß reagiert der Mensch mit einer psycho-somato-sozialen Gesamtreaktion, der **Streßreaktion**. Sie ist eine Anpassungsleistung, die von mehreren Faktoren abhängig ist:

- von der Intensität und Art des *Stressors*,
- von *Persönlichkeitsfaktoren*, z.B. von Bewältigungsfähigkeiten,
- vom persönlichen psychosozialen *Umfeld*.

Ob die Anpassung gelingt oder zur Disposition oder zur Manifestation psychischer und somatischer Krankheiten führt, hängt von der Art und Intensität der Belastungen, von Persönlichkeitsfaktoren und von den Umgebungsfaktoren, z.B. vom Ausmaß der sozialen Unterstützung[7] ab.

Die Verknüpfung zwischen äußerer Streßbelastung, innerer Disposition und der Krankheitsmanifestation wird beispielhaft in der *Psychoimmunologie*[8] untersucht. Dabei wurde gefunden, daß zwischen affektiven Zuständen und dem Immunsystem über hormonelle und neuronale Übertragungswege eine enge Verknüpfung besteht, so daß

---

[6] Selye (1956)
[7] Badura (1981)
[8] Übersicht bei Klosterhalfen und Klosterhalfen (1990)

psychisch belastende Zustände gleichzeitig zu einer Veränderung der Immunitätslage führen können. Dadurch können die Betroffenen für Krankheiten anfällig werden - vom banalen grippalen Infekt bis hin zu schwerwiegenden Erkrankungen. Solche psychoimmunologischen Zusammenhänge werden z.B. auch für Krebserkrankungen diskutiert, sind dort aber umstritten.

Risikopersönlichkeit

Als Risikopersönlichkeiten werden Muster von Einstellungen, Haltungen und Verhaltensweisen beschrieben, die auf lebensgeschichtliche Zusammenhänge, insbesondere auf frühe verinnerlichte Beziehungserfahrungen zurückgehen und zu bestimmten Formen von Erkrankungen disponieren. So ist z.B. als Risikopersönlichkeit für die Entwicklung eines chronischen psychogenen Schmerzsyndroms die Schmerzpersönlichkeit ("Pain-prone-personality") bekannt (Kap. 9.3). Auch bei der Erforschung der koronaren Herzerkrankung (s. Kasten) wurde eine Risikopersönlichkeit gefunden, der Persönlichkeitstyp A bzw. das *Typ-A-Verhalten*[9]. Es ist charakterisiert durch besonders starken Ehrgeiz, Dominanzstreben, Arbeitseifer, beständigen Zeitdruck und die Unfähigkeit, sich zu entspannen.

Kritische Lebensereignisse (*Life events*)

Lebensveränderungen sind Krankheitsrisiken, wenn sie weder voraussehbar noch kontrollierbar sind und wenn der Betroffene über geringe innere (persönliche) und äußere (soziale) Ressourcen verfügt, um die subjektiv erlebte Bedrohung auszugleichen. Man spricht dann von kritischen Lebensereignissen, sog. Life events[10].

Beispielhaft wurde der Einfluß von kritischen Lebensereignissen in der Herzinfarktforschung untersucht[11]. Danach gehen der Manifestation der koronaren Herzkrankheit überzufällig häufig lebensgeschichtlich belastende Ereignisse voraus. Als stärkstes Risiko erscheint der Tod des Ehepartners.

Lebensereignisse können bei entsprechender neurotischer Disposition (Kap. 3.1) zur **Auslösesituation** für die Entstehung neurotischer und psychosomatischer Erkrankungen werden. Maßgeblich ist dabei die *subjektive Bedeutung* der Lebensereignisse. Als Auslösesituationen wirken sie, wenn sie einen Konflikt wiederholen, den der Betroffene in seiner früheren Entwicklung nicht gelöst und deshalb verdrängt hat. Mißlingt die Konfliktlösung auch bei der aktuellen Wiederholung, so können neurotische oder psychosomatische Symptome entstehen.

Aber auch *körperliche Erkrankungen* können zur Dekompensation einer neurotischen Persönlichkeit Anlaß geben. Das liegt an der Dynamik der Regression (z.B. Kap. 1.4) und an den dadurch provozierten Konflikten. Auf diese Weise kann eine primär körperliche Erkrankung zur Auslösesituation einer neurotischen Störung werden, z.B. ein Herzinfarkt zum Initiator einer Angstneurose. Man kann dann von einer *sekundären neurotischen Störung* sprechen.

---

[9] Roseman und Friedman (1977)
[10] Siegrist (1980)
[11] Siegrist u.a. (1982)

**Risikoverhalten und Krankheit
am Beispiel der Koronaren Herzerkrankung**

Krankheitserscheinungen: Die Angina pectoris ist das Leitsymptom der Koronaren Herzerkrankung (KHK): Sie ist in der Regel gekennzeichnet durch reversiblen, belastungsabhängigen, retrosternalen Schmerz. Er wird - im Gegensatz zum Schmerz bei Herzneurosen (Kap. 9.2) - häufig gering bewertet oder dissimuliert. Typische Komplikationen sind myokardiale Insuffizienz, rhythmogener (Sekunden-) Herztod und Herzinfarkt.
Epidemiologie: Die KHK betrifft ca. 1 % der Bevölkerung. Über die Hälfte der Männer über 45 Jahre hat eine Koronarsklerose.
Psychosomatische Faktoren: Die Koronardurchblutung wird durch emotionale Belastungen und Risikoverhalten beeinträchtigt. Verhaltensmäßig imponiert das sog. *Typ A-Verhalten* (s. oben). Psychodynamisch läßt es sich als eine ˆsAbwehr von *Abhängigkeits- und Hingabewünschen* und als Schutz vor *narzißtischer Kränkung* verstehen.
Daneben bestehen weitere psychisch (mit-) bedingte *Risikofaktoren*: Rauchen, Hypertonie, Übergewicht, hektische Lebensweise und deren Folgen.
Infarktauslösend sind oft psychosoziale Situationen, die als Niederlagen, Verluste (z.B. Todesfälle) und narzißtische Kränkungen erlebt werden.
Die **Arzt-Patient-Beziehung** ist im chronischen Krankheitsstadium durch leichte Kränkbarkeit, Angst vor Abhängigkeit und Dissimulation gekennzeichnet. Beim akuten Infarktpatienten richten die Patienten Wünsche nach Geborgenheit, Stützung und Trost auf den Arzt. Allerdings sind sie oft hinter einer Abwehr der Verleugnung verborgen und schwer zu erkennen.
Psychotherapie: Therapeutisch stehen beim chronisch Koronarkranken die Aufklärung, Förderung der Compliance, Entspannungsmaßnahmen und verhaltensmedizinische Beeinflussung des Lebensstiles im Vordergrund. Beim akut Kranken muß die fast immer vorhandene reaktive Depression und Angst durch stützende Gespräche aufgefangen und ggf. konfliktzentriert aufgearbeitet werden. In der Rehabilitation können psychotherapeutisch geführte "Koronar"- Gruppen dazu beitragen, daß hypochondrische Ängste abgebaut werden und die Verleugnung von Ängsten und Depressionen gemildert wird.

1.2 Krankheitsbewältigung - Das Coping-Konzept

Krankheitsverlauf und Krankheitsverhalten stehen in einer Wechselwirkung zueinander: Die Art und Effizienz der Krankheitsbewältigung wirkt sich auf den Verlauf der Krankheit aus; umgekehrt führen bestimmte Einbrüche im Verlauf der Krankheit zu neuen Bewältigungsaufgaben.

Wichtige krankheitsbedingte Belastungen, d.h. wichtige **Bewältigungsaufgaben** sind:

- Veränderungen der Unversehrtheit des Körpers und des Wohlbefindens,
- Veränderungen des Selbstkonzepts: Änderungen im Selbstbild und Körperschema, Verlust von Autonomie und Kontrolle über den Körper und die Situation,
- Störungen des emotionalen Gleichgewichts,

- Verunsicherung hinsichtlich der sozialen Rollen und Aufgaben,
- Sorgen um den Arbeitsplatz,
- notwendige Anpassungsleistungen,
- Bedrohung des Lebens.

Bewältigungsprozeß und Bewältigungsformen

Eine Krankheit bedeutet demnach nicht nur eine Störung des körperlich-seelischen Gleichgewichts, sondern immer auch einen Verlust von Möglichkeiten und Fähigkeiten. Eine Erkrankung wirkt innerseelisch daher wie ein *Verlusterlebnis*; Reaktionen auf Krankheiten können deshalb auch als Reaktionen auf einen Verlust verstanden werden. Sie sind wie eine Art Verlust- bzw. Trauerarbeit und werden in einem Prozeß bewältigt, der phasenhaft verläuft. Er wird als *Coping-Prozeß*[12] bezeichnet. Wenn die Bewältigung mißlingt, tritt als Symptom der Verlust- und Trauerarbeit eine depressive Reaktion auf, die als **somatopsychische Störung** (Kap. 6.3) bezeichnet wird.

> Im engeren Sinne versteht man unter **Coping** (*to cope* [engl.] umgehen mit, bewältigen) das *bewußte* bzw. bewußtseinsnahe Bemühen, die durch Krankheit aufgetretenen oder zu erwartenden *Belastungen emotional, kognitiv und durch Handeln zu bewältigen.*

Die Bewältigungsprozesse haben demnach eine kognitive, eine affektive und eine handlungsbezogene Dimension. Man unterscheidet dabei verschiedene Bewältigungsformen[13]. Sie lassen sich zu drei tpyischen *Bewältigungsstilen* zusammenfassen: Verleugnung, aktive Auseinandersetzung und depressiver Rückzug.

Wichtige Bewältigungsformen (Coping-Strategien)

- Verleugnung der Krankheit	- Schuldzuweisung an andere
- Sich ablenken	- Rückzug und Resignation
- Problemanalyse	- Dissimulieren von
- Zupacken	Krankheitserscheinungen
- Gefühlsisolation:	- Haltung bewahren
Nichtwahrnehmen von Gefühlen,	
die der Situation angemessen wären	

An der Bewältigung einer Krankheit sind auch *psychodynamische Faktoren* beteiligt. So ist die Art und Weise, wie man mit einer Krankheit umgeht, z.B. davon abhängig,

- welche *subjektive Bedeutung* man ihr zuschreibt (subjektive Krankheitstheorie, s. oben): Ob man in ihr eine gerechte Bestrafung sieht oder eine "unverdiente Bestrafung", eine Gefährdung der Sicherheit und Anerkennung usw.,

---

[12] Lazarus (1966)
[13] Z.B. Berner Bewältigungsformen BEFO von Heim (1988)

- welche *früheren Erfahrungen mit Krisen und Krankheit* man gemacht hat: So kann eine Erkrankung wie eine Retraumatisierung nach früheren unverarbeiteten Verlusterlebnissen wirken,
- welche Erfahrungen über *hilfreiche Beziehungen* man in seinem Leben gemacht hat.

Dieser psychodynamische Einfluß auf das Bewältigungsverhalten ist im allgemeinen unbewußt und dient in seinen verschiedenen Formen der **Abwehr** (Kap. 3.1) von unbewußten Ängsten, die im Zusammenhang mit Krankheiten entstehen. Sie stellen - neben den äußeren Belastungen - eine zusätzliche Bewältigungsaufgabe dar.

Gegenüberstellung von Bewältigung und Abwehr[14]

- *Bewältigungs- oder Copingverhalten* zielt auf *bewußte* Erlebnisse ab, z.B. erlebte Behinderung oder bewußte Todesangst. Es trägt dazu bei, diese Erlebnisweisen zu lindern, ohne daß sie im engeren Sinne unbewußt werden. Sie sind, selbst wenn die Betroffenen nicht ständig daran denken, an sich bewußtseinsfähig bzw. erinnerbar. Die Bewältigungs- oder Copingmechanismen sind mehr oder weniger bewußt eingesetzte Denk-, Empfindungs- und Verhaltensstrategien.
- *Abwehr* richtet sich auf *unbewußte* Erlebnisinhalte, z.B. unbewußte Ängste, Phantasien oder Konflikte, und sorgt dafür, daß das Unbewußte - selbst unter besonderen Belastungen und Provokationen - unbewußt bleibt. Die Abwehrprozesse selbst - Verdrängung, Projektion, Spaltung usw. - sind ebenfalls unbewußt.

Es bleibt aber eine *Unschärfe der Abgrenzung*. Diese wird besonders deutlich bei der Verleugnung, die sowohl unter den Abwehrmechanismen als auch unter den Bewältigungsmechanismen erscheint. Die terminologischen Schwierigkeiten gehen darauf zurück, daß das Abwehrkonzept aus der Psychoanalyse stammt und das Coping-Konzept aus der Verhaltensmedizin und beide Konzepte zum Teil dasselbe unter anderen theoretischen Voraussetzungen beschreiben.

Die **Verleugnung** spielt sowohl beim bewußten Bewältigungsverhalten als auch bei der Abwehr von krankheitsbedingten unbewußten Ängsten und Konflikten eine wichtige Rolle. Man versteht darunter, daß *Belastungen nicht anerkannt* werden und die Betroffenen sich in ihren Einstellungen, Gefühlen und in ihrem Verhalten so geben, als gäbe es die Belastungen gar nicht. Es handelt sich dabei um schwer verarbeitbare Wahrnehmungen, z.B. um die Mitteilung einer erschreckenden Krankheitsdiagnose oder die Beobachtung einer Veränderung am eigenen Körper, die auf eine bedrohliche Erkrankung hinweisen könnte. Die Verleugnung beeinflußt in vielfältiger Weise die Arzt-Patienten-Beziehung und den Umgang mit Aufklärung, ärztlichen Maßnahmen und Vorschriften. Sie kann unterschiedlich umfassend sein; man spricht demnach von *totaler* oder *partieller Verleugnung*. Bei Patienten mit lebensbedrohlichen Krankheiten ist eine *Middle knowledge* zu beobachten: Die Betroffenen befinden sich in einem Zustand zwischen Wissen und Nichtwissen um ihre Krankheit; er ermöglicht es ihnen, wechselnde und unterschiedlich starke Angstzustände zu regulieren.

---

[14] Vgl. Haan (1977), Kächele und Steffens (1988)

Ein besonderes Problem ist die *Wiederverleugnung* (Re-denial). Damit wird das Phänomen beschrieben, daß Patienten, die bereits mehrfach und offen über ihre Erkrankung informiert worden sind, sich so verhalten, als hätten sie kein Wissen von der Bedrohlichkeit ihrer Situation. Diese Form der Verleugnung ist unabhängig vom Ausmaß der Aufklärung des Patienten.

Man hatte zunächst erwartet, daß die **Güte des Bewältigungsverhaltens**[15] im Sinne des "Good coping" davon abhängt, welche Art von Erkrankung bewältigt werden muß (*Krankheits-Spezifität*). Inzwischen ist bekannt, daß das Ausmaß der Beeinträchtigung im Krankheitsverlauf für das Bewältigungsergebnis ausschlaggebend ist (*Phasen-Spezifität*) und daß das Bewältigungsergebnis außerdem von den persönlichen Möglichkeiten der betroffenen Personen abhängt (*Persönlichkeits-Spezifität*). Bis zu einem gewissen Grade ist ein aktives Bewältigungsverhalten, bei dem der Betroffene sich mit der Krankheitssituation bewußt auseinandersetzt, einem passiven Bewältigungsstil überlegen. Ein gewisses Maß an Passivität und Krankheitsverleugnung begünstigt aber das subjektive Befinden, während eine ständige bewußte Auseinandersetzung mit einer Krankheit, besonders bei chronischen Verläufen, zu einer zunehmenden Einengung der Phantasie und des Gefühlslebens führt.

Unterstützung bei der Bewältigung
Das Bewältigungsverhalten stellt im allgemeinen den subjektiv bestmöglichen Umgang eines Kranken mit seiner Krankheit dar. Es ist eine kreative Leistung, die akzeptiert und respektiert werden sollte, auch wenn sie nicht unbedingt den persönlichen Vorstellungen des Arztes entspricht. *Anlaß für psychotherapeutische Interventionen* besteht, wenn das Bewältigungsverhalten selbstschädigend erscheint und z.B. notwendige diagnostische oder therapeutische Maßnahmen vermieden werden oder wenn es mit starken somatopsychischen Störungen verbunden ist.

In diesem Zusammenhang gilt es, darüber nachzudenken, welche Patienten *Problempatienten* und welche "einfache" Patienten sind: Ein schwieriger Patient kann gerade der sein, der gegen seine Krankheit ankämpft und den Arzt als einen Repräsentanten seiner Ängste und Verluste erlebt, so daß sich ein Teil der Auseinandersetzung mit der Krankheit auch gegen den Arzt richtet. Ein ruhiger willfähriger Patient mag zwar einfach zu handhaben sein, kann aber aufgrund seiner depressiven Verarbeitung zu einer resignativen Hinnahme seiner Krankheit gelangen, die ihm eine aktive Bewältigung erschwert.

1.3 Krankenrolle und Patientenkarriere

Man unterscheidet, ob es sich bei einer Erkrankung um einen akuten vorübergehenden Zustand handelt oder um einen chronischen Prozeß. Die *Situation bei einem akuten Krankheitsgeschehen* wird mit der **Krankenrolle** - ein medizinsoziologischer Begriff - beschrieben. Danach ist ein Kranker vorübergehend von seinen normalen sozialen Verpflichtungen befreit. Er wird weitgehend von der Verantwortung für sein Kranksein entbunden und hat die Verpflichtung, alles zu tun, um gesund zu werden, d.h. speziell, mit dem Arzt zu kooperieren.

---

[15] Heim (1988)

Seine Bereitschaft, sich an die Anweisungen des Arztes zu halten und mit ihm zu kooperieren, wird als **Compliance** bezeichnet. Sie ist ein Ausdruck des Umgangs mit der eigenen Krankheit, also des Krankheits- und Bewältigungsverhaltens. Sie ist aber auch ein Ausdruck der Beziehung zum Arzt. *Non-Compliance* ist immer ein Zeichen für eine Störung der Arzt-Patienten-Beziehung.

Der Kranke genießt einen besonderen Genesungsschutz, z.B. durch die Krankschreibung und die Übernahme der Krankheitskosten durch das Sozialsystem. Die Vorteile, die mit dem Kranksein verbunden sind, z.B. Schonung, Versorgung und Trost, werden als **sekundärer Krankheitsgewinn** bezeichnet. Er ist notwendig, um im Schutze der sozialen Entlastungen und Gratifikationen rasch gesund werden zu können. Er kann aber auch dazu führen, daß der Kranke unbewußt an seiner Erkrankung festhält, um die Sicherheit der Krankenrolle nicht zu verlieren.

Während der sekundäre Krankheitsgewinn ein medizinsoziologisches Phänomen und seine psychologischen Folgen beschreibt, bezieht sich der Begriff **primärer Krankheitsgewinn** auf ein psychodynamisches Phänomen bei seelisch bedingten Störungen. Er bezeichnet die Entlastung vom inneren Konfliktdruck oder die Minderung der innerseelischen Angst durch die Bildung von psychogenen Symptomen. Dies geschieht zum Beispiel bei der Somatisierung als Verschiebung eines primär psychischen Konflikts auf die Ebene des Körperlichen (Kap. 9) oder bei der Bindung des Konflikts in einem umschriebenen psychischen Symptom (Kap. 8).

Die *Anpassung an eine chronische Krankheit* wird - wiederum von der Medizinsoziologie - als **Patientenkarriere**[16] beschrieben. Damit ist das Krankheitsgeschehen als psychosozialer Prozeß gemeint. Er führt zu einer Veränderung des Selbstbildes und des Lebens des Kranken, der in einen ständig enger werdenden Bezug zum medizinischen Versorgungssystem tritt. Mit einer medizinischen Diagnose wird dem Patienten eine bestimmte Rolle, also ein durch Normen geregeltes Verhalten vorgegeben, in das er im Verlaufe seiner Patientenkarriere hineinwächst. Das gilt für somatische, psychische und psychosomatische Krankheiten in gleicher Weise.

Die Krankenrolle und die Patientenkarriere haben auch eine innerseelische, psychodynamische Dimension. Sie ist durch Regression und Übertragung, Gegenübertragung und Kollusion gekennzeichnet (Kap. 1.4).

1.4   Die Arzt-Patienten-Beziehung

Das Konzept der Arzt-Patienten-Beziehung beschreibt, wie ein Kranker und sein Arzt miteinander in Beziehung stehen und welche Prozesse dabei eine Rolle spielen. Diese Beziehung wird von beiden Beteiligten gemeinsam gestaltet. Dabei kommen bewußte und unbewußte, individuelle und soziale Vorerfahrungen, Stile und Rollenvorgaben zum Tragen. Medizinsoziologisch besteht die Beziehung aus einem *Zusammenspiel zwischen der Krankenrolle* (s. oben) *und der Rolle des Arztes*[17]. Diese Rollen sind zueinander komplementär.

---

[16]   Gerhardt (1986)
[17]   Parsons (1951)

Die Arztrolle

Die ärztliche Tätigkeit ist mit einem definierten Rollenverhalten verbunden. Vom Arzt wird erwartet, daß er

- sein Bestes zur Heilung oder Linderung der Beschwerden des Patienten beiträgt (Verantwortung und fachliche Kompetenz),
- den Patienten unabhängig von seiner Person behandelt,
- den funktionalen Auftrag innerhalb des Versorgungssystems respektiert,
- eine affektive Neutralität wahrt, d.h., den Patienten nicht zur emotionalen Befriedigung eigener Bedürfnisse mißbraucht,
- und seine eigenen Interessen hinter denen des Patienten zurückstellt und sich damit am Wohl der Gemeinschaft orientiert.

Dieses professionelle Rollenverhalten beschreibt ein Idealbild des Arztes. Innerhalb dieser normativen Beziehung gibt es immer auch eine **persönliche Beziehung** zwischen Arzt und Patient, in der bewußte und unbewußte individuelle Beziehungsmuster wirksam werden. Sie kann unter psychodynamischen Aspekten betrachtet werden: Die Art und Weise, wie der Patient und sein Arzt miteinander umgehen, zeigt, wie sie Beziehungen gestalten, erleben und welche früheren Erfahrungen sie bewußt und unbewußt in die Beziehung hineintragen. Deshalb wird die Beobachtung der Arzt-Patienten-Beziehung in der psychosomatischen Diagnostik auch als ein Zugangsweg genutzt, um die verinnerlichten Beziehungs-Erfahrungen zu erkennen.

Deskriptiv läßt sich die Arzt-Patienten-Beziehung auf zwei verschiedenen Ebenen beschreiben:

- *Die Sachebene* bezieht sich auf den *Inhalt* (das Was) von Informationen. Auf dieser Ebene betrachtet, analysiert der Arzt als medizinischer Experte die Krankheit aufgrund der Symptome und der körperlichen und seelischen Befunde und ordnet ihr eine Diagnose zu. Daraus ergeben sich therapeutische Maßnahmen, die mit dem Patienten besprochen werden.
- *Die Beziehungsebene* bezieht sich auf den *Modus* (das Wie) des Informationsaustausches. Sie ist stark von Gefühlen und Empfindungen geprägt. Auf dieser Ebene sind nicht nur bewußte Eigenschaften, Einstellungen, Erlebnis- und Verhaltensweisen beteiligt, sondern auch unbewußte und irrationale Gefühle, Phantasien und Beziehungsmuster, die mit den realen Personen unmittelbar nichts zu tun haben, sondern unter dem Druck der Krankheitssituation auf die Arzt-Patient-Beziehung übertragen werden.

Regression: Übertragung, Gegenübertragung und Kollusion

Die Arzt-Patient-Beziehung - und im Prinzip auch alle anderen Beziehungen im Medizinalsystem - haben neben der sozialen eine innerseelische, *psychodynamische Dimension*. Sie beruht darauf, daß das Selbsterleben als Kranker mit äußeren und inneren Konflikten verbunden ist, mit Ängsten, Phantasien, Reaktivierungen traumatischer Erlebnisse und mit dem Zustand physischer und psychischer Schutzlosigkeit. Dadurch werden Abhängigkeitsbedürfnisse lebendig, die ähnlich sind wie das Abhängigkeitserleben der frühen Entwicklungsjahre der Kindheit. Diese "Rückkehr" in entwicklungsmäßig überholte Erlebnis- und Verhaltensweisen wird als **Regression** bezeichnet.

Im Zustand der Regression erlebt der Kranke sich als Kind. Entsprechend schreibt er den Beziehungspersonen im medizinischen System, den Ärzten, Helfern und dem Pflegepersonal, elterliche Funktionen zu - er projiziert bzw. überträgt auf sie die Elternrolle. Sie ist durch Schutz, Fürsorge, Macht, Vorsicht, Mißtrauen u.v.a. geprägt. Diese Inhalte der **Übertragung** (vgl. auch Kap. 14.2) hängen davon ab, welche Erfahrungen ein Kranker mit seinen wichtigsten Beziehungspersonen in der Zeit gemacht hat, als er von ihnen real abhängig war.

Übertragungen lassen sich meist daran erkennen, daß eine Reaktion der Situation *nicht angemessen* ist und von einem starken emotionalen Druck begleitet wird. Sie sind durch rationale Erklärungen, "Richtigstellungen" und rationale Einsicht wenig zu beeinflussen und durch reale Erfahrungen nur schwer zu korrigieren. Es handelt sich vielmehr um ein *Erleben, das durch innere, unbewußte Erfahrungen beeinflußt und motiviert* ist. Viele Hoffnungen, Erwartungen, Enttäuschungen, Ängste und Befürchtungen von Kranken enthalten einen solchen irrationalen Übertragungsanteil. Sie können Ursache von Kommunikationsstörungen werden, vor allem dann, wenn sie nicht als Übertragungen erkannt werden.

Unter dem Einfluß solcher irrationaler Übertragungs-Einstellungen verhalten sich Ärzte, Schwestern und andere - natürlich auch die Psychotherapeuten -, die mit den Kranken zu tun haben, oft genau so, wie es der Übertragung entspricht. Sie verhalten sich "allmächtig", wenn die Kranken sie idealisieren, oder reagieren verärgert, wenn die Patienten unbewußt eine aggressive Behandlung erwarten (und diese auch provozieren). Die Übertragung wird dann durch eine passende **Gegenübertragung** (Kap. 14.2) beantwortet. Gefühle, die der Patient im Gegenüber auslöst, sind oft schwer zu erkennen. Bei der Klärung helfen Fragen wie: Was macht der Patient mit mir? Wie fühle ich mich dem Patienten gegenüber?

Dadurch kommt es zu einem oft gar nicht bemerkten Zusammenspiel, zu einer unbewußten **Kollusion**[18]. Ihr liegen gemeinsame unbewußte Ängste, Wünsche und Phantasien zugrunde, die durch die Kollusion auch gemeinsam unbewußt gehalten, d.h. abgewehrt werden (soziale Abwehr). Die Vorgaben der Kranken- und Helferrolle leisten der Kollusion im Medizinalsystem Vorschub. Sie versetzen den Patienten in die eher passiv-hilfsbedürftige und den Arzt in die aktiv-steuernde Position.

Häufige Kollusionsmuster der Arzt-Patienten-Beziehung

- **orale Kollusionen** zwischen besonders bedürftigen Kranken und einem liebevollen, besorgten und umsorgenden Arzt,
- **anal-sadistische Kollusionen** zwischen unterwürfigen Kranken und einem autoritär-dominierenden Arzt,
- **phallische Kollusionen** zwischen bewundernden Kranken und einem charmant-verführerischen Arzt,
- **narzißtische Kollusionen**: Sie sind besonders häufig, weil sie dem Arzt die Möglichkeit verschaffen, dem professionellen Idealbild des hilfreichen Arztes zu entsprechen. Der Patient ruft in seinem Bedürfnis nach einem idealen und omnipotenten Objekt im Arzt mächtige Größenphantasien hervor.

---

[18] Willi (1975)

So entsteht z.B. bei einer gemeinsamen Abwehr der Angst vor Trennung das sog. **Helfersyndrom**[19]: Die Ambivalenz zwischen Abhängigkeit und Unabhängigkeit wird unbewußt zwischen Patient und "Helfer" in einen regressiven Teil (Abhängigkeit) und einen progressiven Teil (Überlegenheit) aufgespalten und zwischen beiden "verteilt"; der Kranke nimmt dann eine ausschließlich regressiv-abhängige Position ein, der Helfer (Arzt) die progressiv-überlegene. So entsteht die Gefahr, daß die Beteiligten sich wechselweise in ihrer Position fixieren, aber auch aneinander festhalten (müssen).

Eine **tragfähige Arzt-Patient-Beziehung** ist von mehreren Merkmalen gekennzeichnet:

- Sie hat *stützende und suggestive Wirkungen*. Man spricht von der *"Droge Arzt"*[20] und meint damit, daß der Arzt als mächtig-hilfreiche Übertragungsfigur das am häufigsten verwendete Medikament ist.

- Unentbehrliche Beziehungselemente von seiten des Arztes sind die *Sympathie* für seinen Patienten und die Fähigkeit zur *Empathie*, d.h. zur Einfühlung in die innere Welt des Patienten.

- Hinzu kommt die Fähigkeit zur *Distanz* und zur affektiven *Neutralität* als Möglichkeit der Regulierung von Nähe und Distanz.

Komplexe Beziehungen

Eine besondere Situation stellt für die Arzt-Patienten-Beziehung das *Krankenhaus* dar, in dem die Arzt-Patienten-Beziehung in ein komplexes Beziehungsfeld eingebunden ist. Dadurch wird eine Aufteilung der verschiedenen Beziehungsaspekte ermöglicht. Typischerweise werden dort die emotional belastenden Anteile bevorzugt auf das Pflegepersonal übertragen, insbesondere auf die Krankenschwestern, während der distanziertere professionalisiert-neutrale Umgang mit Patienten von den Ärzten übernommen wird. Die Integration dieser Beziehungspole ist um so schwieriger, je mehr das Leid eines Patienten Ärzte und Pflegekräfte emotional anspricht. Unter dem Druck schwerer daraus entstehender Belastungen läßt sich eine zunehmende Polarisierung zwischen den Berufsrollen beobachten: eine verstärkte professionelle Neutralität auf Seiten der Ärzte einerseits und ein zunehmendes emotionales Engagement auf Seiten des Pflegepersonals andererseits. Daraus können Konflikte in Behandlungsteams entstehen.

Problempatienten

Patienten, mit denen die Kooperation schwierig ist oder mißlingt, werden gern als schwierige oder Problempatienten betrachtet. Sie rufen beim Arzt oft Gefühle der Gereiztheit, der Ohnmacht und Gekränktheit hervor. Zu oft geht man dabei aber davon aus, das Problematische liege allein beim Patienten.

Ein wichtiger Schritt zur Verbesserung der Beziehung ist der Versuch, *Gegenübertragungsgefühle des Arztes* zu reflektieren und ggf. zu kontrollieren. Dabei kann das Wissen über die o.a. Kollusionsmuster hilfreich sein. Oft muß man sich von der Idealvorstellung lösen, dem schwierigen Patienten immer helfen zu können. Das fällt besonders schwer, wenn die Anerkennung therapeutischer Grenzen vom Patienten mit Entwertungen des Arztes beantwortet wird. Es besteht aber auch die Gefahr, daß der

---

[19] Schmidbauer (1977)
[20] Balint (1957)

Arzt selbst den Patienten entwertet, wenn er an die Grenzen seiner Möglichkeiten gerät.

Die Probleme der Arzt-Patienten-Beziehung, vor allem des Umgangs mit Problempatienten, haben den Arzt und Psychoanalytiker Michael Balint dazu geführt, patientenzentrierte Selbsterfahrungsgruppen einzuführen. Diese **Balint-Gruppen** geben den Teilnehmern eine Gelegenheit, Einsicht in die Übertragungs- und Gegenübertragungsprozesse der Arzt-Patienten-Beziehung zu gewinnen. Zu Beginn jeder Balint-Gruppensitzung stellt ein Arzt einen Patienten und seine eigenen Gefühle und Phantasien im Umgang mit ihm vor. Dann sammelt die Gruppe zusammen mit einem Gruppenleiter ihre Phantasien und Einfälle zum Beziehungsgeschehen. Daraus wird ein gemeinsames Verständnis der Beziehungsmuster des Patienten erarbeitet, die sich in der Arzt-Patienten-Beziehung darstellen.

Problempatienten im ärztlichen Alltag

- *Der betont unabhängige Patient* mit Neigung zum Dissimulieren und zur Krankheitsverleugnung, was zu mangelhafter Kooperation führt.
- *Der ängstlich-anklammernde Patient*, der den Arzt mit ständigen Versorgungswünschen überfordert.
- Der depressiv-abhängige Patient mit dem unausgesprochenen Anspruch, ständig über den Arzt verfügen zu können.
- *Der überheblich-anspruchsvolle (narzißtische) Patient* mit Wunsch nach Bevorzugung, Anerkennung, Bewunderung.
- *Der überangepaßte-ordentliche (zwanghafte) Patient*, der den Arzt kontrolliert und durch untergründige Aggressivität reizt.
- *Der mißtrauisch-abweisende (paranoide) Patient*, zu dem sich schwer eine vertrauensvolle Beziehung herstellen läßt.

Zur Vertiefung empfohlene Literatur:
Balint M (1957), Beutel M (1988), Bräutigam W u.a. (1983), Heim E, Willi J bzw. Willi J, Heim E (1982), Kächele H, Steffens W (Hg) (1988), Mitscherlich A (Hg) (1967), Pflanz M (1967)

2. Erleben und Entwicklung aus psychodynamischer Sicht

Psychodynamik beschreibt die *innerseelischen Abläufe,* die den Hintergrund des gesunden und gestörten Erlebens und Verhaltens bilden. Sie beruht im wesentlichen auf der Persönlichkeits- und Krankheitslehre der **Psychoanalyse.** Diese erforscht das *Zusammenwirken zwischen bewußten und unbewußten seelischen Prozessen* als Hintergrund des Erlebens und Verhaltens. Daneben befaßt sich die Psychoanalyse mit

- lebensgeschichtlichen Aspekten,
- strukturellen Aspekten (Modell der Psyche: Es-Ich-Überich),
- topographischen Aspekten (bewußt - vorbewußt - unbewußt)
- und sozialen Aspekten des Erlebens und Verhaltens in Gesundheit und Krankheit.

Als **Tiefenpsychologie** wird die psychologische Disziplin bezeichnet, die psychische Prozesse unter dem Aspekt des Unbewußten beschreibt.

2.1 Die Verarbeitung von Erfahrungen

Der zentrale Aspekt des psychodynamischen Ansatzes sind die *Erfahrungen aus zwischenmenschlichen Beziehungen* und ihre Verarbeitung. Mit **Erfahrungen** ist ein komplexes Geschehen gemeint: Wie, d.h. mit welcher Motivation, Erwartung, Gestimmtheit ein Mensch sich mit anderen in Beziehung setzt, wie diese darauf reagieren, wie diese Reaktionen von ihm wahrgenommen werden, welche Reaktionen sie in ihm und in seinem Verhalten hervorrufen usw. Sie werden als bewußte und unbewußte Erinnerungen Bestandteile der Persönlichkeit: Sie werden verinnerlicht und bilden psychische **Repräsentanzen.** Das sind komplexe innere Leitbilder, die Vorstellungen von der eigenen Person und von anderen enthalten[21]:

- *Selbst-Repräsentanzen* sind Vorstellungen von der eigenen Person, dem **Selbst,**
- *Objekt-Repräsentanzen* sind Vorstellungen von anderen Menschen, d.h. **Objekten,**
- *Beziehungs-Repräsentanzen* enthalten die Vorstellungen von Triebwünschen, Affekten und Handlungsabläufen, mit denen sich zwischen dem Selbst und den Objekten Beziehungen entfalten.

Der Aufbau von Repräsentanzen ist also eine bestimmte Art der Informationsverarbeitung[22], deren Ergebnis stark von entwicklungsabhängigen Faktoren wie Wahrnehmung, Denken, Abwehrorganisation usw. beeinflußt wird. Wenn sie auch in den prägenden Frühphasen der Entwicklung angelegt werden, so werden sie doch das ganze Leben lang umgestaltet. Dabei bilden die ursprünglichen Verinnerlichungen den Kern, während die Umgestaltungen dadurch zustande kommen, daß die alten Verinnerlichungen in ähnlichen Situationen zwar aktiviert werden, jetzt aber mit neuen Erfahrungen verbunden und in so veränderter Form "gespeichert" werden.

Im Zentrum der Beziehungserfahrungen steht das Streben nach Sicherheit, Bindung und Autonomie, die Befriedigung von Triebbedürfnissen, das Streben nach Lust und Entspannung, die Abwendung von Angst, Überreizung und Frustration.

---

[21] Kernberg (1976)
[22] Edelman (1989)

Konflikterleben

Spannungen in zwischenmenschlichen Beziehungen werden als **Konflikte** erlebt. Ein spannungsfreier Zustand wird selten erreicht. Der Affekt, der mit dem Konflikterleben verbunden ist, ist die **Konfliktangst**. Der Konflikt und die begleitende Angst sind zentrale Aspekte der Entwicklung, des Erlebens und Verhaltens. Sie werden - je nach dem Stand der psychischen Entwicklung - unterschiedlich verarbeitet.

Konflikte (*confligere* [lat.] zusammenstoßen) bezeichnen Interessengegensätze zwischen inneren Motiven und Forderungen von außen oder den inneren Widerstreit von Motiven und Bestrebungen.

Die *Inhalte* der Erlebnisse, die Konflikte hervorrufen, können sehr unterschiedlich sein. Es handelt sich z.B.
- um nicht verarbeitbare Gegensätze zwischen einem inneren Bedürfnis (z.B. nach Geborgenheit) und einer "außen" erlebten Versagung, zwischen Erwartung und Enttäuschung,
- um nicht miteinander vereinbare Triebregungen oder Gefühle (zerstören und bewahren; hassen und lieben),
- oder um Konflikte zwischen Impulsen und Werten oder Normen (Inzestwunsch - Inzestverbot; Mordimpuls - Tötungstabu),
- oder um Spannungen im Zustand zwischen Gefährdung und Bewahrung der persönlichen Sicherheit,
- oder um den Gegensatz zwischen Bindung und Trennung, Abhängigkeit und Autonomie.

Die *Ursachen von Konflikten* sind vielfältig: Sie können im innerseelischen, im zwischenmenschlichen oder im sozialen Bereich liegen. Man unterscheidet *innerseelische* Konflikte zwischen intrapsychischen Gegensätzen, *zwischenmenschliche* Konflikte als Interessengegensätze zwischen Individuen und *soziale* Konflikte zwischen Gruppen. Sie können z.B. durch Entbehrungen, Stimulierung, Verzichtsforderung, Strafandrohung, Kränkung, Vernachlässigung, unrealistische Werte und Erwartungen, durch Enttäuschungen und Ablehnung u.v.a. hervorgerufen werden und werden oft gar nicht bewußt wahrgenommen oder als Konflikte erlebt.

Konfliktverarbeitung

Konflikte bedeuten eine Gefahr für das innere Gleichgewicht und rufen Angst hervor. Die *Konfliktangst* ist das Motiv, Konfliktlösungen anzustreben, die die Konfliktangst abbauen. Im Rahmen der Konfliktverarbeitung können Konflikte bisweilen gelöst werden; andere werden verdrängt oder führen zur Symptombildung. Man unterscheidet zwei Arten der Konfliktlösung:
- Die *alloplastische Konfliktlösung*[23]: Dabei wird *die Außenwelt* vom Betroffenen verändert. So kann z.B. ein Konflikt zwischen Sicherheitsbedürfnis und Selbstbehauptungsbedürfnis durch Flucht aus der Gefahrsituation oder durch Unterwerfung des Angreifers gelöst werden.

---

[23] Ferenczi (1919)

- Die *autoplastische Konfliktlösung*: Sie ist ein innerseelischer Prozeß. Dazu gehören u.a. Verzicht und Trauer, Abreaktion und ersatzweise Erledigung (Sublimierung). Es handelt sich um eine innere **Anpassung**, durch die sich *der Konfliktträger* verändert: Er kann z.B. bewußt auf einen konflikthaft erlebten Wunsch *verzichten*; der Konflikt wird dann, wenn auch unter Aufbietung großer seelischer Anstrengung gelöst (Verzichtsarbeit, Trauerarbeit, Anpassungsarbeit usw.)

Entwicklungspsychologische Befunde

Prägend für das spätere Erleben und Verhalten sind die Entwicklungsphasen der Kindheit. In diesen Phasen bestehen umfangreiche Bewältigungsaufgaben aufgrund der biologischen Reifung und der damit verbundenen psychischen Prozesse.

Frühe Beziehungsregulation

Einerseits gibt es nach den Befunden der Säuglingsbeobachtung schon in Frühphasen des Lebens erstaunliche *Grundformen der Beziehungsregulation*[24]: Bereits der junge Säugling erkennt visuell, reagiert auf Berührungen und auf Stimmelodie und Stimmqualität, reagiert besonders auf die Stimme der Mutter, erkennt ihren Geruch oder den ihrer Milch. Bald lernt er zwischen eigenen Lauten und Tönen von außen, zwischen Selbstberührung und Berührtwerden zu unterscheiden, bald lernt er auch Abläufe kennen und schaut z.B. auf den Mund der Pflegeperson, wenn er eine Stimme hört. Andererseits ist der Säugling auf die angemessene, antwortende Zuwendung der Pflegepersonen angewiesen, damit die Vielfalt der Bewältigungsaufgaben gemeistert werden kann: Kinder senden von Anfang des Lebens an Signale aus (Blickkontakt, Lallen, Schreien usw.), die von der Pflegeperson "richtig", "passend" (kontingent) beantwortet werden müssen und instinktiv im allgemeinen auch richtig beantwortet werden, um die Selbstwahrnehmung und die Kommunikationsfähigkeit zu entwickeln.

Dazu verfügen Erwachsene über eine *instinktive, unbewußt gesteuerte elterliche Kompetenz*. Sie beruht auf speziellen Anpassungsmustern im kommunikativen Kontakt mit dem Säugling: Ausgelöst durch kindliche Signale, z.B. durch das "Kindchenschema" des Gesichtes, setzen die Eltern bzw. die Pflegepersonen sich durch einfache, eindeutige, gut abgrenzbare, manchmal auch vergröbert und übertrieben wirkende mimische und akustische Gesten in Beziehung zum Pflegling: durch Anlächeln, Ansprechen, Kopfnicken, Mundbewegungen usw.

Belastende und schützende Faktoren

Die frühe Beziehungsregulation ist sensibel für *Störungen auf seiten des Säuglings und der Pflegepersonen*: Angeborene sensorische Schwäche, Reizintoleranz, frühe Erkrankungen, mangelnde Konstanz der frühen Beziehungen u.a. sind kindliche Faktoren, die das Zusammenpassen beeinträchtigen und die Integration von Erfahrung stören. Von seiten der Eltern sind es Vernachlässigung und Schuldgefühle, Sorgen und Probleme, Konflikte oder Krankheit. Erlebnisse und Erfahrungen, die die Verarbeitung der Erfahrungen mit der Umwelt und die Kommunikation beeinträchtigen, wirken in den frühen Entwicklungsphasen traumatisierend.

---

[24] Papousek (1989), Köhler (1990)

Die *Verwundbarkeit durch traumatische Einflüsse* ist in den ersten drei Lebensjahren am größten[25]. Besonders sensibel ist die Frühzeit des Lebens, in der die Grundstruktur der Persönlichkeit, im psychoanalytischen Sinne: das Ich, heranreift. Aber auch in den späteren Entwicklungsphasen sind Trennungen, konfliktbeladene Beziehungen in der Familie, Krankheit, besonders Depression der Bezugspersonen, körperliche Mißhandlung und Mißbrauch, uneinfühlsame Erziehung überfordernd und schaffen unverarbeitbare Konfliktsituationen.

Präventive Faktoren, die gegen neurotische Erkrankungen schützen, sind

- eine annehmende Grundeinstellung gegenüber dem Säugling,
- konstante und ausgeglichene Primärbeziehungen,
- eine Erziehung, die durch angemessene Belastungen Entwicklungsanreize gibt und zugleich die Leistungsfähigkeit nicht überfordert.

In der frühen Kindheit werden die Grundlagen für die spätere Lebensbewältigung gelegt. Die Verknüpfung von Kindheitsbelastung und späterer neurotischer Erkrankung wird zwar von einigen bestritten[26], kann aber aus klinischer Sicht und auch nach empirisch fundierter Argumentation[27] nicht ernsthaft in Zweifel gezogen werden. Entscheidend für das Krankheitsrisiko sind neben den frühkindlichen Belastungen *protektive Faktoren*, die selbst erhebliche Frühbelastungen ausgleichen und davor schützen können, daß später eine neurotische Krankheit auftritt[28]. Frühe Reifungs- und Entwicklungsschäden sind also in einem bestimmten Ausmaß reversibel, wenn ihnen durch fördernde Beziehungen begegnet wird. Die Plastizität der Persönlichkeit bleibt jedenfalls über weite Strecken des Lebens erhalten und ist nicht auf die frühe Kindheit begrenzt. Man kann als Grundorientierung sagen, *daß frühe Belastungen sich fixieren und definitiv pathogen wirken, wenn sie durch die spätere Entwicklung bestätigt und verstärkt werden, während entgegengesetzte spätere Erfahrungen modifizierend, korrigierend und kompensierend wirken.*

Psychoanalytische Entwicklungstheorie

Die Psychoanalyse hat sich schon lange in Behandlungen erwachsener Kranker mit der lebensgeschichtlichen Rekonstruktion von hemmenden Entwicklungseinflüssen in der Kindheit befaßt und daraus die *psychoanalytische Entwicklungstheorie* abgeleitet. Erst später sind Direktbeobachtungen von Kindern[29] hinzugekommen. Die modernen Säuglingsbeobachtungen[30] haben Teile der ursprünglichen Entwicklungstheorie auf einen empirischen Boden gestellt. Andere Teile, insbesondere die Annahmen über die ersten Lebensmonate, haben sie dagegen revidiert, so daß man heute davon ausgeht, daß der Säugling von Anfang seines Lebens an sozial bezogen ist und über Grundformen der Kommunikation und Interaktion verfügt und nicht - wie früher angenommen - zu Anfang ein autistisches Wesen ist.

---

[25] Pechstein, s. Tress (1986)
[26] Ernst und Lukner (1985)
[27] Tress (1986), Tress und Reister (1990)
[28] Tress (1986)
[29] Spitz (1967), Mahler u.a. (1978)
[30] Anna Freud (1952), Bick (1964), Lichtenberg (1983), Stern (1985)

Triebentwicklung

Die Psychoanalyse hat zuerst die Konzepte für die Triebentwicklung[31] entworfen. Dabei wurde die Verknüpfung zwischen libidinösen Triebbedürfnissen und körperlichen Grundvorgängen wie Nahrungsaufnahme und Entleerung betrachtet und psychosexuellen Entwicklungsphasen zugeordnet. Die Phasen überlappen sich und werden nach den vorherrschenden physiologischen Abläufen "oral", "anal" usw. benannt. Später wurde die Triebtheorie durch den Dualismus von lebenserhaltenden und aggressiven Trieben erweitert.[32]

- Das *orale Bedürfnis* ist geprägt durch die Lust, etwas in sich aufzunehmen und zu besitzen und steht zugleich für Fürsorge und Zuwendung durch die Pflegeperson. Es beherrscht die *orale Phase* in den ersten 1 1/2 Lebensjahren.
- Das *anale Bedürfnis* ist die Lust am Ausstoßen, an der Verweigerung gegenüber der Pflegeperson. Es prägt die *anale Phase* im 2. bis 4. Lebensjahr und steht für Selbstbehauptungsbedürfnisse.
- In der *phallisch-narzißtischen Phase* im 3. und 4. Lebensjahr kommt die Befriedigung in der Selbstdarstellung (Erregung im Sich-zeigen) und in der Neugier (Erregung im Schauen), in der Unabhängigkeit und Teilhabe hinzu.
- Die *genitale Phase* schließlich führt zur Blüte der kindlichen sexuellen Bedürfnisse ab dem 4. Lebensjahr.
- Die Triebentwicklung mündet in die sog. Latenz (s. unten) zwischen dem 6. Lebensjahr und der Pubertät.

Den zweiten Pol des Trieblebens bilden die *aggressiven Triebimpulse*. Auch die *narzißtischen Bedürfnisse*[33] haben triebhafte Qualität: Das Bedürfnis nach Sicherheit, Erhaltung des Selbstgefühls, nach Bindung und Autonomie.

Affektentwicklung

Eng mit den Triebbedürfnissen verbunden sind die Affekte, z.B. Angst, Trauer, Glück, Wut, Neid, Ärger. Sie sind in ihrer Grundstruktur schon bei der Geburt vorhanden und entwickeln sich in der Interaktion mit den Pflegepersonen zu kommunikativen Systemen weiter[34]. Sie sind eng mit körperlichen Reaktionen (z.B. Blutdruckanstieg bei Ärger) verbunden und mit dem Erleben von Bedürfnissen und Beziehungen verknüpft.

Für das Verständnis der Neurosen ist die **Angstentwicklung** besonders wichtig, die mit den typischen Entwicklungskrisen entstehen:

- Die entwicklungsdynamisch frühen ("unreifen") Ängste sind Verlassenheits-, Verschmelzungs- und Verfolgungsängste;
- in den mittleren Phasen der Kindheitsentwicklung dominiert die Angst vor Trennungen, Objektverlust und Verlust von Bewunderung und Liebe;
- in den abschließenden Phasen Strafangst und Gewissensangst.

---

[31] Freud (1905)
[32] Freud (1920)
[33] Freud (1923)
[34] Stern (1985), Krause (1983), Lichtenberg (1983)

Entwicklung des Ich und des Selbst

Daneben ist die Entwicklung des **Ich**[35] mit lebenswichtigen Ichfunktionen wie Wahrnehmung, Denken, Impulskontrolle, Abwehrleistungen usw. bedeutungsvoll; die entscheidenden Entwicklungsphasen des Ich sind bereits mit 18 Monaten abgeschlossen; allerdings erfährt ein spezieller Ichanteil, das **Überich**, seine überdauernde Funktion mit realistischen Verbots- und Idealvorstellungen erst mit der Lösung des sog. Ödipuskomplexes - eine Bezeichnung für die Entwicklungskrise im 4. bis 6. Lebensjahr, mit der das Kind den ersten Zyklus seiner Entwicklung abschließt und in die sog. Latenzzeit eintritt.

Hinzu kommt die Entwicklung des **Selbstgefühls**[36]. Sie führt schon bald nach der Geburt zu einem präverbalen Keim des Selbstempfindens und entwickelt sich in den ersten beiden Lebensjahren zu einer differenzierten Vorstellung von der eigenen Person. Es braucht allerdings die ganze Kindheit lang, in gewisser Weise sogar lebenslang Stützung durch andere, also von außen.

Entwicklung der Beziehungen

In neuer Zeit werden die drei Entwicklungsstränge unter dem Aspekt der Beziehungen - in der Theoriesprache: der **Objektbeziehungen**[37] - integrativ betrachtet: Das Subjekt bildet unter dem Einfluß seines Trieberlebens Vorstellungen von seinem Selbst und seinen Beziehungspersonen, den Objekten, die mit bestimmten Gefühlsqualitäten, den Affekten, verbunden sind. So entstehen komplexe Abbilder von Erfahrungen und Beziehungen, die *Selbst-, Objekt- und Beziehungs-Repräsentanzen*[38] (s. oben), die unbewußt sind und in denen die unbewußten Konflikte ihren Niederschlag haben.

Die *Struktur der Objektbeziehungen* und der Vorstellungen, die im Inneren gebildet werden, nimmt eine Entwicklung: Am Anfang des Lebens, im 1. Lebensjahr, werden diese Vorstellungen von den Funktionen bestimmt, die die Pflegepersonen für den Säugling haben; jede Funktion entspricht einem losgelöst erlebten Aspekt der Person, wobei die verschiedenen Aspekte noch nicht als Ganzes gesehen werden. Dieses Stadium wird als Stadium der *Teilobjekt-Beziehungen* (Beziehung zu Teilobjekten) beschrieben, die einzelnen Inhalte als Teilobjekte. Im 2. Lebensjahr werden diese Aspekte integriert, es bilden sich nun realistische *ganzheitliche Objekt-Repräsentanzen*. Mit etwa 1 1/2 Jahren erlangen diese Vorstellungen eine ausreichende Stabilität, um auch dann noch im Inneren erhalten zu bleiben, wenn die Bezugspersonen nicht real anwesend sind. Damit wird *Objektkonstanz* erreicht. Jetzt wird das bis dahin dyadische Erleben erweitert, es entstehen *trianguläre Beziehungen*, d.h. Beziehungen wie z.B. "Ich - Mutter" oder "Ich - Vater" werden nicht mehr unabhängig voneinander erlebt, sondern zu Dreiecken "Ich in der Beziehung zu Mutter und Vater" verbunden. Daraus entstehen schließlich *Beziehungsnetze*, in denen sich der Mensch als Teil eines sozialen Gefüges erlebt.

---

[35] Hartmann (1972)
[36] Kohut (1971)
[37] Psychologisch betrachtet handelt es sich um die Beziehung des Subjektes zu seinen Objekten.
[38] Jacobson (1973)

2.2 Entwicklungskrisen, Konflikte und Ängste

Jede Lebensphase hat ihre typischen Entwicklungskrisen und Konflikte. Sie ergeben sich aus den wechselnden Entwicklungs- und Lebensaufgaben und werden - je nach Entwicklungsstand - verschieden verarbeitet.

Das Stadium der Teilobjekt-Beziehungen und die sensorische Entwicklung im 1. Lebenshalbjahr

Im ersten Lebenshalbjahr ist die psychische Entwicklung des Menschen von einer engen psychischen Verbundenheit mit dem Du, der Mutter bzw. der Pflegeperson, beherrscht, in der Bedürfnisse unmittelbar und auf direktem Wege zur Befriedigung durch die Bezugspersonen drängen. Für dieses enge dyadische Erleben wird traditionell die Bezeichnung *Symbioseerleben*[39] verwendet. Im Vordergrund stehen *orale Bedürfnisse* - Bedürfnisse nach Bindung und nach Sicherheit durch Nähe, Fürsorge und Geborgenheit.

Das innere Erleben hat in dieser Zeit noch wenig Kontinuität. Es bezieht sich vornehmlich auf die zentrale Pflegeperson, in der Regel auf die Mutter. Es wird von wechselnden affektiven und triebhaften Zuständen und der zugehörigen Verwendung des mütterlichen Objektes[40] beherrscht: Bei Hunger in der Selbstwahrnehmung "bedeutet" die Pflegeperson "fütterndes Objekt", bei Angstspannung "schützendes Objekt" usw. Diese funktionsbezogenen Arten des Beziehungserlebens haben noch keinen inneren Zusammenhang. Die Pflegepersonen werden erlebt und verwendet, als handele es sich um vielfältige *Teilobjekte* mit verschiedenen Funktionen, die mit den entsprechenden Bedürfnissen in Verbindung gebracht werden.

In dieser Entwicklungsphase des Erlebens von Teilobjekt-Beziehungen bestehen zwar bereits Grundmuster der **sensorischen Beziehungsregulation** (s. oben): Über instinktive Grundmuster der Verarbeitung von optischen, akustischen, Berührungs- und Geruchsreizen werden Kommunikation und Beziehungen zu der Pflegeperson hergestellt. Es etablieren sich aber erst nach und nach Repräsentanzen (s. oben), d.h. zusammenhängende Vorstellungen von Beziehungserfahrungen. Insbesondere gibt es keine verinnerlichten Vorstellungen von der Getrenntheit der eigenen Person von den Beziehungspersonen. Die Beziehungsregulation ist darauf angewiesen, daß konkrete Personen real anwesend sind und sofort und genau passend auf die Bedürfnisse reagieren.

Störungen des engen dyadischen Erlebens durch emotionale Mangelerlebnisse, z.B. durch schwere psychische Erkrankungen der Bezugspersonen oder durch ausgeprägte Verlassenheitserlebnisse führen zu schwerwiegenden Entwicklungsschäden. Sie können bewirken, daß die Abgrenzung zwischen Selbst und Objekt, d.h. die Unterscheidung zwischen innen und außen nicht ausreichend zustande kommt - wie bei der kindlichen Psychose. Sie können später beim Erwachsenen auch dazu disponieren, daß diese unter Belastungen wieder verlorengeht und der Realitätsbezug zerbricht. Es wird angenommen, daß solche Störungen den psychischen Anteil bei der Psychosenentstehung ausmachen.

---

[39] Mahler (1968); die neuere Entwicklungspsychologie und Babybeobachtung läßt es allerdings als zweifelhaft erscheinen, ob diese Bezeichnung tatsächlich zutrifft.

[40] Objekt im Sinne der Entwicklungspsychologie ist der "andere", das Gegenüber im Erleben des Subjektes, in der frühen Entwicklung im allgemeinen also die Pflegeperson, die Mutter.

Die frühe Individuationsentwicklung ab dem 2. Lebenshalbjahr:[41] **Differenzierung zwischen Selbst und Objekt und die Integration von "Gut" und "Böse"**
Mit 6 bis 8 Monaten beginnt mit der Ablösung aus der dyadischen Verschränkung die Individuationsentwicklung: In der **Differenzierungsphase** vollzieht das heranwachsende Kind nun schrittweise emotional nach, was es bis dahin nur mehr oder weniger deutlich kognitiv erkennen konnte: Daß es ein von seiner Umgebung getrenntes, "gesondertes", "besonderes" Wesen ist. Nun wird es gewahr, daß die Pflegepersonen, auf die es sich angewiesen fühlt, vom eigenen Selbst getrennte Personen mit eigener Existenz und eigenem Willen sind. Es kann erkennen, daß sie nicht allmächtig beherrscht und nicht uneingeschränkt zur Befriedigung narzißtischer und oraler Bedürfnisse verwendet werden können.

Diese Wahrnehmungen bringen *Verlassenheitsangst* mit sich, gefolgt von Wut, oral getönter Aggressivität und zerstörerischen Impulsen. Sie werden z.T. durch Projektion auf die Pflegepersonen bewältigt, d.h. statt eigene Wut zu erleben, wird der andere feindselig erlebt. Dadurch tritt neben die Verlassenheitsangst die *Verfolgungsangst*, weil die auf diese Weise feindselig erlebten anderen zu Verfolgern werden können. Nach und nach entstehen zwei polare Vorstellungen: Vorstellungen von einer *"guten" Beziehung* bzw. einem guten Objekt für Lust- und Befriedigungserleben und von einer *"schlechten" Beziehung* bzw. einem schlechten Objekt für Frustrations- und Unlusterleben.

Die Welt und das innere Erleben werden dadurch in "Gut" für Sicherheit und Geborgenheit, Befriedigung, Verfügbarkeit und Anwesenheit und in "Böse" für Hilflosigkeit, Frustration, Hoffnungslosigkeit und Verlassenheit aufgeteilt. Es entsteht eine gespaltene Welt[42]. Sie ist durch den frühen **Individuationskonflikt** geprägt: den *Konflikt zwischen Verschmelzungswunsch und Verfolgungsangst*, der das Erleben im 2. Lebensjahr prägt. Dabei entspringt der Verschmelzungswunsch aus dem Bedürfnis, die Nähe der "guten" Objekte zu sichern, während die Verfolgungsangst aus Angst vor Destruktion entsteht. Es handelt sich dabei um die auf die Pflegepersonen projizierte eigene Destruktion, die die Verlassenheitsängste begleitet.

Die Verarbeitung dieser Erlebnisposition ist die Aufgabe der **Übungs- und Wiederannäherungsphase** der frühen Individuationsentwicklung im 2. Lebensjahr. Sie wird durch eine gleichbleibende, "haltende" Zuwendung der Pflegepersonen, im allgemeinen der Mutter, also durch einfühlsame und geduldige *Mütterlichkeit* gefördert. Sie führt in der normalen Entwicklung dazu, daß die physische und psychische Getrenntheit "vom Objekt" anerkannt und diese als Objekt außerhalb des eigenen Selbst erlebt werden kann. Am Ende des ersten Lebensjahres sind die Pflegepersonen zwar schon unverwechselbar geworden, d.h., es bestehen im Innern Objekt-Repräsentanzen. Aber erst ab etwa 18 Monaten gibt es konstante Vorstellungen von der eigenen Person und von den Pflegepersonen, die auch erhalten bleiben, wenn diese nicht real anwesend sind.

Nun wird die Verlassenheitsangst geringer. Die psychischen Funktionen und das Selbstwertgefühl können nun auch aufrechterhalten werden, wenn die Pflegeperson

---

[41] Die Darstellung der Individuationsentwicklung folgt Mahler, Pine und Bergman (1978).
[42] Die sog. paranoid-schizoide Position nach Melanie Klein. Vgl. Segal (1973). In neuerer Zeit wird auch diskutiert, ob die Spaltungsprozesse in der Kleinstkindentwicklung bereits auf dem Einfluß pathogener Entwicklungsbedingungen beruhen und nicht zur normalen Entwicklung gehören.

abwesend ist. Die Spaltung in "gute" und "böse" Beziehungen wird vermindert. Die eigene Person und die Menschen der Umwelt werden jetzt ganzheitlicher und realistischer wahrgenommen, d.h., die befriedigenden und frustrierenden Aspekte des Selbst und der Objekte werden stärker zusammengehörig und als Eigenschaften der jeweiligen Person erlebt. Dadurch entstehen umfassende, realistische Selbst- und Objektvorstellungen. Zugleich wächst die Fähigkeit zur *Ambivalenz* gegenüber den Bezugspersonen. Auf diese Weise wird Gut und Böse zunehmend integriert und die Spaltungswelt überwunden[43]. Zugleich wird die Verlassenheits- und Verfolgungsangst in die Angst, das Objekt zu zerstören und zu verlieren, umgewandelt.

Scheitert jedoch die Verarbeitung des Individuationskonfliktes, dann bleiben Verlassenheits- und Verfolgungsängste bestehen und die psychischen Funktionen und das Selbstgefühl bleiben an die reale Anwesenheit konkreter Personen gebunden (*Objektangewiesenheit*). Diese werden aber weiter vornehmlich in Hinblick auf "gute" und "schlechte" Teilobjekt-Funktionen erlebt: Das ganzheitliche Erleben, das Bewußtsein der Widersprüchlichkeit der eigenen Person und der äußeren Objekte bleibt unsicher und geht unter Belastungen durch Spaltung in "gut" und "böse" wieder verloren. Damit entsteht die Disposition für Borderline-Störungen (Kap. 4.1).

Die Autonomieentwicklung im 3. und 4. Lebensjahr: Objektkonstanz und Triangulierung

War das Kind in der Wiederannäherungsphase im 2. Lebensjahr noch auf die Möglichkeit der Rückkehr ins Geborgenheitserleben angewiesen, um seine Getrenntheit ertragen zu können, so entwickelt es im 3. Lebensjahr äußere Unabhängigkeit. Jetzt beginnt die Erinnerung eine Rolle zu spielen und tröstend zu wirken, wenn die Pflegepersonen nicht körperlich anwesend sind: Die Objekt- und Beziehungs-Repräsentanzen werden stabiler. Sie werden jetzt im Zusammenhang mit dem *Spracherwerb* auch sprachlich symbolisiert.

Der **Autonomiekonflikt**[44] im 3. Lebensjahr entspringt aus dem Wunsch, sich trotz der weiterbestehenden realen Abhängigkeit und gespürten Bindung immer stärker zu verselbständigen, z.B. sich vom "Objekt" zu lösen und zu entfernen. Jetzt stehen *anale und aggressive Bedürfnisse*[45] im Vordergrund des Trieberlebens. Der Wille zur Abgrenzung manifestiert sich nun als Trotz. Er wird durch die Entwicklung der motorischen Fähigkeiten verstärkt. Dem Trennungswunsch steht aber die Trennungsangst entgegen. Sie wird als Phantasie, von der Bezugsperson entweder festgehalten oder fallengelassen zu werden, auf jeden Fall aber in der noch unsicheren Autonomie bedroht zu werden, verarbeitet. Auf diese Weise entsteht ein *Konflikt zwischen dem Impuls, sich zu trennen, um die Autonomie zu verteidigen, und der Angst, das Objekt damit endgültig zu verlieren*, vielleicht sogar zu zerstören. Die Trennungsambivalenz ist das zentrale Thema des Autonomiekonfliktes. Er wird von *Verlustangst und Trennungsangst* begleitet.

---

[43] Die depressive Position nach Melanie Klein. Sie ist mit dem Konflikt verbunden, den verfolgend erlebten, frustrierenden "Teil" der Objekte angreifen und zugleich den "befriedigenden Teil" erhalten und vor dem Angriff schützen zu wollen. Durch diesen Konflikt entsteht Sorge um die Bezugsperson. Sie fördert die weitere Integration von Gut und Böse. [Die Bezeichnung depressive Position leitet sich vom Schulderleben des Kindes her. Sie hat jedoch keinen Bezug zur depressiven Persönlichkeit und zur neurotischen Depression, wie sie in diesem Buch (Kap. 8.1) dargestellt wird.

[44] Mentzos (1982)

[45] Heimann (1962)

Die Aufgabe des 3. Lebensjahres ist vor allem die Überwindung der Trennungsambivalenz und die Stabilisierung des Selbstgefühls und der Erinnerungsfähigkeit während des Alleinseins. Das setzt eine Erziehung voraus, in der die Angehörigen Toleranz für die Ambivalenz der Verselbständigungsprozesse aufbringen können. Wenn der Autonomiekonflikt gut verarbeitet wird, ist Autonomie möglich, d.h., eine reale Trennung kann stattfinden, ohne daß die Verbindung verloren geht. Das Ergebnis ist die Fähigkeit zum Alleinsein. Sie beruht darauf, daß das heranwachsende Kind das Selbstgefühl aufrechterhalten kann und ebenso eine innere Beziehung zur Bezugsperson bewahren kann, wenn es verlassen worden ist.

Pathologische Lösungen des Autonomiekonfliktes führen zu einer Regression und Fixierung des Abhängigkeitserlebens und zur selbstverleugnenden Anpassung an die Bedürfnisse der anderen, wobei die eigene Identität nicht entwickelt wird. Es entsteht ein *"falsches Selbst"*[46]. Die *Objektabhängigkeit* wird nicht gelöst. Diese Konfigurationen bilden die Basis für die Entstehung narzißtischer Störungen (Kap. 4.2).

Aus der Dynamik der Autonomieentwicklung ergibt sich eine zunehmend differenziertere Beziehung zu den wichtigen Personen der Kindheit. Sie werden immer deutlicher in ihrer unterschiedlichen Identität erlebt und sind immer weniger austauschbar. Eigenarten an ihnen werden differenziert wahrgenommen und geschätzt. Im Trieberleben entfalten sich neben analen Regungen im weiteren Verlauf der Autonomieentwicklung auch *phallisch-narzißtische Bedürfnisse* als Vorformen der kindlichen Sexualität, d.h. exhibitionistische Regungen, die von *Strafangst* und phallischem Neid (sog. Gebär- bzw. Penisneid) begleitet werden. Es entsteht eine stärkere Wahrnehmung der Geschlechtsunterschiede und der eigenen Geschlechtlichkeit. Damit polarisiert sich auch die Beziehung zu Frauen und zu Männern. Die Selbst- und Objektvorstellungen werden dadurch weiter gefestigt.

Der **Triangulierungskonflikt**[47] ist eine Weiterentwicklung des Autonomiekonfliktes im 3. Lebensjahr. Jetzt werden verschiedene, alternative Zweierbeziehungen zur gleichen Zeit erlebt. Dadurch entsteht der *Loyalitätskonflikt zwischen Zweierbeziehungen*, z.B. zwischen der Beziehung zur Mutter und der zum Vater. Innerhalb der Zweierbeziehungen betrachtet, ist es ein *Konflikt zwischen Abwendung und Festhalten*, verbunden mit *Angst vor Liebesverlust* und der Neigung, Bedürfnisse nach Selbständigkeit mit Schuldgefühlen zu beantworten. Dieser Triangulierungskonflikt ist ein Vorläufer des späteren ödipalen Konfliktes.

Die Lösung dieses Konfliktes wird durch das Erleben gefördert, daß die Beziehung zwischen den Eltern durch die Hinwendung zu einem Elternteil nicht zerstört und der verlassene Elternteil durch die Liebe zwischen den Eltern geschützt wird. Das führt zur Anerkennung der Beziehung zwischen den Bezugspersonen. Dadurch kann das Kind seine Schuldgefühle verarbeiten, die entstehen, wenn es sich dem einen zuwenden und dabei den anderen verlassen will. Es erwirbt die Fähigkeit, mit *Alternativen* zu leben: Es entwickelt die Vorstellung, eine Beziehung durch eine andere ersetzen zu können. Zunehmend erlebt es sich nun auch in eine trianguläre Beziehungsform einbezogen, d.h. in Beziehungen zu Menschen, die miteinander wichtige Beziehungen haben. Damit diese Entwicklung gelingen kann, braucht das Kind die Anwesenheit, die Zuwendung und das Interesse einer dritten Person neben der Mutter. Das ist im allgemeinen der Vater, dessen wichtigste Funktion in diesem Entwicklungsabschnitt

---

[46] Falsches Selbst im Sinne von Winnicott (1954)
[47] Abelin (1986), Ermann (1989)

Die wichtigsten Entwicklungspositionen

	dominantes Trieberleben	Objekterleben	zentraler Konflikt	Ichleistungen (Neuerwerb)	Entwicklungsstörung
Symbiotisch-sensorische Entwicklung:					
Symbioseerleben im 1. Halbjahr	orales Erleben	Erleben der völligen Verfügbarkeit		Beziehungsregulation bei anwesender Pflegeperson	(Psychose)
Individuationsentwicklung:					
Differenzierung und Wiederannäherung im 2. Jahr	oral-aggressives Erleben	Erleben der Getrenntheit	**Individuationskonflikt** zw. Verlassenheitsangst, Verschmelzungswunsch und Verfolgungsangst	Integration gut-böse, beginnende Obj.-Repräsentanz	Borderline-Störung, schizoide Neurose
Autonomieentwicklung:					
Verselbständigung, Triangulierung im 3. Jahr	anal-aggressives Erleben	Erleben von aktiver Trennung und Verweigerung	**Autonomiekonflikt** zw. Selbständigkeit und Objektverlustangst	Trennungstoleranz, Objektkonstanz	narzißtische Störung
	phallisch-narzißtisches Erleben	Erleben alternativer Dyaden	**Triangulierungskonflikt** zw. Liebe und Angst vor Liebesverlust; Loyalitätskonflikt	Leben im Dreieck	präödipale klass. Neurose
Ödipale Entwicklung:					
Ödipuskomplex, Höhepunkt mit 4 Jahren	phallisch-genitales Erleben	Erleben in vernetzten Beziehungen	**Ödipuskonflikt** zw. Liebe und Rivalität, Begehren und Verbot; Gewissenskonflikt	Stabilisierung des Gewissens, der Geschlechtsidentität; Leben in Gruppen	klassische ödipale Neurose

darin besteht, ein Katalysator im Prozeß der Triangulierung und Autonomiebildung zu sein. Damit wird die Grundlage für das *Leben im Dreieck* als Urform der sozialen Beziehungen geschaffen.

Das Scheitern der Triangulierung führt zur Fixierung von Loyalitätskonflikten. Sie werden fortan durch die Anklammerung an die Bezugspersonen der Kindheit, im Prinzip an die Mutter, abgewehrt. Statt Alternativen zu leben, werden alle Bezugspersonen - unabhängig von ihrem tatsächlichen Geschlecht - wie die Mutter in der Periode des Autonomiekonfliktes erlebt. Damit stehen auch die späteren Beziehungen des Erwachsenenlebens unter dem Vorzeichen der Trennungsambivalenz: Beziehungen, in denen stets Trennung gewollt und Anklammerung verwirklicht wird. Das ist die Disposition für die Entstehung einer sog. präödipalen klassischen Neurose (Kap. 4.3).

Die ödipale Entwicklung im 4. bis 6. Lebensjahr

Wenn die Lösung des Autonomie- und Triangulierungskonfliktes gelingt, richtet sich das triebhafte Begehren nach und nach auf andere Personen und gibt der Sexualität ihr *phallisch-genitales Gepräge*. Zugleich beginnt die Beziehung zwischen den Eltern und - darüber hinaus - überhaupt die Beziehung zwischen anderen Menschen eine stärkere Bedeutung zu erhalten. Indem das Kind nun gewahr wird, daß es nicht im Mittelpunkt aller Beziehungen steht, gerät es selbst in Rivalität mit seinen Bezugspersonen. Gleichzeitig werden die Beziehungen mit kindlich-sexuellen Bedürfnissen und Phantasien besetzt. Auf diese Weise entstehen *Konflikte zwischen hetero- und homoerotischen Strebungen, zwischen sexuellem Begehren und Angst vor Strafen, zwischen aggressiver Rivalität und sexueller Zärtlichkeit*, Konflikte, die in mehrpersonale Beziehungen (z.B. Mutter-Vater-Kind [-Geschwister]) eingebunden sind. Es entsteht ein *konflikthafter Mikrokosmos*. In ihm herrscht weiter *Angst vor Strafe*. Sie wird zusehends verinnerlicht und von der Vorstellung konkreter strafender Beziehungen abgelöst. Sie wird damit in die *Gewissensangst* umgewandelt.

Der konflikthafte Mikrokosmos wurde von Freud[48] zuerst als phallische Rivalität des Buben mit dem Vater um die Mutter beschrieben und nach dem Vorbild der griechischen Sage als **Ödipuskomplex** bezeichnet. Parallel dazu besteht die Liebe des Buben zum Vater und die Rivalität um ihn mit der Mutter - der "negative" Ödipuskomplex. Sinngemäß besteht der positive Ödipuskomplex des Mädchens aus der Rivalität mit der Mutter um den Vater, der negative aus der Liebe zur Mutter und dem Ausschluß des Vaters.

Der Ödipuskomplex entfaltet sich am Ende des 4. Lebensjahrs zu seiner vollsten Blüte. Später wird er in der heterosexuellen Entwicklung durch eine Identifizierung mit dem gleichgeschlechtlichen Vorbild und liebevolle Bindung an das gegengeschlechtliche Objekt gelöst. Das heterosexuelle kleine Mädchen fühlt sich nun wie die Mutter als kleine Frau, die fähig ist, einen Mann - den Vater - zu lieben, ohne daß dieses innere Erleben äußere Realität werden muß. Analog verläuft die Entwicklung für heterosexuelle Buben. Bei homosexueller Geschlechtsidentität wird der Ödipuskomplex durch eine Identifizierung mit dem gegengeschlechtlichen Elternteil im Verlangen nach dem gleichgeschlechtlichen gelöst.

Auf diese Weise entsteht eine *Absicherung der Geschlechtsidentität* und die Fähigkeit zum *Leben in sozialen Gruppen*. Fixierungen der Entwicklung im Ödipuskomplex führen dagegen zu schuldhafter Verarbeitung der sexuellen Identität oder werden

---

[48] Freud (1910)

durch Regression in das dyadische Beziehungserleben der Triangulierungs- und Autonomieentwicklung abgewehrt. Sie bilden die Disposition zur Entstehung sog. ödipaler klassischer Neurosen (Kap. 4.3).

Entwicklungsaufgaben im weiteren Lebensverlauf

Mit der Lösung des Ödipuskonfliktes ist der erste Zyklus der Entwicklung abgeschlossen - die psychische und psychosoziale Entwicklung ist damit aber selbstverständlich nicht beendet. Auf jeder Stufe der weiteren Entwicklung werden die frühen Konfliktlösungen angesichts neuer Entwicklungs- und Bewältigungsaufgaben vielmehr einer Revision unterzogen und lebenslang umgestaltet. Die Persönlichkeit eines Menschen ist nur scheinbar ein Bündel von überdauernden Eigenschaften; tatsächlich handelt es sich um einen ständig in Entwicklung befindlichen Prozeß des Ausgleichs zwischen äußeren Anforderungen und innerem labilen Gleichgewicht. Die ersten Konfliktlösungen sind allerdings prägend; sie bilden die Basis, auf die im späteren Leben immer wieder zurückgegriffen wird und deren Spuren im späteren bewußten Verhalten und vor allem im unbewußten Erleben immer wieder in mehr oder weniger offensichtlicher Form in Erscheinung treten.

Mit dem Ausklingen der frühen Kindheit gleitet der Entwicklungsprozeß in eine Periode der relativen Ruhe über, die als **Latenz** bezeichnet wird. Es ist eine Epoche der Übung und der Bewährung im Umgang mit Aufgaben, Belastungen und Krisen. In dieser Zeit geht es weniger um Neuerwerb, mehr um Festigung und Erweiterung des Bestehenden. Es ist die Schulzeit, in der mit dem Erwerb von sozialen Fertigkeiten, Wissen und Kenntnissen, mit der Entwicklung von Geschicklichkeiten und Begabungen Weichen für spätere Lebensformen gestellt werden.

Sie mündet mit dem sexuellen Reifungsschub der Pubertät in die **Adoleszenz**[49]: Jetzt geht es um eine endgültige Ausformung der Geschlechtsidentität. Die verstärkte Wahrnehmung von sexuellen Triebbedürfnissen, die Veränderung des Körperbildes, die Suche der persönlichen sozialen Rolle und die zunehmende Übernahme der Verantwortung für das eigene Leben sind die wichtigen Aufgaben dieses Entwicklungsabschnittes. In der Wahrnehmung der eigenen Person, der anderen, des Lebens stellen sich neue Perspektiven ein. Die Bedeutung der Familie tritt gegenüber der von Gleichaltrigen zurück. Die Gegenwartsorientierung der Kindheit weicht der Zukunftsorientierung der Jugendzeit. In der Spätadoleszenz und dem **frühen Erwachsenenalter** folgt die Lösung vom Elternhaus und aus den Primärbeziehungen. An die Stelle des Bedürfnisses, in Gruppen zu sein, tritt nun zusehends das Bedürfnis, die eigene Individualität zu entwickeln. Dieses Alter ist mit Neubindungen an Personen, Ziele und Werte verbunden, mit Partnerwahl und Berufswahl.

Entwicklungspsychologisch sind die Adoleszenz und das junge Erwachsenenalter eine kritische Phase. Die tiefgreifenden Änderungen im Selbsterleben und in den Beziehungen, Lösung und Neubindung greifen tief in das Gefüge der Persönlichkeit ein und führen zu einer alterstypischen Labilisierung mit Erschütterungen und Krisen. Dabei brechen oft alte Wunden der Kindheitsentwicklung wieder auf und bewirken eine dauerhafte Destabilisierung und neurotische Dekompensation. Nicht nur die Eßstörungen, allen voran die Anorexia nervosa ("Pubertätsmagersucht"), können die Folge sein, auch Zwangsneurosen, schizoide Störungen, Depressionen oder organische Erkrankungen wie die Neurodermitis treten in diesem Alter oft erstmals in Erscheinung. Fa-

---

[49] Blos (1962)

tale Entwicklungen treten ein, wenn die Entwicklung sich nicht im angemessenen Schutzraum der Familie vollzieht, besonders wenn Gewalt und sexueller Mißbrauch in die sensiblen Prozesse dieses Alters eingreifen. Dann kann es zu dauerhaften posttraumatischen Fehlentwicklungen der Persönlichkeit kommen (Kap. 12). Viele Borderline-Störungen scheinen durch das Zusammenspiel frühkindlicher Entwicklungsstörungen mit traumatischen Erlebnissen in der Jugendzeit zustande zu kommen.

Im **Erwachsenenleben** ist es die wichtigste Aufgabe, die individuelle Balance zwischen verschiedensten Ansprüchen von innen und von außen zu finden und zu bewahren. Wichtige Aufgaben sind, ein passendes Verhältnis zwischen Weiterführung und Ausbau der Entwicklung, Aufbau und Vorwärtsstreben einerseits und Verzicht und Beharren andererseits zu finden, einen Standort zwischen Fremdbezogenheit und Selbstbezug zu erlangen, einen Ausgleich zwischen Bedürfnis und Verpflichtung, zwischen Anstrengung und Entspannung. Die Art und Weise der tatsächlich gelebten Balance gibt dem Leben seine Individualität; in ihr äußert sich das innere unbewußte Gefühl der persönlichen Identität.

Es wird in diesem Buch immer wieder von den Konflikten des Alltags die Rede sein, die zum Anlaß für neurotische Erkrankungen werden. Es sind damit vorwiegend die Konflikte im mittleren Erwachsenenalter im 3. und 4. Lebensjahrzehnt gemeint, die mit den vielfältigen Bewältigungsaufgaben in Beziehungen und im Beruf verbunden sind. Dieses Alter ist die Lebensphase, in der der überwiegende Teil der neurotischen Erkrankungen erstmals auftritt.

Mit der **Lebensmitte** ist meistens auch der Zenit des Aufbaus überschritten. Jetzt geht es um Bewahren und Neubestimmung. Der Abschied der eigenen Kinder erfordert eine Neudefinition der Partnerschaft. Mit der Rücknahme von Plänen und bis dahin scheinbar selbstverständlichen Zielen stellt sich verstärkt die Frage nach der Zukunft und dem Lebenssinn. Die Krise der Lebensmitte kann zu kreativen Lösungen und Wandlungen der bisherigen Lebensform führen. Menschen, die in ihrem Selbstgefühl an Aufstieg und Erfolg, Bewunderung und Beweise ihrer Größe gebunden sind, geraten aber in Gefahr, in narzißtische Krisen (Kap. 7.2) zu geraten und zu scheitern.

Mit dem **Ruhestand** beginnt die Periode des Verzichtes, die Wahrnehmung und Anerkennung von Grenzen an Kraft, Zeit und Perspektive. Rückzug aus sozial verantwortlichen Positionen, Abschied von der täglichen Arbeit, verblassende körperliche Attraktivität, nachlassende sexuelle Bedürfnisse, das ist die eine Seite des Erlebens; ihr steht gegenüber, daß der Ruhestand für viele heute eine Periode des Lebens ist, in der sie ohne Zeitdruck und wirtschaftliche Sorgen Interessen nachgehen können, vielleicht erstmals "zu sich selbst kommen". Zugleich wird die Generationengrenze gegenüber den Berufstätigen und eine relative soziale Isolierung spürbarer. Verluste von Menschen - der Eltern-, dann auch der eigenen Generation - leiten in eine Besinnung auf die Endlichkeit des Lebens, in eine Auseinandersetzung mit dem Altern und dem Sterben über. Rückblick und Bilanz stehen auf der einen Seite, Nutzung der verbleibenden Zeit auf der anderen. Das macht eine Neubestimmung der eigenen Identität erforderlich. Diese Schwellensituation stellt vor allem das Selbstgefühl auf die Probe. Sie kann zur Krisensituation werden, wenn der Rückblick in Resignation und Verzweiflung endet. Darin haben depressive Erkrankungen, psychovegetative Störungen (Schlafstörungen!), aber oft auch sekundäre neurotische Erkrankungen ihren Ursprung, die von einer neurotischen Verarbeitung nun gehäuft auftretender körperlicher Leiden ihren Ausgang nehmen können.

Mit dem **Alter**[50] rückt das Erleben der Begrenzungen in den Vordergrund. Abschiede und Schmerz, oft Einsamkeit und Resignation lassen den Blick in die Vergangenheit zurückgehen, die nun oft idealisiert und zurückersehnt wird. Dem kann - bei erhaltener körperlicher und geistiger Rüstigkeit - eine von Gelassenheit, Lebenserfahrung, Weisheit und Dankbarkeit getragene Haltung gegenüber dem Leben entgegenwirken, mit der es gelingt, Interesse am Gegenwartsprozeß zu bewahren und daran teilzuhaben. Die Häufung von Verlust-, Trennungs- und Verlassenheitserlebnissen, aber auch die Verletzung des Selbstgefühls, die mit der oft zunehmenden Isolierung verbunden sein kann, können spezifische alte Konflikte wiederbeleben und vor allem depressive Erkrankungen in psychischer oder somatisierter Form herbeiführen. Oft tritt als Reaktion auf die Konflikte des Alterns auch eine Verstärkung der Charakter-Pathologie mit zunehmendem Geiz, Neid oder anderen Charaktersymptomen (Kap. 3.1) zu Tage. Bisweilen ist die Beurteilung auch schwierig, weil psychodynamische und hirnorganische Prozesse zusammenwirken können. Solche Erkrankungen treten häufig im Alter erstmals auf, bisweilen handelt es sich aber auch um eine erneute Manifestation einer bereits früher einmal vorhandenen Störung.

In allen Stufen des Lebens kommt es darauf an, Lösungen im Bewältigungsprozeß zu finden, die mit dem eigenen Selbstgefühl verträglich sind. Im Idealfall wächst man an den Aufgaben des Lebens. Die Voraussetzung dazu ist allerdings nicht nur eine einigermaßen geglückte prägende Frühentwicklung, sondern auch eine förderliche Umwelt und Beziehungen, die einen stützen.

Zur Vertiefung empfohlene Literatur:
Entwicklungspsychologische Befunde: Lichtenberg JD (1983), Mahler M u.a. (1978),
  Stern D (1985)
Psychoanalytische Entwicklungstheorie: Blanck G, Blanck R (1979), Freud S (1905),
  Mertens W (1992)
Entwicklung und Lebenszyklus: Blos P (1962), Erikson EH (1950, 1959),
  Radebold H (1992)

---

[50] Radebold (1992)

3. Die Entstehung neurotischer Erkrankungen

Neurotisches Erleben und Verhalten

"Neurotisches" und alltägliches, "normales" Erleben und Verhalten sind nahe verwandt und nicht etwas grundsätzlich Verschiedenes. Jeder Mensch kennt in irgendeiner Weise konflikthafte, ambivalente oder angstvolle Erlebnisse, er kennt Traurigkeit und Verstimmung, zwanghaftes Grübeln oder Zählen, vegetative Erschöpfung oder Schlafstörungen, Nervosität des Magens oder auch allgemeinen "Streß". Neurotisches Erleben und Verhalten ist eine quantitative Variante des gesunden bzw. normalen. Wenn im Erleben die Ambivalenz zum dauerhaften Zweifel wird, der die Entscheidungsfähigkeit beeinträchtigt oder wenn aus der vorübergehenden, situationsbezogenen Verstimmung ein dauerhafter Verlust von Interesse, Vitalität und Lebensfreude wird, der auch nicht mehr im Zusammenhang mit bewußten inneren oder äußeren Belastungen steht, wenn ein unangenehmes Gefühl beim Gedanken ans Fliegen zur angstvollen Vermeidung von Flugreisen führt, dann werden die Betroffenen beginnen, sich beeinträchtigt, leidend, gestört oder krank zu fühlen und eventuell Hilfe suchen. Der Übergang zwischen Krankheit und Gesundheit ist in diesem Bereich also fließend.

- *Deskriptiv* betrachtet ist ein Erleben und Verhalten neurotisch, das ein subjektives Leidensgefühl bereitet und von den Betroffenen als gestört erlebt wird. Dabei bleibt die Persönlichkeit insgesamt, insbesondere die Realitätsprüfung, erhalten, selbst bei ausgeprägten Beeinträchtigungen im Erleben, im Verhalten oder in den körperlichen Prozessen.

- *Funktional* ist es ein fehlangepaßtes, einer Situation nicht entsprechendes, unangemessenes Verhalten, das nicht den geistigen Möglichkeiten des Betroffenen entspricht. Es ist durch den Willen nur kurzfristig zu unterdrücken und entzieht sich, längerfristig betrachtet, der willensmäßigen Kontrolle.

- *Phänomenal* sind die Betroffenen gegenüber ihrem inneren Erleben und - unter dem Einfluß von Übertragungen (Kap. 14.2) - gegenüber wichtigen Menschen ihres Lebens befangen. Sie verkennen ihre Motive und Bedürfnisse, oft auch die anderer Menschen. Selbstkritik und Empathie sind eingeschränkt, übertriebene oder verminderte Schuld- und Schamgefühle sind die Folge. Zugleich bestehen oft mehr oder weniger ausgeprägt Ambivalenz, Selbstzweifel und Minderwertigkeitsgefühle.

- *Ätiologisch* beruht neurotisches Erleben und Verhalten, aus psychoanalytischer Sicht betrachtet, auf Störungen der Erlebnisverarbeitung aufgrund einer erworbenen seelischen Fehlentwicklung, die im allgemeinen bis in frühe Entwicklungsphasen der Kindheit zurückreicht oder durch spätere Traumatisierungen bewirkt worden ist.

Neurotische Erkrankungen

Wenn neurotisches Erleben und Verhalten sich zuspitzt und die Kontur eines *klinischen Syndroms* erhält, entsteht eine neurotische Erkrankung. Sie manifestiert sich in Erlebnis- und Verhaltensstörungen, in Störungen körperlicher Funktionen oder, im Zusammenwirken mit somatischen Krankheitsfaktoren, als körperliche Krankheit. Bei Charakterneurosen und Persönlichkeitsstörungen bezieht sich die Beeinträchtigung auf *"subklinisches"* neurotisches Verhalten und Erleben bzw. auf dessen Folgen.

Der *Begriff Neurose* wird heute vornehmlich zur Beschreibung einer Ätiologie, d.h. für ein bestimmtes, unten beschriebenes *Konzept der Krankheitsentstehung* verwendet. Danach sind **Neurosen** krankhafte Störungen der Erlebnisverarbeitung mit längerfristigen Störungen des Erlebens, Verhaltens, der Persönlichkeit bzw. körperlicher Prozesse, die im wesentlichen auf einer erlebnisbedingten (erworbenen) seelischen Fehlentwicklung beruhen[51]. Sie sind die Folge einer mißlungenen psychischen Anpassung des Betroffenen an seine Lebensbedingungen.

Deskriptiv wird für die Beschreibung psychischer und psychosomatischer Erkrankungen in den letzten Jahren immer häufiger der Begriff "Syndrom" bevorzugt. Die Darstellung der Krankheitsbilder in diesem Buch ist dagegen im wesentlichen ätiologisch konzipiert und verwendet den *Neurosebegriff als ein klinisches Konzept*, das ätiologische und deskriptive Aspekte integriert.

Als **Krankheitsursache** wirken bei neurotischen Erkrankungen Anlage- und Umweltfaktoren zusammen.

- *Umweltfaktoren* sind vor allem die zwischenmenschlichen Beziehungen und die daraus resultierenden Erfahrungen und Lernprozesse.
- Zu den *Anlage- bzw. Erbfaktoren* zählen u.a. angeborene Eigenschaften wie Intelligenz, Frustrationstoleranz oder Triebstärke, bei organischen psychosomatischen Erkrankungen speziell auch die körperliche Krankheitsdisposition. Durch Zwillingsuntersuchungen[52] ist für einzelne Erkrankungen auch eine genetische Disposition nachgewiesen worden. Sie ist bei den verschiedenen Krankheiten unterschiedlich stark ausgeprägt: bei Charakterneurosen und Persönlichkeitsstörungen am stärksten, bei Organneurosen am geringsten, während die Psychoneurosen eine Mittelstellung einnehmen.

Im Zentrum der Krankheitstheorie der psychotherapeutischen und psychosomatischen Medizin steht die Anpassungsleistung des Menschen an seine Umgebung: die Lebensbewältigung, die dabei gemachten Erfahrungen und die durchlaufenen Lernprozesse. Die Beschreibung dieser umweltbedingten, psychologischen Krankheitsfaktoren ist vom theoretischen Ansatz abhängig, der zugrundegelegt wird:

- Der **psychoanalytische (psychodynamische) Ansatz** beschreibt die neurotischen und psychosomatischen Erkrankungen als Folge unbewußt gewordener fehlverarbeiteter Erfahrungen, d.h. als *Folge neurotischer Konflikte und Entwicklungsdefizite*.
- Der **verhaltenstheoretische (behavioristische) Ansatz** betrachtet sie als *gelerntes Fehlverhalten*.

---

[51] Schwidder (1972)
[52] Heigl-Evers u. Schepank (1980/81), Schepank (1994)

3.1 Das psychoanalytische Modell

Alle körperlichen und seelischen Prozesse und Funktionen können durch seelische Spannungszustände nachhaltig beeinträchtigt werden. Während die **reaktiven Störungen** (Kap. 6) durch intensive äußere Belastungen unabhängig von einer spezifischen Disposition entstehen, werden **neurotische Erkrankungen** auf erworbene Entwicklungsdefizite und fehlverarbeitete, unbewußt gewordene Konflikte zurückgeführt, die ihre Wurzeln in der Kindheit haben.

> Im Zentrum der psychoanalytischen Krankheitslehre steht die *erlebnisbedingte seelische Fehlentwicklung* als Folge einer neurotischen Erlebnisverarbeitung.

Bei der Betrachtung der Neurosenentstehung spielt also die Verarbeitung von Bedürfnissen, Phantasien, Konflikten, Kränkungen usw. die entscheidende Rolle. Im Mittelpunkt steht dabei die *Innenwelt* der Betroffenen. Daneben wird in letzter Zeit immer stärker auch die Bedeutung traumatischer Erlebnisse, d.h. die *Außenwelt*, hervorgehoben, also die Traumatogenese neurotischer Störungen (Kap. 12).

Neurotische Konfliktverarbeitung

Es wurde oben dargestellt, daß Konflikte durch alloplastische oder autoplastische Prozesse gelöst werden können (Kap. 2.1). Das setzt voraus, daß das Ich der Betroffenen zur Konfliktlösung imstande ist und durch die Art, Schwere und den Zeitpunkt des Konflikterlebens nicht überfordert ist. Zeitgerechtes Erleben der üblichen Entwicklungskonflikte in einer im üblichen Maße fördernden Umgebung führt im allgemeinen zur problemlosen Konfliktlösung.

Wenn ein Konflikt weder durch äußere noch durch innere Veränderung gelöst werden kann, dann eröffnen sich *zwei Wege der neurotischen Konfliktverarbeitung*:

- Der erste Weg ist die *Anpassung an unzureichende Entwicklungsbedingungen*. Das geschieht, wenn sich das Ich der Betroffenen, also z.B. der noch völlig unreife, unerfahrene, angewiesene kleine Säugling, vor überwältigenden Aufgaben sieht. Sie können z.B. darin bestehen, daß er durch eine Krankheit eine lange Trennung von seiner Pflegeperson erfährt und auf die Orientierungslosigkeit und den Verlust mit starken Ängsten und Verlassenheitsgefühlen reagiert. Wenn es sich um langdauernde Belastungen handelt, können daraus Störungen der inneren Entwicklungsprozesse entstehen und die phasenspezifischen Bewältigungsaufgaben, z.B. die Verarbeitung des Individuationskonfliktes, ungelöst bleiben.

So entstehen **Entwicklungsdefizite**. Sie betreffen vor allem die Trieb- und Affektregulation, das Selbstgefühl, die Entwicklung reifer Objektbeziehungen und die Bildung des Gewissens und der Ideale. Wenn sie später nicht durch verständnisvolle Haltungen ausgeglichen und aufgeholt werden können, dann kann eine dauerhafte Verformung der Persönlichkeit mit einer spezifischen Ichschwäche, gespaltenen Vorstellungen von sich selbst und seinen Objekten und einer basalen Störung des Selbstgefühls bestehen bleiben, die zur Disposition für Borderline-Störungen (Kap. 4.1) werden kann.

- Der zweite Weg der neurotischen Konfliktverarbeitung ist die *Konfliktabwehr*: Unlösbare Konflikte werden durch Konfliktabwehr unbewußt gemacht. Die Vorausset-

zung dafür ist ein Entwicklungsstand, auf dem der Betroffene, also z.B. das Kleinkind (und natürlich auch der Erwachsene) über Verarbeitungsmechanismen verfügt,
durch die ein Konflikt unbewußt gemacht werden kann. Dieser Entwicklungsstand
wird im allgemeinen in der 2. Hälfte des 2. Lebensjahres erreicht (Kap. 2.2). Dann
führt Konflikterleben zu Konfliktangst[53]. Sie ist der Motor, der die Abwehr in Gang
setzt. Durch die Abwehr wird die Konfliktangst abgebaut oder sie tritt gar nicht erst
auf. Die unbewußt gewordenen, ungelösten Konflikte sind die **neurotischen Konflikte**. Sie bewirken, daß die Betroffenen auch später ähnliche Konflikte nicht bewältigen können.

Entwicklungsdefizit und Konfliktabwehr schließen einander aber nicht aus. Einerseits
sind sowohl in den Entwicklungsdefiziten als auch im unbewußten neurotischen Konflikt Ängste gebunden, die aus den überwältigenden Konfliktspannungen des angster-
regenden Erlebens stammen. Andererseits stellt auch die Unfähigkeit, infolge einer
Konfliktabwehr entsprechende aktuelle Konflikte zu lösen, ein Entwicklungsdefizit
dar. Letztlich sind beide Lösungsformen unbewußt gewordenes konflikthaftes Erleben, das in unbewußten Beziehungs-Repräsentanzen (Kap. 2.1) Niederschlag findet.
Sie müssen dauernd durch Abwehr unbewußt gehalten werden. Dazu werden **Abwehrmechanismen** eingesetzt. Zugleich wird die gesamte Persönlichkeitsbildung in den
Abwehrprozeß einbezogen. Auf diese Weise entsteht eine **neurotische Persönlichkeit**.

Trotz des Panzers gegen die Erinnerung, der durch die neurotische Ausformung einer
Persönlichkeit aufgebaut wird, kann der unbewußte Konflikt jederzeit reaktiviert werden, wenn im späteren Leben ähnliche Konflikte wie der verdrängte entstehen oder
wenn die Abwehr durch traumatische Erlebnisse gelockert wird.

Abwehr und Abwehrmechanismen
Abwehr ist ein im wesentlichen automatisch verlaufender, nicht willentlich gesteuer-
ter, also *unbewußter Prozeß*. Ihr Ergebnis, z.B. bei der Sublimierung der künstlerische Prozeß und das künstlerische Produkt, sind dem Betroffenen natürlich bewußt.
Die Abwehr ist an sich nicht pathologisch, sondern lebensnotwendig. Sie dient dem
Lebenserhalt und der Lebensbewältigung, wie es am Beispiel der Kommunikationspro-
zesse mit Hilfe der projektiven Identifizierung deutlich werden wird (s. unten). Sie
fördert das Lernen und den Persönlichkeitsaufbau. Ein Beispiel ist die Aneignung von
Eigenschaften durch Identifizierung.

Auffällig kann ein Übermaß an Abwehr oder eine sehr *starre Abwehr* sein. Sie würde
auf einen stark wirksamen unbewußten Konflikt hinweisen. Störend können die *Folgen der Abwehr* sein: Fehlhandlungen bei der Verdrängung, Symptombildungen bei
der Regression, neurotische Charakterzüge (s. unten). Im folgenden werden die wichtigsten Abwehrmechanismen erläutert.

- **Verdrängung**: Zur Konfliktabwehr wird eine Absicht, eine Vorstellung, ein Impuls
  oder eine äußere Wahrnehmung vergessen, d.h. unbewußt "gemacht". Häufiger Mechanismus bei allen "klassischen" neurotischen Störungen.

- **Verleugnung**: Überwältigende Wahrnehmungen werden verneint, die äußere Realität nicht anerkannt; je nach Ausmaß der Verleugnung spricht man von *partieller*

---

[53] Es ist eine Frage von theoretischem und nicht unbedingt von klinischem Interesse, ob man
annimmt, daß der Konflikt oder ein Konfliktanteil (z.B. eine Triebregung) oder die durch
den Konflikt hervorgerufene Konfliktangst abgewehrt wird; im Prinzip könnte man auch
von Abwehr der Konfliktangst sprechen.

und von *totaler* Verleugnung. Unspezifischer, ubiquitärer Abwehrmechanismus, der auch als Coping-Mechanismus bei der Bewältigung von Belastungen vorkommt (Kap. 1.2).

- **Verschiebung** vom Bedeutenden auf Unbedeutendes: Die Wut, die sich gegen den Rivalen richtet, wird gegen Unterlegene gelenkt. Häufiger Mechanismus bei der Phobie.

- **Reaktionsbildung**: Ein verpönter Impuls (z.B. ausnutzen) wird durch das Gegenteil (helfen) ersetzt. Häufiger Mechanismus bei zwanghaften und depressiven Persönlichkeiten.

- **Gefühlsverdrängung**: Die Gefühlsreaktionen, die mit Erlebnissen verbunden sind, werden durch *Intellektualisierung, Rationalisierung* (unbewußtes nachträgliches Umdeuten oder Hinzufügen von Motiven) oder *Affektisolierung* (Trennung von Erlebnis und Affekt) unbewußt gemacht. Häufig ebenfalls bei zwanghaften Persönlichkeiten sowie bei schizoiden Persönlichkeiten.

- **Identifizierung**: Identifizierung ist ein *Grundmechanismus der Entwicklung*, der für die Aneignung von Eigenschaften notwendig ist. Als *Abwehr* kommt sie besonders häufig bei hysterischen, depressiven und narzißtischen Persönlichkeiten vor. Die Identifizierung mit Personen wirkt sich als Anklammerung aus, die z.B. vor einem Verlust schützen soll. Man kann sich auch mit einzelnen Eigenschaften von jemandem, den man ablehnt, identifizieren, um die Ablehnung nicht zu spüren. Besondere Formen sind:

  1. Die **Identifizierung mit den Erwartungen anderer**, die man auch als Unterwerfung bezeichnen kann; häufig bei narzißtischen Störungen zur Sicherung der Zuwendung von anderen.

  2. Die **Identifizierung mit dem Aggressor**, bei der man Aggressionen anderer gegen sich selbst wendet. Sie kommt bei der Verarbeitung starker destruktiver Phantasien und Affekte vor, z.B. bei der Verarbeitung traumatischer Erlebnisse.

- **Introjektion** ist ein "früher" Abwehrmechanismus gegen überwältigende Angst. Sie hält eine Beziehungserfahrung als ein inneres Bild fest und kann eingesetzt werden, um Angsterlebnisse zu binden und von anderen Erfahrungen getrennt zu halten (Bildung eines isolierten Introjektes). Sie ist ein wichtiger Mechanismus in der Persönlichkeitsentwicklung und kann als Abwehr z.B. bei der neurotischen Traumaverarbeitung (Kap. 12) Verwendung finden.

- **Projektive Identifizierung**: Der andere (das Objekt) wird z.B. durch Manipulation dazu gebracht, so zu fühlen, wie man sich selbst fühlt. Im Rahmen der Abwehr kann man sich damit von Anteilen in sich selbst distanzieren, die man nicht wahrhaben will, und sie beim anderen bekämpfen. Die Manipulation als "Hilfsmechanismus" wird im allgemeinen bewußt sein, nicht aber die dahinterstehende Absicht. Die projektive Identifizierung ist ein typischer Borderline-Mechanismus.

  In der normalen Entwicklung ist die projektive Identifizierung der Mutter mit dem Säugling ein wichtiger Vorgang der averbalen Kommunikation. Durch bestimmte Signale, z.B. bestimmte Mimik oder Schreien, aktiviert der Säugling intuitive Kräfte in der Mutter und veranlaßt sie, sein Befinden zu erspüren.

- **Kontrollieren**: Festhalten am anderen durch unbewußte Manipulation seines Erlebens und Verhaltens, z.B. indem man ihm Schuldgefühle macht. Kontrollieren wird häufig zur projektiven Identifizierung gezählt. Häufiger Mechanismus bei narzißtischen und Borderline-Persönlichkeiten.

- **Projektion**: Unerwünschte eigene Erlebnisse werden unbewußt einem anderen zugeschrieben, um das Selbstgefühl zu stabilisieren. Dadurch wird die Wahrnehmung von anderen verzerrt. Häufig bei schizoiden, hysterischen und Borderline-Persönlichkeiten.
- **Spaltung**: Widersprüchliche Gefühlszustände - z.B. das Erleben von Gut und Böse in sich oder im anderen - werden auseinandergehalten, als beträfen sie zwei verschiedene Wesen. Die eine der so entstehenden Teileinstellungen wird oft durch Projektion oder durch projektive Identifizierung bei einem anderen untergebracht. Typischer Mechanismus der Borderline-Patienten.
- **Idealisierung/Entwertung**: Ähnlicher Mechanismus wie die Spaltung; er führt jedoch zu einer bei weitem geringeren Polarisierung des ursprünglichen ganzheitlichen Erlebens und damit zu einer viel geringeren Verzerrung der Realitätswahrnehmung. Typisch für narzißtische Störungen.
- **Regression**: Zur Vermeidung von Konflikten wird das aktuelle Entwicklungsniveau zugunsten früherer Erlebnisweisen aufgegeben. Ein Erwachsener beginnt, sich unbewußt wie ein Kind zu fühlen und zu verhalten, um Konflikten auszuweichen (Regression der Bedürfnisse, der Bedürfnisbefriedigung bzw. der Objektbeziehung). Ein ubiquitärer Mechanismus. Eine besondere Form ist die **Ichregression**. Es werden reife Funktionsweisen des Ich zugunsten unreiferer aufgeben, z.B. wird die Verdrängung als Ichleistung durch die Spaltung ersetzt oder es werden bereits "desomatisierte" Affekte wieder als körperliche Erregungen wahrgenommen, sie werden "resomatisiert" (Kap. 9). Ichregression kann auch zum Realitätsverlust und zum Verlust des Selbstgefühls führen. Sie kann bei allen Störungsformen auftreten und ist typisch für psychosomatische Symptombildungen und Verhaltensstörungen.

Neurotische Persönlichkeiten, Charakterneurosen, Persönlichkeitsstörungen

Entwicklungsdefizite sowie eine chronische Abwehr von unbewußten Konflikten bzw. Konfliktängsten führen auf Dauer zu Deformierungen der Persönlichkeit. So kann z.B. die Identifikation mit den Erwartungen der Umgebung dazu führen, daß die eigenen Bedürfnisse chronisch verleugnet und auf Dauer überhaupt nicht mehr wahrgenommen werden. Auf diese Weise entstehen Persönlichkeiten, die durch erworbene Entwicklungsdefizite und abwehrbedingte Charakterzüge geprägt werden: Es entwickelt sich eine neurotische Persönlichkeit.

Die **neurotische Persönlichkeit** ist die *Matrix für die Entstehung neurotischer Störungen*. Sie wird durch *Haltungen* geprägt, mit denen neurotische Konflikte chronisch abgewehrt oder Entwicklungsdefizite ausgeglichen werden. Diese Haltungen bezeichnet man als *neurotische Charakterzüge*.

Typische Persönlichkeitsmuster

- Die **hysterische Persönlichkeit** mit neurotischer Ziellosigkeit und Unbeständigkeit, Dramatisierung und Exaltiertheit, leichter Beeinflußbarkeit und naiver Unbefangenheit. Sie beruht auf der Abwehr von sexuellen Phantasien, Beziehungskonflikten und von zugehörigen Gewissensängsten durch Verdrängung, Verleugnung, Identifizierung und Projektion (Kap. 7.1, 8.4).

- Die **zwanghafte Persönlichkeit** mit neurotischer Aggressionsgehemmtheit, Unflexibilität und Pedanterie. Sie steht im Dienst der Abwehr aggressiver und sexueller Triebkonflikte und der dazugehörigen Strafängste durch Reaktionsbildung und Ungeschehenmachen (Kap. 8.3).

- Die **depressive Persönlichkeit** mit der Neigung, eigene Bedürfnisse schuldhaft zu erleben, sich anzupassen und zu unterwerfen, mit Neigung zu Altruismus und zu Bescheidenheitsideologien. Sie beruht auf der Abwehr von Konflikten zwischen expansiven, autonomen Triebbedürfnissen und Angst vor Liebesverlust (Kap. 8.1).

- Die **narzißtische Persönlichkeit** mit Minderwertigkeitskomplexen und Größenphantasien. Die Betroffenen sind abhängig von Anerkennung und Bestätigung und deshalb leicht kränkbar und bereit zum Rückzug. Es liegen Selbstwertkonflikte und Verlustängste aus der gescheiterten Autonomieentwicklung zugrunde, die durch Identifizierung mit den Erwartungen anderer, Idealisierung und Entwertung und durch Kontrollieren abgewehrt werden. Eine *offen abhängige* narzißtische Persönlichkeit wird von einer *pseudounabhängigen* narzißtischen Persönlichkeit unterschieden (Kap. 4.2, 7.2).

- Die **Borderline-Persönlichkeit**, bei der gravierende Störungen des Selbstgefühls mit einer geringen Frustrationstoleranz, Affektlabilität und Impulsivität (Ichschwäche) verbunden sind. Sie beruht auf einer basalen Grundstörung der frühen Individuationsentwicklung und ist mit der Abwehr von Verlassenheitsängsten durch Spaltung und Projektion (projektive Identifizierung) verbunden (Kap. 4.1, 7.3). Wenn die basale Selbstwertstörung dominiert, handelt es sich um eine *narzißtische Borderline-Persönlichkeit* (Narzißmus auf Borderline-Niveau), wenn das Agieren und die Sexualisierung der Beziehungen vorherrscht, um eine *hysteriforme Borderline-Persönlichkeit* (maligne Hysterie) (Kap. 4.1, 7.1).

- Die **schizoide Persönlichkeit**: eine Variante der Borderline-Persönlichkeit mit neurotischer Kontakthemmung, Verleugnung von Gefühlen und Mißtrauen. Im Hintergrund stehen Konflikte der Nähe-Distanz-Regulierung und Verfolgungsängste aus der frühen Individuationsentwicklung, die vor allem durch Projektionen und Gefühlsverdrängung abgewehrt werden (Kap. 8.5).

Die neurotische Persönlichkeit ist nicht mit Symptomen oder Krankheitsgefühl verbunden, sondern bedeutet ein *Erkrankungsrisiko.*

Es gibt aber Patienten, die sich - ohne eine eigentliche klinische Symptomatik zu entwickeln - wegen ihrer neurotischen *Charakterzüge* beeinträchtigt und in ihrer Erlebnisfähigkeit eingeengt fühlen und an den Folgen solcher Charakterzüge im Alltagsleben leiden. Solche Charakterzüge sind z.B. neurotisch überzogener Ehrgeiz, Ängstlichkeit, Kränkbarkeit, Altruismus, Neid, Eifersucht, Mißtrauen - Eigenschaften, die zu vielfältigen zwischenmenschlichen Spannungen und Konflikten Anlaß geben können. In diesen Fällen handelt es sich um **Charakterneurosen** (Kap. 7).

Entsprechend gibt es auch ein subjektives Leiden an den Folgen von seelischen *Entwicklungsdefiziten* im alltäglichen Kontakt. Selbstunsicherheit, Frustrationsintoleranz, Affektlabilität und Kränkbarkeit sind Beispiele für solche Defizite. Dabei muß keine weitere klinische Symptomatik bestehen. Für diese Charakterstörungen wird in Anlehnung an den angloamerikanischen Sprachgebrauch heute von **Persönlichkeitsstö-**

rung (Kap. 7) gesprochen, z.B. von narzißtischer Persönlichkeitsstörung oder von Borderline-Persönlichkeitsstörung.

Symptommanifestation und Auslösesituation

Wenn nun bei einer neurotischen Persönlichkeit ein aktueller Konflikt auftritt, für den keine Konfliktlösung gefunden werden kann und *wenn dieser ungelöste Konflikt mit einem gleichartigen unbewußten Konflikt zusammentrifft,* dann entsteht eine Notsituation, weil die vorbestehenden verdrängten Konflikte die Kraft der Konfliktabwehr binden. Eine einfache Abwehr der hinzukommenden aktuellen Konflikte ist daher nicht möglich. Die Konfliktabwehr versagt. In dieser Situation kann das seelische Gleichgewicht nur durch eine Notreaktion aufrechterhalten werden: Es entsteht eine pathologische, d.h. die Anpassung nicht mehr gewährleistende Konfliktlösung - eine Anpassung unter Einbuße des Wohlbefindens. Die Konfliktangst kann zwar unbewußt gehalten werden, aber der Preis ist die **Entstehung von neurotischen Symptomen.** Sie sind eine Notreaktion, ein *Kompromiß zwischen Wohlbefinden und Auslieferung an das Angsterleben.*

Bei der Darstellung der drei Grundformen der neurotischen Pathologie (Kap. 4) wird gezeigt, daß diese Dynamik der Symptomentstehung für die klassischen Neurosen typisch ist. Daneben besteht eine weitere Art der Symptomentstehung: die **Symptomentstehung bei der Borderline-Pathologie.** Hier *versagt die Kompromißbildung* aufgrund der Ichschwäche der neurotischen Persönlichkeit, die Anpassung mißlingt. Die Folge ist, daß die Konfliktangst selbst - die Verfolgungs- und Desintegrationsängste - zusammen mit anderen Zeichen der Ichschwäche ins Bewußtsein treten und als Symptom erlebt werden. Erst sekundär setzt die Abwehr als Notreaktion ein und führt dazu, daß ein Teil der Desintegration aufgefangen wird.

Für das Verständnis von Neurosen hat die **Auslösesituation** der Symptomentstehung eine zentrale Bedeutung: Durch alltägliche, aber unbewußt besonders bedeutungsvolle Erlebnisse werden verdrängte Konflikte und Konfliktängste aktiviert. Es sind zumeist zwischenmenschliche Probleme, die in ihrer Konflikthaftigkeit von den Betroffenen nicht erkannt werden. Die **Symptome** sind Zeichen einer unzureichenden Konfliktabwehr. Sie werden aber nicht durch beliebige Konflikte hervorgerufen. Neurotische Symptome entstehen nur unter der besonderen Bedingung, daß die aktuellen Konflikte "alte Wunden wieder aufreißen". Diese "alten Wunden" sind die Entwicklungsdefizite und neurotischen Konflikte, die im Innern der Betroffenen latent vorhanden sind: Mißlungene Beziehungserfahrungen aus dem früheren Leben, die niemals verarbeitet werden konnten und durch Anpassung oder Verdrängung unbewußt geworden sind. Sie stellen die Disposition für die Entstehung von neurotischen Symptomen dar.

Neurotische Erkrankungen

Die neurotische Persönlichkeit ist die Matrix für die Entstehung neurotischer Störungen: Bei einer Dekompensation der Abwehr entstehen klinische Symptome. Man spricht dann von neurotischen Syndromen oder **Symptomneurosen.** Nach der speziellen Ätiologie lassen sich *drei Grundformen der neurotischen Pathologie* (Kap. 4) unterscheiden:

1. *Borderline-Störungen* als Entwicklungs-Pathologie, d.h. als Entwicklungsstörung,
2. *Narzißtische Störungen* als Selbst-Pathologie (Pathologie des Selbst),
3. *Klassische Neurosen* als Konflikt-Pathologie durch umschriebene Konflikte.

Eine Sonderstellung haben die *traumatogenen Störungen* (Kap. 12), die durch traumatische Einflüsse nach Abschluß der Basisentwicklung entstehen. Von den neurotischen Störungen abzugrenzen sind auch die *reaktiven Störungen* (Kap. 6), die unabhängig von einer neurotischen Disposition entstehen.

3.2 Das verhaltenstheoretische (behavioristische) Modell

Definitionen

Die **Verhaltenstherapie** umfaßt ein Arsenal von Methoden und Techniken der experimentellen Lernpsychologie, mit denen vor allem seelische und Verhaltensstörungen, zunehmend aber auch psychosomatische Störungen behandelt werden (Kap. 16). Unter Nutzung lerntheoretischer, sozialpsychologischer und psychophysiologischer Gesetzmäßigkeiten setzt sie einen Lernprozeß in Gang, um unerwünschtes Verhalten zu verändern und fehlende Lernprozesse nachzuholen.

Nach und nach hat die Verhaltenstherapie auch bei Fragestellungen der somatischen Medizin Anwendung gefunden und sich zur Verhaltensmedizin weiterentwickelt. Heute wird ein breites Spektrum psychischer, psychosomatischer, psychiatrischer und chronischer körperlicher Erkrankungen verhaltenstherapeutisch behandelt und mitbehandelt. Daneben befaßt sich die Verhaltensmedizin mit Fragen des Gesundheitsverhaltens, der Krankheitsbewältigung, der Prävention usw.

Verhaltensmedizin umfaßt die systematische Anwendung verhaltenspsychologischer Prinzipien und Techniken in der Medizin. *Verhaltenspsychologie* (Verhaltenslehre, Behaviorismus) ist eine Spezialdisziplin der Psychologie, die lerntheoretische, sozialpsychologische und psychophysiologische Gesetzmäßigkeiten zur Erklärung von Verhaltensweisen anwendet. Die komplexen Bedingungen des Verhaltens werden diagnostisch in der **Verhaltensanalyse** (Kap. 5.3) untersucht.

Gelerntes Verhalten

Die Verhaltenslehre geht davon aus, daß jedes **erworbene Verhalten** unter der Wirkung von Lernprinzipien entstanden ist und aufrechterhalten wird. Daneben gibt es genetisch und konstitutionell bedingtes Handeln. **Lernen** im Sinne der Verhaltenslehre ist Anpassung an die Anforderungen der Umgebung und der Situation.

Der traditionelle verhaltenstheoretische Ansatz erklärt Verhalten ausschließlich aus den gegenwärtigen situativen Bedingungen und Lebensumständen. Innerseelische Prozesse werden dabei zwar als Brücke zwischen Bedingungen und Verhalten betrachtet, aber nicht weiter untersucht. Maßgeblich ist bei diesem Ansatz die *Verknüpfung zwischen Reiz* (Stimulus), *Reaktion* (Verhalten, Handeln, psychophysische Reaktionen) und *Konsequenz* (Rückmeldung). Auf diese Verknüpfung wird durch Lernprozesse Einfluß genommen, die bestimmten Gesetzmäßigkeiten folgen. Die wichtigsten **Lernprinzipien** der klassischen Verhaltenslehre sind klassisches Konditionieren und operantes Konditionieren.

Das **klassische Konditionieren** geht auf das Fütterungsexperiment von Pawlow zurück. Ausgangssituation sind ein unkonditionierter Reiz (UCS [unconditioned stimulus]; die Hundenahrung) und eine darauf bezogene unkonditionierte Reaktion (UCR; der Speichelfluß). Der UCS wird nun mit einem zweiten Reiz (z.B. einem Glockenton) zeitparallel dargeboten. Die Reaktion (Speichelfluß), die zunächst vom UCS ausgelöst wurde, wird im Laufe der Zeit auch von diesem zweiten Reiz ausgelöst; er wird zum konditionierten Reiz (CS), die Reaktion zur konditionierten Reaktion (CR). Die zeitliche Nähe von unkonditioniertem und konditioniertem Reiz sorgt für die Entstehung einer Verknüpfung zwischen konditioniertem Reiz und konditionierter Reaktion. Durch *gelernte Verknüpfungen* werden bis dahin neutrale Umweltreize zu spezifischen Auslösern für bestimmte seelische oder physiologische Reaktionen.

Das **operante Konditionieren** geht auf Skinner und Thorndike zurück und wird auch als *instrumentelles Lernen* bezeichnet. Damit werden Lernvorgänge beschrieben, die durch Konsequenzen, welche einem Verhalten *folgen*, eingeübt werden. Es ist das Prinzip der Verhaltensänderung durch Belohnung bzw. Bestrafung. Auch dieses Lernprinzip wurde im Tierversuch erforscht. Im einzelnen kommen zum Einsatz[54]:

- Die *positive Verstärkung:* Folgt einer bestimmten Handlung regelmäßig eine positiv erlebte Konsequenz, z.B. eine Belohnung, so wird das Verhalten verstärkt, d.h., die Verhaltensrate wird erhöht. Wenn man später - nach ausreichender Einübung - wieder den Verstärker anbietet, besteht eine große Wahrscheinlichkeit, daß man damit das verstärkte Verhalten wieder hervorrufen kann.

- Die *negative Verstärkung:* Wenn eine unangenehme Konsequenz aufhört oder nicht mehr eintritt, wenn also z.B. ein Schmerzerleben aufhört, dann wird das vorherige Verhalten verstärkt.

- *Bestrafung*: Eine unangenehme Konsequenz, z.B. eine Bestrafung bewirkt, daß das Verhalten unterdrückt wird.

- *Löschung:* Wird ein angenehmer Reiz, z.B. eine Belohnung aufgehoben, dann nimmt das vorherige Verhalten ab oder tritt gar nicht mehr in Erscheinung.

Durch die Kombination unterschiedlicher Konsequenzen können auch komplexere Handlungsweisen geformt werden. Dabei ist die Wirkung der operanten Konditionierung nicht auf willkürlich steuerbare Reaktionen begrenzt, sondern sie beeinflußt auch die vegetativen Funktionen[55], z.B. die Herzfrequenz. Darauf beruht das **Biofeedback** (Kap. 16.2), die Rückmeldung einer vegetativen Reaktionsänderung in die gewünschte Richtung.

Das Gegenstück zur Konditionierung ist die **Extinktion**, die Löschung eines Verhaltens. Dabei wird es fortlaufend abgeschwächt, bis es gar nicht mehr auftritt. So wird z.B. die *Extinktion beim klassischen Konditionieren* dadurch bewirkt, daß der konditionierte Stimulus (z.B. der Glockenton) ohne den unkonditionierten Stimulus (die Hundenahrung) dargeboten wird. Die konditionierte Reaktion (Speichelfluß) wird schwächer und verschwindet schließlich ganz. Einmal konditionierte Reaktionen können aber nach längerer Latenz wieder auftreten, so daß früher gelernte Fehlreaktionen in Situationen wieder auftreten können, wo ein Reiz wahrgenommen wird, der dem früheren CS ähnelt. Dieses Phänomen wird als **Inkubation**[56] bezeichnet.

---

[54] Baade u.a. (1982)
[55] Claridge (1973)
[56] Eysenck (1976)

Dieses traditionelle verhaltenstheoretische Modell berücksichtigt die innerseelischen Prozesse und die zwischenmenschlichen Beziehungen nur wenig. Heute betrachtet man jedoch auch die Rahmenbedingungen der Konditionierungen. Lernen und Handeln erscheint dann als ein komplexes Geschehen. Dabei wirken aufeinander ein

- *personenbezogene* Faktoren, die sog. **Kognitionen** (Kompetenz, Einstellungen und Konzepte, Erwartungen, Bewertungen, Pläne),
- *situationsbezogene* Faktoren, z.B. Nähe und Attraktivität des Modells,
- und *reaktionsbezogene* Faktoren, z.B. Rückmeldung.

Daraus ergibt sich ein erweitertes Lernmodell. Darin hat die soziale Beziehung als Bezugsrahmen des Lernens eine zunehmende Bedeutung erhalten:

- **Soziales oder Modellernen**[57] ist die Aneignung von Verhaltensweisen durch Beobachtung und Nachahmung eines Vorbilds (Modells). Auf diese Weise entstehen **kognitive Repräsentationen** des Verhaltens, sog. Verhaltenspläne, in denen Vorstellungen über das Beobachtete, über mögliche Handlungsmuster als Handlungsmotivationen "gespeichert" sind[58]. So kann z.B. ängstliches Verhalten von anderen, die sich ängstlich verhalten, als eigenes Handlungsmuster übernommen werden. Das setzt eine zwischenmenschliche Beziehung voraus - und sei es auch nur eine indirekte (Film, Bühne, Roman). Dabei spielen Prozesse der Lernmotivation, der Informationsaneignung und -verarbeitung, aber auch die Rückmeldung auf das gelernte Verhalten eine wichtige Rolle.
- **Kognitives Lernen** beruht auf der Fähigkeit, sich frühere Lernerfahrungen gedanklich zurückzurufen. Dadurch wird aktuelles Verhalten beeinflußt und gesteuert.

Das verhaltenstheoretische Konzept der Neurosenentstehung

> **Neurosen** sind aus der Sicht der Verhaltenstherapie *erlernte unzweckmäßige Verhaltensweisen*, sie sind *erlerntes Fehlverhalten*. Das bedeutet, daß dieses Verhalten mitsamt möglicher somatischer Konsequenzen keine ausreichende Lebensbewältigung, d.h. keine angemessene Anpassung an die Erfordernisse der Umwelt ermöglicht.

Die Verhaltenstherapie stützt sich auf das lerntheoretische Modell der Neurosenentstehung. Es betrachtet neurotisches Verhalten wie jedes andere Verhalten als gelerntes Verhalten. Es wird nach ähnlichen Prinzipien wie nichtabweichendes Verhalten konstituiert und läßt sich daher auch wie dieses beeinflussen und verändern.

Die Konzepte zum Verständnis der Neurosen enthalten also Annahmen über die Aneignung und Beibehaltung unangepaßter, unzweckmäßiger *Verhaltens*weisen. Besondere Bedeutung haben dabei die folgenden Phänomene:

- Die *klassische Konditionierung* emotionaler Reaktionen, die durch nachfolgende operante Konditionierung kompliziert werden kann: Eine gelernte Angstreaktion kann auf diese Weise zum phobischen Verhalten weiterverarbeitet werden.

---

[57] Bandura (1979)
[58] Vgl. dazu, aus psychodynamischer Sicht, das Konzept der Repräsentanzen

- Die *Inkubation* "verlernten" Verhaltens, d.h. das Wiederauftreten von Verhaltensstörungen nach langer Latenz.
- Die *operante Konditionierung* vegetativer Funktionen.
- Die *individuelle Reaktions-Spezifität*[59], wonach jeder Mensch auf recht unterschiedliche Reize und Belastungen am stärksten immer mit einer ihm eigenen, spezifischen vegetativen Reaktion antwortet, z.B. mit Herzfrequenzbeschleunigung. Es handelt sich wahrscheinlich um ein angeborenes Grundmuster, das durch Lernprozesse verstärkt und verfestigt wird. Diese Reaktionsbereitschaft disponiert zu psychosomatischen Symptombildungen.
- Die Aneignung von pathologischem Verhalten durch *soziale Lernprozesse.*
- Die Ausgestaltung von emotionalen Prozessen wie Wut und Trauer durch *Attribution*, d.h. durch Zuschreibung von "Bedeutungen"; dadurch können "falsche" Verknüpfungen entstehen, d.h. ein Affekt kann auf eine Situation bezogen werden, mit der er eigentlich nichts zu tun hat.
- Schließlich spielen *Persönlichkeitsfaktoren* bei Lernprozessen eine wichtige Rolle. So wird die Konditionierbarkeit bei hoher Nervosität (Neurotizismus) erhöht.

Die wichtigsten Mechanismen der Entstehung neurotischen Verhaltens[60] aus verhaltenstherapeutischer Sicht

- **Überstarke Bekräftigung** unzweckmäßigen Verhaltens: Ein erworbenes phobisches Verhalten kann bekräftigt werden, indem die Vermeidung der Angstexposition (= phobische Vermeidung) durch Ausbleiben des Angsterlebens verstärkt wird (Fremdbekräftigung).

- **Fehlprägungen**: Begleitumstände von emotional bedeutungsvollen Erlebnissen (z.B. Orgasmus) können durch die Intensität der Erregung an das Erlebnis gekoppelt werden, so daß die Wiederholung des Erlebnisses an die prägende Wahrnehmung als Stimulus gebunden bleibt. Auf diese Weise kann die Prägung eines z.B. perversen Verhaltens (Fetischismus) durch Wiederholung fixiert werden (Selbstbekräftigung).

- **Lerndefizite**: Entwicklungsrückstände werden durch mangelnde Konditionierung aufrechterhalten. Beispiel: Bettnässen.

Die Genese, z.B. der entwicklungsgeschichtliche Hintergrund, spielt bei dieser Betrachtung eine untergeordnete Rolle: Sie ist nur insofern interessant, als manche Bedingungen der Vergangenheit noch fortwirken und zur Erklärung der gegenwärtigen Lebensbedingungen beitragen.

Diese einfache Erklärung neurotischen Verhaltens gilt heute jedoch als überholt. Es wird z.B. diskutiert, daß die Konfrontation mit widersprüchlichen Reizen neurotisches Verhalten hervorruft, z.B. die gleichzeitige Darbietung positiv verstärkender und aversiver Stimuli. Diese Sichtweise führt zur Annahme motivationaler Konflikte[61] als

---

[59] Lacey (1953)
[60] Nach Eysenck und Rachmann (1967)
[61] Massermann (1943)

Basis für die Neurosenentstehung und nähert sich dem psychodynamischen Konfliktmodell an.

Eine wichtige Rolle spielen auch Lernprozesse, die die Kognitionen beeinträchtigen. Beispielhaft dafür ist die **erlernte Hilflosigkeit**[62]. Sie beruht darauf, daß Belastungen nicht bewältigt werden können und stattdessen mit Passivität beantwortet werden. Bereits die *Erwartung*, wieder in eine Überforderungssituation zu gelangen, kann eine Hilflosigkeitsreaktion mit Depressionen und Organfunktionsstörungen hervorrufen.

Weiterführende Literatur:
Zur Konfliktverarbeitung: Freud A (1936), Mentzos S (1982), Brenner C (1955), Riemann F (1961)
Zur Verhaltenstheorie: Schorr A (1984), Eysenck HJ, Rachman S (1967)

---

[62] Seligman (1975)

4. Grundformen der Neurosen-Pathologie

Der strukturelle Aspekt neurotischer Erkrankungen

Bei der Beschreibung der typischen Entwicklungskrisen (Kap. 2.2) wurde bereits dargestellt, daß bestimmte Störungen des Entwicklungsablaufes in der Kindheit dazu führen können, daß die in diesen Entwicklungsphasen auftretenden Entwicklungskonflikte nicht solide verarbeitet werden. Dadurch wird die Weiterentwicklung beeinträchtigt und bestimmte Positionen, die an sich mit der voranschreitenden Entwicklung überwunden werden, bleiben in einer mehr oder weniger deutlichen Form erhalten.

Solche Fixierungen von Entwicklungspositionen führen zu komplexen seelischen Organisationen. Diese bilden die **Grundmuster der neurotischen Pathologie**. Es handelt sich dabei um Erinnerungsspuren an unbewältigte Entwicklungskonflikte. Sie umfassen das Bedürfnis- und Beziehungserleben, die Ichleistungen, insbesondere die Abwehrfunktionen, sowie die unbewußten Selbst- und Objekt-Repräsentanzen, also unbewußte Phantasien über sich selbst und andere.

In diesem Abschnitt werden drei Grundmuster der Neurosen-Pathologie dargestellt: Die *Borderline-Störungen*, die *narzißtischen Störungen* und die "klassischen" *neurotischen Störungen*. Sie entsprechen der Fixierung auf drei unterschiedlichen Entwicklungsebenen: der frühen Individuationsentwicklung, der Autonomieentwicklung und der ödipalen Entwicklung.

Diese drei Grundmuster bilden den Hintergrund für das psychodynamische Verständnis und die Diagnostik der klinischen Syndrome, die später dargestellt werden. Als weitere Muster kommen die reaktiven Störungen und die traumatogenen Störungen hinzu:

- Die *reaktiven Störungen* (Kap. 6) sind dadurch gekennzeichnet, daß sie sich unabhängig von einer neurotischen Disposition entwickeln.
- Eine Sonderstellung haben die *traumatogenen Störungen,* zu denen wir insbesondere die *traumatischen Neurosen* und *posttraumatischen Persönlichkeitsstörungen* zählen (Kap. 12). Sie sind Spätfolgen von Traumatisierungen, die nach Abschluß der Kindheitsentwicklung eintreten.

4.1 Borderline-Störungen

Borderline-Störungen sind das Ergebnis einer spezifischen Entwicklungs-Pathologie, die aufgrund ungünstiger Bedingungen bei der Bewältigung der frühen Individuationskonflikte erworben werden. Im Zentrum steht die Aufrechterhaltung oder regressive Wiederbelebung von *gespaltenen Beziehungs-Repräsentanzen*, d.h. die Trennung widersprüchlicher Aspekte im Erleben der eigenen Person und der anderen. Daraus resultiert eine *Grundstörung des Selbstgefühls* und eine spezifische Beeinträchtigung basaler Ichfunktionen (*Ichschwäche*). Man kann die Störung auch als Unfähigkeit charakterisieren, Konflikte durch Verdrängung zu bewältigen und reife Beziehungen zwischen sich und anderen zu erleben.

Terminologie

Der **Borderline-Begriff** soll darauf hinweisen, daß die Pathologie eine Stellung im Grenzbereich zwischen den typischen Neurosen und den Psychosen hat. Man spricht deshalb auch von **Neurosen auf niederem Strukturniveau**[63]. Der Kern der Störung ist durch eine unzureichende Entwicklung der Grundpersönlichkeit, d.h. des Ich und des Selbst bedingt und - in Abgrenzung von den klassischen Neurosen - nicht einfach durch umgrenzte, spezifische Probleme bei der Konfliktlösung. Die Störung wird von manchen vornehmlich in der Ichstruktur lokalisiert; sie sprechen dann von *struktureller Ichstörung*[64].

Verwandte Bezeichnungen: Der Terminus "Borderline-Störung" ist ein ätiologischer Begriff für eine bestimmte Art der Neurosenentstehung. Davon sind die Bezeichnungen Borderline-Persönlichkeit und Borderline-Syndrom abzugrenzen.

- Der Begriff **Borderline-Persönlichkeit** kennzeichnet die Persönlichkeitsstruktur der Patienten mit Borderline-Störungen. Sie ist durch eine spezifische Ichschwäche, eine Grundstörung des Selbstgefühls und der Objektbeziehung charakterisiert. Sie stellt ein Risiko dafür dar, eine klinisch auffällige Borderline-Störung zu entwickeln, ist selbst aber nicht mit Krankheitserscheinungen verbunden. Spezielle Varianten dieser Persönlichkeitsstruktur sind *narzißtische Borderline-Persönlichkeiten* (narzißtische Störungen auf Borderline-Niveau), *hysteriforme Borderline-Persönlichkeiten* und *schizoide Persönlichkeiten*.

- Als **Borderline-Syndrom** wird ein bestimmtes klinisches Syndrom, also ein Krankheitsbild bezeichnet. Es ist durch multiple psychische und Verhaltensstörungen gekennzeichnet und beruht auf der Dekompensation einer Borderline-Persönlichkeit (Kap. 7.3). Neben den Borderline-Syndromen gibt es noch andere klinisch auffällige Borderline-Störungen, z.B. bestimmte Angstsyndrome oder bestimmte Verhaltensstörungen.

Entstehung und Struktur der Borderline-Persönlichkeit[65]

Die **Voraussetzung** für die Entstehung von Borderline-Störungen sind schwerwiegende emotionale Beeinträchtigungen, die zu einem Zeitpunkt eintreten, an dem die Grundentwicklung der Persönlichkeit noch nicht abgeschlossen ist und reifere Anpassungs- und Abwehrmechanismen, die sog. Verdrängungsabwehr, noch nicht zur Verfügung stehen. Unter normalen Bedingungen ist diese Entwicklung spätestens mit 18 Monaten beendet. Die vulnerable Zeit für die Entstehung von Borderline-Störungen ist also die *frühe Individuationsentwicklung* im besonders sensiblen 1. und 2. Lebensjahr (Kap. 2.2). Daneben werden als Basis für die Entstehung einer Borderline-Pathologie in letzter Zeit immer häufiger *Realtraumatisierungen* nach Abschluß der vulnerablen Kindheitsphasen diskutiert, insbesondere Inzesterlebnisse (Kap. 12. 1).

Traumatisierende Erlebnisse und mangelnde Hilfen bei der Bewältigung der Konflikte der frühesten Lebenszeit treffen auf ein unreifes Ich. Die Entwicklungsstörung wirkt sich deshalb sowohl auf das Selbstgefühl, auf die Beziehungen und auf die basalen

---

[63] Stukturdiagnostik und Entwicklungsdiagnostik im Sinne von Kernberg (1970); vgl. auch Lohmer u.a. (1992)
[64] Fürstenau (1977)
[65] Kernberg (1975)

Ichfunktionen aus: Die Objektbeziehungen des jungen Säuglings sind noch durch einzelne Funktionen bestimmt, die die Pflegepersonen haben, z.B. füttern, trösten usw. Individuelle Züge und Eigenarten der Pflegepersonen sind dabei noch gar nicht wichtig. Im Innern des Säuglings bestehen Vorstellungen einzelner Funktionen, die mit Menschen verbunden sind (und noch nicht von Personen, die verschiedene Funktionen ausüben). Diese Vorstellungen werden als *Teilobjekt-Beziehungen* (Beziehungsmodus zu Teilobjekten) bezeichnet (Kap. 2.2).

Wenn das Kind Spannungen in sich verspürt, unerträgliche Wahrnehmungen macht, dann macht es sich das Bild, von bösen "Objekten" verfolgt zu werden, d.h. - in der Theoriesprache - es benutzt Vorstellungen von anderen, um alles "Böse" darauf zu projizieren. Als Gegengewicht schafft es sich von anderen "Objekten" die Vorstellung, sie seien gut, d.h., diese werden projektiv mit "guten" Fähigkeiten ausstattet. Auf diese Weise kann es sich trösten, zugleich die inneren Spannungen nach außen verlagern und sich entlasten. Das geschieht vor allem bei quälenden, unerträglichen oder traumatisierenden Erlebnissen, z.B. bei Mangel an Fürsorge und Geborgenheit, bei früher Trennung und Verlassenheit. "Gut" und "Böse" werden auseinandergehalten, gespalten, die äußere Welt dadurch im Erleben verändert.

Diese **Spaltungsprozesse** sind typisch für die Individuationsentwicklung (Kap. 2.2). Sie können bei Menschen, die diese Entwicklungsposition nicht stabil verarbeitet haben, später wieder aktiviert werden und zusammen mit anderen "unreifen" Verarbeitungsformen als **Spaltungsabwehr** zur Konfliktverarbeitung und zur Bewältigung von Krisen, Belastungen und traumatischen Erlebnissen eingesetzt werden. Auf diese Weise können Spannungszustände reguliert werden. Es handelt sich um *"unreife"*, d.h. um *entwicklungspsychologisch frühe Formen der Konfliktabwehr und Krisenbewältigung*.

Sie bewirken, daß unerträgliche Vorstellungen "verändert" werden: Statt eine Wut auf einen an sich geliebten Menschen zu erleben, spalten die Betroffenen die "Objektvorstellung" in einen wütenden und einen liebenden Anteil; entweder wird dann der eine Teil auf einen anderen Menschen projiziert, so daß zwei sehr polare Beziehungen nebeneinander entstehen, eine "nur gute" und eine "nur schlechte", oder der eine Gefühlszustand wird gegenüber ein und demselben Menschen zunächst verleugnet, so daß er als "nur gut" erlebt wird, um bald darauf als "nur schlecht" erlebt zu werden, indem dann das "Gute" verleugnet wird.

Wie die Beispiele zeigen, besteht die Spaltungsabwehr aus der Aufspaltung von Vorstellungen, Affekten usw. und zusätzlichen Verarbeitungsmechanismen. Dabei handelt es sich vor allem um Projektionen, Introjektionen, projektive Identifizierungen und Verleugnungen (Kap. 3.1). Diese Prozesse haben die Funktion, instabile Beziehungen vor dem Zerbrechen zu schützen oder, innerseelisch betrachtet, das "Gute" vor dem "Schlechten" zu bewahren. Im Gegensatz zur "reifen" Verdrängungsabwehr (Kap. 4.3) wird die Wut, der aggressive Impuls, die destruktive Phantasie aber nicht ins Unbewußte verdrängt, sondern gleichsam von eigentlich gemeinten Personen abgelenkt. Auf diese Weise erhält die Welt der Beziehungen und unbewußten Vorstellungen über sich selbst und andere ein archaisches Gepräge mit schwerwiegenden Folgen.

Die Grundstörung des Selbstgefühls[66]

Im Selbstgefühl entwickelt sich keine Grundstabilität. Indessen bleiben verschiedene Selbstzustände nebeneinander bestehen bzw. wechseln sich ab und können nicht zu einem kohärenten Selbstgefühl bzw. Selbstbild integriert werden. Die Selbstspaltung führt zu Fremdheitserlebnissen und zu wechselnden Ichzuständen: Im Zustand der Selbstfremdheit können die Betroffenen sich verletzen, als beschädigten sie einen fremden Körper. Erst in einem späteren Ichzustand können sie ihre Handlung als autoaggressiv zu erleben.

Das Sicherheitsgefühl bleibt daran gebunden, daß Personen konkret anwesend sind und die Funktion eines "guten" Objektes übernehmen, das vor den "bösen" Objekten schützt. Auf diese Weise entsteht eine für Borderline-Patienten charakteristische *Objektangewiesenheit*. Bei Trennungen erleiden sie eine *Identitätsdiffusion*, d.h., die eindeutige Vorstellung, die sie von sich selbst haben, geht beim Alleinsein verloren und an ihre Stelle treten widersprüchliche Selbstwahrnehmungen oder innere Leere. Aber auch die Vorstellung von anderen kann nicht aufrechterhalten werden und psychischen Schutz gewähren, wenn diese nicht anwesend sind, auch sie werden nun widersprüchlich erlebt, so daß man sich als Außenstehender von den Beziehungen der Patienten kein klares Bild machen und sich nur schwer in ihr Erleben hineinversetzen kann.

Wenn sie verlassen werden, erleben Borderline-Patienten *Verlassenheits- und Verfolgungsängste*. Diese rufen destruktive Phantasien in ihnen wach. Deshalb tun die Betroffenen alles, um sich gegen Verlassenheit zu schützen. Sie manipulieren z.B. die Gefühle der anderen durch projektive Identifizierung, d.h., sie bringen andere durch provozierendes Verhalten dazu, sich auf bestimmte Weise zu verhalten, und verschaffen sich damit Sicherheit. Dieses Verhalten ist bewußt, das dahinterstehende Sicherheitsbedürfnis allerdings ist unbewußt. Wenn solche Mechanismen versagen, dann wird die Beziehung zu den anderen verleugnet, d.h., die Patienten erleben dann so, als seien die anderen für sie völlig belanglos.

Wenn Störungen des Selbstgefühls und ihre Folgen die Dynamik der Borderline-Persönlichkeit prägen, kann man von einer **narzißtischen Borderline-Persönlichkeit** (Narzißmus auf Borderline-Niveau) sprechen[67].

Die Unreife der Objektbeziehungen

Die Vorstellungen von anderen Menschen sind durch die Aufspaltung schwer vereinbarer oder sogar widersprüchlich erlebter Inhalte einseitig und unrealistisch. Sie sind labil, d.h., sie werden einmal als "gut", dann plötzlich als "schlecht" erlebt. Daraus ergeben sich unerwartete, plötzliche Einstellungsänderungen zu anderen. Sie belasten die zwischenmenschlichen Beziehungen.

Als Belastung für die Beziehungen kommt hinzu, daß diese für Borderline-Patienten vornehmlich den Sinn haben, ihr labiles Selbst zu stützen. Nur in dieser Funktion sind andere wirklich wichtig. Borderline-Persönlichkeiten können die Individualität anderer nicht anerkennen, weil sie für sie bedeutet, der andere würde sich abwenden und ihn im Stiche lassen.

---

[66] Balint (1970)
[67] Kernberg o.a.a.

Die Sexualisierung von Beziehungen

Um die Polarisierung der Objektbeziehungen in "gut" und "böse" abzusichern, werden dritte Personen in die dyadischen Beziehungen einbezogen. Solche Beziehungen können sexualisiert werden, um Bindungen zu schaffen, um andere Menschen zu beeinflussen, ihre Gefühle zu kontrollieren und um ihre Anwesenheit zu sichern. Die Betroffenen richten dann ein starkes sexuelles Begehren auf diese Personen und entwickeln ihnen gegenüber eine ausgeprägte sexuelle Attraktion.

Durch *Spaltung und Sexualisierung* wirken die Beziehungen von Borderline-Patienten oft wie ödipale Dreiecksbeziehungen. In Wirklichkeit aber dienen sie nicht der sexuellen Bedürfnisbefriedigung, sondern der Sicherung der Nähe-Distanz-Regulation[68]. Oft wird die Kontrolle durch manipulatives *Agieren* verstärkt, mit dem die Bezugspersonen dazu gebracht werden, sich so zu verhalten, wie die Betroffenen es von ihnen erwarten (projektive Identifizierung).

Sexualisierung und Agieren geben der Dynamik ein hysteriformes Gepräge. So entstehen hysterisch wirkende Persönlichkeiten, die als **hysteriforme Borderline-Persönlichkeiten** bezeichnet werden können. Sie müssen von der tatsächlichen hysterischen Persönlichkeit (Kap. 7.1) unterschieden werden.

Die Kontaktstörung

Als Folge der Verwundbarkeit des Selbstgefühls kann eine *schizoide Abwehr* aufgebaut werden. Sie besteht im Rückzug aus Kontakten zu anderen Menschen und dient dazu, Verletzungen des Selbstgefühls zu vermeiden, die zu einem Zerfall, zu einer Fragmentierung des Selbstgefühls führen und eine psychotische Dekompensation einleiten könnten. Die Distanzierung stellt einen Selbstschutz dar und ist nicht eine primäre Unfähigkeit zu lieben[69]. An die Stelle des direkten Kontaktes zu anderen tritt die indirekte Beschäftigung mit dem Menschen - die Philosophie, das theoretische Interesse an Beziehungen, die Zuwendung auf dem Wege der Ästhetik u.a.m. Wenn diese Abwehr das Persönlichkeitsbild prägt, handelt es sich um eine **schizoide Persönlichkeit** (Kap. 8.5), eine spezielle Variante der Borderline-Persönlichkeit.

Die Ichschwäche

Man versteht unter Ichschwäche die *Unfähigkeit, Triebspannungen, Affektdruck und äußere Belastungen auszuhalten*[70]. Das hat mehrere Ursachen:

- Die Funktion des Ich wird durch eine zur Abwehr und Stabilisierung eingesetzte *Spaltung* beeinträchtigt. Die wechselnden Ichzustände und die gegensätzlichen Vorstellungen von anderen Menschen beeinträchtigen die Kontinuität des Erlebens und schränken die Kontrolle über Impulse und Affekte ein. Es entsteht eine Neigung, affektive und impulsive Spannungen, die aus den Spaltungsprozessen entstehen, gegen andere und gegen sich selbst auszuagieren.

- Die entstehende "Spaltungswelt" ist eine Welt voller projektiv veränderter Teilobjekte, also voller verzerrter Vorstellungen von anderen, die für einen selbst bestimmte Funktionen haben. Subjektiv haben diese Vorstellungen Wirklichkeitsgehalt. Konkrete Personen und Situationen werden deshalb verzerrt und unrealistisch

---

[68] Es handelt sich um einen "strategischen", einen Pseudo-Ödipuskomplex, vgl. Rohde-Dachser (1990)

[69] Kohut (1971)

[70] Ichstärke (Frustrationstoleranz) bezeichnet die Fähigkeit, Spannungen zu ertragen

erlebt und wahrgenommen. Die Spaltungsabwehr bewirkt also eine Denk- und Wahrnehmungsstörung, die klinisch als "Privatlogik" und *verminderter Realitätsbezug* in Erscheinung treten kann. Dadurch können auch die Realitätsanforderungen nicht angemessen erkannt und bewältigt werden. Auf diese Weise entstehen auf Dauer umfangreiche Entwicklungsdefizite.

- Hinzu kommt eine *unspezifische Reifungsstörung* der steuernden Ichfunktionen. Die Folge ist, daß speziell konflikthafte Anforderungen und Belastungen zu Impuls- und Affektdurchbrüchen führen, die die Realitätsprüfung noch zusätzlich beeinträchtigen und die Integration der Persönlichkeit bedrohen. Das ist eine weitere Quelle für ein agierendes Verhalten.

Die späteren *Entwicklungskonflikte* der verschiedenen Entwicklungsphasen können als Folge der vorbestehenden Pathologie nicht angemessen gelöst werden. Auf diese Weise entsteht eine den gesamten Lebensaufbau umfassende Störung.

Einige Manifestationsformen der Borderline-Pathologie

Persönlichkeiten (bzw. Persönlichkeitsstörungen)
   Borderline-Persönlichkeit/Persönlichkeitsstörung (Kap. 7.3)
   Narzißtische Borderline-Persönlichkeit
   Hysteriforme Borderline-Persönlichkeit
   Schizoide Persönlichkeit (Kap. 8.5)
   "Psychosomatische" Persönlichkeit (Kap. 12)
   Masochismus* (Kap. 7.4)

Klinische Syndrome (Symptomneurosen)
   Borderline-Syndrome (Panneurose) (Kap. 7.3)
   Bewußtseinsstörungen** (Dissoziation) (Kap. 8.4)
   Depressive Neurosen* (Kap. 8.1)
   Angstneurosen* (Kap. 8.2)
   Zwangsneurosen* (Kap. 8.3)
   Konversionsneurosen* (Kap. 9.1)
   Schmerzsyndrome* (Kap. 9.4)
   Eßstörungen* (Kap. 10.1)
   Sucht** (Kap. 10.2)
   Selbstbeschädigung, Artefakt** (Kap. 10.3)
   Perversionen* (Kap. 10.4)
   Psychosomatische Organerkrankungen** (Kap. 12)

Die mit * gekennzeichneten Manifestationen treten bei *allen* Grundformen der Neurosen-Pathologie auf, die mit ** gekennzeichneten bevorzugt bei Borderline-Pathologie.

Symptomentstehung

Aus der geschilderten Pathologie ergibt sich, daß die Grundstörung des Selbstgefühls und des Sicherheitsgefühls im Erwachsenen als "alte Wunde" wirkt und zu Dekompensationen disponiert. Wegen der Überfrachtung der inneren Welt mit aggressiven und destruktiven Phantasien und der Neigung zur Projektion und projektiven Identifizierung erhält eine Vielzahl von aktuellen Problemen, Konflikten, zwischenmenschlichen und sozialen Belastungen *subjektiv die Bedeutung eines Angriffs auf das Selbstgefühl* und kann nicht angemessen bewältigt werden. Indessen machen die Betroffenen Versuche, solche Angriffe durch Spaltung zu bewältigen. Wenn diese Versuche mißlingen, entsteht eine **Desintegration der Persönlichkeit.**

Desintegrationszustände sind mit panischer Angst verbunden, mit Selbstverlust- und Verfolgungsängsten. Es treten dissoziative Ichzustände auf, Depersonalisation und Derealisation, Beziehungsabbrüche, Impuls- und Affektdurchbrüche, Realitätsverkennungen und Selbstbeschädigung. Insgesamt entsteht das Bild einer **chaotischen, krisenhaften Dekompensation.** Die Besonderheit ist bei den Borderline-Störungen, in Abgrenzung von den reiferen narzißtischen und "klassisch" neurotischen Störungen, daß das Erkrankungsrisiko nicht auf eine oder wenige Arten von Konflikten begrenzt ist, sondern ein *breites Spektrum aller möglicher Auslösesituationen* umfaßt.

Der Desintegration werden alle verfügbaren Abwehr- und Stabilisierungsmechanismen entgegengesetzt. Aggressive und destruktive Impulse können in Zwänge umgewandelt werden; Angst kann freiflottierend erlebt oder phobisch gebunden werden; Verfolgungsphantasien können sexualisiert und als perverses Verhalten ausagiert werden usw. Je stärker die Desintegrationsgefahr, um so vielfältiger werden die entstehenden klinischen Bilder. Sie können von einem Syndrom, das mehr oder weniger auf ein Symptom begrenzt ist (z.B. einem Zwangssyndrom, Selbstbeschädigung oder einer Depersonalisation) bis hin zu umfassenden, vielgestaltigen Krankheitsbildern reichen. Erstere ähneln äußerlich oft den klassischen Neurosen und den narzißtischen Störungen (s. unten). Letztere sind typisch für die Borderline-Störungen; sie werden auch als *Panneurose* bzw. als **Borderline-Syndrom** (Kap. 7.3) bezeichnet.

Eine weitere Folge der Desintegration besteht darin, daß körperliche Prozesse in den Desintegrationsprozeß einbezogen werden. Wie das im einzelnen geschieht, ist noch nicht genau geklärt. Entscheidend scheinen jedoch körperliche Dispositionen zu sein, z.B. eine vererbte Bereitschaft zu psychoimmunologischen Reaktionen. Auf diese Weise werden Desintegrationen von Borderline-Persönlichkeiten zu Kofaktoren bei der Entstehung von **psychosomatischen Organerkrankungen** (Kap. 11). Die Dekompensation wird zumeist durch Verlust- und Trennungserlebnisse ausgelöst, die Verlassenheitsängste hervorrufen und das Sicherheitsgefühl und die Funktionsfähigkeit des Ichs bedrohen.

Entwicklungsgeschichtliche und -diagnostische Aspekte

Die Borderline-Störungen gehen auf ungünstige psychosoziale Entwicklungsbedingungen in den ersten beiden Lebensjahren zurück: Vor allem auf Beeinträchtigungen der lebensnotwendigen Bemutterung im weiteren Sinne, d.h. auf die Störung basaler Sicherheits- und Geborgenheitserlebnisse, Bedürfnisentschlüsselung und -befriedigung, Trieb-, Phantasie- und Angstbewältigung. Diese Mangelerlebnisse verhindern eine angemessene Verarbeitung des frühen Individuationskonfliktes, die Integration widersprüchlicher Selbst- und Objekterlebnisse und eine Ablösung aus dem Symbioseerleben.

Die *Verarbeitung des Individuationskonfliktes* setzt voraus, daß das Kind in der Beziehung zu seinen Objekten Sicherheit und Vertrauen erworben hat. Die zweite Voraussetzung ist, daß die Wahrnehmung der Getrenntheit das Kind nicht überfordert, daß sie nicht zu früh und nicht zu plötzlich geschieht und daß es die Möglichkeit hat, in den Schutz des anderen zurückzukehren und die Getrenntheit vorübergehend zu verleugnen. Auf diese Weise können die frühen Verlassenheitsängste schrittweise aufgelöst werden.

Entwicklungsdiagnostik der Borderline-Pathologie
Neurosen auf niederem Strukturniveau

- *Selbst- und Objekt-Repräsentanzen*:
· Die Grenze zwischen dem Selbst und den anderen können unter Belastungen verschwimmen.
· Die Vorstellungen von sich selbst und anderen sind durch Spaltungen in Nur-Gut oder Nur-Böse gekennzeichnet.
· Sie sind widersprüchlich und können kaum vermittelt werden *(Identitätsdiffusion)*.
· Sie sind labil. Unter Belastung geht die Vorstellung von sich selbst verloren, ebenso die Vorstellung von anderen, wenn sie nicht real anwesend sind (mangelnde Konstanz der Selbst- und Objekt-Repräsentanzen).
· *Objektangewiesenheit*: Bei Abwesenheit "guter" Personen werden destruktive Objektvorstellungen übermächtig und es entsteht die Gefahr der Desintegration.

- *Objektbeziehungen* sind monadisch bzw. dyadisch; "dritte" Personen dienen der Nähe-Distanz-Regulation (Pseudo-Ödipuskomplex).

- *Zentrale Ängste* sind die Verlassenheits- und Verfolgungsängste, die vor tieferliegenden Desintegrationsängsten schützen:
· Bei Wahrnehmung der Getrenntheit treten Verlassenheitsängste auf.
· Sie werden zunächst durch Wünsche, mit anderen zu verschmelzen, abgewehrt.
· Da durch Wut und Haß zugleich Angst vor anderen besteht, wird ein eigentlich sekundärer Konflikt zwischen Verschmelzungswünschen und Verfolgungsängsten geschaffen.

- *Abwehr*: Affektabwehr und Abwehr beängstigender Vorstellungen und Wahrnehmungen durch Spaltung, Projektion und projektive Identifikation, Introjektion, Verleugnung, Sexualisierung.

- Im *Trieberleben* dominiert eine impulsive orale und oral-aggressive Triebhaftigkeit.

Störungen der frühen Interaktionen behindern dagegen die Individuation. Sie können verschiedene *Ursachen* haben:

- vornehmlich offene *Ablehnung und Zurückweisung*: Das geschieht bei unerwünschten Kindern oder wenn die Eltern z.B. durch Krankheit oder wirtschaftliche Not überfordert sind;

- bisweilen, dazu ganz im Gegensatz, auch eine *erdrückende Fürsorglichkeit* (Überfürsorge, "overprotection"): Sie verdeckt oft eine latente Ablehnung und dient dazu, untergründige Schuldgefühle der Eltern zu beschwichtigen, manchmal aber auch dazu, die Eltern vor einer eigenen Angst vor Trennungen zu bewahren.

Daneben können weitere Ursachen verantwortlich sein: krankheitsbedingte Trennungen, frühe Verluste, emotionale Entbehrungen, soziale und wirtschaftliche Not usw., aber auch körperliche und geistige Schwächen des Kindes selbst. Auch der Einfluß einer spezifischen Störung der Wiederannäherungsphase der späteren Individuationsentwicklung wird diskutiert[71]. Schließlich kommen konstitutionelle Faktoren, z.B. eine erhöhte Aggressivität, als zusätzliche Disposition in Betracht. Immer häufiger werden Borderline-Störungen in letzter Zeit auf traumatische Erlebnisse zurückgeführt, die nach dem Abschluß der vulnerablen Frühphasen der Kindheit eintreten (Kap. 12).

4.2 Narzißtische Störungen

> Das **Selbstgefühl** ist die Vorstellung, ein abgegrenztes, auf andere bezogenes Wesen mit individuellen Gefühlen, Empfindungen und Reaktionen zu sein, das bestimmte, dauerhafte Eigenschaften hat. **Narzißtische Störungen** im Sinne der hier gebrauchten Terminologie beruhen auf einer *Störung des Selbstgefühls bei fortgeschrittener Ichentwicklung,* d.h. auf einer spezifischen Beeinträchtigung der Fähigkeit, unter Belastungen das Selbstgefühl aufrechtzuerhalten. Sie entstehen durch eine mißlungene Lösung des Autonomiekonfliktes im zweiten Lebensjahr.

Verwandte Bezeichnungen

Statt von narzißtischen Störungen spricht man auch von narzißtischen Entwicklungen, pathologischem Narzißmus oder **Neurosen auf mittlerem Strukturniveau**; damit soll darauf hingewiesen werden, daß die Persönlichkeit auf einem Niveau funktioniert, das zwischen Borderline-Störungen und "klassischen" neurotischen Störungen liegt[72]: Insbesondere darauf, daß vergleichsweise realistische Beziehungs-Repräsentanzen bestehen und Formen der Spaltungsabwehr und der Verdrängungsabwehr nebeneinander vorkommen. Oft findet man auch nur den Begriff **Narzißmus**; er bedeutet Selbstbezogenheit. Narzißmus ist aber nicht unbedingt pathologisch; ohne Selbstbezogenheit kann es auch keine ausgeglichenen Beziehungen mit anderen geben.

In diesem Buch wird von **narzißtischen Störungen** gesprochen, um eine *spezielle Form der Neurosenentstehung* zu kennzeichnen. Für die Bezeichnung des *klinischen Erscheinungsbildes* des Narzißmus, die narzißtisch geprägten Charakterneurosen, sprechen wir von **narzißtischer Persönlichkeitsstörung** (Kap. 7.2).

---

[71] Z.B. Mahler (1975)
[72] Kernberg (1970)

Entstehung und Struktur der narzißtischen Persönlichkeit

Voraussetzung für die Entstehung narzißtischer Störungen ist eine einigermaßen gelungene Verarbeitung des frühen Individuationskonfliktes während der Grundentwicklung der Persönlichkeit im ersten Lebensjahr:
- Selbst und Objekt, also die Vorstellung von der eigenen und von anderen Personen müssen sicher voneinander abgegrenzt sein,
- in den Selbst- und Objekt-Repräsentanzen müssen "gute" *und* "böse" Aspekte miteinander verbunden sein, d.h., es müssen relativ gut integrierte Beziehungs-Repräsentanzen bestehen,
- es muß ein weitgehend **kohärentes Selbst**[73] bestehen, d.h., die verschiedenen Aspekte des Selbsterlebens müssen soweit stabil miteinander verbunden sein, daß sie nicht ernstlich durch Fragmentierung gefährdet sind.

Auch nach Abschluß der frühen Individuationsentwicklung braucht das labile Selbst immer noch Unterstützung durch Spiegelung und Anerkennung seiner Individualität und Bewunderung seiner "Größe", durch Bestätigung der Berechtigung seiner Bedürfnisse und durch die Sicherheit, daß die Pflegeperson durch die Getrenntheit keinen Schaden nimmt und jederzeit eine Rückkehr in die Abhängigkeit möglich ist. Auf diese Weise kann sich der *Autonomiekonflikt* zwischen Selbständigkeitsbedürfnissen und Abhängigkeitsbedürfnissen, zwischen Trennungswunsch und Angst vor Objektverlust entwickeln und verarbeitet werden. Durch Störungen in den Beziehungen des zweiten Lebensjahres mißlingt dagegen seine Verarbeitung. Dadurch wird die Festigung des Selbstgefühls nachhaltig beeinträchtigt. Es entsteht eine **narzißtische Persönlichkeit**. Sie ist durch folgende Eigenarten gekennzeichnet:

Narzißtische Objektbeziehung

Die Objektbeziehungen sind dadurch gekennzeichnet, daß andere Personen überwiegend dazu verwendet werden, die eigenen Bedürfnisse, die Bedürfnisse nach Anerkennung, Bestätigung und Bewunderung zu befriedigen und auf diese Weise das labile Selbstgefühl zu stützen und vor Selbstunwertphantasien und Minderwertigkeitsgefühlen zu schützen: Sie werden als **Selbstobjekt** verwendet. Von anderen Menschen, die für die Betroffenen die Funktion eines Selbstobjektes haben, fühlen sie sich abhängig (*Objektabhängigkeit*). So brauchen sie unentwegt Anerkennung und Bestätigung ihrer Eigenarten, um ihr labiles Selbstgefühl aufrechtzuerhalten. Es reicht aber - im Gegensatz zu der Borderline-Pathologie[74] - auch die Erinnerung an andere, um sich stabil und sicher zu fühlen. Die Erinnerung muß nur hin und wieder durch Realanwesenheit "aufgefrischt" werden (Wiederannäherung, Kap. 1.2).

In der Folge bleibt bis ins Erwachsenenalter hinein die Abhängigkeit von der Bewunderung anderer bestehen. Darin manifestiert sich die ambivalente infantile Bindung an die primären Selbstobjekte, d.h. an die Mutter während der Autonomieentwicklung. Sie wird auf die wichtigen Beziehungen des späteren Lebens übertragen und führt dazu, daß diese einer wechselnden Idealisierung und Entwertung ausgesetzt sind. In Partnerschaften werden Frauen von narzißtischen Männern wie die Mutter oder die

---

[73] Kohut (1971)
[74] Auf die Unterscheidung zwischen Objektabhängigkeit bei narzißtischen Störungen und Objektangewiesenheit bei Borderline-Störungen sei hingewiesen.

bemutternde Pflegeperson in der Autonomieentwicklung "gebraucht" und zugleich "bekämpft". Umgekehrt erscheinen Männer narzißtischen Frauen als Bedrohung der unverzichtbaren Mutterbindung. Zugleich werden sie als unerreichbare Idealobjekte herbeigesehnt - oder ebenfalls einfach in einer stützenden Mutterfunktion verwendet; entsprechend unrealistisch sind Erwartungen und Befürchtungen gegenüber so erlebten Männern.

Narzißtische Angst

Bei dauernder oder endgültiger Abwesenheit ihrer bewundernden, stützenden Selbstobjekte fühlen die Betroffenen sich in ihrem Selbstgefühl bedroht und geraten in Spannungszustände, die *narzißtische Konflikt- oder sog. Fragmentierungsangst*. Die Angst vor dieser Angst tritt als Befürchtung in Erscheinung, die Stütze und Bewunderung anderer zu verlieren. Als eine eigentlich sekundäre Angst bestimmt diese *Objektverlustangst* die Abwehrdynamik der narzißtischen Persönlichkeit. Zur Angstauslösung reicht bereits die Vorstellung, es könnte eine endgültige Trennung eintreten. Dabei macht es keinen Unterschied, ob sich der Partner trennt oder der Betroffene selbst. Auch eigene zerstörerische Phantasien infolge von Kränkungen und Enttäuschungen werden wie ein Verlust des anderen erlebt.

Narzißtische Charakterabwehr

Um sich vor Objektverlust und Verlustangst zu schützen, werden zwei Arten von narzißtischer Charakterabwehr entwickelt:

- *Pseudounabhängigkeit:* Die Betroffenen idealisieren sich selbst und bilden über sich selbst unbewußte *Größenphantasien* von Großartigkeit, Unversehrbarkeit, Unberührbarkeit. Damit kann die Objektabhängigkeit verleugnet werden.
- *Objektidealisierung:* Die Größenphantasien können auch auf andere projiziert werden; diese werden dann idealisiert, solange sie ihre Funktion als Selbstobjekt erfüllen, vor allem solange sie stabilisierende Bewunderung gewährleisten. Um die Zuwendung und die Anerkennung durch andere zu sichern, wird die Autonomie verleugnet; stattdessen passen die Betroffenen sich identifikatorisch den Bedürfnissen anderer an und reagieren auf eigene Bedürfnisse mit Schuldgefühlen. Sie entwickeln ein *"falsches Selbst"*[75].

Diese Charakterabwehr führt zu zwei verschiedenen *Typen der narzißtischen Persönlichkeit*:

- Die **offen abhängige Persönlichkeit**: Die Betroffenen geben sich vordergründig unterwürfig, aggressionsgehemmt und schaffen durch *Idealisierung anderer* rasch Bindungen. Durch unbewußte *Kontrolle* über das Erleben und Verhalten anderer werden Verlustängste vermieden: z.B. schaffen es die Betroffenen, durch ihre Bewunderung Schuldgefühle und Beschämung zu erzeugen, wenn der idealisierte andere nicht ihren Ansprüchen und Erwartungen entspricht. Auch durch eine beständige Enttäuschungsbereitschaft und untergründige Feindseligkeit verbreiten sie Furcht vor Entwertung, der ein Partner sich schwer entziehen kann. So bewirken sie Anpassung an *ihre* Bedingungen, wie sie selbst sich an die Bedingungen anderer angepaßt haben. Entspricht der andere nicht mehr den Erwartungen, wird er *entwertet* und fallengelassen.

---

[75] Winnicott (1954)

- Die **pseudounabhängige Persönlichkeit**: Die Betroffenen verschaffen sich mit Engagement, Ehrgeiz, selbstversonnenem Charme und strahlenden Leistungen Erfolg. Damit schützen sie sich davor, zu erleben und anzuerkennen, wie abhängig sie von Anerkennung und Bewunderung sind. Sie *idealisieren sich selbst* und halten damit Distanz zu anderen. Genauer betrachtet, erzeugen sie damit aber eben die Bewunderung, die sie unbedingt brauchen, und kontrollieren damit die anderen in ihren Gefühlen. Auf diese Weise können sie indirekt ihrer Objektabhängigkeit nachkommen und sie zugleich unbewußt halten.

Typische Manifestationsformen der narzißtischen Störungen

1. Narzißtische Persönlichkeitsstörungen und Krisen (Kap. 7.2),
2. Psychoneurosen (Kap. 8), vor allem als Depressionen und Angstneurosen,
3. Organneurosen, vor allem als psychovegetative Störungen (Kap. 9.2).

Symptomentstehung

Kränkungserlebnisse und Verluste des Selbstobjektes oder seiner Bewunderung führen zu **narzißtischen Konflikten**, z.B. zu Konflikten zwischen destruktiven Affekten gegenüber anderen und dem Sicherheitsbedürfnis, das verlangt, sie vor Aggressionen zu schützen. Zunächst können solche Kränkungen durch *Verdrängung und Verleugnung* abgewehrt werden. Wenn das Kränkungserlebnis aber eine bestimmte Intensität überschreitet, versagt die narzißtische Charakterabwehr und die "alten" narzißtischen Wunden brechen wieder auf. In einer solchen Auslösesituation *droht* eine *Fragmentierung des Selbst*, d.h., das Selbstgefühl wird als bedroht erlebt. Dieser Zustand ist von heftigen Affekten begleitet: von Angst, Wut, depressiver Leere, sexueller Erregung und von körperlichen Begleitreaktionen. Sie bilden die **narzißtische Grundsymptomatik**. Unter Umständen entwickelt sich sogar vorübergehend eine diskrete psychotische Symptomatik mit Verfolgungsideen und paranoiden Ängsten. Im allgemeinen kann die Kohärenz des Selbst jedoch aufrechterhalten werden. Um diese Zustände aufzufangen und ihnen zu begegnen, wird alle verfügbare *Abwehr* aufgeboten:

- Die Entwertung des Selbstobjektes, Kontaktabbruch und Rückzug in die Welt der Größenphantasien führt zur Verleugnung des Verlustes und Schmerzes.

- Destruktive und sexuelle Impulse, die aus der narzißtischen Wut und Erregung herrühren, werden abreagiert und führen zu psychischen Symptomen (Depressionen, Angstsymptome) oder Verhaltensstörungen (Freßanfälle, perverse Akte).

- Andere Impulse werden zwangsneurotisch, phobisch oder hypochondrisch weiterverarbeitet. So entstehen Zwänge, Phobien und hypochondrische Befürchtungen.

Entwicklungsdiagnostik der narzißtischen Störungen
Neurosen auf mittlerem Strukturniveau

- *Selbst- und Objekt-Repräsentanzen:*
  - Es besteht ein weitgehend *kohärentes Selbst*. Das labile Selbstgefühl wird durch die Anwesenheit stützender, bewundernder Selbstobjekte gesichert.
  - *Objektabhängigkeit*: Die Vorstellung von anderen und ihrer stützenden Funktion ist beim Alleinsein bedroht, kann aber sonst im allgemeinen aufrechterhalten werden.
  - Die Selbst- und Objekt-Repräsentanzen bleiben auch unter Belastungen klar von einander *getrennt*.
  - Sie sind weitgehend *integriert* und durch *Ambivalenz* (sowohl gut als auch böse) geprägt, werden jedoch unter Belastungen durch Idealisierung und Entwertung einseitig wahrgenommen.

- *Objektbeziehungen* sind nach narzißtischen Bedürfnissen strukturiert. Sie werden dyadisch erlebt, das Eigenleben der Beziehungspartner und ihre Beziehung untereinander werden verleugnet.

- Die *zentralen Ängste* sind Ängste, das Selbstobjekt und seine Bewunderung zu verlieren (Objektverlustangst), auf einer tieferen Ebene Fragmentierungsängste.

- *Abwehr:* Idealisierung und Entwertung der eigenen und anderer Personen, Identifizierung mit Erwartungen anderer, Kontrollieren ihrer Gefühle, Verdrängung und Verleugnung von Kränkungen.

Entwicklungspsychologische und -diagnostische Aspekte

Das Selbstgefühl entwickelt sich in den ersten beiden Lebensjahren in der Beziehung des heranwachsenden Kindes zu seinen Pflegepersonen. Jede *erlebte* Beziehung setzt voraus, daß eine Vorstellung von der eigenen Person besteht, die von anderen abgegrenzt ist. Der Keim dieses Erlebens liegt in den sensomotorischen und später in den verbalen "Selbstobjekt"-Erfahrungen der ersten Lebensjahre, d.h. in Erfahrungen, durch die Reaktionen der Beziehungspersonen angemessen gespiegelt, in seinen Bedürfnissen erkannt und bestätigt zu werden. Zunächst entstehen noch unzusammenhängende Teilvorstellungen, insbesondere bezüglich der "guten" und der "bösen" Selbstanteile. Mit der Verarbeitung des frühen Individuationserlebens entsteht - parallel zur Integration von "guten" und "bösen" Objektvorstellungen - ein zunehmend *integriertes und kohärentes Selbst*. Es wird in der Folgezeit durch Empathie, Bedürfnisbefriedigung, Affektspiegelung, Anerkennung usw. stabilisiert. Damit wird eine angemessene Verarbeitung des Autonomiekonfliktes vorbereitet. Fixierungen der Entwicklung im Autonomiekonflikt lassen die Abhängigkeit von der Stützung und Bewunderung durch andere unaufgelöst und stellen die Disposition für narzißtische Störungen dar.

Störungen des Selbsterlebens beruhen auf vielen möglichen Faktoren. Hervorzuheben sind

- schicksalshafte Einflüsse, z.B. Tod oder Krankheit von Pflegepersonen,

- Störungen der frühen Interaktionen, z.B. durch Krankheit der Mutter, eigene narzißtische Bedürftigkeit der Eltern, Uneinfühlsamkeit bei Trennungen, uneinfühlsame Erziehung, Verweigerung von Anerkennung, Überforderung der Mutter durch rasche Geburt nachkommender Kinder, Abgelenktheit der Eltern durch Beziehungsprobleme oder wirtschaftliche Not.

Differentielle Entwicklungsdiagnostik
bei Borderline- und narzißtischen Störungen

- *Selbstkohärenz*: Borderline-Persönlichkeiten verfügen im Gegensatz zu narzißtischen Persönlichkeiten noch nicht über ein kohärentes Selbst; sie erleben und verhalten sich widersprüchlich und verfügen über eine geringere Fähigkeit, eine Vorstellung von sich selbst aufrechterhalten (Identitätsdiffusion).

- *Objektbeziehungen*: Bei Borderline-Störungen ist der pathologische Narzißmus mit archaischen, gespaltenen Teilobjekt-Beziehungen verbunden, bei narzißtischen Störungen sind die Objektbeziehungen gereifter, realistischer und bereits weitgehend integriert.

- *Objektkonstanz*: Borderline-Patienten sind deshalb auch weniger gut in der Lage, sich positive Aspekte von Beziehungen in Erinnerung zu rufen und die Beziehung bei Abwesenheit der Pflegeperson innerlich nicht völlig abzubrechen.

- Die *Ichentwicklung* ist beim Borderline-Narzißmus durch eine Ichschwäche und die Unfähigkeit zur Verdrängung gekennzeichnet. Diese ist bei narzißtischen Störungen wenig beeinträchtigt. Narzißtische Patienten verfügen bereits über Verdrängungsmöglichkeiten speziell für Kränkungserlebnisse. Ihr Realitätsbezug ist klarer und stabiler als der der Borderline-Patienten.

- *Abwehr*: Typisch für Borderline-Störungen ist die Spaltungsabwehr (Spaltung, Projektion, projektive Identifizierung, "primitive" Verleugnung und Introjektion). Bei narzißtischen Störungen überwiegen Idealisierung und Entwertung, reifere Formen der Identifizierung (nämlich mit Eigenschaften), Verdrängung und Verleugnung von Kränkungen.

- Die *zentralen Ängste* bei Borderline-Patienten sind Verlassenheits- und Verfolgungsängste, bei narzißtischen Patienten Verlustängste.

Zur Abgrenzung zwischen Borderline-Störungen und narzißtischen Störungen

Pathologischer Narzißmus kommt in zwei Formen vor: als Folge einer Entwicklungs-Pathologie bei Borderline-Störungen oder als eine umschriebene Pathologie des Selbst bei den narzißtischen Störungen.

Beim **Borderline-Narzißmus** handelt es sich um eine sehr viel breiter angelegte, grundsätzlichere Pathologie als bei den narzißtischen Störungen; sie ist mit einer weniger reifen Struktur der Objektbeziehungen verbunden. Das kann am Beispiel der *Polarisierung als Abwehr* verdeutlicht werden:

- *Borderline-Patienten* neigen dazu, Konflikten aus dem Wege zu gehen, indem sie eigene und fremde widersprüchliche Eigenschaften durch *Spaltung* auseinanderhalten. Dadurch werden ihren Beziehungspersonen oft projektiv Eigenschaften zugeschrieben, die mit ihrem realen Verhalten überhaupt nichts zu tun haben, von den Patienten aber als "wirklich" erlebt werden. Hier handelt es sich um eine recht unreife Form der Abwehr, die durch eine Schwäche der differentiellen Realitätswahrnehmung gefördert wird. Erst unter der Wirkung der projektiven Identifizierung verhält sich die Beziehungsperson später tatsächlich so, wie die Borderline-Patienten es (unbewußt) wollen bzw. erwarten.
- Bei *Patienten mit narzißtischen Störungen* können Enttäuschungen und Kränkungen zur Entwertung einer bis dahin idealisierten Person führen. Hier ist allerdings ein reales äußeres Verhalten der Person erforderlich; zur *Idealisierung oder Entwertung* muß sich das Objekt eignen.

Ähnlich ist der Unterschied in Hinblick auf die Bedeutung von *realen und phantasierten Trennungen*:

- *Borderline-Patienten* setzen reale und phantasierte Trennungen gleich;
- *narzißtische Patienten* phantasieren Trennungen unter der Voraussetzung, daß tatsächlich etwas Trennendes - eine Mißstimmung, eine Absicht, eine Kränkung usw. - vorhanden ist.

4.3 Klassische Neurosen

Klassische Neurosen beruhen auf einer umschriebenen *Konflikt-Pathologie*. Sie besteht darin, daß bestimmte, thematisch gleichartige Konflikte nicht verarbeitet werden können, während die übrige Persönlichkeit unauffällig ist. Klassische Neurosen entstehen nach Abschluß der basalen Ich- und Selbstentwicklung. Pathogenetisch betrachtet, beruhen die Symptome bei klassischen Neurosen auf einer *pathologischen Lösung aktueller Konflikte*.

Zur Namensgebung

Am Anfang der Entwicklung der Psychoanalyse, in ihrer *"klassischen" Phase*, stand die Erforschung der Konflikte, die den Konversionsneurosen, der Hysterie, der Zwangsneurose und der Phobie zugrundeliegen. Sie führte zur Entdeckung, daß viele dieser Störungen an eine bestimmte, reife Struktur (s. unten) und einen bestimmten Modus der Konfliktverarbeitung gebunden sind. Dieser Verarbeitungsmodus kann als klassische Konflikt-Pathologie bezeichnet werden, die daraus entstehenden Neurosen als klassische Neurosen oder **Neurosen auf reifem Strukturniveau**.

Die Konflikt-Pathologie bei klassischen Neurosen

Der "klassische" Modus der Konfliktverarbeitung besteht darin, daß Konflikte aus ödipalen und präödipalen zwischenmenschlichen Beziehungen nicht gelöst werden können; sie werden stattdessen als innerseelische Konflikte verinnerlicht und durch Verdrängung unbewußt. Das Wesentliche dieses Verarbeitungsmodus ist die

Verdrängungsabwehr, also die Lösung, daß Konflikte unbewußt gemacht und fortan unbewußt gehalten werden. Es handelt sich dabei überwiegend um Konflikte um Triebbedürfnisse der ödipalen Entwicklung. Durch regressive Abwehr dieser primären Konflikte können aber auch präödipale Triebkonflikte zur Entstehung klassischer Neurosen führen.

Die Voraussetzung dafür, daß soziale, zwischenmenschliche Konflikte verdrängt und auf der Bühne des inneren Konflikterlebens "abgehandelt" werden können, ist die Stabilität ganzheitlich erlebter Selbst- und Objekt-Repräsentanzen, die als "innere Objekte" zur intrapsychischen Inszenierung des äußeren Konfliktes verwendet werden können. Diese Stabilität und Konstanz der Objektvorstellungen ist erst mit der Lösung des Individuationskonfliktes vorhanden und wird mit der Autonomieentwicklung weiter gefestigt. Auch wenn die Grenze nicht scharf festzulegen ist, können unbewältigte Beziehungs- und Bedürfnisspannungen mit etwa 1 1/2 Jahren zunehmend als innerseelische Konflikte bewältigt bzw. verdrängt werden, ohne daß strukturelle Beeinträchtigungen des Ichs oder des Selbstgefühls entstehen. Dieser Verarbeitungsmodus ist mit 2 1/2 Jahren etabliert, wenn das reife Strukturniveau erreicht wird.

Die Konflikt-Pathologie der Neurosen auf reifem Strukturniveau wird im klassischen Modell[76] als ein innerer Konflikt zwischen den drei psychischen Instanzen Ich, Überich und Es beschrieben:

- Das **Ich** ist die beobachtende, vermittelnde und integrierende, das innere Gleichgewicht und die Funktionsfähigkeit wahrende Steuerungsinstanz. Sie vermittelt zwischen der inneren und der äußeren Realität. Das Ich ist das Organ des Angsterlebens und der Initiator der Abwehr.

- Das **Es** repräsentiert die Triebe und Bedürfnisse und strebt nach Triebbefriedigung.

- Das **Überich** verkörpert die verinnerlichten Normen und Verbote, die Ideale und Gebote.

Konflikte z.B. zwischen dem Es und dem Überich werden durch das Ich geschlichtet, und zwar z.B. durch Verdrängung des unverträglichen Triebwunsches (Triebabwehr), des gesamten Konfliktes (Konfliktabwehr) oder der konfliktbedingten Angst (Angstabwehr). In gleicher Weise können auch Konflikte zwischen dem Ich und dem Es bzw. zwischen dem Ich und dem Überich durch Verdrängung ins Unbewußte gelangen.

Neuere Auffassungen[77] betonen den Aspekt der zwischenmenschlichen Erfahrung. Danach werden zwischenmenschliche Interessenkonflikte als **konflikthafte Repräsentanzen,** d.h. als konflikthaft erlebte Vorstellungen von der eigenen Person (*Selbst-Repräsentanz*), von anderen Personen (*Objekt-Repräsentanz*) oder von Beziehungserfahrungen (*Beziehungs-Repräsentanz*) verinnerlicht und verdrängt. Sie werden durch die Verdrängung zwar unbewußt, behalten aber ihren Einfluß auf das Erleben und Verhalten. Man kann sich die innere Repräsentanzenwelt gut als eine Bühne vorstellen, auf der die Themen der unbewußt gewordenen Konflikte und die unbewußten Phantasien mit Hilfe "innerer Objekte" und des Selbst dargestellt werden. So wie der Zuschauer durch eine Inszenierung im Theater in seinem Fühlen und Denken bis hin in sein Verhalten (Applaus, Hinausgehen usw.) beeinflußt wird, so wird das bewußt

---

[76] Freud (1926)

[77] Dieser Aspekt wird von der Objektbeziehungstheorie besonders hervorgehoben, vgl. z.B. Kernberg (1976)

handelnde und fühlende Ich durch die Konfliktinszenierungen in seinem Innern beeinflußt.

Die **Persönlichkeit bei klassischen Neurosen** steht also unter dem beständigen Einfluß unbewußter Konfliktinszenierungen; damit diese tatsächlich unbewußt gehalten werden können, werden Abwehrhaltungen eingesetzt, die wie eine Barriere zwischen innerer Konfliktinszenierung und äußerem Erleben wirken. Das ist das Wesen der *Verdrängungsabwehr*[78]. Die Abwehrhaltungen, d.h. die neurotischen Charakterzüge zeigen, wieder im Bild des Theaters gesprochen, auf welche Weise der Zuschauer die Wahrnehmung der Inszenierung vermeidet.

Symptomentstehung

Wenn im aktuellen bewußten Erleben verdrängte, unbewußte Konfliktthemen berührt werden, dann wird die Konfliktabwehr geschwächt. Psychosoziale Belastungen, die auf diese Weise die Verdrängung schwächen, sind für den Betroffenen spezifische Versuchungs- und Versagungssituationen. Sie können zu **Auslösesituationen** für die Manifestation neurotischer Symptome werden. Als Auslösesituation wirken bei klassischen Neurosen allerdings *nur solche psychischen und psychosozialen Konflikte, die das gleiche Muster haben wie die verdrängten Konflikte.* Nur solche Konflikte aktivieren die unbewußten Ängste und Beziehungs-Repräsentanzen und schwächen auf diese Weise die Konfliktabwehr. Man kann bei klassischen Neurosen von einer *individuellen Spezifität der Auslösesituation* sprechen.

Für die maßgebliche Auslösesituation ist es kennzeichnend, daß die konflikthafte Bedeutung, die sie für die Betroffenen hat, von ihnen nicht wahrgenommen werden kann, und daß es sich bei den Konfliktängsten um *unbewußte* Ängste handelt, die durch die Symptombildung ebenfalls unbewußt gehalten werden. Die Kranken "wissen" nicht, daß der äußere aktuelle Konflikt eine Wiederholung des verinnerlichten unbewußt gewordenen Konfliktes ist und deshalb nicht gelöst werden kann. Diese Wahrnehmung unterliegt der Abwehr. Bisweilen wird auch das Erleben der Auslösesituation selbst oder die Erinnerung daran verdrängt.

Die Symptomentstehung ist dabei als eine Art *Hilfsabwehr* zu verstehen. Sie hat den Sinn, das abgewehrte Erleben - Konflikt und begleitende Angst - von der bewußten Wahrnehmung fernzuhalten. So kann z.B. an die Stelle eines verpönten Handlungsimpulses, etwa eines Impulses zuzuschlagen, durch Konversion eine Lähmung, durch Affektisolierung eine Zwangshandlung, durch Reaktionsbildung ein quälender Kontrollzwang oder durch Verschiebung und Verkehrung eine Phobie treten.

Es handelt sich bei der Symptomentstehung also um eine *mißlungene Konfliktlösung*[79]: Eine alloplastische oder eine optimale autoplastische Lösung kann *per se* nicht gefunden werden - sonst würde es sich nicht um einen unlösbaren Konflikt handeln. Die übliche Verdrängung ist wegen der Labilisierung der Abwehr durch das Zusammentreffen gleichartiger verdrängter und aktueller Konflikte nicht möglich. Nun wird ein anderer, der am wenigsten günstige Weg der Konfliktlösung gewählt: Die Anpassung unter Einbuße des Wohlbefindens. Es handelt sich also um eine autoplastische Konfliktlösung mit einem nicht optimalen Ergebnis: Zwar kann die Konfliktangst un-

---

[78] Im Gegensatz zur Spaltungsabwehr der Borderline-Pathologie, Kap. 4.1
[79] Zur Konfliktverarbeitung vgl. Kap. 3

bewußt gehalten werden, aber der Preis ist das Wohlbefinden. Insofern handelt es sich um einen *Kompromiß zwischen Wohlbefinden und Auslieferung an das Angsterleben*.

Fixierung und Regression

Um die Verknüpfung zwischen primärem Konflikt, Persönlichkeit und Symptomentstehung bei klassischen Neurosen zu verstehen, muß man Dynamik von *Fixierung und Regression der Triebbedürfnisse und ihrer Befriedigungsmodi* beachten. Neben der geschilderten direkten Konfliktabwehr durch Symptombildung kann nämlich auch eine Abwehr in zwei Schritten stattfinden. Dabei kommt zu dem geschilderten Abwehrmodus der Verdrängung die Regression als weiterer Abwehrschritt hinzu.

So kann man einem Konflikt ausweichen, indem man auf eine entwicklungspsychologisch frühere Bedürfnisbefriedigung zurückgreift. Dazu bieten sich Stadien der früheren Entwicklung an, die durch besonders intensive Befriedigung oder Frustration oder durch eine besondere Konflikthaftigkeit unbewußt eine besondere Bedeutung erlangt haben. Solche Fixierungsstellen der früheren Triebentwicklung können zur Konfliktabwehr wiederbelebt werden.

Insgesamt gibt es also drei Möglichkeiten der Symptomentstehung:

- *Abwehr ohne Regression*[80]*:* Ein Konflikt kann durch primäre Charakterabwehr unbewußt gehalten werden und bei Schwächung der Abwehr unmittelbar zur Symptomentstehung führen; z.B. *ödipaler sexueller Konflikt > hysterische Abwehr / Persönlichkeit > sexuelle Auslösesituation > hysterisches Symptom.*

- *Primär Abwehr - sekundär Regression:* Ein Konflikt kann durch primäre Charakterabwehr unbewußt gehalten werden; bei Schwächung der Abwehr kann es zunächst zur Regression kommen, so daß die Symptomatik auf der Ebene der regressiv wiederbelebten Konflikte entsteht; z.B. *ödipaler sexueller Konflikt > hysterische Abwehr / Persönlichkeit > sexuelle Auslösesituation > Regression > Zwangsneurose.*

- *Primär Regression - sekundär Abwehr:* Ein Konflikt kann bereits in der Frühentwicklung primär durch Regression abgewehrt werden; die Regression kann dann durch Charakterabwehr sekundär stabilisiert werden. Bei Schwächung der Charakterabwehr entsteht eine Symptomatik auf der Basis des regressiven Konflikterlebens; z.B. *ödipaler sexueller Konflikt > Regression > anale (zwangsneurotische) Abwehr / Persönlichkeit > anale Auslösesituation > Zwangsneurose.*

Auf diese Weise wird verständlich, daß die Konflikt-Pathologie nicht auf das phallisch-narzißtische und sexuelle Trieberleben der späten präödipalen und ödipalen Entwicklungspositionen begrenzt ist, sondern das gesamte Trieberleben betreffen kann. Dabei muß man sich vergegenwärtigen, daß die Triebentwicklung ein kumulativer Prozeß ist und eine Entwicklungsposition nicht nur das neu hinzutretende Trieberleben, sondern auch das der vorangegangenen Entwicklungsphasen umfaßt. Durch die verschiedenen Arten der Regressionsprozesse wird außerdem verständlich, daß es keine Spezifität der Triebkonflikte für eine spezielle Art der Neurosen gibt. So können z.B. Zwangsneurosen sowohl bei zwanghaften als auch bei hysterischen Persönlichkeiten vorkommen und sowohl auf der Abwehr von sexuellen als auch von analen und aggressiven Konflikten beruhen.

---

[80] Ausgehend von der *Position des Erwachsenen* stellt allerdings jede Symptombildung einen Rückgriff auf kindliches Erleben und insofern eine Regression dar.

Typische klassische Neurosen

1. Psychoneurosen (Kap. 8), z.B. Zwangsneurosen, dissoziative (hysterische) Neurosen
2. Organneurosen, speziell Konversionsneurosen (Kap. 9.1)
3. Charakterneurosen (z.B. Kap. 7.1)

Man kann aber aus einer Symptomatik nicht schließen, daß es sich um eine klassische Neurose und nicht um eine narzißtische oder um eine Borderline-Störung handelt. Dazu ist eine *entwicklungsdiagnostische Untersuchung* erforderlich.

Entwicklungspsychologische und -diagnostische Aspekte

Die Entstehung klassischer Neurosen setzt voraus, daß die disponierenden traumatischen Erfahrungen zu einem Zeitpunkt in die Entwicklung eingreifen, an dem die *basale Ich- und Selbstentwicklung weitgehend abgeschlossen* ist und sich im Inneren Objekt-Repräsentanzen und eine Selbst-Repräsentanz gebildet haben, die relativ unabhängig von konkreten äußeren Wahrnehmungen funktionieren. Erst dann besteht die Möglichkeit, daß Konflikte als innerseelische Inszenierungen erlebt und verdrängt werden können. Diese Voraussetzung ist bei ausreichend günstigen Entwicklungsbedingungen ab etwa 18 Monaten, spätestens aber mit 30 Monaten erfüllt. Ist diese Position erreicht, dann entstehen durch entwicklungshemmende Einflüsse vornehmlich klassische Neurosen - es sei denn, die Betroffenen sind schweren Traumatisierungen ausgesetzt (Kap. 12). Die Disposition für klassische Neurosen wird also erst in relativ späten Phasen der Kindheitsentwicklung angelegt, nämlich nachdem die frühe Individuationsentwicklung angemessen verarbeitet worden ist und die Autonomieentwicklung voranschreitet.

Der wichtigste entwicklungshemmende Einfluß besteht in diesem Stadium im *kumulativen traumatischen Erlebnis einer nicht kindgerechten, uneinfühlsamen Erziehung.* Sie führt dazu, daß Konflikte geschaffen und Konfliktspannungen übermächtig erlebt werden und daß die Erziehungspersonen nicht als Hilfe bei der Konfliktlösung verwendet werden können. Häufig bilden sich Konflikte um das Trieberleben. Davon sind nicht nur die Triebbedürfnisse betroffen, die sich vom Zeitpunkt der hemmenden Einflüsse an entwickeln, also das phallisch-narzißtische Triebbedürfnis, sich zur Schau zu stellen und - als passive Variante - die sexuelle Neugier, sowie die sexuellen Bedürfnisse der ödipalen Entwicklung. Durch *Regression als Konfliktabwehr* wird auch das bereits früher entwickelte orale Trieberleben sowie das anale und aggressive Trieberleben der Autonomieentwicklung mit in die Konflikt-Pathologie einbezogen. Es entstehen Konflikte zwischen Triebbedürfnissen einerseits, Idealen und Verboten andererseits. Verbote und Ideale bleiben dabei ichfremd und werden nicht als positiv motivierende und leitende Inhalte in das Erleben einbezogen. Im negativsten Falle erscheint das Gewissen sogar feindlich. Dann enthalten die verinnerlichten Beziehungs-Repräsentanzen Vorstellungen von Ablehnung, Verurteilung und Strafe und lassen die innere Bedürfniswelt gefährlich erscheinen.

Entwicklungsdiagnostik der klassischen Neurosen
Neurosen auf reifem Strukturniveau

- *Selbst- und Objekt-Repräsentanzen* sind klar von einander getrennt, integriert, werden ganzheitlich erlebt und enthalten realistische Vorstellungen von der eigenen Person und von Bezugspersonen; sie sind durch Ambivalenz (sowohl gut als auch böse) geprägt.

- *Objektkonstanz* schafft die Voraussetzungen, daß die Vorstellungen vom Selbst und von anderen beim Alleinsein aufrechterhalten werden.

- *Objektbeziehungen*: Es bestehen Beziehungen zu mehreren Personen. Im präödipalen Stadium wird deren Beziehung untereinander noch nicht erkannt, später wird sie anerkannt. Dadurch wird das Erleben von Eifersucht und Rivalität möglich.

- Im *Trieberleben* dominieren phallisch-narzißtischer Exhibitionismus und später genitale Sexualität, bei regressiver Abwehr anal-aggressive oder orale Triebbedürfnisse.

- Die *zentralen Ängste* umfassen zunächst Angst vor Liebesverlust und Angst vor Strafe, später Gewissensangst.

- *Abwehr*: Verdrängung und andere reifere Abwehrmechanismen sowie Regression des Trieb- und Beziehungserlebens.

Zur Vertiefung empfohlene Literatur:
Borderline-Störung: Blanck G, Blanck R (1974), Kernberg O (1975), Rohde-Dachser C (1979)
Narzißtische Neurose: Freud S (1914), Kernberg O (1975), Kohut H (1971)
Klassische Neurose: Freud S (1915, 1923, 1926), Brenner C (1955), Loch W (1967)

5. Diagnostik

Die Diagnostik hat in der psychotherapeutischen und psychosomatischen Medizin - ähnlich wie in anderen Gebieten der Medizin - mehrere **Aufgaben und Ziele:**

- *Erkennung von Krankheiten*: Erfassung und Beschreibung von Krankheitszeichen und Begleitumständen,
- *Erkennung von Krankheitsursachen* - hier insbesondere die Klärung, ob und in welchem Maße seelische Faktoren an der Entstehung einer Krankheit beteiligt sind,
- *Erkennung von Krankheitsfolgen* - hier des Krankheitsverhaltens (z.B. Compliance) und der Krankheitsbewältigung,
- *Planung von Krankenbehandlungen* - hier insbesondere Klärung der Möglichkeiten und Grenzen von Psychotherapie (Indikation und Prognose),
- *Beratung des Kranken* - hier insbesondere bezüglich der Einleitung einer psychotherapeutischen Behandlung, aber auch bezüglich Krankheitsverhalten und Krankheitsbewältigung.

Daneben dient die Diagnostik dazu, eine tragfähige Arzt-Patient-Beziehung aufzubauen. Sie ist die Basis für eine vertrauensvolle Begleitung des Kranken bei den erforderlichen Untersuchungs- und Behandlungsschritten.

5.1 Allgemeine psychosomatische Diagnostik: Das ärztliche Untersuchungsgespräch

Im Zentrum der allgemeinen Diagnostik steht das ärztliche Untersuchungsgespräch. Es hat die Aufgabe, die körperliche, seelische und soziale Gesamtsituation des Kranken zu erfassen, um das Gewicht möglicher Krankheitsfaktoren abzuschätzen. Jede kompetente Diagnostik enthält also auch psychosomatisch-psychotherapeutische Aspekte, d.h., sie berücksichtigt auch Aspekte des Erlebens und Verhaltens, der seelischen und sozialen Situation. Jede ätiologische Klärung umfaßt auch die Möglichkeit,

- daß eine Krankheit *durch seelische Faktoren bedingt oder mitbedingt* sein kann (psychogene, d.h. reaktive, neurotische, psychosomatische und traumatogene Erkrankungen),
- daß eine Erkrankung *neurotisch verarbeitet* werden kann (neurotische Überlagerung einer primär somatischen Erkrankung),
- daß eine *Erkrankung zum Auslösefaktor* für eine neurotische Dekompensation wird (sekundäre neurotische Erkrankungen),
- daß die *Belastungen*, die im Zusammenhang mit einer Erkrankung entstehen, *nicht verarbeitet* werden können (somatopsychische Störungen).

In der durchschnittlichen Allgemeinpraxis findet man solche *seelischen Krankheitsfaktoren* bei rund **einem Drittel der ratsuchenden Patienten**. Die *Frühdiagnose* der psychischen Krankheitsfaktoren ist entscheidend für eine rechtzeitige Einleitung adäquater Behandlungen und oft *entscheidend für den Behandlungserfolg*. Wenn am Krankheitsbeginn eine psychosoziale Auslösesituation steht, die übermäßig belastend ist oder wegen spezifischer Vorerfahrungen nicht verarbeitet werden kann, dann ist der *Verdacht* berechtigt, daß psychische Faktoren an der Entstehung der Krankheit beteiligt sind. Dagegen reicht es nicht aus, daß keine symptomerklärenden körperlichen Befunde vorliegen.

Die Untersuchung von Patienten mit psychogenen Erkrankungen

Angesichts der großen Bedeutung seelischer Krankheitsfaktoren besteht die Kunst der Gesprächsführung darin, seelische Leiden nicht durch eine einseitige somatische Diagnostik zu chronifizieren und körperliche Erkrankungen nicht zu psychologisieren.

Relativ leicht zu erkennen sind **reaktive Störungen** (Kap. 6), d.h. psychische Störungen infolge extremer Belastungen bei Traumatisierungen, chronischen zwischenmenschlichen Konflikten und körperlichen Krankheiten. Hier führt eine bewußt erlebte Belastung zur Symptombildung. Dabei sind die Dauer und das Ausmaß der Belastung für die Pathogenität maßgeblich. So rufen unverarbeitete Katastrophenereignisse, Unfallerlebnisse, unerwartete Trennungen oder chronische berufliche und Partnerschaftskonflikte z.B. reaktive Schlafstörungen, Schmerzzustände oder ängstlich-depressive Verstimmungen hervor.

Bei **Neurosen und Psychosomatosen** ist die Krankheitsentstehung schwerer zu durchschauen. Hier spielen neurotische Dispositionen mit aktuellen Auslösefaktoren zusammen (Kap. 3.1). Krankheitsauslösender Anlaß sind lebensübliche Ereignisse, die von den Kranken *verdrängt und nicht erinnert* werden oder zumindest bewußt *nicht als besondere Belastungen erlebt* werden. Man kann sie oft nur erschließen, wenn man erkennt, welche Art von Belastungen und Konflikten der Kranke aufgrund seiner Entwicklung nicht ertragen und lösen kann und wenn man bei der Besprechung der lebensgeschichtlichen Entwicklung die Lebensereignisse betrachtet, die zeitparallel zur Krankheitsentstehung aufgetreten sind. Schwellensituationen mit neuen Bewältigungsaufgaben oder alltägliche Konfliktsituationen, z.B. Trennungen, die überall im Lebensablauf auftreten können, sind häufig krankheitsauslösend, weil sie neurotische Konflikte berühren, "alte Wunden" wieder aufreißen und die Betroffenen damit vor unlösbare Probleme stellen (Kap. 3 und 4).

Die Überweisung zur Fachdiagnostik

Wenn im ärztlichen Untersuchungsgespräch der Verdacht entsteht, daß bei einem Patienten seelische Krankheitsfaktoren beteiligt sind, ist eine fachpsychotherapeutische Diagnostik notwendig. Allerdings kann ein psychotherapeutisches oder verhaltenstherapeutisches diagnostisches Gespräch nur zum Ziele führen, wenn der Patient die Einstellung mitbringt, daß es notwendig ist und hilfreich für ihn sein kann. Ängste, Fehlerwartungen und Vorurteile stehen dem oft im Wege. Manche Patienten fühlen sich durch eine Überweisung abgeschoben, andere diskriminiert.

Es kommt hinzu, daß Patienten mit seelisch bedingten Störungen die Verknüpfung der Symptomatik mit seelischen Faktoren zumeist nicht nachvollziehen können, weil der

Zusammenhang dem bewußten Erleben - krankheitsbedingt - nicht zugänglich ist: Weil die Symptombildungen der Konfliktabwehr dienen, sind die Konflikte bzw. die Konflikthaftigkeit der Auslösesituation unbewußt.

Ein überzeugender Verdacht, daß seelische Faktoren an der Krankheitsentstehung beteiligt sind, wird sich aber nur ergeben, wenn es im Gespräch mit den Patienten gelingt, Problembereiche ausfindig zu machen und zu besprechen. Das ist um so leichter, je frühzeitiger der Arzt während der Gespräche und der Untersuchungsmaßnahmen die *seelische, körperliche und soziale Untersuchungsebene verbindet* (Simultandiagnostik[81]) und auf Lebensprobleme behutsam eingeht, ohne gleich nach einer Verknüpfung mit der Symptomatik zu suchen oder eine solche, wenn er sie vermutet, sogleich anzusprechen. Es geht in diesen Gesprächen nicht darum, den Patienten von der "Psychogenese" seiner Krankheit zu überzeugen, sondern darum, zunächst einmal eine Vertrauensbasis herzustellen und erst auf dieser Basis ein Problembewußtsein zu erzeugen. Wenn das gelingt, ergibt es sich ganz natürlich, daß die fachkompetente Hilfe des Psychotherapeuten nützlich sein kann.

Die **psychotherapeutisch-psychosomatische Fachdiagnostik** hat dann die *Aufgabe* der gezielten diagnostischen und differentialdiagnostischen Abklärung und stellt, im günstigen Fall, den ersten Schritt zur Behandlungseinleitung dar. Insofern ist sie bereits ein Bestandteil der Behandlung: Sie vermittelt den Patienten einen ersten Kontakt mit der Vorgehensweise eines Psychotherapeuten und kann sie im positiven Fall motivieren, eine psychotherapeutische Behandlung in Anspruch zu nehmen. Die *Methode* der Fachdiagnostik richtet sich nach der psychotherapeutischen Grundorientierung des Untersuchers. Der methodische Ansatz kann psychoanalytisch (psychodynamisch) oder verhaltenstheoretisch sein.

Regeln für die Gesprächsführung

- Herstellung einer ungestörten, *gesprächsfördernden Situation* (Zeit, Raum, Geduld)
- *Gleichrangige Beachtung* der somatischen, psychischen und sozialen Aspekte der Erkrankung, bis der Verdacht in Richtung einer bestimmten Ätiologie sich verdichtet (Simultandiagnostik)
- Berücksichtigung der *Krankheitsfolgen und -verarbeitung* im persönlichen, familiären und beruflichen Bereich
- Verwendung *offener Fragen* und Anweisungen: "Wie fühlten Sie sich bei der Vorsorgeuntersuchung?" - statt: "Hatten Sie bei der Vorsorgeuntersuchung Angst?"
- Beachtung der *Dynamik der Arzt-Patient-Beziehung* (Kap. 1.4), insbesondere der Besonderheiten der Kommunikation unter der Wirkung von Regression, Übertragung und Kollusion

---

[81] Hahn u.a. (1977)

5.2 Psychoanalytisch orientierte Diagnostik

Die psychoanalytisch orientierte Diagnostik hat zwei Aufgaben:

- Die Klärung der *Ätiologie einer Erkrankung*: Sind *überhaupt* Entwicklungsdefizite und Konflikte an der Entstehung einer Erkrankung beteiligt? Und wenn ja: welche?
- Die Klärung der *Psychodynamik der Persönlichkeit*: *Welche* unbewußten Konflikte und Entwicklungsdefizite äußern sich im Verhalten und Erleben während des Interviews?

Sie schafft damit die Basis, um die Erkrankung *zu verstehen* und die Ursachen im aktuellen und im früheren Erleben zu bearbeiten. Die wichtigste Methode der psychoanalytischen Diagnostik ist das **psychoanalytische Interview.** Es geht über die objektive Befund- und Datenerhebung und über die systematische Exploration hinaus und verwendet zwei Beobachtungsebenen als Informationsquelle: die *Inhaltsebene* und die *Beziehungsebene.*

Schema der biographischen Anamnese

Vorgeschichte des Interviews
Zuweisung, Kontaktaufnahme, Vorinformationen

Erscheinung und Auftreten
Konstitution und Selbstpräsentation, Mimik und Gestik, soziales Verhalten, Stimmungen, Affekte, Gehemmtheiten

Untersuchungsanlaß
Klagen, Beschwerden, bisheriger Verlauf, vorangegangene Untersuchungen und Behandlungen, bisherige Befunde

Auslösesituation und aktuelle Lebenssituation
Unmittelbare Umstände und Rahmenbedingungen der Krankheitsentstehung, psycho-somato-soziale Gegebenheiten des bisherigen Verlaufes und der jetzigen persönlichen, familiären, beruflichen und wirtschaftlichen Situation

Selbsterleben und Persönlichkeit
Selbstbild, Idealbild, Schwächen und Fähigkeiten, Erleben in Beziehungen, Aufgaben- und Problembewältigung, Liebes- und Leistungsfähigkeit, Belastbarkeit und Kränkbarkeit, Anerkennung und Geltung

Psychische, körperliche und soziale Entwicklung
Prägende Beziehungen und Erfahrungen, Familienhintergrund, Entwicklung von Fähigkeiten und Fertigkeiten im körperlichen, geistigen, seelischen, sexuellen, schulischen und Beziehungsbereich, traumatische Erlebnisse, Krankheiten, Bewältigung von Entwicklungskonflikten

---

Die Inhaltsebene des Interviews: Die biographische Anamnese

Die Inhaltsebene enthält die *manifesten Aussagen* über Symptome und ihre Folgen, über die persönliche, die familiäre und die soziale Situation, über Lebensereignisse und Lebensgeschichte, über Beziehungen und Erfahrungen. Sie schließt auch die Informationen mit ein, die sich aus dem *Erscheinen*, den *beobachtbaren Eigenschaften* und *manifesten Verhalten* des Patienten ergeben: Seine Mimik und Gestik, seine Sprechweise, seine Differenziertheit. Zu dieser Ebene gehören auch die *subjektiven Interpretationen*: Die bewußten Bedeutungen und gefühlsmäßigen Einstellungen, die für den Betrogenen mit Beziehungen und Erfahrungen verbunden sind und von ihm spontan berichtet werden oder erfragt werden können.

Diese Informationen werden durch Spontanberichte des Patienten erfaßt und in der **biographischen Anamnese** systematisch vervollständigt und vertieft (s. auch unten). Sie ist darauf ausgerichtet, die aktuellen Lebensbedingungen und den Lebensaufbau des Kranken zu klären. Dabei orientiert der Untersucher sich an dem auf Seite 80 dargestellten Schema (s. Kasten). Es ist nicht als Leitfaden für die Gesprächsführung konzipiert, sondern als Orientierungsrahmen, um die wesentlichen Aspekte zu berücksichtigen.

Die Beziehungsebene im Interview

Die Beziehungsebene enthält die latenten, d.h. *unbewußten Aussagen* über die eigene Person und darüber, wie ein Patient die Interviewsituation und den Untersucher erlebt. Solche Informationen können durch das Verhalten des Patienten, durch die Art seines Sprechens und aus dem assoziativen Verlauf des Gespräches erschlossen werden. Auch durch Fehlleistungen, z.B. Vergessen des vereinbarten Termins, können unbewußte Einstellungen erkennbar werden, im Falle des Vergessens z.B. die Ambivalenz gegenüber der Untersuchung.

Zum Beispiel berichtet ein Patient beim Gespräch über seine Entwicklung erst ganz am Ende des Untersuchungsgespräches auf Nachfrage, daß er als Zwilling geboren wurde. In dem Vergessen dieser wichtigen Tatsache äußerte sich einer seiner zentralen Konflikte: Er war mit dem Eindruck aufgewachsen, meistens als einer von zwei Brüdern und nur selten als eigenständiger Mensch wahrgenommen und behandelt worden zu sein. Die Auslassung hatte in diesem Falle die Bedeutung, daß er unter der Zwillingssituation stark gelitten und sie als Entbehrung erlebt hatte. Er brachte damit gleichsam den Wunsch zum Ausdruck, die Untersuchungssituation nicht mit dem Bruder teilen zu wollen.

Am eindrucksvollsten sind die **Inszenierungen unbewußter Beziehungserfahrungen** in der Gesprächssituation, wenn der Untersucher, also der Psychoanalytiker, mit in die Inszenierung hineingezogen wird: Der Kranke kann seine Übertragungen einbringen und beim Psychoanalytiker eine zunächst unbewußte, dazu passende Gegenübertragung erzeugen (Kap. 14.2). So entstehen unbewußte Kollusionen (Kap. 1.4). Sie führen dazu, daß der Analytiker bemerkt, daß er in eine ihm an sich fremde Rolle hineingeführt worden ist. Wenn er das bemerkt, kann er darauf aufmerksam werden, daß er an einer Kollusion teilhat und diese als Diagnostikum zum Verständnis der ursprünglichen Übertragung nutzen. Er kann darin einerseits den "hier und jetzt" wirksamen Konflikt des Patienten erkennen, andererseits Rückschlüsse auf die früheren Beziehungserfahrungen ziehen, die in solchen Inszenierungen dargestellt werden.

Dieser Vorgang wird am vorangegangenen Beispiel noch verständlicher: Der Analytiker hatte nämlich durch eine Vorinformation aus einem Fragebogen bereits gewußt,
daß der Patient Zwilling war. Er hatte sich auch vorgenommen, darüber mit ihm zu
sprechen. Dann hatte er im Gespräch selbst unter dem Eindruck der Begegnung und
der Probleme, die der Patient ihm spontan schilderte, völlig vergessen, seine besondere Situation als Zwilling anzusprechen. Erst als er sich gegen Ende des Gespräches
fragte, ob er wohl das Wesentliche erfahren hätte, war ihm die Vorinformation wieder
eingefallen. Es war zu einem Zusammenspiel des Vergessens gekommen. Dadurch
war der Bruder, dem unbewußten Wunsch des Patienten entsprechend, gleichsam
"draußen" gelassen worden. Als der Analytiker diese Dynamik erkannte, konnte der
das starke Gewicht des Zwillingsproblems des Patienten wahrnehmen und für die
weitere Diagnostik bewerten.

Die Methode des psychoanalytischen Interviews

Das psychoanalytische Interview ist ein *semistrukturiertes Untersuchungsgespräch*, in
der *zwei Techniken* miteinander verbunden werden, um Informationen sowohl auf der
Inhaltsebene als auch auf der Beziehungsebene zu sammeln: Die Technik des szenischen Interviews und die Technik der biographischen Anamnese.

Bei der Erhebung der **biographischen Anamnese**[82] greift der Untersucher mit gezielten, zumeist offenen Fragen (s. Kasten oben) in den Gesprächsverlauf ein. Er steuert
damit das Gespräch so, daß er die wesentlichen Informationen erhält, die erforderlich
sind, um die Erkrankung von der biologischen und psychologischen Seite her beurteilen zu können. Im Zentrum steht dabei die *Ätiologie der Erkrankung*, d.h. die Frage,
ob eine Störung seelisch bedingt ist, welche Konflikte in der Auslösesituation in Erscheinung treten und ob dafür als Disposition eine spezifische seelische Fehlentwicklung erkennbar wird.

Im **szenischen Interview**[83] läßt der Untersucher dem Patienten möglichst viel
Freiraum, um seine Situation darzustellen und der Inszenierung von unbewußten Beziehungserfahrungen Platz zu geben. Er greift so wenig wie möglich mit strukturie-
renden Fragen in den Gesprächsverlauf ein und läßt es zu, daß die Situation sich
spontan entwickelt. Im Zentrum steht hier die *Psychodynamik des Kranken*, d.h. die
Frage, *welche* unbewußten Erfahrungen in ihm wirksam sind und in der aktuellen Gesprächssituation zum Tragen kommen.

In der Praxis beginnt die psychoanalytische Untersuchung im allgemeinen als szeni-
sches Interview. Wenn sich ein relevant erscheinender Konflikt eingestellt hat, rückt
die gezieltere Klärung biographischer Zusammenhänge mehr und mehr in den Vordergrund. Oft werden ein oder zwei szenische Interviews durchgeführt, bevor in einem
weiteren Gespräch eine biographische Anamnese erhoben wird. Bei der Auswertung
werden die Daten und Befunde zusammengefügt. Daraus wird die Diagnose, die Indikation für das weitere Vorgehen und ggf. eine Behandlungsprognose abgeleitet.

Die *Unterscheidung zwischen klassischen neurotischen Störungen, narzißtischen Störungen und Borderline-Störungen* ist ein wichtiges Ziel der psychoanalytischen
Diagnostik. Dazu wird auf die entwicklungsdiagnostischen Schemata im Kap. 4 verwiesen. Zur Orientierung dient auch die folgende Zusammenstellung (s. Kasten).

---

[82] Schultz-Hencke (1951)
[83] Argelander (1970)

Entwicklungsdiagnostische Kriterien

Allgemeine Hinweise

- *Entwicklungsdefizite und Ichstärke*:
  Ausgeprägte Mängel der basalen Ichfunktionen und mangelnde Fähigkeit,
  Spannungen auszuhalten, sind ein Zeichen der Borderline-Pathologie

- *Stabilität des Selbstgefühls*:
  Minderwertigkeitsgefühle, Größenphantasien, und Verwendung anderer
  Menschen als Selbstobjekt (d.h. zur Aufrechterhaltung des Selbstgefühls) sind
  Zeichen der narzißtischen und einer Borderline-Pathologie. Dabei haben die
  narzißtischen Patienten eine stabilere Realitätsorientierung und stabilere Selbst-
  und Objektvorstellungen als die Borderline-Patienten (zur Abgrenzung vgl.
  Übersicht im Kap. 4.2)

- *Objektbeziehungen*:
  Sie sind bei Borderline-Patienten durch Spaltung in "gut" und "böse" geprägt,
  bei narzißtischen Patienten dagegen umfassender, realistischer und bereits
  weitgehend "integriert". Bei klassischen neurotischen Störungen bestehen
  stabile innere Vorstellungen von Beziehungen (Beziehungs-Repräsentanzen) mit
  überwiegend triangulärer Struktur (Vernetzung der erlebten Beziehungen) (vgl.
  auch Kap. 2.2).

- *Konflikthaftigkeit und Konfliktverarbeitung*:
  Wenn stets die gleiche Art von Konflikten nicht angemessen erlebt und
  gemeistert wird, sondern stattdessen durch neurotische Haltungen (neidisches
  Zerstören, verleugnendes Ausweichen, prinzipienhafte Reaktionsbildungen
  usw.) unbewußt gehalten wird, gilt das als Hinweis für die klassische
  neurotische oder narzißtische Abwehr.

- *Symptombeginn*:
  Dementsprechend gibt es bei narzißtischen und reiferen neurotischen Patienten
  persönlichkeitsspezifische *Auslösesituationen*, während Borderline-Patienten
  durch unspezifische Belastungen oder in Verlassenheitssituationen durch den
  Verlust der stabilisierenden Außenbeziehungen dekompensieren.

Konfliktängste und Angstabwehr

- Für die *klassischen Neurosen* sind Straf- und Gewissensängste typisch. Die für
  diese Pathologie typische Abwehr ist die Verdrängung, Verschiebung,
  Reaktionsbildung, Gefühlsverdrängung;
- bei *narzißtischen Störungen* bestehen vor allem Verlust- und
  Fragmentierungsängste. Die typische Abwehr ist Idealisierung und Entwertung;
- die *Borderline-Störungen* sind vor allem durch Verfolgungs- und
  Verlassenheitsängste gekennzeichnet. Konflikte werden vor allem durch
  Spaltung und projektive Identifizierung abgewehrt.

Andere Abwehrmechanismen, z.B. Identifizierung, Verleugnung und Projektion,
kommen dagegen bei allen Formen der Pathologie vor.

5.3 Verhaltensanalyse

Unter Verhaltensanalyse versteht man den wesentlichen Bestandteil der verhaltenstherapeutischen Diagnostik.

Die **Verhaltensanalyse** ist darauf ausgerichtet, direkt beobachtbares oder direkt er-
fragbares Verhalten zu erfassen. Sie hat das Ziel zu klären, welche *Umweltbedingungen ein neurotisches Fehlverhalten auslösen, verstärken und aufrechterhalten.*
Sie schafft damit die Basis für die *Erklärung* von psychischen und psychosomatischen Störungen und für die *Zielsetzung und Planung von gezielten Strategien* der
Verhaltensänderung.

Die Verhaltensanalyse untersucht z.B. die Intensität von Symptomen, vorausgehende
Auslöser und nachfolgende Konsequenzen, kognitive emotionale und äußere Begleitumstände ihres Auftretens und den Umgang mit den Symptomen. Zum Teil ist sie in
die Behandlung integriert, d.h., das Verhalten während der Behandlung wird beobachtet und zur Grundlage für die Planung der darauffolgenden Behandlungsschritte.

Methoden der Verhaltensanalyse

Es werden verschiedene Methoden angewandt:

- Das **verhaltenstherapeutische Interview**: Es hat ähnliche Ziele und Funktionen wie
  das ärztliche Untersuchungsgespräch. Es dient zur Kontaktgestaltung, der Orientierung über die vorliegende Problematik und deren Entwicklung, zur Erfassung der
  persönlichen, familiären und sozialen Situation und der Lerngeschichte. Besonderes
  Interesse hat das eigene Krankheitsverhalten und die Reaktionen in der Familie und
  im Berufsfeld und der Tagesablauf unter dem Vorzeichen der Erkrankung.

- Die **Verhaltensbeobachtung**: Sie dient dazu, symptombezogene Reize und Konsequenzen zu erfassen. Sie kann - unter Beachtung genauer Beobachtungsregeln - in
  der gewohnten Umgebung oder in der Klinik oder im Labor usw. durchgeführt werden. Dabei entstehen allerdings Schwierigkeiten, wenn das Problemverhalten von
  außen nicht beobachtbar ist (z.B. Auftreten von Schmerzen) oder wenn die Beob-
  achtungssituation das Verhalten beeinflussen würde (z.B. Beobachtung von Sexualverhalten). Die physiologische Ebene läßt sich ohnehin meistens nur im Labor beobachten.

- Die **Selbstbeobachtung**: Sie dient der Diagnostik und zugleich auch der Behandlung. Sie schult die Selbstwahrnehmung und fördert die Selbstkontrolle. Die Betroffenen protokollieren dabei in freier Form (z.B. Tagebücher) oder in vorgegebener
  Weise (z.B. Strichlisten) ihr eigenes Verhalten oder Verhaltensmeßwerte (z.B. Blutdruck).

- **Fragebögen**: Schließlich findet ein großes Arsenal von Fragebögen und Tests in der
  Verhaltensanalyse Anwendung, z.B. Beschwerdelisten, Befindlichkeitsskalen, Per-
  sönlichkeitstests usw.

Inhalte der Verhaltensanalyse

In der *klassischen Form* gilt das Interesse bei der Anwendung der Verhaltensanalyse
den problematischen Verhaltensweisen und den Umweltbedingungen, die das Verhal-

ten hervorrufen, aufrechterhalten und verändern. Diese Einflüsse können von Personen oder von der Situation und von der Umgebung ausgehen. Dabei legt man die Orientierungspunkte der klassischen Verhaltenslehre Reiz - Reaktion - Konsequenz (Kap. 3.2) zugrunde. Das Problemverhalten, das näher untersucht werden soll, wird in diesem Schema als eine *Reaktion* betrachtet, deren Bedingungen analysiert werden sollen. Als Bedingungen untersucht man die *auslösenden Reize* (Stimuli), die dem Problemverhalten vorausgehen, und die *verstärkenden Bedingungen* (*Konsequenzen*), die dem Problemverhalten nachfolgen (z.B. Schonverhalten, Krankschreibung). Um sich ein umfassendes Bild von dem Problemverhalten zu machen, wird es, wenn möglich, auf drei Ebenen erfaßt:

- subjektiv (z.B. Schmerzlokalisation, -intensität, -qualität),
- motorisch (z.B. Arztbesuche),
- und physiologisch (z.B. Hauttemperatur).

Bei Suchtverhalten wird zum Beispiel analysiert, welche Auslösereize, z.B. Zugänglichkeit von Drogen, und welche positiven Konsequenzen, z.B. Entspannung, Verminderung von Frustrationen, das Problemverhalten auslösen und verstärken.

In *neueren Ansätzen* der Verhaltensanalyse werden in die Untersuchung zusätzliche Faktoren mit einbezogen, die als Einflußfaktoren auf das Verhalten wirksam werden und für Entstehung und Aufrecherhaltung der Störung von Bedeutung sind:

- *körperliche Faktoren*: Krankheiten, körperliche Funktionszustände, Medikamente,
- *soziale Bedingungen*: Soziale Beziehungen, Schicht, Milieu, Geschlecht, Alter, Modelle und Vorbilder,
- *Defizite*: Kognitive und soziale Defizite, mangelnde Vorstellungsfähigkeit,
- *Selbstregulation*: Allgemeine Kompetenz, Selbstbeobachtung, Selbstverstärkung, Selbstbewertung und Selbstkontrolle über das Problemverhalten,
- *Kognitionen*: Einsicht, Vorstellungen, Selbstverbalisierungen, automatische Gedanken, irrationale Überzeugungen, Wissensmängel.

Zusätzlich zur klassischen Verhaltensanalyse werden in der neueren verhaltenstherapeutischen Diagnostik folgende Methoden angewandt:

- Die **Kognitionsanalyse** zentriert auf die Gedanken und Vorstellungen: Die Analyse der Vorstellungen und Gedanken, die das Problemverhalten begleiten oder zu unerwünschten emotionalen Reaktionen führen.

- Die **Motivationsanalyse**: Die Erfassung von langfristigen, mittelbaren, vom Patienten aber nicht unbedingt erkannten, manchmal sogar verkannten Folgen, die direkt oder indirekt als Ziele das Handeln beeinflussen.

- Die **Beziehungsanalyse**: Die Untersuchung der Auswirkungen und der Funktion von Beschwerden des Patienten für seinen sozialen Lebensraum und nach den Auswirkungen einer Veränderung der Beschwerden.

- Die **Entwicklungsanalyse**: Die Klärung der *Lerngeschichte*: Dabei wird untersucht, ob bereits früher ein Fehlverhalten bestanden hat und durch welche Einflüssse (z.B. der Erziehung) es zustande gekommen war. Insbesondere Lerndefizite sind hier von Interesse.

Die kognitiv-behaviorale Diagnostik

Man rechnet heute auch die kognitiv-behaviorale Diagnostik zur Verhaltensanalyse. Sie untersucht - ergänzend zur Verlaufsebene Reiz - Reaktion - Konsequenz - die vertikale Zustandsebene. Dabei wird die Verknüpfung von kognitiven Prozessen (Denken, Vorstellungen, Erwartungen, Handlungsplänen) und Verhaltensabläufen betrachtet:

- Die **Problemanalyse** untersucht mit Hilfe von Interviews und Verhaltensbeobachtungen die individuellen Verhaltensziele und die Kenntnisse und Fähigkeiten, die vorhanden sind, um die Ziele zu erreichen. *Probleme entstehen, wenn zwischen Zielen und Möglichkeiten eine Diskrepanz besteht*, so daß ein gewünschtes Ziel nicht erreicht werden kann. Bei der Problemanalyse werden die Regeln und Pläne beobachtet, die dem Problemverhalten und Problemerleben zugrundeliegen.

- Die **Selbstkonzeptanalyse** untersucht, vorwiegend mit Hilfe von Fragebogen, die Vorstellung, die Patienten von sich selbst haben. Dabei werden Real-Vorstellungen und Wunsch-Vorstellungen, positive und negative Vorstellungen, die eigenen Vorstellungen und die nahestehender Personen erfaßt.

5.4 Psychotherapeutische Diagnosen

Die Formulierung von psychotherapeutischen Diagnosen ist uneinheitlich und manchmal auch unübersichtlich, weil sich darin lange Traditionen niedergeschlagen haben, in denen verschiedene diagnostische und nosologische Ansätze und speziell deskriptives und ätiologisches Denken vermischen. Die *Verhaltenstherapie* orientiert sich an der psychiatrischen Handhabung und verwendet vorwiegend Diagnoseschemata wie DSM-III[84] oder ICD-10[85].

Die *psychoanalytisch orientierte Diagnostik* verwendet ein dreidimensionales Schema:

1. Die **klinische Diagnose** beschreibt das klinische Bild unter Hervorhebung der Leitsymptomatik, z.B. Angstsyndrom. Bei der Bezeichnung von Neurosen benutzen wir in diesem Buch statt des Begriffs "Syndrom" im allgemeinen den Terminus "-neurose", um zugleich die ätiologischen Wurzeln der Störungen in erworbenen seelischen Fehlentwicklungen zu kennzeichnen, wo sie sich eingebürgert hat und berechtigt ist. *Beispiele für klinische Diagnosen*: Angstneurose, depressive Neurose, Herzneurose, Colitis ulcerosa, Asthma bronchiale.

2. Die **ätiologische Diagnose** gibt an, auf welcher Basis die Störung beruht:
- Reaktive Störung (Kap. 6): Belastungsreaktion, posttraumatische Reaktion, somatopsychische Störung. *Beispiel:* Angstreaktion nach Unfalltrauma.
- "Klassische" Neurose: Die Verwendung des Begriffes *"-neurose" ohne weiteren Zusatz in der Diagnose* soll besagen, daß es sich um eine "klassische" Neurose auf der Basis einer Konflikt-Pathologie handelt. *Beispiel:* Depressive Neurose.
- Narzißtische Störung: Die Information, daß es sich um eine narzißtische Störung handelt, wird meistens mit der Persönlichkeitsdiagnose (siehe 3.) mitgeteilt durch

---

[84] Diagnostisches und Statistisches Manual Psychischer Störungen, III. Fassung. Belz, Weinheim 1984
[85] Internationale Klassifikation der Krankheiten, 10. Fassung. Springer, Berlin Heidelberg New York 1991

den Zusatz "narzißtische Persönlichkeit" oder "bei narzißtischer Persönlichkeit".
Beispiel: Depressive Neurose bei narzißtischer Persönlichkeit.
- Eine Borderline-Störung wird durch den Zusatz "bei Borderline-Persönlichkeit", also
ebenfalls bei der Persönlichkeitsdiagnose gekennzeichnet. *Beispiel:* Angstneurose bei
Borderline-Persönlichkeit.

3. Die **Persönlichkeitsdiagnose** beschreibt die Struktur der *neurotischen Persönlich-keit*[86] (sofern sie nicht schon unter 2. angegeben ist); sie erscheint im allgemeinen als
Zusatz zur klinischen Diagnose. *Beispiele:* Zwanghafte Persönlichkeit, Borderline-Persönlichkeit. Bei reaktiven Störungen ist die Angabe einer Persönlichkeitsdiagnose
unüblich. Bei Charakterneurosen und Persönlichkeitsstörungen (Kap. 7) ist die Per-sönlichkeitsdiagnose identisch mit der klinischen Diagnose. *Beispiele:* Hysterische
Charakterneurose, narzißtische Persönlichkeitsstörung.

Abschließend werden die wichtigsten Begriffe der ätiologischen und Persönlichkeits-diagnostik noch einmal zusammengestellt (s. Kasten). Es ist zu beachten, daß die kli-nischen Syndrome auf allen Ebenen der seelisch bedingten Psychopathologie auftreten
können, z.B. *Depressives Syndrom:* Depressive Belastungsreaktion; Depressive Neu-rose; Depressive Neurose bei narzißtischer Persönlichkeit; Depressive Neurose bei
Borderline-Persönlichkeit.

Übersicht über wichtige diagnostische Begriffe

Ätiologische Diagnostik	Persönlichkeitsdiagnostik
Reaktive Störung (Kap. 6)	Hysterische Persönlichkeit
Neurotische Störung (Kap. 4)	Depressive Persönlichkeit
- "Klassische" Neurose,	Zwanghafte Persönlichkeit
- Narzißtische Störung	Narzißtische Persönlichkeit
- Borderline-Störung	Borderline-Persönlichkeit
Psychosomatose (Kap. 11)	Hysteriforme Borderline-Persönlichkeit
Traumatogene Störung (Kap. 12)	Narzißtische Borderline-Persönlichkeit
- Posttraumatische	Schizoide Persönlichkeit
Persönlichkeitsstörung	
- Traumatische Neurose	

Zur Vertiefung empfohlene Literatur:
Zum ärztlichen Untersuchungsgespräch: Adler R, Hemmeler W (1992), Morgan WL,
   Engel GL (1977)
Psychoanalytische Diagnostik: Argelander H (1970), Dührssen A (1986),
   Eckstaedt A (1992)
Verhaltenstherapeutische Diagnostik: Bartling G u.a. (1992),
   Schulte D, Wittchen HU (1988)

---

[86] Manchmal wird statt der Persönlichkeitsdiagnose auch der *zentrale Konflikt* angegeben,
z.B. "Nähe-Distanz-Konflikt".

6. Reaktive Störungen

Unter **reaktiven Störungen** versteht man seelische und körperliche Erkrankungen, die auf einer unzureichenden Verarbeitung psychosozialer Belastungen (traumatischer Erlebnisse, chronischer sozialer Konflikte, chronischer Überforderung oder körperlicher Erkrankungen) beruhen. Sie entstehen *unabhängig von einer neurotischen Disposition*. Reaktive Störungen werden ätiologisch den neurotischen Störungen gegenübergestellt.

Synonyme: Reaktive Störungen werden auch als (psychogene) Reaktionen bezeichnet. Im ICD-10 heißt es "Reaktionen auf schwere Belastungen und Anpassungsstörungen", im DSM-III "Anpassungsstörungen". Je nach der Art der Belastung unterscheiden wir Belastungsreaktionen, posttraumatische Reaktionen und somatopsychische Störungen.

6.1 Belastungsreaktionen

Belastungsreaktionen sind psychische, körperliche und Verhaltensstörungen, die in einem unmittelbaren zeitlichen Zusammenhang nach einer psychosozialen Belastung auftreten und durch die *Intensität bzw. Dauer der Belastung* verursacht werden[87]. Sie dauern an, solange die Belastung wirksam ist oder bis eine effektive Bewältigung zum Tragen kommt.

Synonyme Bezeichnungen: Gelegentlich werden Reaktionen auf chronische Belastungen als Anpassungsstörungen bezeichnet und von den Belastungsreaktionen abgegrenzt. Belastungsreaktionen nach Verlusterlebnissen werden auch als abnorme Trauerreaktion beschrieben.

Ätiologie
Psychosoziale Belastungen werden durch Bewältigung und Abwehr gemeistert (Kap. 1.2, 3.1). Die Verarbeitung von Belastungssituationen erfordert psychische Kraft. Sie kann mißlingen, wenn sie durch *besonders starke oder unerwartete Belastungen* plötzlich überfordert wird oder wenn die Verarbeitungskapazität durch *chronische Belastungen* erschöpft ist. Entsprechend können einmalige schwere Belastungen ebenso zur Dekompensation und Symptombildung führen wie langanhaltende weniger schwere Belastungen. Störungsrelevant sind Erlebnisse, die schwer verarbeitbare Bela-

---

[87] Zu den Belastungsreaktionen gehören auch die somatopsychischen Störungen: die Reaktionen auf körperliche Erkrankungen. Sie werden hier aus didaktischen Gründen in einem eigenen Abschnitt (Kap. 6.3) dargestellt.

stungen darstellen, intensiv sind und unerwartet bzw. chronisch auftreten. Sie können die Anpassungsmöglichkeiten überfordern und Anlaß zu Symptombildungen geben.

Beispiele für störungsrelevante Belastungssituationen

- schwere Enttäuschungen,
- Trennungserlebnisse: unerwartete Todesfälle, Ehescheidung, Zerbrechen von Partnerschaften,
- Veränderungen des Lebensalltags: Heimatverlust, Umzug, Pensionierung,
- chronische Probleme in Beruf und Familie,
- wirtschaftliche Not.

Ob eine Belastung krankheitsauslösend wirkt, hängt von vielen *persönlichen Faktoren* ab, z.B. von der Verletzlichkeit der Betroffenen, ihrem Lebensalter und ihren Erfahrungen im Umgang mit Belastungen. Bedeutsam ist außerdem, wie die *Umgebung der Betroffenen* reagiert und welche soziale Unterstützung sie finden. Daneben spielt eine Rolle, ob ein Ereignis aufgrund früherer Erfahrungen eine *spezifische Bedeutung* hat und bewirkt, daß belastende Erinnerungen aufkommen. Es besteht - im Gegensatz zu neurotischen Störungen - jedoch keine wesentliche Vorbelastung durch unbewußt gewordene unverarbeitete Konflikte.

Der *Übergang zwischen Belastungsreaktionen und Neurosen* ist jedoch fließend. Oft zeigt der Verlauf, daß eine zunächst als reaktiv eingeschätzte Störung sich als eine Neurose erweist. In diesen Fällen wurde die neurotische Disposition anfangs von der akuten Reaktion überdeckt, so daß zunächst der Eindruck entstand, die Störung beruhe maßgeblich auf der äußeren Belastung und korrespondiere nicht mit einem latenten neurotischen Erleben. In anderen Fällen geht eine reaktive Störung im Verlauf in eine Neurose über. Das liegt an zwei *Auswirkungen* der Störungen auf die innerseelischen Prozesse:

- Sie können durch das Erleben von Hilflosigkeit und Angewiesenheit zur *Regression* führen und frühere verdrängte Erlebniszustände wachrufen. Dadurch kann es zur Manifestation einer neurotischen Störung kommen.
- Sie können außerdem speziell - wie jede Erkrankung - als *narzißtische Kränkung* erlebt werden und narzißtische Ideale der Unversehrbarkeit verletzen. Sie bewirken dann, daß sich eine narzißtische Störung entwickelt.

Krankheitserscheinungen und Diagnose

Klinisch sind die Belastungsreaktionen durch vielfältige und wechselnde, meist starken Leidensdruck erzeugende Symptome geprägt:

- *psychische Symptome*, z.B. Depressionen, Angstzustände, Unruhe, Konzentrationsstörungen,
- *vegetative Symptome*, z.B. Schlafstörungen, Libidoverlust,
- *Verhaltensstörungen*, z.B. Lern- und Arbeitsstörungen, aggressive Ausbrüche,
- *Komplikationen*: Suizidalität, Medikamenten- und Alkoholmißbrauch.

Für die Diagnose ist maßgeblich,

- daß die Symptome wenige Stunden oder Tage nach einer nachvollziehbaren, objektiv *extremen, unerwarteten Belastung* oder wenige Tage oder Wochen nach einer objektiv *starken, langanhaltenden Belastung* entstehen,
- und daß die Krankheitsentstehung *nicht auf die Dekompensation einer seelischen Fehlentwicklung zurückführbar* ist,
- *ex post*: daß die Symptomatik mit der Bewältigung der Belastung abklingt.

Die "**normale Trauer**" kann ebenfalls mit klinischen Symptomen verknüpft sein: Depressionen, Grübeleien, Selbstvorwürfe, Appetit- und Schlafstörungen usw. Allerdings akzeptieren die Betroffenen diese Reaktionen als normal und erleben sich nicht als Kranke.

Behandlung

Belastungsreaktionen sind ein typisches Indikationsgebiet für *beratende und stützende psychotherapeutische Gespräche* des Hausarztes bzw. im Rahmen der psychosomatischen Grundversorgung (Kap. 13.3). Emotionale Entlastung, manchmal auch affektive Abreaktion, Problemklärung und Beratung in der Lebensführung unter dem Aspekt, die Verarbeitung der Belastungen zu fördern, stehen im Vordergrund. Zur Unterstützung können vorübergehend Tranquilizer eingesetzt werden. Die Gefahr der Mißbrauchsentwicklung ist dabei aber zu beachten. Entlastende sozialtherapeutische Maßnahmen, z.B. Kuraufenthalte, können nützlich sein, um die Betroffenen aus einem belastenden Umfeld zu entfernen.

Sofern keine krisenhaften Zuspitzungen bestehen, ist eine *fachpsychotherapeutische Behandlung* im allgemeinen nicht erforderlich. Wenn sie in speziellen Fällen notwendig wird, kommen am ehesten Entspannungsübungen und eine umgrenzte konfliktzentrierte analytische Psychotherapie in Frage. Die Besonderheiten der Krisenintervention sind im Kap. 19.2 dargestellt.

6.2 Posttraumatische Reaktionen

Traumata bzw. traumatische Erlebnisse sind Erlebnisse, die außerhalb der üblichen menschlichen Erfahrungen liegen und - unabhängig von einer spezifischen Disposition - zu einer vorübergehenden oder anhaltenden Schädigung führen. Die Störungen im seelischen und körperlichen Bereich, die eine unmittelbare Folge von traumatischen Erlebnissen sind, werden als **traumatische** bzw. **posttraumatische Reaktion** bezeichnet.

Zur Bezeichnung

Posttraumatische Reaktionen werden synonym auch als Erlebnisreaktion oder abnorme Erlebnisreaktion, Schreckreaktion oder psychischer Schock bezeichnet. Früher wurde gleichbedeutend von traumatischen Neurosen gesprochen, ein Begriff, der in diesem Buch nur für neurotische Störungen auf der Basis einer pathologischen Traumaverarbeitung (Kap. 12) Verwendung findet. Von der eigentlichen anhaltenden **posttraumatischen Reaktion** ist die **akute traumatische Reaktion** (akute Traumareaktion) zu unterscheiden, die das Trauma begleitet und noch einige Zeit darüber hinaus bestehen kann. Als Spätfolge kann sich nach abgeklungener Symptomatik eine **posttraumatische Spätreaktion** (s. unten) einstellen. Bleibende Nachwirkungen traumatischer Erlebnisse im Rahmen einer pathologischen Traumaverarbeitung sind die **traumatogenen Störungen** (Kap. 12). Dazu zählen wir die *posttraumatischen Persönlichkeitsstörungen* und *traumatischen Neurosen*.

Der Terminus **"posttraumatische Störungen"** ist ein Oberbegriff, der die verschiedenen Varianten der Reaktionen auf Traumata und der Verarbeitung traumatischer Erlebnisse zusammenfaßt (s. Kasten).

Posttraumatische Störungen

- *Reaktive Störung* unabhängig von spezifischer Disposition:
  Akute Traumareaktion
  Posttraumatische Reaktion
  Posttraumatische Spätreaktion

- *Traumatogene Störung*
  im Rahmen einer pathologischen Traumaverarbeitung (Kap.12):
  Posttraumatische Persönlichkeit (ohne Symptome)
  Posttraumatische Persönlichkeitsstörung (mit Borderline-Symptomatik)
  Traumatische Neurose (Symptomatik wie Psycho- und Organneurosen)

- Trauma als spezifischer Auslösefaktor bei *neurotischer Störung*:
  Neurosen mit psychischer und/oder körperlicher Symptomatik

Ätiologie

Traumatisch wirken zumeist *unerwartete Ereignisse, die aufgrund ihrer Intensität das seelische Gleichgewicht zerstören*, z.B.

- Katastrophen wie Krieg und Naturereignisse,
- Gewalttätigkeit wie Folter, KZ-Haft, Entführungen, Überfälle, Vergewaltigung, sexueller Mißbrauch und Inzest,
- Unfälle mit Toten und Verletzten.

Derartige Erlebnisse führen zum Zusammenbruch der basalen seelischen Funktionen und bewirken einen Zustand extremer Hilflosigkeit, eine *Art seelischer Ohnmacht*[88]. Dadurch wird das innere Gleichgewicht und das Sicherheitsgefühl aufs äußerste bedroht. Vorerfahrungen, Verwundbarkeit, subjektive Bedeutungen der Ereignisse, unbewußte Phantasien und Erwartungen, mit denen sie zusammentreffen, können die traumatische Wirkung steigern. Auch Begleitumstände der traumatischen Erfahrung wie Isolierung, Entwürdigung und Entwurzelung verstärken die Traumatisierung, während die Möglichkeit, motorisch aktiv zu reagieren, die Wirkung traumatischer Erlebnisse vermindern.

---

[88] Fenichel (1946) Bd 2

Formal ist die Ätiologie der traumatischen Reaktionen mit der von Anpassungsreaktionen gleichzusetzen. Die Intensität der traumatischen Belastung, die Heftigkeit und die Dauer der Reaktionen sind aber ungleich stärker bzw. länger.

Aus *verhaltenstherapeutischer Sicht* ist die posttraumatische Reaktion ein Fehlverhalten, das durch das Trauma konditioniert worden ist und später durch Ereignisse wieder ausgelöst werden kann, die dem Trauma ähneln.

Krankheitserscheinungen

In der *akuten traumatischen Phase* entstehen heftige Angst, Wut, affektive Entleerung und - wenn keine Flucht möglich ist - manchmal auch eine stuporöse Erstarrung. Diese klinischen Zeichen kennzeichnen die **akute Traumareaktion**. Sie klingt im allgemeinen nach Minuten oder Stunden ab.

Dann tritt die eigentliche **posttraumatische Reaktion** ein, in der Versuche erkennbar werden, das überwältigende Erlebnis zu verarbeiten. Dabei können folgende Symptome auftreten:

- *psychische Erstarrung*, Mißtrauen, Kontaktabbruch und innerer Rückzug, Konzentrationsstörungen bis hin zu Dissoziation, Depersonalisation und Derealisation,
- *Einengung des Erlebens* auf das traumatische Erleben, Wiederholungen in Erinnerung, Alpträumen und Phantasien,
- *klinische Symptome*: Angstanfälle, Verfolgungsängste, Depressionen, Schreckhaftigkeit, Reizbarkeit mit Wut- und Aggressionsausbrüchen, vegetative Reaktionen (z.B. Schlaflosigkeit),
- *Verhaltensstörungen*: Lernstörungen, Arbeitsstörungen, Interessenlosigkeit am äußeren Lebensablauf bis hin zur Verwahrlosung,
- *Schuldgefühle* und Selbstvorwürfe, vor allem Überlebensschuld, wenn durch das traumatische Ereignis andere ums Leben gekommen sind.

Traumaverarbeitung

Gewöhnlich beginnt die posttraumatische Reaktion bald nach dem Ereignis und klingt nach Wochen ab. Je kürzer die Latenz und die Dauer sind, um so besser ist die Prognose. Manchmal dauert die Reaktion Jahre oder sie tritt auch erst nach Jahren auf.

Die *Traumabewältigung*[89] beginnt, wenn der Schock abgeklungen ist und die Verarbeitungsmechanismen sich erholt haben, mit Verleugnung und Ungeschehenmachen. Die Wiederholung des Traumaerlebens in Gedanken, Phantasien und im Traum spielt dabei eine besondere Rolle. Nach und nach wird das Erleben der passiven Überwältigung umgedeutet und umgestaltet in einer Weise, daß dem Traumatisierten eine aktive Rolle zugeschrieben wird. Durch oftmals wiederholtes Berichten, durch Abreaktion von Gefühlen, durch Verlust- und Trauerarbeit, durch Teilnahme an Betroffenengruppen, Gründung von Interesseninitiativen usw. - d.h., durch langandauernde mehr oder weniger bewußte kognitive, emotionale und handelnde *Bewältigungsarbeit* verliert das Trauma im Laufe der Zeit seinen überwältigenden Charakter und läßt ein neues Sicherheitsgefühl entstehen.

Wenn diese Verarbeitung nicht gelingt, können die Erinnerungen an das Trauma und die begleitenden Affekte unterdrückt, teilweise verdrängt oder introjiziert werden. Es entwickeln sich chronische Abwehrhaltungen und dauernde Persönlichkeitsschäden,

---

[89] Ehlert und Lorke (1988), Lorenzer (1966), Zepf u.a. (1986)

die **posttraumatische Persönlichkeit**[90]. Diese Entwicklung soll verhindern, daß das Trauma wieder voll bewußt wird oder sich wiederholt oder daß Erlebniszustände wie Hilflosigkeit und Ausgeliefertsein entstehen, die an das Trauma erinnern. Die posttraumatische Persönlichkeitsentwicklung kann zu einer *posttraumatischen Persönlichkeitsstörung* mit Borderline-Symptomatik führen oder die Disposition für eine *traumatische Neurose* bilden, die das gesamte Spektrum der neurotischen Symptomatologie umfaßt (Kap. 12).

Im Rahmen der Traumaverarbeitung werden bisweilen auch unbewußt motivierte Ansprüche auf Wiedergutmachung oder Berentung gestellt. Dann entwickelt sich eine **Rentenneurose.** Das wichtigste Motiv ist dabei der bewußte und vor allem der unbewußte Versuch, das im Trauma massiv bedrohte Sicherheitsgefühl wiederherzustellen und abzusichern.

Posttraumatische Spätreaktion

Auch ohne daß sich eine auffällige posttraumatische Persönlichkeit entwickelt, kann eine bereits abgeklungene posttraumatische Reaktion unerwartet wieder in Erscheinung treten. Das geschieht spontan ohne erkennbaren Anlaß oder in Situationen, die *Erinnerungen an das Trauma* wachrufen (z.B. Jahrestage). Im Gegensatz zu traumatischen Neurosen klingen diese Reaktionen bald wieder ab. Wahrscheinlich handelt es sich bei den Spätreaktionen aber nicht um ein grundsätzlich verschiedenes Phänomen, sondern um eine weniger stark ausgeprägte Variante der traumatischen Neurosen.

Zur Behandlung

Protrahiert verlaufende *akute traumatische Reaktionen* stellen dramatische Zustände dar. Sie bedürfen einer stationären psychiatrischen Behandlung mit unterstützenden Gesprächen und Medikamenten. Die eigentlichen subakuten *posttraumatischen Reaktionen* werden mit *supportiver oder analytisch orientierter Psychotherapie* behandelt: Die Aufgabe besteht darin, die Wiederholung des Traumas in der Erinnerung zuzulassen und den Patienten bei der Bewältigung der erschreckenden, z.T. auch widersprüchlichen Gefühle zu begleiten und zu unterstützen. Dabei werden besonders die Träume beachtet, in denen das Unbewußte nicht nur beständig die Traumatisierung wiederholt, sondern auch ungeschehen macht oder Bewältigungsschritte ersinnt.[91] Dem verhaltenstherapeutischen Traumaverständnis (s.oben) entsprechend, haben Behandlungen mit *Verhaltenstherapie* das Ziel, die Konditionierungen aufzulösen und durch eine Extinktion das traumatische Erlebnis zu löschen. Dazu wird ein Therapieplan ausgearbeitet, der für die einzelnen Verhaltens- und Reaktionsweisen, die verändert werden sollen, ein gestuftes Vorgehen mit Desensibilisierungstechniken vorsieht. Die Behandlung der traumatogenen Störungen wird im Kap. 12 besprochen.

---

[90] Kardinier (1959)
[91] Zepf u.a. (1986)

6.3 Somatopsychische Störungen

> Seelische und körperliche Störungen, die unabhängig von einer neurotischen Disposition *als Reaktion auf eine körperliche Erkrankung* auftreten, werden als **somatopsychische Störungen** bezeichnet.

Synonym wird gelegentlich auch von sekundären psychischen Störungen gesprochen. *Diese Bezeichnung ist unglücklich*, weil sie Verwechslungen mit sekundären neurotischen Erkrankungen nahelegt. Der Unterschied besteht darin, daß somatopsychische Störungen nicht auf einer neurotischen Disposition beruhen und demnach keine Neurosen sind, während bei sekundären Neurosen eine neurotische Disposition besteht; hier bewirkt eine körperliche Erkrankung als spezifischer Auslösefaktor die Dekompensation einer neurotischen Abwehrorganisation und führt zur Neurosenentstehung.

Systematisch betrachtet gehören diese somatopsychischen Störungen zu den *Belastungsreaktionen*, d.h., sie unterscheiden sich nicht grundsätzlich von ihnen und beruhen darauf, daß die Betroffenen mit der Verarbeitung eines belastenden Erlebens überfordert sind. Die besonderen Belastungen, um die es hier geht, sind körperliche Erkrankungen. Daß man sie heute als besondere Gruppe betrachtet, liegt daran, daß sie einen zunehmend wichtigen Sektor der Tätigkeit in der psychotherapeutischen und psychosomatischen Medizin darstellen: Als Psychoonkologie, Psychonephrologie oder "psychosoziale Beratung" in den verschiedensten somatologischen Bereichen ist dieser Sektor neben der traditionellen Behandlung der neurotischen Störungen und psychosomatischen Organkrankheiten gleichsam die "zweite Säule" des Faches geworden.

Psychosomatische Wechselwirkungen und Krankheitserscheinungen

Jede Erkrankung stellt eine mehr oder weniger starke Belastung dar und erfordert vom Kranken ein bestimmtes Maß an Verarbeitung und Anpassung. Stellt eine Krankheit z.B. durch Gefahr für das Leben, durch bleibende Behinderung oder sichtbare Veränderung einen Eingriff in die Lebenserwartung oder -gestaltung eine Beeinträchtigung der Lebensfreude und Lebensgüte oder eine Verletzung der körperlichen Integrität dar, dann kann das seelische Gleichgewicht erschüttert werden. Dadurch kann eine Krisensituation mit einem anhaltenden subjektiven Leidensgefühl entstehen, die über eine "übliche", der Situation angemessene Verzagtheit hinausgeht. Wenn klinische Symptome hinzutreten, muß man eine Störung der Krankheitsbewältigung annehmen.

Im Vordergrund der klinischen Auffälligkeiten, die eine Störung der Krankheitsbewältigung anzeigen, stehen

- *psychische Befindlichkeit*: Resignation und Verzweiflung, Grübeleien und Konzentrationsstörungen, Selbstvorwürfe und Vorwürfe gegenüber anderen, Schamgefühle (z.B. bei sichtbaren Verletzungen), Depressionen, Angst, aber auch Wut, Zorn und Haß,
- *vegetative Symptome*: Schlafstörungen, Appetitstörungen, sexuelle Störungen, Mattigkeit und Erschöpfung,
- *im Verhalten*: Non-Compliance, "Problemverhalten" gegenüber Ärzten und Pflegepersonal ("unbequeme", "unkooperative", "querulatorische" usw. Patienten), sozialer Rückzug (z.B. aus Scham),
- *bei krisenhafter Zuspitzung*: Suizidalität.

Psychodynamischer Hintergrund

Beeinträchtigungen der körperlichen Intaktheit bis hin zur vitalen Bedrohung, Einschränkungen der Lebensqualität und die Notwendigkeit, z.T. gravierende Veränderungen in der Lebensführung hinzunehmen, erfordern massive Anpassungsleistungen. Zunächst wird der Kranke seine normalen Anpassungsfunktionen einsetzen und mit der Erkrankung so umgehen, wie er auch sonst mit Belastungen umgeht. Schießlich wird er sich der kritischen Situation bewußt werden. Damit wird ein Verarbeitungsprozeß (Kap. 1.2) eingeleitet, der innere und äußere Veränderungen bewirkt[92]. Meistens muß dabei Trauer um den Verlust von Vitalität, körperlicher Intaktheit, Lebensmöglichkeiten und Zukunftsperspektiven geleistet werden[93]. Wenn ein Mißverhältnis zwischen der objektiven Belastung durch eine Erkrankung - der Bewältigungsaufgabe - und den Möglichkeiten der Betroffenen entsteht, diese so zu verarbeiten, daß ihr inneres Gleichgewicht aufrechterhalten oder nach einer gewissen Anpassungsarbeit wiederhergestellt wird, kommt es zu einer Dekompensation mit Symptombildungen.

Solche Dekompensationen treten insbesondere bei *chronischen* oder *akut lebensbedrohlichen Erkrankungen* auf, z.B. bei Niereninsuffizienz, Kollagenosen, AIDS, Tumorerkrankungen, Multipler Sklerose und Myokardinfarkt. Dabei hängt es von verschiedenen inneren und äußeren Faktoren ab, wie eine Erkrankung verarbeitet wird (Kap. 1.2):

- *Krankheitsfaktoren:* Entscheidend ist das Ausmaß der körperlichen Beeinträchtigungen und die Berechenbarkeit der Prognose. So leiden Krebspatienten unter den inneren oder äußeren Verstümmelungen, die mit den invasiven Behandlungen verbunden sind, unter ihren Schmerzen, unter der Unsicherheit ihrer Zukunft.

- *Persönlichkeitsfaktoren:* Mitbestimmend sind allgemeine Persönlichkeitsfaktoren wie Ichstärke, narzißtische Stabilität, die subjektive Bedeutung der Erkrankung, durch die Erkrankung aktivierte bewußte und unbewußte Ängste und Konflikte, Kompensationsmöglichkeiten sowie Vorerfahrungen mit Krankheits- und Krisenbewältigung. Wenn eine Krebserkrankung zusätzlich zu den enorm belastenden Krankheitsfaktoren subjektiv noch eine "gerechte Strafe" bedeutet, dann können dadurch schwer verständliche Schuld- und auch Schamgefühle zum Tragen kommen, die eine Anpassung an die neue Lebenssituation erschweren.

- *Soziale Faktoren:* Soziale Unterstützung und psychosoziale Ressourcen beeinflussen die Krankheitsverarbeitung. Nimmt man als Beispiel homosexuelle AIDS-Kranke, so ist die verbreitete gesellschaftliche Diskriminierung und die bisweilen schuldhaft erlebte Homosexualität eine zusätzliche Belastung, die die Krankheitsverarbeitung erschwert, während eine offen homosexuelle Identität, die Solidarität der homosexuellen Gemeinschaft und das Engagement in der AIDS-Selbsthilfe die subjektive Befindlichkeit stabilisieren kann.

Je gravierender der Einschnitt in das Leben ist, den eine Krankheit bewirkt, desto leichter kann es geschehen, daß der Betroffene an seinem Los verzagt. Je labiler ausserdem die Persönlichkeit z.B. durch seelische Fehlentwicklungen und aktuelle psychosoziale Konflikte, desto leichter kommt es zur Dekompensation und zur Symptomentstehung. Trennungs- und Verlusterlebnisse haben als zusätzliches auslösendes Moment eine große Bedeutung.

---

[92] Gauss und Köhle (1986)
[93] Lindemann (1944)

Eine seelische Fehlentwicklung, d.h. eine Vorbelastung durch frühere unverarbeitete Erfahrungen, erschwert die Krankheitsbewältigung. In Sonderfällen kann eine körperliche Erkrankung wegen der damit verbundenen Abhängigkeitskonflikte, subjektiven Kränkungen usw., die mit der Krankenrolle verbunden sein können, auch zur Auslösesituation für eine *sekundäre neurotische Störung* werden, insbesondere für Organneurosen im allgemeinen und ganz besonders für Schmerzsyndrome (Kap. 9.3).

Therapeutische Konsequenzen

Die Betreuung chronisch Kranker

Die psychische Betreuung Schwerkranker und chronisch Kranker (vgl. auch Kap. 19.2) ist primär die *Aufgabe der Ärzte bzw. des Teams* aus Ärzten, Schwestern und Pflegern, *die die Patienten körperlich behandeln* und betreuen. Das Ziel ist eine Unterstützung, die den Kranken hilft, ihr seelisches Gleichgewicht möglichst stabil zu halten oder soweit wie möglich wiederherzustellen, um ihr Schicksal und ihre Zukunft meistern zu können. Dabei ist es besonders wichtig, daß die Kranken von den Ärzten, Schwestern und Pflegern ein stabiles Beziehungsangebot erhalten und sich affektiv von ihnen angenommen fühlen. In der Bedrängnis wirkt oft schon die bloße Zuwendung, das Zuhören und die Einfühlung ermutigend.

Um eine *tragfähige Beziehung* zu einem Schwerkranken aufzubauen und aufrechtzuerhalten, braucht man Interesse, Takt, Einfühlung, Geduld und Zeit. Dabei ist es unentbehrlich, daß der Arzt bzw. das Team sich der besonderen Struktur und Dynamik und speziell der Erwartungen und der möglichen Konflikte und Störungen in der Arzt-Patient-Beziehung (Kap. 1.4) bewußt sind. Entscheidend ist es, die Angst- und Erwartungsspannung des Patienten und sein Bedürfnis nach Zuwendung anzuerkennen. Außerdem müssen sie mit der Persönlichkeit und mit der Lebenssituation der Kranken vertraut sein. Dabei hat das Untersuchungsgespräch[94] (Kap. 5.1), die bio-psycho-soziale Anamnese eine zentrale Funktion.

Besonderes Geschick ist erforderlich, um die *Abhängigkeitswünsche und Regressionstendenzen* einerseits zu respektieren, andererseits seine Autonomie zu erhalten und zu fördern, angemessene Distanz einzuhalten und den Abstand zu wahren, der durch Alters-, Geschlechts- und soziale Unterschiede vorgegeben sein kann und der sich aus unterschiedlicher Lebenserfahrung ergibt. Zugleich müssen zu große Erwartungen, die nicht erfüllt werden können, vermieden werden.

Eine stützende Beziehung erfordert viel Geschick im *Umgang mit medizinischen Informationen.* Der Patient hat einen berechtigten Anspruch darauf, über die wesentlichen Aspekte seiner Erkrankung im Bilde zu sein. Wenn ihm gegen seinen Willen Kenntnisse vorenthalten werden, kann Mißtrauen entstehen, das letztlich einsam und verzweifelt macht. Außerdem können belastende Regressionen (Kap. 1.4) im Verlauf einer Erkrankung durch eine aufgeklärte, selbstbestimmte Mitarbeit der Patienten eingedämmt werden. Andererseits gibt es viele Patienten, die ihre Erkrankung verleugnen und nichts darüber wissen wollen. Die Haltung der Kranken in diesem Punkt ist für den Arzt oft schwer einzuschätzen und sollte offen besprochen werden. Er steht oft auch vor der schwierigen Aufgabe, abschätzen zu müssen, wie tragfähig ein Kranker für Mitteilungen von weitreichender Bedeutung ist, und den richtigen Zeitpunkt

---

[94] Hahn (1986), Ermann (1994)

für Mitteilungen festzulegen. Schwerwiegende Mitteilungen müssen vorbereitet werden; danach bedarf es mehrerer Gespräche, um bedrohliche Diagnosen, einschneidende Behandlungsmaßnahmen oder schwerwiegende Behandlungsrisiken nachzubesprechen.

Eine helfende Beziehung sollte den Kranken eine *gefühlsmäßige Entlastung* bieten. Es sollte möglich sein, daß sie ihre Ängste und Verzweiflung, ihre Scham- und Schuldgefühle zum Ausdruck bringen können. Sich mitzuteilen und verständnisvoll angehört zu werden, ohne daß "gleich etwas dagegen getan" werden muß und ohne daß einem die Gefühle "ausgeredet" werden, hilft, mit dem Verlust der Gesundheit, vielleicht sogar mit dem der Lebensaussichten fertig zu werden. Es hilft ferner zu trauern und schützt vor Depressionen. Zum normalen Trauerprozeß gehören schwer erträgliche, für manchen beschämende und schwer mitteilbare Gefühle. Manche Patienten sind erleichtert, wenn man sie ermutigt, ihrem Kummer, ihren Tränen, ihrem Schmerz freien Lauf zu lassen. Entlastend ist es auch, wenn Befürchtungen über die Folgen einer Krankheit für die Kranken selbst, für Angehörige und für andere Menschen, z.B. in ihrem Beruf, geklärt und besprochen werden können. In diesem Zusammenhang ist es oft hilfreich, die Angehörigen mit zu den Gesprächen hinzuzuziehen. Man kann sich auf diese Weise ein Bild davon machen, welche Unterstützung der Kranke in seiner häuslichen Umgebung findet, und manche Befürchtungen zerstreuen. Schließlich kann man dadurch die soziale Unterstützung des Kranken durch die Angehörigen fördern - nicht zuletzt auch zur Entlastung des Behandlers.

Regeln zur Gesprächsführung bei Patienten mit somatopsychischen Störungen

- Eine konstante, zuverlässige und zugewandte Beziehung etablieren;
- die bio-psycho-soziale Situation des Kranken kennenlernen und die Bedeutung der Krankheit sowie die Verarbeitung früherer Belastungen darin erkennen;
- Regressionsbedürfnisse des Kranken respektieren, zugleich seine Autonomie fördern;
- das Bedürfnis nach Verleugnung bzw. Aussprache abschätzen und die Art der Bewältigung respektieren; Fehlerwartungen nicht bestärken, ohne zu entmutigen;
- affektive Entlastung zulassen und dazu ermutigen; damit verbundene Schamgefühle thematisieren;
- Ängste und Befürchtungen des Kranken in bezug auf sich selbst und sein Umfeld ausfindig machen und besprechen;
- Angehörige zur Unterstützung des Kranken heranziehen;
- Die Dynamik und Krisen der Arzt-Patient-Beziehung berücksichtigen und Idealisierungen und Entwertungen sowie andere Störungen frühzeitig als Symptome der inneren Krise des Kranken thematisieren.

In Kliniken sollte man schließlich nicht zögern, einen *psychosomatischen Konsiliarius* hinzuzuziehen, um bei schwerwiegenden somatopsychischen Störungen zu klären, ob eine psychotherapeutische Krisenintervention (Kap. 19.2) oder weitergehende psychotherapeutische Maßnahmen notwendig sind. Insbesondere muß dabei die Differentialdiagnose zwischen somatopsychischer Störung und (sekundärer) neurotischer Störung geklärt, d.h. das Ausmaß einer neurotischen Disposition für die psychische Dekompensation des Patienten eingeschätzt werden. Daraus leitet sich ggf. die Indikation zur analytischen Therapie oder zur verhaltenstherapeutischen Intervention ab.

Die Betreuung Sterbender

Der *Umgang mit Sterben und Tod* ist ein Grenzbereich der Medizin, der den Arzt und den Psychosomatiker vor größte emotionale Belastungen stellt. Zu der Belastung trägt bei, daß das Sterben als Vollendung der Existenz im öffentlichen Bewußtsein tabuisiert und verdrängt wird. Es stehen immer weniger haltgebende Rituale zur Verfügung, die dem Patienten, seinen Angehörigen und seinen Betreuern helfen, sich in diesem Grenzbereich des Erlebens zu orientieren.

Mit der Betreuung Schwerkranker ist die Begleitung Sterbender eine wichtige Aufgabe der psychotherapeutischen Medizin und insbesondere der Psychosomatik geworden[95]. Die Aufgaben des Arztes sind dabei vielfältig:

- Er ist zumeist derjenige, der *die Patienten informiert* und mit ihrem Schicksal bekannt macht. Er muß entscheiden, wann und wieweit er den Todkranken über seine Situation aufklärt (s. oben). Dabei wird eine angemessen dosierte, aber wahrheitsgemäße Information, die der Tragfähigkeit der Betroffenen gerecht wird, im allgemeinen zu einer Stärkung des Vertrauens in den Arzt führen, während manchmal geäußerte Befürchtungen, durch sachgerechte Aufklärung eine Selbstmordgefährdung zu bewirken, sich in der Praxis nicht bewahrheiten.

- Er kann *den Patienten emotional begleiten* und ihm Zuwendung und Trost geben. Das bedeutet vor allem, sich bereit zu halten, die Äußerungen von Verzweiflung, Mutlosigkeit oder Trauer anzunehmen. Oft kann man als Begleiter nicht mehr tun, als solche Äußerungen - seien es direkte Gefühlsaufwallungen, seien es Worte - auszuhalten. Selbst wenn es bisweilen scheint, als sei die Hinwendung für den Patienten wertlos, täuscht dieser Schein: Man kann damit oft Depressionen und Befürchtungen entgegenwirken, als Sterbender gemieden und verlassen zu werden. Oft kann man den Todkranken und Sterbenden auch entlasten, indem man mit Zuhören seinem Bedürfnis entgegenkommt, sich mitzuteilen. Manchmal kann eine Geste, ein Streicheln, ein ermutigendes Wort aber auch tröstend sein und die Zuversicht stärken, die dem Patienten geblieben ist. Niemals wird man eine Hoffnung zerstören, selbst wenn sie rational nicht gerechtfertigt ist, aber ebenso wird man auch vermeiden, von sich aus falsche Hoffnungen zu machen.

- Schließlich gehört es zu den ärztlichen Aufgaben, *die Angehörigen hinzuzuziehen,* aufzuklären und ihnen zu helfen, sich in die besondere Situation von unheilbar Kranken und Sterbenden einzufühlen: Diese sind für Äußerungen und Verhalten anderer sensibel, sie sind bedürftig für Nähe, brauchen den Kontakt und die Zuwendung. Ihre Gefühle von Ohnmacht und Lähmung werden zunächst verleugnet. Enttäuschung und Verzweiflung können dann in Wut und Aggression gegen ihr Schick-

---

[95] Eissler (1978), Köhle, Simons und Kubanek (1986), Klapp (1984), Kübler-Ross (1969)

sal umschlagen und sich als Vorwürfe gegen die Angehörigen (und die Betreuer) wenden oder als Suizidalität gegen den Patienten selbst richten.

- Nicht zuletzt brauchen auch *die Angehörigen selbst* oft Stütze und Trost, um den bevorstehenden Verlust ertragen zu können.

Betreuer - z.B. Ärzte bzw. Psychosomatiker - werden mit diesen Aufgaben auf eine harte Probe ihrer emotionalen Tragfähigkeit gestellt. Untergründig werden sie dadurch mit dem eigenen Sterben und ihren Ängsten davor konfrontiert. Das fällt besonders jungen Ärzten schwer, die in den Anfangsjahren ihrer Berufstätigkeit stehen und angetreten sind, um als Arzt mit der Krankheit gleichsam den Tod zu "besiegen". Die Konfrontation mit dem Sterben kann daher unbewußt als Herausforderung erlebt werden, der Tod eines Patienten als persönliches Versagen. Um sich nicht zu überfordern und in der schweren Aufgabe der Betreuung Sterbender die Orientierung nicht zu verlieren, kann die persönliche Selbsterfahrung und die Auseinandersetzung mit Kollegen in Balint-Gruppen (Kap. 1.4) hilfreich sein.

Literatur zur Vertiefung:
Zur Belastungsreaktion: Charlier T (1987), Meyer JE (1977)
Zum Trauma: Baeyer W v u.a. (1964), Ehlert M, Lorke B (1988), Niederland WG (1980); s.a. Kap. 12
Somatopsychische Störungen: Beutel M (1988), Gauss E, Köhle K (1986), Heim E, Willi J (1986) - darin besonders: Gerber RA
Umgang mit dem Sterben: Eissler KR (1978), Kübler-Ross (1969)

7. Charakterneurosen und Persönlichkeitsstörungen

Charakterneurosen und neurotische Persönlichkeitsstörungen sind *Auffällig-keiten in den Grundhaltungen* zur eigenen Person, in zwischenmenschlichen Beziehungen, gegenüber dem Leben und der Welt, die subjektiv als Beeinträchtigungen erlebt werden bzw. zu Problemen bei der Lebensbewältigung und in sozialen Beziehungen führen. Sie beruhen im wesentlichen auf einer seelischen Fehlentwicklung.

Charakter und Persönlichkeit

Die Begriffe Persönlichkeit und Charakter werden gleichbedeutend verwandt. Man versteht darunter die Gesamtheit der überdauernden, "charakteristischen" Eigenschaften, die ein Mensch im Laufe seines Lebens in der Begegnung mit der Welt und den Menschen erworben hat und die sein Wesen, die *Grundmuster seines Erlebens und Verhaltens* prägen.

Die **Charakterzüge**, also die typischen Eigenschaften eines Menschen, bilden sich im Laufe der Entwicklung im Spannungsfeld zwischen inneren und äußeren dynamischen Gegebenheiten, z.B. zwischen Triebanspruch und Erziehungsnorm, zwischen Beziehungswunsch und Enttäuschung. Charakterzüge sind also das *Ergebnis autoplastischer Konfliktlösungen* (Kap. 3.1). Zu ihnen zählt ein unbegrenztes Spektrum wiederkehrender, positiv und negativ konnotierter Erlebnis- und Verhaltensmuster wie Mut, Tapferkeit, Unternehmungsgeist, Ängstlichkeit, Pessimismus, Klagsamkeit u.v.a. Als **neurotische Charakter- und Persönlichkeitszüge** bezeichnet man *auffällige Wesensmerkmale*, die zwei verschiedene Wurzeln haben:

- Sie entstehen entweder direkt aus einer *erworbenen Ichschwäche*, z.B. die Impulsivität und das Agieren der Borderline-Patienten;
- oder sie entstehen aus *erworbenen chronischen Abwehrhaltungen*, die dazu dienen, Konflikte zu vermeiden oder unbewußt zu halten, z.B. die Ziellosigkeit und das Agieren der hysterischen Patienten; in diesem Falle spricht man auch von **Charakterabwehr**.

Die Grenze zwischen Symptom und neurotischen Charakterzügen, zwischen "normal" und "auffällig" ist äußerst unscharf und eine Frage der Konvention. Angst wird als Symptom bewertet, Ängstlichkeit als Charakterzug. Kontrollieren gilt als Symptom, Pedanterie als Charakterauffälligkeit.

Neurotische Persönlichkeiten

Angepaßte, insgesamt unauffällige Persönlichkeiten, die jedoch *durch unverarbeitete Konflikte zur Entstehung von Neurosen disponiert* sind, bezeichnet man als neurotische Persönlichkeiten (Kap. 3.1). Es besteht kein Leidensdruck. Neurotische Persönlichkeiten haben keinen Krankheitswert, aber sie sind ein *Krankheitsrisiko*: Sie bilden die Disposition für die Entstehung neurotischer Erkrankungen.

Charakterneurosen

Daneben gibt es Persönlichkeiten, *die durch unangepaßtes Wesen andauernd mit sich selbst und anderen in Schwierigkeiten geraten* und die sich auch nicht durch bloßes Wollen ändern können, weil sich hinter ihren Eigenarten ungelöste Konflikte verbergen. Für diese Persönlichkeiten verwendet man die Bezeichnung Charakterneurosen, eine Bezeichnung, die aus der Tradition der Psychoanalyse stammt. Unter triebtheoretischen Aspekten wird auch heute noch ein hysterischer, ein analer und ein oraler Charakter bzw. eine hysterische, zwanghafte und depressive Charakterneurose unterschieden.

Persönlichkeitsstörungen

Mit der Entwicklung der Objektbeziehungstheorie grenzt man von den Charakterneurosen "schwerere" Pathologien ab, d.h. Beeinträchtigungen auf der Basis der *Ich- und Selbst-Pathologie* (Kap. 4.1 und 4.2), und bezeichnet sie als Persönlichkeitsstörungen. Wir beschreiben eine narzißtische, schizoide und Borderline-Persönlichkeitsstörung[96]. In der psychiatrischen Nomenklatur wird der Begriff Charakterneurose neuerdings vermieden und in Anlehnung an den angloamerikanischen Sprachgebrauch immer häufiger durch den Begriff Persönlichkeitsstörung (*Personality disorder*) ersetzt, z.B. in den deutschen Fassungen der psychiatrischen Klassifikationssysteme ICD-10 und DSM-III.[97]

Klinische Aspekte

Mißtrauen, Geiz, Eifersucht, Pedanterie, Ehrgeiz, Ziellosigkeit, Überheblichkeit, Kränkbarkeit, Voreingenommenheit, Naivität, Uneinfühlsamkeit, Ängstlichkeit, geringe Belastbarkeit, Affektlabilität, aber auch positiv konnotierte Eigenarten wie Charme, Altruismus, Wagemut usw. sind Charakterzüge, die sich im Rahmen einer habituellen Konfliktabwehr zu starren neurotischen Abwehrhaltungen entwickeln können. Während klinische Symptome ichfremd erlebt werden und ein Krankheitsgefühl erzeugen, werden solche neurotischen Charakterzüge von den Betroffenen zu ihnen gehörig, d.h. *ich-synton* erlebt und erzeugen im allgemeinen *primär keinen Leidensdruck.*

Ebenso wie neurotische Symptome können sie aber nicht durch den Willen verändert werden. Insofern handelt es sich um krankhaftes Verhalten, für das die Bezeichnung **Charaktersymptome** angemessen wäre. Es kommt hinzu, daß die *Folgen* von aggressiven, fordernden, rechthaberischen, mißtrauischen, jähzornigen u.a. neurotischen Haltungen zu schwerwiegenden Problemen im zwischenmenschlichen Umgang führen und dadurch einen *sekundären Leidensdruck* erzeugen.

Den Anlaß, Rat und Hilfe zu suchen, geben im allgemeinen nicht die Charaktersymptome selbst, sondern mißglückte soziale Beziehungen oder die Unfähigkeit, das Leben befriedigend und erfüllt zu gestalten, also die Folgen der neurotischen Charakter-

---

[96] Daneben werden in der psychiatrischen Krankheitslehre nach DSM-III auch noch eine paranoide, eine schizotypische, eine antisoziale, eine hypersensitive, eine dependente und eine passiv-aggressive Persönlichkeit beschrieben.

[97] In der deutschsprachigen Psychiatrie wurde statt "Persönlichkeitsstörung" lange der Begriff "Psychopathie" benutzt, der jedoch mit Vorurteilen behaftet ist und keine Verwendung mehr findet.

züge. Subjektiv besteht das Gefühl, mit dem Leben, mit den Menschen, mit dem Beruf, bisweilen auch mit sich selbst nicht "zurecht zu kommen". Objektiv findet man Serien unglücklicher Partnerschaften, wiederholtes Scheitern im Beruf, exzessives Verhalten, das dann den Übergang zu Verhaltensstörungen bilden kann, speziell zum Abhängigkeitsverhalten.

Typische Charakterneurosen und Persönlichkeitsstörungen

Nach der vorherrschenden *Art der Konfliktverarbeitung* unterscheidet man verschiedene **Typen von Charakterneurosen.** Sie entsprechen in ihrer Dynamik und Struktur den neurotischen Persönlichkeiten (Kap. 3.1) und können als besonders *akzentuierte Varianten* dieser neurotischen Charaktertypen aufgefaßt werden. Für die zwanghafte und die depressive Charakterneurose sowie für die schizoide Persönlichkeitsstörung wird auf die Darstellung der Dynamik der Persönlichkeit bei der zwanghaften, depressiven und schizoiden Neurose im Kap. 8 verwiesen. Hier soll stellvertretend für die Charakterneurosen auf ödipalem Entwicklungsniveau die hysterische Charakterneurose dargestellt werden. Außerdem werden die in der heutigen Diagnostik besonders wichtige narzißtische Persönlichkeitsstörung und die Borderline-Persönlichkeitsstörung beschrieben. Wegen der großen klinischen Bedeutung der masochistischen Grundeinstellung werden abschließend die psychodynamischen Aspekte des psychischen Masochismus dargestellt.

Typische Charakterneurosen und Persönlichkeitsstörungen

- *Die hysterische Charakterneurose* mit neurotischer Ziellosigkeit, Dramatisierung und Exaltiertheit, Beeinflußbarkeit und naiver Unbefangenheit
- *Die zwanghafte Charakterneurose* mit neurotischer Aggressionsgehemmtheit, Unflexibilität und Pedanterie (Kap. 8.3)
- *Die depressive Charakterneurose* mit der Neigung zu Anklammerung und Altruismus (Kap. 8.1)
- *Die schizoide Persönlichkeitsstörung* mit Kontakthemmung und Mißtrauen (Kap. 8.5)
- *Die narzißtische Persönlichkeitsstörung* mit Selbstwertproblemen und Objektabhängigkeit
- *Die Borderline-Persönlichkeitsstörung* mit geringer Frustrationstoleranz, Affektlabilität und Impulsivität

---

Zur Behandlung

Entscheidend für einen Behandlungswunsch ist das Gespür der Patienten, "nicht mehr zurecht zu kommen". Wo dieses Gespür fehlt, bestehen kaum Möglichkeiten für eine Psychotherapie. Wo es vorhanden ist, ergibt sich im allgemeinen die Indikation zur *analytischen Psychotherapie.* Dabei ist die Prognose allerdings problematisch: Einerseits entpuppt sich der anfangs schwer erkennbare untergründige Leidensdruck in einer analytischen Psychotherapie oft als ein schwerwiegend empfundenes persönliches Unglück; andererseits sind die unbewußten Widerstände gegen Veränderungen lebenslanger, tief verwurzelter Haltungen auch bei offensichtlichem Leidensdruck oft unendlich zäh. Erfolge sind zumeist nur bei einer langen Behandlungsdauer und hohen Behandlungsfrequenz zu erwarten. Während die analytische Therapie die Veränderung der Charakter-Pathologie anstrebt, bemüht sich die *Verhaltenstherapie*, die Folgen der Ichschwäche im Verhalten zu beeinflussen.

7.1 Die hysterische Charakterneurose

Begriff und Geschichte der Hysterie

Hysterie ist eine traditionelle Bezeichnung für ein multiformes Krankheitsbild mit Bewußtseinsstörungen und körperlichen Symptomen, das bei einer zur Dramatik und Selbstdarstellung neigenden Persönlichkeit vorkommt. Die Bezeichnung stammt von Hippokrates, der die Gebärmutter (hystera [griech.]) als den Entstehungsort der Hysterie betrachtete. Die körperlichen Symptome der Hysterie beruhen auf einer Konversion; sie werden heute als eine besondere Manifestation der Organneurosen, als **Konversionsneurosen** (Kap. 9.1) betrachtet, wobei man inzwischen weiß, daß Konversionen nicht spezifisch für hysterische Persönlichkeiten sind. Wenn man die Konversionsneurosen aus dem Hysteriesyndrom herausnimmt, dann wird der Begriff der "hysterischen Neurosen" sehr viel enger gefaßt als in früheren Zeiten und auf neurotische Bewußtseinsstörungen, die **dissoziativen Neurosen** (Kap. 8.4), begrenzt. Doch auch diese beruhen durchaus nicht alle auf hysterischen Persönlichkeiten, sondern sind viel häufiger als Borderline-Störungen zu betrachten. Der Begriff Hysterie läßt sich damit also weder als nosologische Krankheitseinheit noch als pathogenetische Entität halten. Er gibt eine Krankheitseinheit vor, wo es sich um vielfältige Syndrome mit unterschiedlichem Hintergrund handelt und ist deshalb heute aus dem wissenschaftlichen Sprachgebrauch verschwunden.

Die hysterische Charakter-Pathologie

Geblieben ist im psychoanalytischen Sprachgebrauch die Bezeichnung "hysterisch" für eine spezielle Form der neurotischen Konfliktverarbeitung, die hysterische Charakter-Pathologie. Sie bildet als *hysterische Persönlichkeit* die Matrix für die Entstehung verschiedenartiger Neuroseformen oder ist als **hysterische Charakterneurose** selbst Anlaß für psychotherapeutische Interventionen. Sie wird auch als histrionische Persönlichkeitsstörung (DSM-III; histrion [griech.]: der Schauspieler) bezeichnet. Sie ist die Folge eines bestimmten Verarbeitungsmodus von Konflikten. Er ist durch ausgeprägte Verdrängungsmechanismen gekennzeichnet, so daß die Wahrnehmung, das Denken, das Gedächtnis, die Affektivität und die Identität dissoziiert wirken[98]:

- *Wahrnehmungsdissoziation*: Wahrnehmungen, die unangenehm sind, werden nicht aufgenommen oder nicht behalten,
- *Dissoziation des Denkens*: Hin- und Hergleiten zwischen Wunschdenken und Wirklichkeitsdenken, symbolischem und logischem Denken,
- *Affektdissoziation*: Überspielen von Gefühlzuständen durch Scheinaffekte,
- *Identitätsdissoziation*: Eine nach außen gezeigte Persönlichkeit und das innere Selbstgefühl stimmen nicht überein ("anders sein als scheinen"). Diese Identitätsbrüchigkeit betrifft insbesondere auch die Geschlechtsidentität: Das äußere Gehabe wird übersteigert und ist nicht sicher von innen getragen.

---

[98] Sigmund (1994)

Die "typisch hysterische" Wesensart ist die Folge der dissoziativen, auf Verdrängungen beruhenden Konfliktverarbeitung. Typische Hysteriker sind übermäßig *lebhaft, sprunghaft und unbeständig*. Sie sind leicht zu begeistern und zu beeinflussen. Sie wirken exaltiert und bisweilen unecht. Ihre Schilderungen sind dramatisierend. Sie brauchen ein Publikum, setzen sich "in Szene", spielen oft die Rolle des Hilflosen oder des Opfers. Sie sind leicht erregbar, übertrieben in der Äußerung von Gefühlen und neigen zu unerwarteten und heftigen Gefühlsaufwallungen. Im Kontakt wirken sie anziehend, erwecken Interesse und haben eine *schillernde, erotisch ansprechende Ausstrahlung*. In der Sexualität erscheinen sie zunächst begehrlich und verführerisch, können oft aber nicht sexuell genießen.

Durch ihre *Unbeständigkeit in Beziehungen und Einstellungen* sind ihre Beziehungen unbefriedigend, problem- und konfliktbeladen. Enttäuschungen und Beziehungsabbrüche sind häufig. In krisenhaften Zuspitzungen entstehen Suiziddrohungen und suizidale oder parasuizidale Handlungen. Aus dem Gefühl chronischer Unzufriedenheit entwickelt sich oft Alkohol- und Tablettenmißbrauch.

Diagnose und Psychodynamik

Die hysterische Charakter-Pathologie hat das Interesse der Menschen seit Alters her fasziniert, sie hat aber auch zu einer Fülle von Vorurteilen und Diffamierungen geführt. Die Aufklärung der psychischen Ursache des hysterischen Verhaltens durch Freud und Breuer[99] markiert den Beginn der Psychoanalyse. Seither hat sich das Konzept weiter gewandelt. Aus psychoanalytischer Sicht ist die Diagnose einer hysterischen Persönlichkeit bzw. Charakterneurose nur unter bestimmten *Voraussetzungen* gerechtfertigt:

- Das zentrale Moment ist die Abwehr eines *ödipalen sexuellen Konfliktes durch Verdrängung* (Kap. 2.2, 4.3). Das maßgebliche Motiv für die Verdrängung sind Schuldgefühle, die aus dem "Ödipuskomplex", aus der ungelösten Ambivalenz im Beziehungsdreieck zwischen dem Betroffenen und beiden Eltern entstehen und mit Gewissensängsten verbunden sind: Den einen Elternteil zu begehren führt zum Haß gegen den anderen.

- Das *hysterische Selbstwertproblem* hat "ödipales" Niveau, d.h., es entsteht durch die Verdrängung des sexuellen Begehrens und der konflikthaften sexuellen Orientierung. Sie ist auch die Ursache für das "dissoziative" hysterische Wesen - die Unbeständigkeit, Beeinflußbarkeit, die Unechtheit, den Drang zur Selbstdarstellung. Aus der Verdrängung wesentlicher Selbstaspekte entsteht eine verzweifelte Suche nach Anerkennung und das Bedürfnis zur Imitation (hysterische Identifizierung) - beides Versuche, eine verdrängte Identität durch Anlehnung an andere zu ersetzen.

Hysterische Persönlichkeit und klinische Syndrome

Früher wurden Konversionsneurosen (Kap. 9.1) und dissoziative Neurosen (Kap. 8.4) unter dem Begriff Hysterie zusammengefaßt und auf hysterische Persönlichkeiten zurückgeführt. Tatsächlich neigen hysterische Persönlichkeiten besonders häufig zu Konversionsneurosen. Auch neurotische Bewußtseinsstörungen kommen häufig bei hysterischen Persönlichkeiten vor. Die früher angenommene *Regelhaftigkeit* der Verknüpfung hat sich aber *nicht bestätigt*. Einerseits kommen beide Syndrome nicht selten auch bei anderen Persönlichkeitskonfigurationen vor. Andererseits entstehen bei

---

[99] Freud und Breuer (1895)

der Dekompensation der hysterischen Charakterabwehr auch Depressionen, Zwangsneurosen und funktionelle Sexualstörungen.

Abgrenzung der hysteriformen Borderline-Persönlichkeit
Je auffälliger das "hysterische" Verhalten ist, desto berechtigter ist der Verdacht, daß dahinter eine schwere Entwicklungs-Pathologie verborgen liegt. In diesen Fällen kann das hysterisch wirkende Verhalten die Folge einer Identitätsdiffusion (statt einer Identitätsdissoziation) sein, die in Verlassenheitssituationen aufkommt. Das Agieren beruht auf einer Ichschwäche (und nicht auf einer unbewußten Inszenierung verdrängter Vorstellungen) oder dient dem Versuch, die narzißtische Grundstörung zu kompensieren, d.h., es ist ein Anklammerungsverhalten, um das Selbst zu schützen. Die scheinbare ödipale Dreiecksstruktur der Beziehungen erweist sich bei diesen Patienten bei genauerer Klärung als das Ergebnis von Affekt- und Objektspaltungen, also als Unvermögen, gegensätzliche Aspekte von Beziehungen in ein und derselben Beziehung zu integrieren. Um andere Menschen zu binden, werden solche Beziehungen sexualisiert. Diese Persönlichkeitskonstellationen werden hier als *hysteriforme Borderline-Persönlichkeiten* (Kap. 4.1, 7.3) bezeichnet. Synonyme Begriffe sind infantile Persönlichkeit[100] oder maligne Hysterie[101]. Die Bezeichnung Borderline-Persönlichkeit "mit hysterischer Abwehr" ist problematisch, wenn man - wie in diesem Buch - den hysterischen Abwehrmodus im Zusammenhang mit ödipaler Schuldabwehr definiert.

Behandlung
Seit Beginn der Psychoanalyse ist die **psychoanalytische Behandlung** der hysterischen Charakter-Pathologie eine ihrer wichtigsten Indikationen. Die Behandlung zielt darauf ab, die Fixierung der psychischen Entwicklung im Ödipuskomplex zu lösen und reifere Formen der Konfliktverarbeitung zu eröffnen. Dazu wird durch häufige, regelmäßige Behandlungen im Liegen, freie Assoziation, Einhaltung der psychoanalytischen Abstinenz, Widerstandsdeutung usw. eine Übertragungssituation gefördert, in der sich die ödipalen Konflikte abbilden und in ihren Verzweigungen - negativer und positiver Ödipuskomplex, Beziehungs-, Trieb- und narzißtische Konflikte - durchgearbeitet werden können. Zentrale Themen sind dabei Verführung und Enttäuschung. Das Problem der Behandlung liegt in der Neigung hysterischer Patienten, ihre verdrängten Konflikte - vor allem ihre Beziehungssehnsucht - außerhalb und innerhalb der Behandlungssituation zu inszenieren. Mit diesem "Agieren" wehren sie sich unbewußt gegen den Schmerz, der darin besteht, daß sie jetzt vom privaten Leben des Psychoanalytikers ausgeschlossen sind, wie sie einst in der ödipalen Entwicklung aus der Intimität zwischen den Eltern ausgeschlossen waren.

Von seiten der **Verhaltenstherapie** liegt der Schwerpunkt im Umgang mit hysterischen Patienten darin, ihren Selbstinszenierungen den Boden zu entziehen und ggf. durch Ignorieren und Umlernen zu verändern.

---

[100] Kernberg (1978)
[101] Zetzel (1968)

7.2 Die narzißtische Persönlichkeitsstörung und narzißtische Krisen

Zur Verwendung des Begriffs Narzißmus
In seinem ursprünglichen Sinne wird der Begriff **Narzißmus** in Anlehnung an die griechische Sage des Jünglings Narziß gebraucht, der sich in sein eigenes Spiegelbild verliebte. In diesem Sinne bedeutet Narzißmus Selbstverliebtheit oder Selbstliebe, die das Pendant zur Objektliebe ist und im Erleben eines jeden Menschen ihren Platz hat. Im *psychopathologischen* Sinne bezeichnet er *Störungen der Selbstliebe und darüber hinaus des Selbstgefühls*, die sich in einer auffälligen und übermäßigen Art der Selbstbezogenheit äußern. Aus der Sicht der Psychoanalyse handelt es sich dabei um eine Abwehr von Fragmentierungsängsten, d.h. Ängsten vor Selbstverlust.

Der Narzißmus als eine Störung des Selbstgefühls ist eine der Grundformen der neurotischen Pathologie. In diesem Zusammenhang bezeichnet der Begriff **narzißtische Störung** ein *ätiologisches Konzept*. Die Entstehung und die Struktur narzißtischer Störungen wurden im Kap. 4.2 dargestellt. Sie bilden die Basis für verschiedene neurotische Syndrome, insbesondere für neurotische Depressionen und psychovegetative Störungen.

Daneben hat der Narzißmus immer stärker auch die Bedeutung eines *klinischen Konzeptes* erhalten. In diesem Zusammenhang wird der Begriff **narzißtische Persönlichkeitsstörung**[102] oder, synonym, *narzißtische Neurose* verwendet. Er bezeichnet eine bestimmte Charakter-Pathologie, bei der das unsichere Selbstgefühl selbst, die narzißtische Charakterabwehr oder die Folgen z.B. in den zwischenmenschlichen Beziehungen Leidensdruck erzeugen. Die Selbstunsicherheit kann Zuspitzungen erfahren und sich zu **narzißtischen Krisen** entwickeln.

Erscheinung der narzißtischen Persönlichkeitsstörung
Das auffälligste und maßgebliche Merkmal der narzißtischen Persönlichkeit und - in der ausgeprägteren Variante - der narzißtischen Persönlichkeitsstörung ist das *unrealistische Selbstwertgefühl*. Es äußert sich entweder in übersteigerten Empfindungen der Größe und Einzigartigkeit der eigenen Person oder in ebenso übertriebenen Kleinheits- und Minderwertigkeitsgefühlen. Beide Einstellungen können einander abwechseln: Die Erhabenheit eines Selbstgefühls, das von Größenphantasien und Selbstüberschätzung getragen ist, stürzt aus geringem Anlaß - einer Kritik, einem Mißerfolg, einer Enttäuschung - völlig in sich zusammen und gibt Empfindungen Raum, ein absolutes Nichts, ein Versager zu sein.

Zum Ausgleich des labilen Selbstgefühls leben die Betroffenen in auffälliger *Selbstbezogenheit*, in der ständigen Sorge um sich selbst, um ihr Ansehen, Aussehen, Macht und Wohlstand. Sie entwickeln Techniken, um sich Bewunderung und Anerkennung zu sichern, auf die sie sich in ihrer Selbstunsicherheit angewiesen fühlen und die ihren Anspruch bestätigt, großartig zu sein: Sie verschaffen sich einflußreiche Positionen, erbringen hervorragende Leistungen, schaffen Abhängigkeiten. Dabei bleibt oft verborgen, daß es ihnen weniger um die Freude an einer Tätigkeit geht, weniger um Interesse an den Dingen als um den Erfolg, den sie sich mit Leistung und Wissen verschaffen können und der ihre Einzigartigkeit bestätigen soll.

---

[102] Kohut (1973), Kernberg (1978)

Narzißtische Kollusion

Ebenso bleibt durch die gute soziale Anpassung oft die *Beziehungsstörung* verborgen, die eine Folge der Selbstbezogenheit ist: Die Beziehungen sind dadurch geprägt, daß andere Menschen für sie mehr die Funktion erfüllen, ihr Selbstwertgefühl durch Bewunderung und Verfügbarkeit aufzufüllen, als daß ein lebendiges, warmes Interesse an ihnen besteht. Es fehlt an Einfühlungsvermögen, Teilhabe und emotionalem Austausch. Partner werden idealisiert, solange sie einen bewundern oder an ihrer vermeintlichen Großartigkeit teilhaben lassen, aber sie werden entwertet, kühl und herablassend behandelt oder fallengelassen, wenn sie ihre Aufgabe als Selbstobjekt des Narzißten nicht mehr erfüllen - wenn sie eine eigene Meinung vertreten, Kritik äussern, eigene Bedürfnisse vertreten. Oder es wird ein Partner, eine Partnerin gewählt, die der eigenen Großartigkeit entsprechen und diese potenzieren.

Von den Partnern können solche Beziehungen ausbeuterisch erlebt werden und zerbrechen. Oft bestehen aber *narzißtische Kollusionen*[103], in denen die Partner selbst - aus eigener narzißtischer Bedürftigkeit - die Abhängigkeit suchen und als Bewunderer an den Erfolgen des Bewunderten teilnehmen oder in denen sie den Partner als Potenzierung ihrer eigenen Größe erleben. Diese narzißtischen Dyaden können über lange Zeit Bestand haben; da aber kein tieferes Interesse an der Person des anderen besteht, sind sie nicht belastungsfähig und scheitern, wenn Attraktion, Macht oder Erfolg verblassen und sich ein attraktiveres Selbstobjekt in Gestalt einer (eines) Jüngeren, Schöneren, Erfolgreicheren anbietet.

Narzißtische Krisen

Der Zusammenbruch der narzißtischen Charakterabwehr tritt ein, wenn Bewunderung und Anerkennung ausbleiben, wenn die narzißtische Partnerschaft zerbricht, die körperliche Form verblaßt, geistige Spannkraft nachläßt, wenn der soziale Erfolg sich nicht mehr einstellt oder sich das Alter ankündigt. Dann entstehen *bedrohliche Krisen*[104]: Krisen nach Trennungen, Kränkungen, Enttäuschungen, Krisen, wenn die höchste Stufe der Karriere erreicht ist, wenn die Kinder aus dem Haus gehen, Krisen der Lebensmitte oder wenn die Pensionierung bevorsteht. Die Betroffenen stürzen in tiefe Verzweiflung, erleben ihr Leben leer und sinnlos und sind zutiefst enttäuscht von sich selbst und ihrem Leben. Sie greifen zu Medikamenten, Alkohol, werden depressiv und suizidal. Manchmal treten als Zeichen der *Selbst-Fragmentierung*, d.h. eines beginnenden Selbstverlustes sogar leichtere psychotische Zustände auf, insbesondere Beziehungsideen und Verfolgungserlebnisse. In diesen Angriffen auf das Selbst äußert sich auch eine tiefgründige *narzißtische Wut*, die ursprünglich nach außen gerichtet ist gegen Menschen, die einem eine Niederlage, eine Kränkung oder einen Verlust zugefügt haben. Diese Wut wird - wie bei der Depression (Kap. 8.1) - gegen die eigene Person gerichtet und verstärkt die Selbstentwertung. Auf diese Weise entsteht ein Zirkel, der schließlich in *Suizidhandlungen* münden kann.

Psychodynamik

Die Entstehung und Struktur der narzißtischen Persönlichkeit wurden im Kap. 4.2 besprochen. Sie beruht auf einer Störung der Autonomieentwicklung im Konflikt zwischen Selbständigkeitsbedürfnissen und Abhängigkeitsbedürfnissen, zwischen Trennungswunsch und Angst vor Objektverlust. Dadurch mißlingt die im 2. und 3. Le-

---

[103] Willi (1975)
[104] Henseler (1974)

bensjahr notwendige Stabilisierung des Selbstgefühls. Allerdings bleibt die mit der frühen Individuationsentwicklung erworbene Grundsicherheit (Kohärenz) des Selbstgefühls unangetastet. Außerdem ist die Entwicklung soweit vorangeschritten, daß narzißtische Verwundungen durch Kränkungen, Verletzungen, Demütigungen usw. bis zu einem gewissen Grade *verdrängt bzw. verleugnet* werden können, so daß eine narzißtische Grundstabilität gewährleistet wird.

Die spezifisch **narzißtische Angst- und Abwehrkonstellation** ist durch folgende Merkmale gekennzeichnet: Die Basis ist eine *Fragmentierungsangst*, d.h. eine Angst, das Selbstgefühl nicht aufrechterhalten zu können, wenn keine bewundernden, stützenden Personen anwesend sind. Daraus resultiert die *Objektabhängigkeit* mit unentwegter Suche nach Anerkennung und Bestätigung, bzw. die Verleugnung der Abhängigkeit durch *Entwertung der Objekte* und die Verwendung der Beziehungspartner als Selbstobjekt. Aus dieser Art der narzißtischen Objektbeziehung entsteht die Angst, das stützende Objekt zu verlieren, die *Objektverlustangst*. Zum Schutz vor Objektverlust und Verlustangst werden unbewußte *Größenphantasien* gebildet und die Selbstobjekte idealisiert. Um die Zuwendung und die Anerkennung zu sichern, wird die Autonomie verleugnet; es entsteht ein *"falsches Selbst"*.

Abgrenzung

Die narzißtische Charakter-Pathologie, wie sie hier beschrieben wird, ist eine relativ reife Störung des mittleren Entwicklungsniveaus zwischen "klassisch" neurotischer und Borderline-Pathologie. Sie erlaubt trotz des versteckten subjektiven Leidensgefühls und der Beziehungsstörungen eine gute soziale Anpassung. Der Boden dafür wird in einer Entwicklungsperiode gelegt, in der die Basalentwicklung der Persönlichkeit weitgehend abgeschlossen ist. Von dieser narzißtischen Charakter-Pathologie sind abzugrenzen

- der Narzißmus auf Borderline-Niveau, d.h. die *narzißtische Borderline-Persönlichkeit* (Kap. 4.1), die aus einer umfassenden Entwicklungs-Pathologie entsteht und bei der das Selbst noch keine ausreichende Grundstabilität (Kohärenz) gefunden hat;
- der *Narzißmus hysterischer Persönlichkeiten* (Kap. 7.1), der ein ödipales Niveau hat und aus der Verdrängung der Sexualität und Rollenvorstellungen entsteht.

Wir grenzen die narzißtische Persönlichkeit bzw. Persönlichkeitsstörung auch von der *depressiven Persönlichkeit* (Kap. 8.1) ab, der im wesentlichen autoaggressiv verarbeitetete Triebkonflikte zugrunde liegen.

Behandlung

Analytische Psychotherapie: Von der Psychoanalyse wurde der Narzißmus zunächst als ein psychotisches Phänomen betrachtet und für unanalysierbar gehalten[105]. Erst Jahrzehnte später[106] erkannte man im Narzißmus den Kern einer spezifischen Charakter-Pathologie. Patienten mit narzißtischen Störungen bilden heute eine Hauptgruppe der Klientel in der analytischen Psychotherapie. In der Behandlung entwickeln sich *narzißtische Übertragungen*: Die Idealisierung des Behandlers oder die Verwendung des Behandlers als Selbstobjekt, das die einzige Funktion hat, die Selbstidealisierung des Patienten zu bestätigen.

---

[105] Freud (1914)
[106] Insbesondere seit den Arbeiten von Kohut in den 60er Jahren

In der analytischen Behandlung werden diese Übertragungen entweder zur vollen Entwicklung gebracht und dann nach und nach in ihrer Abwehrfunktion analysiert, um die darunterliegenden pathogenen Beziehungserfahrungen zu aktivieren und zu verändern; es handelt sich dabei, wenn man tatsächlich eine Strukturänderung erreichen will, um langfristige Behandlungen, die durch eine dichte Stundenfrequenz gefördert werden. Oder sie werden in einem tiefenpsychologischen Konzept (Kap. 15.2) als Basis für eine Unterstützung und Nachreifung des Selbstgefühls verwendet. In diesen meist kürzeren und weniger dichten Behandlungen kann es gelingen, krisenhafte Zuspitzungen aufzufangen und den Patienten zu helfen, ihre narzißtische Abwehr wieder aufzurichten und zu stärken. Das Problem liegt darin, daß es in den Behandlungen zur narzißtischen Kollusion kommen kann mit gegenseitiger Idealisierung, die letztlich unfruchtbar ist, oder daß als Reaktion auf die Selbstidealisierung des Patienten und sein unstillbares Bedürfnis nach Bewunderung schwer erträgliche (aversive) Gegenübertragungen entstehen können, die einen tieferen, therapeutisch wirksamen Kontakt verhindern.

Die **Verhaltenstherapie** geht das labile Selbstgefühl der narzißtischen Patienten vor allem mit Verfahren an, die die soziale Kompetenz stärken und sich damit positiv auf das Selbsterleben auswirken. Beispielhaft sei das *Selbstsicherheitstraining* genannt.

Die Besonderheiten der psychotherapeutischen *Krisenintervention*, insbesondere bei Suizidalität, werden im Kap. 10.5 und 19.2 dargestellt.

7.3 Die Borderline-Persönlichkeitsstörung und das Borderline-Syndrom

Geschichte und Bezeichnung

"Grenzfälle" im Übergangsbereich zwischen den klassischen Neurosen und den Psychosen haben die Psychoanalyse schon lange beschäftigt. Zuerst wurden im deutschsprachigen Bereich die sog. Impulsneurosen[107], die "Als-ob-Persönlichkeiten"[108] und die "schizoiden Neurosestrukturen"[109] beschrieben. Seit den 70er Jahren gewann die psychoanalytische Behandlung von Borderline-Patienten in der deutschsprachigen Psychotherapie unter dem Einfluß amerikanischer Konzepte[110] eine immer größere Bedeutung und wurde zu einem wichtigen Arbeitsfeld. Daran scheint eine tatsächliche Zunahme der behandlungsbereiten Borderline-Patienten und ein besseres Verständnis ihrer Pathologie durch die sich verbreitende Theorie der Objektbeziehungen beteiligt gewesen zu sein.

Der Borderline-Begriff wurde im Kap. 4.1 erörtert. Ebenso wie der Narzißmus-Begriff hat er eine ätiologische und eine klinische Bedeutung:

- Im *ätiologischen* Zusammenhang bezeichnet der Begriff **Borderline-Störung** eine bestimmte Entwicklungs-Pathologie, eine der drei ätiologischen Grundmuster der Neurosenentstehung.

---

[107] Reich (1925)
[108] Deutsch (1934)
[109] Schultz-Hencke (1940)
[110] Kernberg (1975), Blanck und Blanck (1974) u.v.a.

- Im *klinischen* Zusammenhang bezeichnet er mit der **Borderline-Persönlichkeitsstörung** eine Charakterneurose und mit dem **Borderline-Syndrom** ein klinisches Bild, das man als Symptomneurose beschreiben oder - wie es hier geschieht - als eine spezielle Variante der Borderline-Persönlichkeitsstörung auffassen kann.

Erscheinung der Borderline-Persönlichkeitsstörung

Das Hauptmerkmal der Borderline-Persönlichkeitsstörung ist die *Instabilität im Erleben, Verhalten und in den zwischenmenschlichen Beziehungen*. Die Patienten wirken - als Folge ihrer Ichschwäche - unstet, unbeständig, impulsiv und bisweilen offen chaotisch. In ihrem affektiven Erleben sind sie - entsprechend ihrem gespaltenen Selbst - labil, einmal dysphorisch verstimmt, ein andermal optimistisch heiter. Sie neigen zu affektiven Ausbrüchen, vor allem zu Wutausbrüchen. Infolge der geringen Kohärenz ihres Selbst ist ihr Selbstgefühl äußerst zwiespältig und ihre Einstellung zu sich selbst, den Dingen und Fragen des Lebens wechselhaft. Sie schwanken zwischen bizarren Größenideen und massiver Selbstentwertung, zwischen begeistertem Interesse und gelangweiltem Desinteresse. Veränderungen ihrer Einstellungen werden von ihnen zwar kognitiv erkannt, aber emotional verleugnet, d.h., es wird ihnen keine Bedeutung gegeben. So wirkt ihr Gefühlsleben flach und unerfüllt.

Ihre *Beziehungen sind in mehrfacher Weise belastet*: Ihr Interesse für Menschen ist oberflächlich und emotional distanziert. Sie neigen dazu, Beziehungen mit dem Ziel einzugehen, andere zu "benutzen", um sich Sicherheit zu schaffen und ihre Bedürfnisse zu befriedigen, und die Beziehungen fallen zu lassen, wenn sie "ausgeschöpft" sind. Ebenso idealisieren sie Menschen in zum Teil bizarrer Weise, um sie bald darauf zu entwerten, wenn sie als Selbstobjekt nicht mehr taugen. Sie nehmen einen solchen Wechsel zwar wahr, aber sie verleugnen ihn emotional. Beschäftigt mit der Aufrechterhaltung ihres labilen inneren Gleichgewichtes und im Kampf gegen ihr inneres Chaos fehlt ihnen Mitgefühl und Einfühlung in das Erleben anderer. Stattdessen werden andere Menschen projektiv verzerrt im Dienste der eigenen Spaltungsabwehr wahrgenommen: Die einen erscheinen als die Guten, werden idealisierend verklärt, andere herablassend entwertet, im Grunde feindlich erlebt. Auf diese Weise belastete Beziehungen haben selten Bestand. Es entsteht eine Bindungsschwäche und ein Mangel an emotional wärmenden, bereichernden Erfahrungen, aus dem einerseits eine chronische Sehnsucht nach menschlicher Nähe, andererseits eine Unerfahrenheit im zwischenmenschlichen Kontakt resultiert.

Psychodynamik

Struktur und Dynamik der Borderline-Störungen sind im Kap. 4.1 ausführlich dargestellt worden. Dort wurden als die wichtigsten Merkmale der Borderline-Struktur angegeben

- die Fixierung im Stadium der *Teilobjekt-Beziehungen*, d.h. der Vorstellung von teilobkejten, mit mangelnder Kohärenz des Selbst und *Identitätsdiffusion*,
- die *Spaltungsabwehr* mit der Folge einer spezifischen *Ichschwäche* und einer Polarisierung der Selbst- und Objektvorstellungen in gut und böse.

Die Störung beruht auf Beeinträchtigungen der frühen Individuationsentwicklung und hat zur Folge, daß das Selbstgefühl nur in Anwesenheit von Personen aufrechterhalten werden kann, die zwei Funktionen erfüllen:

- Sie dienen als Projektionsfiguren für die "bösen" inneren Objekte und entlasten damit vom bedrohlichen und chaotischen inneren Erleben,

- oder sie werden durch Projektion der "guten" inneren Bilder zu allmächtigen Idealobjekten, die vor dem inneren Chaos schützen.

Dadurch reduziert sich der zwischenmenschliche Kontakt auf funktionale Beziehungen. Das führt zu einer Verarmung des inneren Erlebens und der Beziehung zu anderen Menschen. Die daraus entstehende innere Leere wird - verbunden mit der spaltungstypischen Ichschwäche - durch oberflächliche Interessen oder chaotisches Agieren, Verleugnung emotionaler Wahrnehmungen, Imitation und Sexualisierung von Beziehungen verdeckt. Je nach der Art der vorherrschenden Weiterverarbeitung der Borderline-Pathologie gibt es neben der Borderline-Persönlichkeitsstörung noch drei weitere Varianten (vgl. auch Kap. 4.1):

- Die *schizoide Persönlichkeitsstörung* (Kap. 8.5), in der die Verletzlichkeit im zwischenmenschlichen Kontakt wahrgenommen und durch andauernde Distanzierung aus den Beziehungen verarbeitet wird.

- Die *narzißtische Borderline-Persönlichkeitsstörung* (Narzißmus auf Borderline-Niveau), in der die Selbstgefühlsstörung im Vordergrund steht und durch typisch narzißtisch wirkende Abwehrkonstellationen weiterverarbeitet wird: durch Lockerung des Realitätsbezuges, bizarre Größenphantasien, ausgeprägte Formen von Idealisierung und Entwertung, Verleugnung und omnipotente Kontrolle - Verarbeitungsformen, in denen sich die Spaltung der inneren Welt in "nur gute" und "nur schlechte" Vorstellungen vom Selbst und den Objekten manifestiert.

- Die *hysteriforme Borderline-Persönlichkeitsstörung* (infantile Persönlichkeit, maligne Hysterie). Sie ist gekennzeichnet durch Agieren und Sexualisierung von Beziehungen. Dabei handelt es sich um Folgen der Ichschwäche und mangelnden Impulskontrolle einerseits, um Versuche, andere zu kontrollieren und zu binden andererseits. Im Zusammenwirken mit der Spaltung in "gute" und "schlechte" Beziehungen entsteht insgesamt eine Konstellation, die bisweilen vom Ödipuskomplex schwer unterscheidbar ist, jedoch der Sicherung des Selbstgefühls dient und nicht der ödipal-sexuellen Triebbefriedigung.

Entstehung klinischer Symptome: Das Borderline-Syndrom

Die Borderline-Persönlichkeitsstörung ist aufgrund der basalen Ichschwäche mehr als andere Charakterneurosen bedroht, unter Belastungen zu dekompensieren. **Auslösesituationen** sind eine Vielfalt kleiner und kleinster Verletzungen des fragilen Selbst- und Sicherheitsgefühls durch alltägliche Belastungen, Probleme und Konflikte. Insbesondere bewirken natürlich Kränkungen und die Trennung von stützenden Beziehungspersonen, die destruktive Impulse, Wutaffekte, Verlassenheits- und Verfolgungsängste hervorrufen, eine Dekompensation.

Ein breites Spektrum möglicher klinischer Symptome kann infolge der Desintegration als Ausdruck einer *akuten Erkrankung*, des **Borderline-Syndroms**, in Erscheinung treten. Manchmal steht ein einzelnes Symptom im Mittelpunkt, so daß man zunächst an eine "reifere" Neurose denkt, z.B. bei chronischen, allerdings dann bisweilen wahnhaft anmutenden Zwangssyndromen. Häufiger bestehen zwei oder drei der folgenden Beeinträchtigungen nebeneinander. Bisweilen häufen sich aber auch die Symptome, so daß ein chaotisches Gesamtbild entsteht, das als **Panneurose** bezeichnet wird.

1. Es kommt zur Verstärkung der bereits in der Persönlichkeitsstörung sichtbaren Verhaltens- und Erlebnisstörungen, die auf Spaltungen, Ausagieren von Impulsen und Affekten, entwertendem Rückzug usw. beruhen. Es sind dies insbesondere

- *Kontaktabbrüche*,
- *Affekt- und Impulsdurchbrüche* als Ausbrüche überwältigender Wut, Selbstbeschädigung und Selbstverletzung, sexuelle und durchbruchartige perverse Handlungen, Alkohol- und Drogenexzesse.

2. Daneben bewirkt das Erleben der Desintegration selbst oder der Bedrohung durch die Desintegration,

- *panische Angst*,
- *depressive Leeregefühle*,
- *Fragmentierungserlebnisse*: Derealisation und Depersonalisation
- und eine Lockerung des Realitätsbezuges mit vorübergehenden *wahnartigen Beziehungserlebnissen* und vorübergehenden Halluzinationen.

3. Zur Abwehr der Desintegrationserlebnisse werden neurotische Abwehrmodi eingesetzt; es handelt sich dabei um Versuche, die aus der Desintegration entstehende Angst zu binden und dem Verlust des Selbstgefühls entgegenzuwirken. Auf diese Weise entstehen multiple psychische und körperliche Symptome, insbesondere

- *bizarre Konversionssymptome*, z.B. generalisierte oder anfallsartige Bewegungsstörungen,
- *hypochondrische Befürchtungen*,
- *multiple phobische Ängste*,
- *Zwangsgedanken*,
- *dissoziative Bewußtseinsstörungen*.

Abgrenzungen und Differentialdiagnostik

Mehrfach wird in diesem Buch auf die Abgrenzung der Borderline-Pathologie hingewiesen; es sei deshalb auf die entsprechenden Abschnitte verwiesen, insbesondere auf die Abgrenzung gegenüber

- dem Narzißmus als umgrenzter Pathologie des Selbst (Kap. 4.2 und 7.2),
- der hysterischen Persönlichkeitsstörung (Kap. 7.1).

Im übrigen werden spezielle Manifestationsformen der Entwicklungs-Pathologie bei den einzelnen klinischen Syndromen dargestellt. Besonders sei auch die Bedeutung der narzißtischen Borderline-Persönlichkeit für die Entstehung der psychosomatischen Organerkrankungen hervorgehoben (Kap. 11).

Problematisch ist gelegentlich die **Abgrenzung zwischen Borderline-Pathologie und psychotischer Erkrankung:**

- Maßgeblich für die Unterscheidung ist die Beurteilung der *Fähigkeit zur Realitätsprüfung*[111], d.h. der Fähigkeit, die Unterscheidung zwischen Phantasie und äußerer Wirklichkeit mit Hilfe von logischem Denken u.a. aufrechtzuerhalten. Bei Borderline-Patienten ist der Realitätsbezug nicht dauerhaft gestört und höchstens in Krisen vorübergehend beeinträchtigt. So kann sich z.B. in einer psychotherapeutischen Behandlung eine sog. Übertragungspsychose entwickeln, d.h. auf den Behandler bezogene und auf die Behandlungssituation begrenzte Wahnvorstellungen von mäßiger

---

[111] Frosch (1964), s. Rohde-Dachser (1979) Kap. IV

Intensität. Bei psychotischen Patienten kann man dagegen anamnestisch und in der aktuellen Untersuchungssituation Ausfälle der Realitätsprüfung feststellen.

- Ein weiteres Kriterium ist die *Beurteilung der Abwehr*[112]: Die Borderline-Abwehr, insbesondere die Spaltung, die projektive Identifizierung und die primitive Verleugnung, schützen die "guten", d.h. die liebevollen Beziehungen vor dem Haß der "schlechten" Beziehungsanteile; bei Psychotikern wird dieselbe Abwehr zu einem anderen Zweck eingesetzt: Sie schützt sie vor Verschmelzungserlebnissen in der Beziehung zu anderen und vor dem dadurch drohenden Selbstverlust. Auf Deutungen dieser Abwehr reagieren Borderline-Patienten mit einer Stabilisierung, Psychotiker mit einer Labilisierung ihrer Befindlichkeit in der aktuellen Untersuchungssituation.

- Weitere differentialdiagnostische Möglichkeiten bieten testpsychologische Untersuchungen, insbesondere das Rorschach-Verfahren (ein sog. projektiver Test), und natürlich die Verlaufsbeobachtung.

Behandlung

Das Ziel der **psychoanalytischen Borderline-Behandlung** ist die Integration der polaren Selbst- und Objektvorstellungen zu einem umfassenderen und realistischeren Erleben und insofern die Nachreifung der Persönlichkeit (Kap. 14.3). Im Brennpunkt der Behandlung steht also die typische Borderline-Abwehr, insbesondere Spaltung, Projektion und projektive Identifizierung und Verleugnung. Dabei kommen allerdings sehr verschiedene Strategien zum Tragen:

- Einige Behandlungskonzepte sind mehr supportiv ausgerichtet und stützen die Ichfunktionen, die durch die Spaltungsabwehr geschwächt sind; der Behandler unterstützt den Patienten in der Differenzierung von Wahrnehmungen, in der Einfühlung in das Erleben anderer, im planenden Denken usw. (*Interaktionelle Psychotherapie*[113], Kap. 15.2);

- andere stellen durch Deutungen im Hier und Jetzt Beziehungen zwischen den dissoziierten Ichzuständen, zwischen den liebenden und hassenden Selbstanteilen des Patienten her (*Expressive Psychotherapie*[114], Kap. 15.2);

- wieder andere sind mehr oder weniger unveränderte Anwendungen der traditionellen psychoanalytischen Behandlungstechnik auf der Basis der neueren Objektbeziehungstheorie. Sie analysieren die Manifestation der Spaltungsabwehr in der Übertragung (*Analytische Psychotherapie*[115], Kap. 15.1).

Daneben spielt vor allem die **stationäre Psychotherapie**[116] eine wichtige Rolle bei der Behandlung von Borderline-Patienten: Sie verbindet psychoanalytisch fundierte Interventionen mit der Möglichkeit, die innere chaotische Welt durch Ausdruckstherapien (z.B. Maltherapie) zu ordnen und mit der Möglichkeit zum sozialen Lernen in der Stationsgemeinschaft.

Das soziale Lernen ist der Kern der **Verhaltenstherapie** bei Borderline-Patienten. Das Ziel ist die Erweiterung der sozialen Kompetenz, z.B. durch ein Selbstsicherheitstraining. Daneben spielen Unterstützungen bei der Realitätswahrnehmung und Umlernen selbstschädigender Verhaltensweisen eine Rolle.

---

[112] Kernberg (1975) Kap. 5.3
[113] Heigl-Evers und Heigl (1973)
[114] Kernberg (1989)
[115] Rosenfeld (1990)
[116] Lohmer (1988)

7.4 Die masochistische Grundeinstellung (Psychischer Masochismus)

Zur Bezeichnung

Als *Masochismus* bezeichnete man ursprünglich eine sexuelle Fehlhaltung, in der die Auslieferung an passiv erlittene Qualen lustvoll erlebt wird. In diesem Sinne fand das Konzept des *sexuellen Masochismus* ursprünglich auch in die Psychoanalyse Eingang[117]: Als ein sexueller Partialtrieb, der durch die Lust, Schmerz zu erleiden, gekennzeichnet ist. Davon wurde bald der moralische - heute sagen wir der *psychische* - *Masochismus* abgegrenzt: Eine psychische Haltung, bei der unbewußt Leid und Schmerz gesucht wird, die aber keine manifest sexuellen Züge trägt.

Im weitesten Sinne bezeichnet man heute alle *selbstschädigenden Einstellungen und Verhaltensweisen* als masochistisch, d.h. Verhalten und Haltungen, die durch bewußt oder unbewußt von den Betroffenen selbst herbeigeführtes Leiden gekennzeichnet sind.[118]

Masochistische Haltungen

Masochistische Persönlichkeiten sind durch eine autoaggressive Grundeinstellung und durch selbstschädigende Verhaltensweisen gekennzeichnet, die sich nicht in sexuellen Verhaltensweisen zu zeigen brauchen. Der Lebensweg und die Beziehungen der Betroffenen wirken wie eine schicksalhafte Verkettung von Leid und Scheitern, Erniedrigungen und Enttäuschungen. Beispiele sind

- von vornherein zum Scheitern verurteilte Partnerschaften, z.B. mit Süchtigen, unter der bewußten Vorstellung, alles werde sich zum Guten wenden, wenn man erst einmal verheiratet sein wird;
- die Unfähigkeit, sich selbst etwas zu gönnen, selbst wenn dazu Mittel und Wege vorhanden wären;
- unentwegte Selbstaufopferung, die oft gar nicht gewollt wird. Zugleich wird jede Art von Hilfe von den Betroffenen zurückgewiesen, wobei sie den anderen ihre auswegslos empfundene Situation jedoch durchaus spüren lassen. Am Ende fühlt der Angesprochene sich verärgert und schuldig, daß er nicht hilft.

Aus der Distanz wird erkennbar, daß die Betroffenen ihr Leid, ihren Kummer oder ihr Scheitern selbst herbeiführen. So neigen sie dazu, Entscheidungen zu ihren Ungunsten zu treffen und andere dazu zu bringen, sie mehr oder weniger rücksichtslos zu behandeln. Manchmal entsteht der Eindruck, als gingen sie angenehmen Erlebnissen und ihrem Erfolg aus dem Wege, als fühlten sie sich nur als Opfer wohl und als würden sie ihre Erniedrigung und ihr Scheitern heimlich genießen.

Psychodynamik

Der psychodynamische Hintergrund des psychischen Masochismus ist vielfältig und läßt sich am ehesten durch entwicklungsdiagnostische Klärung erhellen. Es ist daher nicht berechtigt, von einem masochistischen Persönlichkeitstypus im Sinne einer einheitlichen Psychodynamik zu sprechen.

---

[117] Freud (1905)
[118] Wöller (1994)

- Bei Patienten mit *klassischer neurotischer Störung* ist der Masochismus eine Verarbeitung unbewußter Schuldgefühle, die aus ödipalen und präödipalen Triebkonflikten stammen. Er hat die Funktion der *Selbstbestrafung*. Die Betroffenen verurteilen sich unter dem Druck ihres Überichs für triebhafte Impulse und Bedürfnisse, die häufig direkt sexuellen Inhalt (Inzestwünsche) haben. Häufig beziehen sich die Schuldgefühle auch auf regressiv abgewehrte sexuelle Impulse - zumeist auf sexuell gefärbte anale Bedürfnisse. Aber auch Eifersucht, Rivalität, Geltungssucht, Mißgunst, Neid und viele andere Affekte, Bedürfnisse und Phantasien können unbewußt schuldhaft erlebt und masochistisch verarbeitet werden. Im Prinzip besteht ein Konflikt mit dem Überich, der unbewußte Gewissens-, Straf- oder Liebesverlustangst hervorruft.

- Bei *narzißtischen Patienten* hat der Masochismus dagegen eine ganz andere Funktion: Bei ihnen dient er vor allem dazu, Störungen des Selbstgefühls durch schmerzhalfe Verlusterlebnisse abzuwehren und sich *Sicherheit zu schaffen*. Die masochistische Unterwerfung ist hier ein Versuch, *Trennung und Objektverlust zu vermeiden*. Der Wunsch nach Unterwerfung steht für den Wunsch nach Anwesenheit. Die Selbsterniedrigung verstärkt die Idealisierung des anderen und sichert die Beziehung. Das narzißtische Zusammenspiel von Masochismus und Sadismus und die daraus entstehende gegenseitige Abhängigkeit ist ein weiterer Schritt zur Sicherung der Objektanwesenheit.

- Bei *Borderline-Patienten* erscheint der selbst herbeigeführte physische und psychische Schmerz - die Erniedrigung, die Demütigung, die Mißhandlung - leichter erträglich als der passiv erlittene Schmerz der Verlassenheit, der Hilflosigkeit, der Hoffnungslosigkeit, in der eine Desintegration droht. Statt in der passiven Erwartung des Unglücks zu verharren, wird eine *Wendung von der Passivität in die Aktivität* vollzogen und das Unglück durch Selbstschädigung herbeigeführt. Damit wird die *Integration der Persönlichkeit* gesichert. Wo möglich, werden andere unbewußt manipuliert, eine sadistische Gegenposition zur masochistischen Haltung einzunehmen. Am Ende fühlen die anderen sich schuldig, weil sie die Betroffenen schlecht behandeln. Auf diese Weise können die Betroffenen auch ihre unbewußten Schuldgefühle auf andere abwälzen (projektive Identifikation), die aus destruktiven Phantasien über das verlassende Objekt stammen.

Disposition

In der Lebensgeschichte von Menschen mit ausgeprägten masochistischen Einstellungen findet man eine Häufung traumatisch erlebter Erfahrungen: Uneinfühlsame Strafen, körperliche und wahrscheinlich gehäuft auch sexuelle Mißhandlungen bilden die Basis für eine Entwicklung, in der das Selbstgefühl fragil bleibt und die Neigung bestehen bleibt, sich mit den negativen Erfahrungen zu identifizieren, d.h., sie als ganz natürlich und verdient zu betrachten. Diese Entwicklung wird gefördert, wenn die Umgebung eigene Schuldgefühle über schlechte Behandlungen nicht anerkennt und auf die Betroffenen abwälzt.[119] Beim psychischen Masochismus handelt es sich häufig um eine *traumatogene Störung* (Kap. 12), d.h. um die Nachwirkungen traumatischer Erfahrungen.

---

[119] Ferenczi (1933)

Die "negative therapeutische Reaktion"
Ein besonderes Problem ist der *Masochismus in der Psychotherapie*. Aufgrund ihrer Schuldgefühle oder um sich vor Verlust- und Verlassenheitsängsten zu schützen, können masochistische Persönlichkeiten oft über lange Zeit - trotz sachgerechter Behandlung - keine Verbesserung ihres Leidens zulassen. Man bezeichnet diese Haltung als negative therapeutische Reaktion. Für ihr Verständnis ist es besonders wichtig, diese Haltung nicht einfach mit "unbewußtem Lustgewinn aus dem Leiden" gleichzusetzen, sondern zu erkennen, daß Verbesserungen oft - insbesondere bei narzißtischen Borderline-Patienten - eine Bedrohung sicherheitsgebender innerer und äußerer Arrangements mit sich bringen und deshalb wie eine Gefahr erlebt werden.

Klinische Syndrome mit masochistischer Grundeinstellung

Eine masochistische Grundeinstellung findet man
- bei traumatogenen Störungen (Kap. 12),
- bei neurotischen Depressionen (Kap. 8.1),
- bei psychogenen Schmerzsyndromen (Kap. 9.3),
- bei psychogenen Eßstörungen (Kap. 10.1),
- beim Suchtverhalten (Kap. 10.2),
- beim selbstschädigenden Verhalten (Kap. 10.3),
- und natürlich bei masochistischen Perversionen (Kap. 10.4).

Zur Vertiefung empfohlene Literatur:
Charakterneurose: Hoffmann SO (1986), Reich W (1933), Schultz-Hencke H (1940)
Hysterische Charakterneurose: Mentzos S (1980), Israel L (1983), Sigmund D (1994)
Narzißtische Persönlichkeitsstörung: Argelander H (1972), Henseler H (1974),
   Kohut H (1971)
Borderline-Persönlichkeitsstörung: Kernberg O (1975), Rohde-Dachser (1979)
Masochismus: Wurmser L (1993)

8. Psychoneurosen

> **Psychoneurosen** sind seelische Befindensstörungen auf der Grundlage einer erlebnisbedingten seelischen Fehlentwicklung; es handelt sich also um *neurotische Syndrome mit überwiegend seelischer Symptomatik.*

Bisweilen wird einfach nur von "Neurosen" gesprochen, wenn Psychoneurosen gemeint sind. Dieser Sprachgebrauch ist jedoch unglücklich, denn der Begriff Neurose ist für die Bezeichnung einer bestimmten Krankheitsentstehung (Ätiologie) reserviert. Man sollte ihn nur verwenden, wenn man zum Ausdruck bringen will, daß eine Erkrankung auf einer erlebnisbedingten seelischen Fehlentwicklung beruht (Kap. 3). Die Art der Symptome - seelisch, körperlich, im Verhalten oder im Charakterlichen - ist dabei gleichgültig.

Psychoneurosen

- Depressive Neurosen (Depressives Syndrom)
- Angstneurosen: Panikattacken, phobische Neurosen,
- Hypochondrische Neurosen, generalisierte Angstneurosen
- Zwangsneurosen
- Dissoziative Neurosen (sog. hysterische Neurosen[120])
- Schizoide Neurosen (Derealisationssyndrome)

Häufigkeit und Verlauf

Psychoneurosen sind typische Erkrankungen des frühen und mittleren Erwachsenenalters. Die Schwellensituationen der sozialen Entwicklung wie Trennung von der Primärfamilie, Partnerwahl usw. sind typische Auslösesituationen. Im Kindesalter treten spezielle Neuroseformen auf[121]. Depressive Neurosen und Hypochondrien beginnen häufig auch erst im höheren Lebensalter. Der Spontanverlauf ist bei den meisten Psychoneurosen fluktuierend und stark von psychosozialen Belastungen abhängig. Nur die Zwangsneurosen zeigen einen kontinuierlichen Verlauf. Unbehandelt neigen alle Psychoneurosen zur Chronifizierung. Folgeprobleme wie Alkoholabhängigkeit und Tablettensucht, sozialer Rückzug und Frühberentung sind nicht selten. Bezüglich der Häufigkeit sind die epidemiologischen Forschungsergebnisse recht widersprüchlich. Als Orientierungsgröße kann man annehmen, daß fünf bis zehn Prozent der Bevölkerung[122] an Psychoneurosen leiden. Dabei überwiegen Frauen gegenüber Männern. Die Angstneurosen stellen zusammen mit den Suchterkrankungen die häufigsten psychischen Störungen überhaupt dar.

---

[120] Vgl. die Anmerkung zum Begriff Hysterie im Kap. 7.1 und 8.4
[121] Z.B. Einnässen, Dunkelangst, kindliche Formen der Depression
[122] Schepank (1986); Dilling u.a. (1984)

Ätiologie

Psychoneurosen beruhen - wie alle Neurosen - im wesentlichen[123] auf erlebnisbedingten Entwicklungsdefiziten und unverarbeiteten, unbewußten Konflikten. Entscheidend als Disposition für die Neurosenentstehung ist eine zumeist bis in die Kindheit zurückreichende seelische Fehlentwicklung (Kap. 3.1), daneben bei den traumatogenen Neurosen aber auch später erlittene, neurotisch verarbeitete traumatische Erlebnisse (Kap. 12). Wie im Kap. 3 dargestellt, werden ätiologisch drei Arten der neurotischen Pathologie unterschieden:

1. die *klassischen Neurosen*: ihre Symptome sind *Kompromißbildungen* zwischen Abwehr und abgewehrtem Erleben;

2. die *narzißtischen Störungen*: ihre Symptome sind affektive Begleitreaktionen der *Gefährdung des Selbst* und deren Weiterverarbeitung;

3. die *Borderline-Störungen*: ihre Symptome werden als Folge der *Desintegration* und als kompensatorische Stabilisierungsversuche aufgefaßt.

Zur Diagnostik

Die klinische Diagnose der Psychoneurosen richtet sich nach der *Hauptsymptomatik*. Es gibt Krankheitsbilder, die eine eindeutige Zuordnung erlauben. Bei anderen gehen verschiedene Symptomgruppen ineinander über: Depressionen werden oft als angstvolle Spannungen erlebt, Zwänge können mit Ängsten verbunden, hypochondrische Ängste von Depressionen begleitet sein.

Manchmal ist die **Abgrenzung** zwischen einzelnen Psychoneurosen auch völlig willkürlich, so daß Mehrfachdiagnosen erforderlich sind. Auch die Abgrenzung zwischen Psychoneurosen, Organneurosen und Verhaltensstörungen (vgl. Kap. 9 bzw. 10) ist oft schwierig, weil diese Krankheitsgruppen ebenso wie die einzelnen Syndrome ineinander übergehen: Zur neurotischen Depression gehören definitionsgemäß psychovegetative Symptome wie Schlafstörungen oder Abgeschlagenheit; ebenso sind Angstneurosen fast immer mit herzneurotischen Beschwerden verknüpft. Entsprechendes gilt auch für psychische Begleitsymptome bei Verhaltensstörungen usw. Man muß bei der systematischen Darstellung der klinischen Syndrome diese Einschränkungen vor Augen haben, um die Unterschiede zwischen den klinischen Bildern nicht zu überschätzen.

Das gilt nicht nur für die Erscheinungsform, sondern auch für die **Psychodynamik**. In den Anfängen der psychoanalytischen Forschung bestand die Auffassung, daß bestimmte Krankheiten grundsätzlich durch dieselbe Dynamik zustande kommen, z.B. die Zwangsneurosen durch die Abwehr ödipaler Konflikte unter dem Druck von unbewußten Gewissensängsten. Heute besteht die Erfahrung, daß man aus der Art der Symptomatik nicht auf die Psychodynamik schließen kann. Allein die *Art der neurotischen Persönlichkeit* gibt *Aufschluß über die Psychodynamik*, die einer Psychoneurose[124] zugrundeliegt.

Ebenso kann man aus einer Symptomatik auch nicht ableiten, welche **Art der neurotischen Pathologie** zugrundeliegt. Insbesondere Ängste, Depressionen und Zwänge, die drei Hauptgruppen psychischer Symptombildungen, kommen bei allen drei Grundfor-

---

[123] Zur Erblichkeit vgl. Schepank (1994)
[124] Und ebenso einer Organneurose oder Verhaltensstörung, aber auch einer Charakterneurose bzw. Persönlichkeitsstörung

men der neurotischen Pathologie vor. Maßgeblich für die Zuordnung ist die individuelle Entwicklungsdiagnostik (s. Übersichten im Kap. 3 und 5).

Allgemeines zur Psychotherapie

Zur Behandlung von Psychoneurosen werden alle Formen der Psychotherapie angewandt. Speziell die analytische Psychotherapie ist aus der Behandlung von Psychoneurosen hervorgegangen. Auch die Verhaltenstherapie, die Gesprächstherapie und andere humanistische Psychotherapieverfahren erhielten wesentliche Anstöße aus der Behandlung von Psychoneurosen.

Bei der **analytischen Psychotherapie** richtet sich die Indikation (Kap. 15) nach der Persönlichkeit und nicht nach der Symptomatik. Kriterien wie Reflexionsvermögen und Änderungswunsch sind dabei maßgeblich. Natürlich kann man um so eher einen Behandlungserfolg erwarten, je weniger tief verwurzelt die Störung ist und je ungestörter die Gesamtentwicklung eines Patienten verlaufen ist. Daher sind die Psychoneurosen bei umschriebener Konflikt-Pathologie im allgemeinen viel einfacher mit gutem Effekt zu behandeln als die Borderline-Störungen. Diese machen z.T. weitgehende Modifikationen der Technik und des Rahmens erforderlich. Heute gelten die Psychoneurosen auf der Basis einer narzißtischen Störung, die man früher für nicht analysierbar hielt, als eine Hauptindikation für analytische Psychotherapie.

Ein beträchtlicher Teil der Patienten mit Psychoneurosen wird heute erfolgreich in analytisch orientierter *Kurztherapie* (sog. tiefenpsychologisch fundierte Psychotherapie) mit 50 bis 100 Sitzungen behandelt, ein weiterer Teil in analytischer Gruppenpsychotherapie. Intensive psychoanalytische *Langzeitbehandlungen* sind für die Patienten mit einer Konflikt-Pathologie am nützlichsten, die trotz ihrer Beeinträchtigungen eine relativ günstige Entwicklung genommen haben und motiviert sind, sehr grundsätzliche Veränderungen in ihrer Persönlichkeit anzustreben. Was Patienten mit narzißtischen Störungen betrifft, sind zumeist langfristige analytische Behandlungen erforderlich, um einen guten Erfolg zu erzielen.

Bei der **Verhaltenstherapie** richtet sich die Indikation (Kap. 16) und die Auswahl des Verfahrens dagegen nach der Art der Symptome. Klassische verhaltenstherapeutische Dekonditionierungs- und Extinktionsmethoden sind bei der Behandlung von Phobien und Zwängen entwickelt worden.

Die Prognose ist bei allen Behandlungsverfahren vor allem von der Dauer der Störung und von den Sekundärfolgen abhängig. Noch immer gibt es nur wenige aussagekräftige Vergleichsuntersuchungen über therapeutische Wirksamkeit der verschiedenen Psychotherapieverfahren.

Stationäre psychotherapeutische Behandlungen (Kap. 13.3) sind bei Psychoneurosen vor allem unter vier Bedingungen indiziert:

- als Krisenintervention, vor allem bei suizidalen Krisen,
- bei schweren Neurosen, vor allem im Sinne einer Borderline-Pathologie,
- bei chronifizierten Neurosen,
- aus Milieugründen, um einen Kranken aus einem pathogenen Konfliktfeld herauszunehmen.

8.1 Depressive Neurosen

> **Depressionen** (depressum [lat.] bedrückt) sind häufig vorkommende traurig-bedrückte Verstimmungen. **Depressive Neurosen** sind depressive Syndrome auf der Basis erworbener seelischer Fehlentwicklungen.

Terminologie und Synonyme

Man spricht von neurotischer Depression, um das Symptom zu bezeichnen, dagegen von depressiver Neurose zur Bezeichnung des klinischen Syndroms. Die Psychiater bevorzugen die rein deskriptive Bezeichnung dysthyme Störung oder depressives Syndrom und sprechen von "minor depression" [kleinere Depression]. Sie grenzen diese von psychotischen bzw. endogenen, sog. "major" [schwerwiegenderen] Depressionen ab. Wenn die vegetativen Beschwerden im Vordergrund stehen, wird auch von somatisierter (larvierter oder vitalisierter) Depression gesprochen (Kap. 9.2).

Depression hat eine gewisse Ähnlichkeit mit der **Trauer**. Dennoch handelt es sich um unterschiedliche Erlebnisweisen: Depressive wirken innerlich *leer*, voller Selbstvorwürfe und mit sich selbst beschäftigt. Bei Trauernden ist "das Herz *voll* Traurigkeit", sie sind bekümmert um die verlorene Person, aber sie sind in ihrem Selbstgefühl nicht nachhaltig beeinträchtigt.

Symptomatik und Verlauf

- *Leitsymptome* der depressiven Neurosen sind traurige Verstimmungen, Bedrücktheit, Freudlosigkeit und Antriebsmangel.
- *Weitere psychische Symptome*: Verlust von Interesse, negative Gedanken, Grübeln, Schuldgefühle, Selbstvorwürfe, Versagens- und Zukunftsangst;
- *vegetative Symptome*: Schlafstörungen, Abgeschlagenheit, Appetitlosigkeit, Konzentrationsstörungen, Herzbeschwerden, Schmerzen, vor allem Kopfschmerzen, Libidoverlust.

Die Patienten schildern, vor allem am Krankheitsbeginn, innere Unruhe und angstvoll erlebte Gespanntheit, so daß es manchmal schwer ist, darin die Depression zu erkennen. Bisweilen verbirgt sich die Depressivität auch hinter *agitierter Getriebenheit*. Es ist wichtig, sich die subjektiven Erlebnisse genau beschreiben zu lassen und sich nicht mit globalen Begriffen, die falsch verwendet werden können, zufriedenzugeben. Neurotische Depressionen neigen zur Chronifizierung. Eine Gefahr ist der *soziale Rückzug*, eine andere die *Suchtentwicklung*. Bei krisenhaften Zuspitzungen entsteht *Suizidalität* (Kap. 10.5).

Psychodynamischer Hintergrund

Die Ubiquität von Depressionen

In der Depression äußert sich nicht nur Bedrücktheit, sondern auch *Unterdrückung von Affekten und Impulsen im Zusammenhang mit der Selbstbehauptung*. Da in den meisten Neurosen der Grundkonflikt zwischen Selbstbehauptung und Fremdliebe, zwischen narzißtischen und libidinösen Bedürfnissen, zwischen Expansivität und Selbstbeschränkung auftaucht, kommen neurotische Depressionen bei allen Arten neurotischer Persönlichkeiten und bei fast allen neurotischen Störungen vor.

Bei *depressiven Neurosen* steht dieses Thema im Zentrum der Psychodynamik. Es ist das Lebensthema der Betroffenen, das Leitthema ihrer Entwicklung. Es handelt sich zumeist um Menschen mit *depressiven* oder mit *narzißtischen Persönlichkeiten*. Die Depressionsentstehung bei diesen Persönlichkeiten wird unten ausführlicher erörtert.

Speziell erwähnt werden müssen *Depressionen bei Borderline-Persönlichkeiten*. Diese Zustände werden subjektiv oft mehr als *innere Leere* bis hin zur Erstarrung und Selbstentfremdung erlebt und unterscheiden sich von der Bedrücktheit der "lebendiger" erscheinenden, trieb- bzw. affektnäheren, typisch neurotischen Depression. Dem erfahrenen Kliniker wird dieser Unterschied in der Gegenübertragung deutlich: Er fühlt sich in der Borderline-Depression selbst in die Entleerung einbezogen oder versucht, sich dagegen zu wehren, während die typische neurotische Depression in der Gegenübertragung häufig "Gegenaggressionen" erweckt, jedenfalls "lebendige" Empfindungen und Phantasien, die mit den abgewehrten Empfindungen der Kranken korrespondieren.

Depressionen bei depressiven Persönlichkeiten

Menschen mit **depressiven Persönlichkeiten** fühlen sich wegen ihrer Bedürfnisse schuldig und neigen deshalb dazu, sie zu unterdrücken und zu verleugnen. Als Folge davon verfügen sie nicht über eine ausreichende Selbstbehauptung. Daher suchen sie indirekte Wege der Bedürfnisbefriedigung: Sie machen sich unentbehrlich, um Anerkennung zu erlangen. *Altruistisch* geben sie anderen, was sie für sich selbst wünschen, um ihre eigene Bedürftigkeit und Unzufriedenheit nicht zu bemerken. Um Zuneigung zu erlangen, geben sie sich *unterwürfig* und passen sich den Erwartungen anderer an. Im Charakterlichen sichern sie sich gegen ihre Schuldgefühle durch *Ideologiebildung*: Sie idealisieren und rationalisieren ihre Opferbereitschaft, hinter der sich die eigenen ungestillten Triebbedürfnisse verbergen, und entwickeln eine andauernde altruistische Helferhaltung.

Die Triebhemmung ist durch strenge Überich-Verbote und Schuldgefühle bzw. Idealbildungen bedingt; insofern besteht eine deutliche Ähnlichkeit mit zwanghaften Persönlichkeiten. Lebensgeschichtlich betrachtet, wurzelt die depressive Entwicklung der Persönlichkeit in Entbehrungen und andauernden oralen Triebversagungen. Die versorgenden Beziehungspersonen werden zwar nicht fürsorglich genug erlebt, doch um ihre Liebe nicht zu verlieren oder um sie nicht mit Bedürfnissen zu belasten, verzichten die Betroffenen auf Triebbefriedigung und bilden Bescheidenheitsideale.

Orale Versuchungs- und Versagungssituationen sind **Auslösesituationen** für die Symptombildung: Situationen, in denen orale Triebbedürfnisse wach werden und zugleich frustriert werden - Impulse, von Dingen, aber auch von einem Menschen, seinen Eigenschaften, seinen Fähigkeiten, seiner Schönheit Besitz zu ergreifen. Die Bevorzugung anderer, ihr unerreichbares Glück, ihr Erfolg, erregen Neid. Dadurch wird die Charakterabwehr labilisiert. Zugleich entstehen Schuldgefühle gegenüber strafenden oder leidenden Beziehungs-Repräsentanzen: Das Überich fragt gleichsam: Warum tust du mir das an? Diese Schuldgefühle bewirken, daß die Neidaggressionen nun *nach innen gewendet*, d.h. autoaggressiv gegen die eigene Person gerichtet werden. An die Stelle des Bedürfnisses tritt auf diese Weise die selbstquälerische Bedrücktheit.

Depressionen bei depressiven Persönlichkeiten entstehen also aus einem *oralen Trieb-Überichkonflikt*. Er wird durch die Angst vor dem Verlust der Liebe des Objektes und durch Schuldgefühle motiviert. Es handelt sich um eine *klassische prädipale Neurose* im Sinne der Konflikt-Pathologie.

Depressionen bei narzißtischen Persönlichkeiten

Entstehung und Dynamik der narzißtischen Störungen aus der gescheiterten Autonomieentwicklung wurden im Kap. 4.2 ausführlich dargestellt. Bei **narzißtischen Persönlichkeiten** handelt es sich um Menschen, die im Laufe ihrer Entwicklung kein genügend sicheres Selbstgefühl erworben haben. Sie sind daher von der Bewunderung anderer Menschen abhängig und beständig davon bedroht, daß diese stützenden und beschützenden Selbstobjekte sie verlassen. Im Zentrum ihres Erlebens steht die *Objektverlustangst*, d.h. die Angst vor dem Verlust der Bewunderung durch andere. Sie bewirkt, daß die Betroffenen sich von anderen durch Selbstidealisierung, Größenphantasien und Objektentwertung zurückziehen oder andere Menschen idealisieren. Sie unterdrücken ihre Autonomiebedürfnisse, um ihre Abhängigkeit nicht zu gefährden.

Typische Modi der neurotischen Depressionsentstehung

	depressive Persönlichkeit	*narzißtische Persönlichkeit*
zentraler Konflikt	oraler Trieb-Überich-Konflikt	narzißtischer Selbstwertkonflikt
zentrale Angst	Gewissensangst, Angst vor Verlust der Liebe des Objekts	Fragmentierungsangst, Angst vor Verlust der Bewunderung des Objekts
Charakterabwehr	Trieb- und Affekt-verdrängung, z.B. durch Reaktionsbildung	Anklammerung, Idealisierung und Entwertung, Rückzug
Auslösesituation	orale Versuchung/Frustration	Verlust und Kränkung
zentraler ubw. Affekt	Neid, Schuld	Wut, Scham
Herkunft der Aggression	Neidaggression	Enttäuschungsaggression
pathologische Aggressionsverarbeitung	Innenwendung	Innenwendung

---

Erwartete oder reale Trennungen, aber auch Verletzungen der überhöhten Selbstvorstellungen, Demütigungen und Kritik labilisieren die narzißtische Abwehr und können zur **Auslösesituation** für Symptomentstehungen werden. Solche als *Objektverlust* erlebten Situationen rufen bei den Betroffenen aggressive Affekte und Impulse hervor, die sich anfangs gegen denjenigen richten, der sie gekränkt, gedemütigt oder verlassen hat. Der Konflikt entsteht daraus, daß die Betroffenen sich nicht nur beängstigt und wütend, sondern zugleich auch äußerst abhängig fühlen. Deshalb müssen sie die Person, von der sie sich enttäuscht und verlassen fühlen, vor ihren zerstörerischen Impulsen schützen. Sie unterdrücken diese deshalb in sich selbst und *"wenden sie nach innen"*. Die eigentlich gegen das kränkende Objekt gerichtete Wut wird nun autoaggressiv gegen die eigene Person gerichtet[125]: Die Betroffenen machen sich Vorwürfe, quälen sich mit Gedanken, entwerten sich selbst, bedrohen schließlich das eigene Leben bis hin zu Suizidalität.

Die Unterscheidung zwischen Depressionen bei depressiven und bei narzißtischen Persönlichkeiten

In der neueren Literatur[126] wird die Depressionsentstehung vorwiegend mit der narzißtischen Pathologie in Verbindung gebracht. Demgegenüber treten die wichtigen klinischen Erfahrungen über die Konflikt-Pathologie der Depression[127] in den Hintergrund. Das wird aus der zunehmenden Beachtung der narzißtischen Störungen verständlich. Möglicherweise nehmen diese Störungen auch zu. Die Unterscheidung zwischen zwei Modi der Depressionsentstehung entspricht aber nach wie vor der klinischen Erfahrung. Sie darf auch wegen der behandlungstechnischen Konsequenzen[128] nicht vernachlässigt werden. Die Unterscheidung ist allerdings nicht stringent, denn einerseits führt die andauernde Frustration und Unterdrückung von Triebbedürfnissen, die den Kern der depressiven Persönlichkeit bildet, sekundär zu schwerwiegenden Beeinträchtigungen des Selbstgefühls, andererseits ist auch bei narzißtischen Persönlichkeiten der Neid ein wichtiger Affekt.

Verhaltenstherapeutische Aspekte[129]

Im verhaltenstherapeutischen Verständnis ist für die Depression entweder das Verhalten, z.B. das Sozialverhalten eines Menschen, auslösend oder die Einstellungen, mit denen er Erlebnisse und Ereignisse wahrnimmt und verarbeitet. Entsprechend lassen sich lerntheoretische und kognitive Ansätze unterscheiden, die sich gegenseitig ergänzen.

Lerntheoretisch betrachtet, ist das depressive Verhalten durch operante Prozesse erlernt. Dabei fehlen vor allem positive Verstärker, so daß positive Erlebnisse sich nicht entwickeln können. Die Grundlage einer solchen defizitären Entwicklung kann z.B. ein Mangel an Erlebnissen sein, die das Erlernen positiver Einstellungen - z.B. ein gutes Aktivitätsniveau und sozial kompetentes Verhalten - stimulieren. Auf dieser Basis löst geringe positive Verstärkung depressives Verhalten aus und erhält es aufrecht. Für die aktuelle Depressivität hat auch die Verstärkung des depressiven Verhaltens durch die Umwelt Bedeutung.

Der *kognitive Ansatz* berücksichtigt vor allem die Lernerfahrungen und die daraus entstehenden Einstellungen für die Depressionsentstehung. Als Grundlage der Depression wird eine kognitive Störung, z.B. eine selektive Wahrnehmung betrachtet[130]. Sie beruht auf negativen Erfahrungen in der Kindheit und wird durch aktuelle Belastungen aktiviert. Dadurch entsteht die *kognitive Triade*: Der Depressive beginnt, sich selbst, seine Umwelt und seine Zukunft negativ zu sehen.

---

[125] Abraham (1925); Freud (1917) nimmt in *Trauer und Melancholie* außerdem an, daß zur Abwendung des Verlustes eine "Introjektion", d.h. eine phantasierte Vereinigung mit dem verlorenen Objekt stattfindet, so daß die Autoaggression eigentlich ein Angriff auf das im Innern phantasierte gehaßte Objekt ist
[126] Überblick bei Eicke-Spengler (1977), Elhardt (1981)
[127] Schultz-Hencke (1951)
[128] Gemeint ist der Inhalt der Deutungen bei psychoanalytischen Behandlungen
[129] Wahl und Hartmann (1989)
[130] Beck u.a. (1979)

Beispielhaft für diesen Ansatz ist das *Konzept der erlernten Hilflosigkeit*[131]. Danach entstehen Depressionen aus der Lernerfahrung, daß negative Erlebnisse nicht bewältigt werden können. Die erlernte Hilflosigkeit führt zu der Erwartung, daß auch spätere negative Erfahrungen nicht zu kontrollieren sind. Sie bewirkt, daß tatsächlich vorhandene Einflußmöglichkeiten, die das negative Erlebnis verändern könnten, nicht genutzt werden und schließlich mit einem depressiven Affekt beantwortet werden. Es kommt hinzu, daß die Ursache für das negative Erlebnis "falsch" attribuiert wird, d.h., daß der Betroffene die Ursache z.B. stets bei sich selbst sucht.

Diagnose und Abgrenzung

Die Diagnose der depressiven Neurose wird meistens zu stellen sein, wenn Depressionen und die typische Begleitsymptomatik bei lebensgeschichtlich entsprechend vorbelasteten Persönlichkeiten in typischen oralen Versuchungs-Versagungssituationen bzw. in Verlust- und Trennungssituationen auftreten oder mit Konflikten um orale und aggressive Selbstbehauptung verbunden sind. Dennoch gibt es bisweilen Schwierigkeiten, weniger typische depressive Neurosen von *Angstneurosen* zu unterscheiden. Somatisierte (larvierte, vitalisierte) Depressionen sind von *psychovegetativen Störungen* nicht abzugrenzen; wenn der depressive Affekt weitgehend fehlt und das Krankheitsbild durch funktionelle körperliche Beschwerden gekennzeichnet ist, empfiehlt sich die Diagnose einer psychovegetativen Störung (Kap. 9.2).

Von den neurotischen Depressionen sind **Depressionen mit anderer Ursache** abzugrenzen:

- Als *reaktive Störungen* treten Depressionen bei Belastungsreaktionen und somatopsychischen Störungen auf.
- Depressionen sind häufige Symptome bei allen *Psychosen*. Die Besonderheit der *endogenen Depression* wird unten erläutert.
- *Somatogene Depressionen* schließlich sind die Folge körperlicher Erkrankungen: posttraumatischer, entzündlicher, alterssklerotischer u.a. Hirnerkrankungen, nach Infektionen und Vergiftungen, bei Stoffwechselstörungen und endokrinen Erkrankungen.

Neurotische und endogene Depressionen

Die Abgrenzung zwischen neurotischen und endogenen Depressionen ist schwierig, da die Übergänge fließend sind. Sinnvoller als eine Abgrenzung ist es daher im allgemeinen, bei endogenen Depressionen den Anteil und die Art der psychischen Hintergrundkonflikte ausfindig zu machen, die bei der Symptomentstehung beteiligt sind und den Krankheitsverlauf beeinflussen[132].

- Das *Krankheitsbild* ist bei endogenen Depressionen (Melancholien) schwerer, insbesondere die vitale Verstimmung (Erstarrung, Gefühllosigkeit) und die Schlafstörungen sind stärker. Aber auch die Angst ist ausgeprägter. Wahnhafte Phänomene (Verarmungs-, Versündigungs-, Kleinheitswahn) kommen nur bei endogenen Depressionen vor. Sie treten überwiegend phasenhaft und oft mit Tagesschwankungen

---

[131] Seligman (1975)

[132] Das gilt im Prinzip auch für andere endogene Psychosen, z.B. für schizoaffektive und schizophrene Psychosen. Im selben Sinne wird heute auch die Diagnostik bei psychosomatischen Organerkrankungen patientenzentriert und nicht mehr krankheitszentriert aufgefaßt, vgl. die Einleitung zu Kap. 11

(Morgentief) auf. Für Zyklothymien typisch ist der Wechsel zwischen depressiven und manischen Phasen.

- *Psychodynamisch* läßt sich die endogene Depression im allgemeinen nicht eindeutig von der neurotischen Depression insbesondere bei narzißtischen Persönlichkeiten abgrenzen: Auch bei der Auslösung von endogenen depressiven Phasen sind sehr häufig konflikthafte Belastungen beteiligt, die mit Veränderungen zusammenhängen und als reale oder befürchtete Trennungen, Verluste oder Kränkungen interpretiert werden können.

Behandlung

Die neurotische Depression ist eine der wichtigsten Indikationen für die *verschiedenen analytischen Psychotherapieverfahren*. Die Behandlungen haben das Ziel, die Hintergrundsprobleme bewußter zu machen und zu einem Abbau von Schuldgefühlen, Aggressions- und Expansionshemmung, Objektabhängigkeit usw. beizutragen. Dadurch wird die nach innen gewendete Aggressivität in subjektiv nützlichere Formen der Aggressionsverarbeitung umgewandelt.

Beispielhaft für die *Verhaltenstherapie* der Depression ist die kognitive Therapie[133]. Sie untersucht zunächst die Einstellungen der Patienten in Hinblick auf ihre Funktion und identifiziert jene Einstellungen, die zur Aufrechterhaltung des depressiven Verhaltens beitragen. Das sind insbesondere eingeengte oder verzerrte Wahrnehmungen der alltäglichen, gegenwärtigen Lebensabläufe, z.B. die Neigung, Befürchtungen als Gegebenheiten einzuschätzen. In der Therapie werden diese Einstellungen und Wahrnehmungsmuster korrigiert. Daneben wird sozial kompetentes und aktives Verhalten eingeübt.

Die Behandlung der *Suizidalität* wird im Kap. 10.5 bzw. 19.3 dargestellt.

8.2 Angstneurosen

> **Angst** (von angust [alt-hdt.] Enge) ist ein affektiver Zustand, der mit dem Gefühl, bedrängt und bedroht zu sein, und mit körperlichen Begleiterscheinungen verbunden ist. Bei einer objektivierbaren Gefahr und Bedrohung handelt es sich um eine reale Angst. Irrationale Ängste können viele Ursachen haben. Hier interessiert die *irrationale Angst aus neurotischen Gründen*. Krankheitsbilder, die durch neurotische Angst als Symptom geprägt sind, werden als **Angstneurosen** bezeichnet.

Synonyme Bezeichnungen

Deskriptiv wird bei Angstneurosen von Angststörungen oder Angstsyndromen gesprochen. Paniksyndrome und generalisierte Angstsyndrome (s. unten) wurden früher nicht unterschieden; stattdessen wurde für beide Krankheitsbilder zusammenfassend von Angstneurose gesprochen. Wir verwenden die Bezeichnung Angstneurose *als Oberbegriff für alle neurotischen Angstsyndrome.*

---

[133] Beck u.a. (1979)

Unbewußte Angst

Angstentstehung[134]: In Gefahrsituationen reagiert das Ich mit Angst: Bei der ersten Begegnung mit einer Gefahr entsteht ein Gefühl der Bedrohung, für das es noch kein Vorbild gibt, die *traumatische Angst*. Diese hinterläßt bei ausreichend entwickelter Ichstruktur, z.B. bei einer hinreichend entwickelten Wahrnehmungsfähigkeit, Erinnerungsspuren an die Gefahrsituationen, so daß bei einer Wiederholung die Angst als Signal (*Signalangst*) auftritt und das Ich veranlaßt, sich vor der aufkommenden Gefahr zu schützen.

Die für die Neurosenentstehung wesentliche Angst stammt aus neurotischen Konflikten[135]. Wir haben sie oben als *Konfliktangst* (Kap. 3.1) bezeichnet und im Zusammenhang mit den typischen Entwicklungskonflikten auch die typischen Konfliktängste dargestellt. Es sind

- die *Verfolgungs- und Verlassenheitsängste* des frühen Individuationskonfliktes bei der Loslösung aus dem symbiotischen Erleben,
- die *Verlust- und Trennungsängste* bei der Festigung der Identität und der Stabilisierung des Getrenntheitserlebens, die im Autonomiekonflikt verarbeitet werden,
- die *Ängste vor Liebesverlust, Strafängste und Gewissensängste*, die die Entwicklung hin zum Ödipuskomplex begleiten.

Angstabwehr: Konfliktangst, also die Angst, die mit Konflikten verbunden ist, ist das maßgebliche Motiv der Konfliktabwehr. Sie bewirkt, daß unverarbeitbare Konflikte verdrängt werden. Damit wird die Konfliktangst selbst unbewußt. Die **Konfliktangst** ist also die *unbewußte* Angst, die *bei allen Neurosen* vorkommt und ihren psychodynamischen **Kern** ausmacht[136]. Im Verlauf der Entwicklung der neurotischen Persönlichkeit wird gegen die unbewußten Konflikte und Ängste in Gestalt der neurotischen Charakterzüge ein Abwehrpanzer (Kap. 3.1) aufgebaut.

Angst als Symptom

Die unbewußte Konfliktangst muß von der *bewußt erlebten Angst als Symptom* unterschieden werden. Sie ist das Leitsymptom der Angstneurosen. Dabei tritt die Angst in drei Formen in Erscheinung:

- Angst als **Panik**: ungebundene, frei "flottierende", diffuse Angst, anfallsartig oder chronisch,
- Angst als **Phobie**: gebundene, auf Objekte oder Situationen bezogene Angst,
- Angst als **Hypochondrie**: die Besorgnis um die eigene Gesundheit, die Angst vor Krankheiten.

Panikattacken

Zur Bezeichnung: Panikattacken werden im deutschen Sprachbereich erst neuerdings als gesondertes Krankheitsbild beschrieben; früher nannte man sie Angstneurosen. DSM-III und ICD-10 sprechen vom Paniksyndrom.

---

[134] Freud (1926); vgl. auch Ermann (1984)
[135] Freud (1926)
[136] Freud (1926); Riemann (1961)

Symptomatik und Verlauf

Das Leitsymptom sind wiederkehrende, meist mehrere Minuten oder eine halbe Stunde dauernde *heftige Angstanfälle und Vernichtungsgefühle*, die äußerlich unmotiviert erscheinen und nicht an bestimmte Angstauslöser geknüpft sind. Die Anfälle sind gekennzeichnet durch

- intensive Gefühle der Bedrohung und Beklemmung bis hin zu Todesängsten, Depersonalisations- und Derealisationserlebnissen,
- Atemnot (bis hin zum Hyperventilationssyndrom), Herzrasen, Schwitzen, Zittern u.a.

Im Verlauf entsteht Angst vor der Angst und Angst vor dem Alleinsein und leitet in eine phobische Verarbeitung der Panikattacken über.

Symptombildung und Weiterverarbeitung

Die Panik ist die Form der Angst, die der ursprünglichen *Konfliktangst am nähesten* ist. Hier fehlt eine Weiterverarbeitung der Angst im Sinne der neurotischen Notreaktion während der Symptombildung, durch die die Angst unbewußt werden würde. Erst im späteren Verlauf der Erkrankung werden die "frei flottierenden" Ängste an bestimmte Situationen gebunden: Die Umgebungsfaktoren bei einem Angstanfall, die Angstsituation, werden mit dem Angsterleben verknüpft, die Angst in ähnlichen Situationen reproduziert. Es handelt sich dabei um eine Konditionierung im Sinne des gelernten Fehlverhaltens und nicht um eine Konfliktabwehr im engeren Sinne. Die Umweltfaktoren sind vielfältig und haben im allgemeinen keine besondere unbewußte Bedeutung. Darin liegt der Unterschied gegenüber Situationsphobien. - Neuerdings wird von biologisch-psychiatrischer Seite angenommen, daß *auch biologische Faktoren* wesentlich an der Entstehung der Panikattacken beteiligt sind.

Psychischer Hintergrund

Panikstörungen sind typisch für Patienten mit *Borderline-Störungen*. Die fehlende Angstbindung ist ein Zeichen der Ichschwäche. Diagnostisch bestehen mehr oder weniger ausgeprägt die im Kap. 4.1 beschriebenen Kriterien der Borderline-Störung, insbesondere die *narzißtische Grundstörung* mit Identitätsdiffusion, Vernichtungsängsten und Objektangewiesenheit, die als Angst vor dem Alleinsein erlebt wird.

Typische **Auslösesituationen** für die Angstattacken sind Objektverluste, wobei andere Personen vor allem die Funktion des Angstschutzes erfüllen. Lebensgeschichtlich besteht häufig eine Disposition durch frühe Trennungen und traumatischen Objektverlust.

Phobische Neurosen

Der Begriff *Phobie* (phobos [griech.]) bedeutet Angst und Schrecken, aber auch Flucht; er bezeichnet "gebundene" Ängste, bei denen die angstauslösenden Reize bzw. Bedingungen *vermieden* werden können.

Synonyme Bezeichnungen sind Phobie oder Phobische Störungen (ICD-10, DSM-III).

Symptomatik

Leitsymptom ist die *Angst vor Objekten, bestimmten Situationen oder bestimmten Tätigkeiten*. Als Folge entwickelt sich eine *Angst vor der Angst* und schließlich ein *Vermeidungsverhalten*, mit dem die Betroffenen den angstmachenden Reizen ausweichen können. Wenn die Vermeidung mißlingt, kann *Panik* mit allen vegetativen Begleiterscheinungen auftreten. Eine weitere Folge, vornehmlich bei narzißtischen Patienten, ist eine starke *Anklammerung an Personen*. Sie erhalten als stützende und steuernde Selbstobjekte[137] die Funktion, vor der Angst zu schützen.

Nach der Art der angstauslösenden Reize kann man Situations- bzw. Tätigkeitsphobien von Objektphobien unterscheiden. Die wichtigsten Formen der Phobien sind:

- **Agoraphobie** (Platzangst): Die häufigste Phobie bezieht sich auf den Aufenthalt auf Straßen, Plätzen oder überhaupt in der Öffentlichkeit, speziell in Versammlungen. Sie tritt auf, wenn das Haus allein verlassen werden soll. Die Angst kann durch Begleitung (Personen, aber auch Fahrrad, Kinderwagen, Tablette) verringert werden.

- **Klaustrophobie:** Ängste in geschlossenen Räumen, Fahrstühlen, in Menschenansammlungen.

- **Lokomotorische Phobie**: Sie tritt bei der Fortbewegung auf als Flugangst, beim Eisenbahn- und Autofahren und ist oft von der Klaustrophobie kaum abgrenzbar.

- **Objektphobien**: Es sind irrationale Ängste, z.B. vor Schlangen, Spinnen, Nagetieren, Nadeln. Daß man sie nicht einfach mit der Gefährlichkeit der gefürchteten Objekte erklären kann, macht das Beispiel der Schlangenphobie deutlich: Sie tritt z.B. in der Großstadt auf, wo Schlangen praktisch nicht vorkommen.

Symptombildung

Bei der Phobie wird die Angst an Angstauslöser gebunden. Die gefürchtete Situation bzw. das gefürchtete Objekt sind dabei ein *Ersatz für eine unbewußt konflikthaft erlebte Beziehung oder Verhaltensweise*. Es kann sich dabei um eine Vielzahl von Konflikten handeln. Vorwiegend sind es

- *Gewissenskonflikte* zwischen Triebbedürfnissen und Verboten oder Idealen (klassische Neurosen)
- oder *narzißtische Konflikte* zwischen Verlust und Anklammerung oder zwischen aggressiven und beschützenden Impulsen (narzißtische Störungen).

Die angsterregende unbewußte Vorstellung betrifft in der Regel ein Bedürfnis, z.B. das Bedürfnis nach oraler Versorgung, sexueller Hingabe, oder bezieht sich auf aggressive Handlungsimpulse. Im Rahmen der **phobischen Angstbindung** wird das ursprüngliche Bedürfnis zunächst in eine Befürchtung umgewandelt (*Verkehrung*). Man kann natürlich auch sagen, daß es sich nicht um die Umwandlung eines Bedürfnisses in eine Befürchtung handelt, sondern daß das Bedürfnis im Konflikt mit dem Gewissen Konfliktangst hervorruft. In einem zweiten Schritt wird die Angst vom Objekt des Bedürfnisses durch *Verschiebung* auf ein an sich neutral erlebtes äußeres Objekt (z.B. eine Spinne, eine Nadel, eine Schlange) abgelenkt und dadurch unbewußt gehalten. Durch die Angstbindung bleibt zwar der Angst*affekt* im Bewußtsein. Der ursprüngliche Angst*inhalt*, die verdrängte Vorstellung, bleibt aber unbewußt.

---

[137] König (1981)

Psychischer Hintergrund

Phobien kommen vornehmlich als *klassische und als narzißtische Neurosen* vor. Entsprechend sind die typischen **Auslösesituationen** bei klassischen Phobien Versuchungen und Versagungen im Trieberleben, bei narzißtisch begründeten Phobien Trennungs- und Verlusterlebnisse.

Objektphobien sind zumeist *klassische Neurosen*. Sie bilden im allgemeinen einen Trieb-Abwehr-Konflikt ab und sind typisch für Patienten, die im Ödipuskonflikt fixiert sind: Das sexuelle Verlangen nach einem verbotenen Objekt wird in der Phobie zur Furcht vor dem aggressiven Übergriff eines Ersatzobjektes. So kann im späteren Leben z.B. bei einem Mann in einer aktuellen Verführungssituation das unbewußte Verlangen nach dem ödipalen mütterlichen Objekt lebendig werden und unbewußte Rivalität mit dem Vater wachrufen; statt sich nun der aktuellen Partnerin hingeben zu können, entsteht die Furcht, mit Spinnen in Berührung zu kommen. Auf diese Weise entsteht eine **Spinnenphobie**.

Eine gewisse Ausnahme bilden die **Akrophobien**, die Ängste vor verletzenden (spitzen) Gegenständen wie Messer und Nadeln. Sie treten zumeist bei *Borderline-Persönlichkeiten* als Bindung heftiger sadistischer Phantasien auf. Sie sind in diesen Fällen oft mit der Zwangsvorstellung verbunden, sich selbst oder andere zu verletzen.

Situationsphobien sind oft eine Vermeidung von aktiver Trennung; dahinter verbirgt sich zumeist die Ambivalenz zwischen Trennungswunsch und Trennungsangst aus dem Autonomiekonflikt *narzißtischer Patienten*. Ängste im geschlossenen Raum oder bei Fahrten im Auto können aus dem unbewußten Bedürfnis entstehen, sich aus einer unbefriedigenden Beziehung zu lösen (die "geschlossene Beziehung" zu verlassen, "weg" zu fahren). Dem kann die Vorstellung entgegenstehen, auf die Stütze des Selbstobjektes nicht verzichten zu können. Diese Dynamik ist typisch für die **Fahrphobie** und für die **Klaustrophobie**.

Speziell bei der **Agoraphobie** besteht oft eine unbewußte *Angst vor Kontrollverlust* im Rahmen einer präödipalen oder ödipalen *sexuellen Konflikt-Pathologie*: verpönte sexuelle Hingabewünsche, z.B. der Wunsch, sich auf der Straße "gehen zu lassen", werden aus unbewußten Straf- und Gewissensängsten durch phobische Vermeidung abgewehrt.

Hypochondrische Neurosen

Hypochondrie (abgeleitet von der ursprünglich in der Antike üblichen Bezeichnung für den Oberbauch als Ort der Melancholieentstehung) ist übertriebene Selbstbeobachtung aus Sorge um das Wohlbefinden.

Symptomatik

- Andauernde Besorgnis um die Gesundheit,
- dauernde Beobachtung des Körpers, seiner Funktionen und des Wohlbefindens,
- Angst vor Krankheiten,
- und Angst, bisweilen sogar die Überzeugung, an bestimmten Krankheiten zu leiden oder daran zu sterben.

Symptombildung und Weiterverarbeitung

Eine Hypochondrie entsteht durch die Projektion von Konfliktängsten auf den Körper und seine Funktionen. Genauer betrachtet, werden *Selbst-Repräsentanzen*, einschließlich der Repräsentanz von Gesundheit und Wohlbefinden, *zum Projektionsfeld von Konfliktängsten*. Diese körperbezogenen Selbst-Repräsentanzen werden als **Körper-Selbst** bzw. Körperbild bezeichnet. Es bildet sich im Verlauf der Entwicklung als Niederschlag von Erfahrungen. Bei der Hypochondrie ist das Körperbild durch Störungen der Interaktionen in den sehr frühen Beziehungen mit konflikthaften Erfahrungen verknüpft und dadurch disponiert, zum Projektionsort für späteres Konflikterleben zu werden[138].

Durch Verschiebung und Verkehrung, also durch die typische phobische Angstabwehr, werden Bedürfnisse, die sich auf ein Objekt richten, zu Befürchtungen, die sich auf das Körper-Selbst richten. Es besteht aber nicht nur eine Ähnlichkeit mit der Phobie, sondern auch mit der Depression: Die Destruktivität der auf das Selbst gerichteten Ängste - vor Krebs, Herztod, AIDS, Multipler Sklerose - erinnert an die Wendung von Aggressionen gegen das Selbst, also an die autoaggressive Verarbeitung von Impulsen bei der Depressionsentstehung.

Der hypochondrische Mechanismus kommt bei allen drei Arten der Neurosen-Pathologie vor. Am häufigsten sind *Hypochondrien als narzißtische Störung*: Als Folge von realen, drohenden oder phantasierten Kränkungen, die wie ein Objektverlust erlebt werden, kommt es zum *narzißtischen Rückzug aus der Objekt- in die Körperwelt*. Kränkung und Verlust können dadurch verleugnet, eine "sichere", von anderen unabhängige Beziehung kann hergestellt werden. Autoaggression entsteht hier durch eine Identifizierung mit dem Aggressor. Die aggressiven Impulse und Phantasien richten sich ursprünglich gegen das enttäuschende, unzuverlässige, demütigende und kränkende narzißtische Selbstobjekt.

Ein typisches Beispiel ist die **Herzneurose**. Die Kranken etablieren infolge von Kränkungserlebnissen, bei denen sie ihre Kränkungswut nicht wahrnehmen, nicht äussern und verdrängen, eine hochgradig ambivalente Beziehung zu ihrem Herzen. Sie widmen ihm ihre ganze Sorge, so wie sie sich das ungeteilte Interesse anderer Menschen (ihrer Selbstobjekte) wünschen. Zugleich phantasieren sie beständig den Herztod. Darin kommt ihre verdrängte Kränkungswut zum Ausdruck. Für diese Wut und die damit verbundenen destruktiven Phantasien bestrafen sie sich mit der Vorstellung, selbst am Herztod zu sterben. Man kann die Herzneurose als Hypochondrie betrachten, wenn die Krankheitsbefürchtungen und die Selbstbeobachtung im Vordergrund stehen; manche Autoren bezeichnen die Herzneurose deshalb auch als Herzhypochondrie[139]. Im allgemeinen bieten die Patienten jedoch funktionelle Herzbeschwerden als Leitsymptom an, so daß die Herzneurose besser als psychovegetatives Organsyndrom betrachtet wird (Kap. 9.2).

Seltener kommen Hypochondrien als *klassische Neurosen* vor, z.B. im Falle der sog. **AIDS-Phobie**[140], die erst parallel zur AIDS-Erkrankung beobachtet wird. Sie tritt oft nach verheimlichten Sexualkontakten auf. Den Kern bilden Selbstbestrafungsimpulse, die von Schuldgefühlen für verpönte sexuelle oder aggressive Impulse entlasten, bei anderen Patienten Loyalitätskonflikte und Angst vor Liebesverlust.

---

[138] Schilder (1923)
[139] Bräutigam (1964)
[140] Ermann und Waldvogel (1992)

Auch als *Borderline-Störungen* können Hypochondrien vorkommen. Hier wird die Verfolgungs- und Vernichtungsangst, die Hilflosigkeit und Hoffnungslosigkeit der frühen Individuation auf den Körper projiziert und dadurch sekundär gebunden. Es handelt sich hier also um eine konstruktive Ichleistung, die Vernichtungsangst in weniger belastende, körperbezogene Befürchtungen umwandelt.

Generalisierte Angstneurosen

Panik, Hypochondrie und Phobie sind im klinischen Alltag nicht strikt voneinander zu trennen. Beim Krankheitsbeginn herrscht meistens eine bestimmte Art des Angsterlebens vor. *Im Verlauf vereinheitlicht sich jedoch das Bild*: Panikzustände einerseits werden immer stärker mit Umgebungsfaktoren assoziiert, an sekundär angstauslösende Situationen gebunden und auf das Körpererleben ausgedehnt. Andererseits weiten sich hypochondrische Krankheitsängste und Situationsphobien im Verlauf aus und umfassen immer mehr Situationen, in denen Angst entsteht. Die hypochondrische Besorgnis gipfelt oft in panikartigen Angstanfällen; ebenso entwickelt sich bei der Situationsphobie eine panikartige Angst, wenn die angstauslösende Situation nicht vermieden werden kann. Auf diese Weise entstehen allmählich umfassende Krankheitsbilder mit vielfältigen Angstformen. Sie wurden früher - zusammen mit den Panikattacken - als Angstneurosen bezeichnet und werden neuerdings nach ICD-10 und DSM-III als *generalisiertes Angstsyndrom* gesondert beschrieben.

Symptomatik und Verlauf

Im Zentrum des Krankheitsbildes steht die *umfassende, vielgestaltige chronische Angst*, die nicht mehr klar auf spezifische Auslöser zu beziehen ist. Weitere psychische und vegetative Symptome kommen hinzu:

- *psychisch* andauernde innere Unruhe und bedrohliche Erwartungen, gelegentlich Steigerung zu Angstanfällen und zunehmende Depressivität,
- *körperlich* multiple Beschwerden, die die Abgrenzung vom psychovegetativen Allgemeinsyndrom (Kap. 9.2) schwierig machen können.

Entstehung

Es handelt sich nur selten um primäre Krankheitsbilder. Meistens sind es Chronifizierungen und Ausweitungen der vorher beschriebenen Angststörungen. Insbesondere scheinen *Panikattacken* im späteren Verlauf zur Generalisierung zu neigen. Dabei spielt die spezifische Ichschwäche der bevorzugt betroffenen Borderline-Persönlichkeit eine besondere Rolle: Man kann die Tatsache, daß die Störung ausgeweitet und in vielfacher Weise sichtbar wird, ohne daß eine nachhaltige Angstabwehr eintritt, als ein direktes Zeichen der Ichschwäche betrachten. Die *Nähe zur Konfliktangst*, die für die Panikattacken charakteristisch ist, besteht auch bei der ausgeweiteten, multiformen, aber nicht wirklich phobisch gebundenen Angst. Zur multiformen Ausgestaltung des Krankheitsbildes trägt daneben die sekundäre Verknüpfung von Angsterleben und Umgebungserleben bei. Sie kann aber nicht als phobische Angstbindung im engeren Sinne (s. oben: Verschiebung und Verkehrung), also nicht als relativ reife Abwehrleistung betrachtet werden.

Neurosen-Pathologie bei Angstneurosen

	Klassische Neurose	Narzißtische Störung	Borderline-Störung
Panikattacken	kaum	selten	typisch
Objektphobie	typisch	selten	kaum
Situationsphobie	typisch	typisch	kaum
Hypochondrie	selten	typisch	typisch
generalisierte Angstneurose	selten	typisch	typisch

Bei der Phobie und Hypochondrie ist eine Erschöpfung des Ichs und die daraus entstehende sekundäre Ichschwäche der maßgebliche Faktor für die Generalisierung. Sie betrifft vor allem die *Situationsphobien und hypochondrischen Krankheitsängste bei narzißtischen Persönlichkeiten.* Die anfängliche "strikte" Angstbindung wird dadurch gelockert, die Abwehr gegen die Konfliktangst labilisiert. Der Übergang von relativ klar umgrenzten Angstauslösern zu vielgestaltigen angstauslösenden Situationen und Vorstellungen ist ein Zeichen für die zunehmende Ichschwächung.

Die *Angsthintergründe* und *Auslösesituationen* ergeben sich aus der Dynamik der ursprünglichen Angstattacken bzw. der Situations- und Krankheitsängste (s. dort).

Verhaltenstherapeutische Aspekte

Die verhaltenstherapeutischen Modelle zur Erklärung der Angstneurosen betrachten die lerntheoretischen, die kognitiven und die psychophysiologischen Faktoren bei der Angstentstehung.

Nach dem **lerntheoretischen Modell**[141] entstehen Angstneurosen durch *Konditionierung*. Danach werden zunächst neutrale Reize mit bedrohlich erlebten Erlebnissen und Angstreaktionen gekoppelt und durch anschließendes Vermeidungsverhalten verstärkt. Diese Zwei-Faktoren-Theorie der Angstentstehung wurde später erweitert und modifiziert.

Das **kognitive Modell**[142] führt die Angstentstehung auf eine inadäquate Wahrnehmung und Interpretation von Reizen zurück. Gefahren werden verzerrt wahrgenommen und nicht richtig eingeschätzt, der Realitätsgehalt der Ängste nicht angemessen überprüft.

Das **psychophysiologische Modell**[143] schließlich betrachtet körperliche Veränderungen, z.B. eine Herzfrequenzbeschleunigung, als Angstauslöser, wenn körperliche Veränderungen vom Patienten als Signale für Gefahren gelernt worden sind. Es kann zu

---

[141] Mower (1960)
[142] Beck (1985)
[143] Ehlers und Margraf (1989)

einem Rückkoppelungsprozeß zwischen situativen und emotionalen Belastungen, körperlichen und kognitiven Empfindungen, Assoziationen mit Gefahr sowie Angstreaktionen kommen. Dadurch können Angsterlebnisse hervorgerufen und aufrechterhalten werden.

Diagnostik und Behandlung der Angstneurosen

Abgrenzung und Differentialdiagnostik
Angst in ihren verschiedenen Variationen tritt bei vielen Erkrankungen auf:

- Von den neurotischen sind die *reaktiven Angstsyndrome* abzugrenzen.
- Panik und chronische diffuse Angst kommen bei *Schizophrenien* und *endogenen Depressionen* vor.
- Oft ist die Abgrenzung zwischen Objektphobie und *Zwangsneurose* (speziell Zwangsvorstellungen) schwierig, vor allem in Frühphasen der Erkrankung.
- Es bestehen fließende Übergänge zwischen Hypochondrie, generalisierter Angstneurose und Panikattacken einerseits und *psychovegetativen Störungen* andererseits. Das gilt insbesondere für die Herzneurose bzw. Herz-Angst-Neurose, für das Hyperventilationssyndrom und für das psychovegetative Allgemeinsyndrom.
- Hypochondrische Ängste sind bisweilen schwer von *hypochondrischem Wahn bei Psychosen* abzugrenzen; bei der neurotischen Befürchtung ist die Krankheitseinsicht im allgemeinen herstellbar, im Wahn ist sie nicht vorhanden.
- Bei ungebundenen Ängsten sind *körperliche Erkrankungen* der Schilddrüse (Hyperthyreose) und Stoffwechselstörungen (Hypoglykämie) zu bedenken.
- Angst tritt auch bei *Abhängigkeitskrankheiten* auf, insbesondere als Entzugserscheinung.

Psychotherapie
Die Aufgaben und Probleme der Behandlung von Angstpatienten hängt stark von der Art der Angstneurose und vom Chronifizierungsstadium ab. Die Hauptprobleme sind

- das *Vermeidungs- und Anklammerungs-Verhalten*: Es tritt bei den meisten Angstpatienten im Verlauf auf und führt zum sozialen Rückzug mit all seinen negativen Folgen für das Familienleben, das Berufsleben usw. Es bilden sich auf Dauer häufig sekundär *Familienneurosen* in Gestalt einer Art Festung um den Angstpatienten herum, der die Familie mit seinen Ängsten unter Kontrolle hält und sich damit Sicherheit schafft. Das Vermeidungsverhalten kann ein Motivationsproblem auch für eine psychotherapeutische Intervention darstellen;
- die *Entwicklung von Medikamenten- und Alkoholabhängigkeit*;
- die Somatisierung der Angst und die *iatrogene Fixierung auf die körperlichen Angstäquivalente* (vgl. Organneurosen, Kap. 9).

Für die *allgemeinärztliche Versorgung* ergibt sich daraus die Notwendigkeit, mit Medikamenten zurückhaltend zu sein und zügig eine psychotherapeutische Fachdiagnostik einzuleiten. Zunächst wird man akute Angstanfälle jedoch medikamentös mit Anxiolytika oder - zur Vermeidung einer Abhängigkeitsentwicklung - mit Antidepressiva behandeln.

In der *Fachpsychotherapie* gehören Angstneurosen zu den Hauptindikationen für psychotherapeutische Behandlungen. Allerdings sind Indikationen und Prognosen - je nach Angsthintergrund und Art der Neurosen-Pathologie - unterschiedlich. Ausgeprägte Symptombildungen machen eine *stationäre Psychotherapie* erforderlich, weil heftige oder chronische Panikattacken, Straßenängste, Fahrängste usw. das Leben im Alltag schwer behindern und ggf. den Weg zur ambulanten Psychotherapie unmöglich machen.

Die ambulante **analytische Psychotherapie** bei allen Arten der Angsterkrankungen prinzipiell indiziert, wenn eine Bereitschaft zur Klärung von individuellen Konflikten besteht. Das Ziel ist, die Hintergründe der Angst, d.h., die Bedeutung der angstauslösenden Situationen und Gegebenheiten zu verstehen und eine emotionale Veränderung herbeizuführen. Notwendig sind Modifikationen, z.B. für Borderline-Patienten, die sich aus der Struktur der Störung ergeben. Bei Phobien wird eine aktive Technik bevorzugt, in der der Patient veranlaßt wird, sich den Angstsituationen zu stellen. Für die Hypochondrie gelten die bei den Organneurosen genannten Aspekte. Unterschiedliche Auffassungen bestehen zur Frage, ob während der analytischen Behandlung auch generell Medikamente gegeben werden sollten (Kap. 20).

Die **Verhaltenstherapie** hat sich besonders bei der Behandlung von Phobien als effizient erwiesen. Im Mittelpunkt steht dabei die Konfrontation mit den angstauslösenden Reizen. Dabei werden die Patienten im Exposure solange den angstauslösenden Reizen ausgesetzt, bis die Angst zurückgeht. Bei der Behandlung von Angstanfällen steht das Angstmanagement im Vordergrund. Außerdem werden kognitive Verfahren, z.B. die Selbstinstruktion, eingesetzt, um angstverstärkende Vorstellungen zu vermindern oder zu verhindern.

8.3 Zwangsneurosen

Zwänge sind quälende Gedanken, Impulse und Handlungen, die sich dem Betroffenen *aufdrängen* und die er nicht unterdrücken kann, obwohl er sie als *unsinnig* erkennt und darunter leidet. **Zwangsneurosen** sind durch Zwänge geprägte neurotische Syndrome, die ganz überwiegend als klassische Neurosen bei zwanghaften Persönlichkeiten auftreten. Man beobachtet Zwangssyndrome jedoch auch bei Borderline-Störungen.

Synonyme Bezeichnungen: Anankastische Syndrome, Zwangsstörungen (ICD-10). Nach DSM-III werden Zwangsneurosen als Zwangssyndrome bezeichnet und den Angstsyndromen zugerechnet.

Zwangsneurosen sind zwar sehr eindrucksvolle Krankheitsbilder, sie sind jedoch relativ selten. Neben der psychischen Disposition ist eine gewisse erbliche Disposition durch Zwillingsuntersuchungen belegt[144].

---

[144] Schepank (1994)

Symptomatik und Verlauf
Gewöhnliches zwanghaftes Verhalten wie Kontrollieren oder Zählen, Stereotypien im Denken (Zählen, "Ohrwurm", d.h. inneres Hören von Melodien) oder magisches Denken ("auf Holz klopfen") ist weit verbreitet, ebenso wie zwanghafte Ordnungsliebe oder Pedanterie. Davon sind klinische Symptome der Zwangsneurose abzugrenzen:

- *Zwangsgedanken und -vorstellungen*: Wiederkehrende Gedanken und Vorstellungen, denen man sich nicht willentlich entziehen kann, die aber als krankhaft erlebt werden. Sie haben oft krasse sadistische oder obszöne sexuelle Inhalte. Oft bestehen auch nur immer wiederkehrende Wort-Einfälle (meistens anale Schimpfworte). Beim **Grübelzwang** kann ein Gedankengang nicht abgeschlossen werden, sondern er wird auf selbstquälerische Weise ständig wiederholt. *Beispiele für Zwangsvorstellungen*: Die Vorstellung, einen Menschen unbemerkt mit dem Wagen überfahren zu haben; sich oder jemand anders beim Händedruck beschmutzt oder sich an der Türklinke infiziert zu haben; die eben erst frisch gewaschene und gebügelte Wäsche beschmutzt zu haben.

- *Zwangsimpulse*: Zur Handlung drängende Zwangsvorstellungen. *Beispiele:* Der Impuls, sich ein Messer in den Bauch zu rammen; das eigene geliebte Kind zu verletzen.

- *Zwangshandlungen*: Dranghaft erlebte Handlungen, die an sich zweckmäßig sein könnten, jedoch in der durchgeführten Art unsinnig, übertrieben und gelegentlich absurd wirken. *Beispiele:* **Waschzwang** (beständiges Händewaschen), **Kontrollzwang** (wiederholt nachschauen müssen, ob der Gashahn, das Licht, das Wasser abgestellt sind, ob die Tür verschlossen ist), **Zählzwang** (Zählen von Schritten, Gehsteigplatten, vorbeihuschenden Oberleitungsmasten).

- Daneben bestehen bei Zwangsneurosen auch *Ängste* und *Depressionen*, vor allem in frühen Krankheitsstadien, so daß die Abgrenzung anfangs schwierig sein kann.

Der Kranke kann einen Zwang nicht einfach unterdrücken. Wenn er es versucht, gerät er in zunehmende Angstspannung, die sich bis zur Panik steigern kann. Gibt er dem Zwang nach, verschafft das allerdings nur eine vorübergehende Beruhigung, bis die Spannung erneut anwächst. Zwänge treten anfangs einzeln auf, später in Kombination. Im Verlauf können sie das gesamte Leben okkupieren: Es besteht dann nur noch daraus, von morgens bis abends die Wäsche zu waschen, zu sortieren, einzuräumen und wieder von vorn zu beginnen oder sich selbst mehrmals am Tage von oben bis unten zu waschen, abzutrocknen und nach kurzer Zeit wieder beginnen zu müssen.

Die zwanghafte (zwangsneurotische) Persönlichkeit
Die Zwangssymptomatik ist in eine typische Charakter-Pathologie eingebettet, die zwanghafte, zwangsneurotische oder "anale" Persönlichkeit[145]. Es bestehen ausgeprägte **Charaktersymptome**:

- *Magisches Denken*: Durch Handlungs- und Denkrituale (Einhalten bestimmter Reihenfolgen; nach einer Handlung oder einem Gedanken muß eine Zahlenreihe gedacht werden usw.) kann Unheil abgewendet und ungeschehen gemacht werden;

- *Zweifelsucht*: Jeder Möglichkeit steht eine Alternative entgegen, so daß es nicht zur Festlegung kommt; daraus resultiert eine bisweilen quälende Unentschlossenheit;

---

[145] Abraham (1925), Schultz-Hencke (1940), Hoffmann (1979)

- Abwehr der analen Triebhaftigkeit (Analität und Willkür): *Ordentlichkeit, Pünktlichkeit, Gewissenhaftigkeit, Sparsamkeit und Eigensinn*;
- Absicherung gegen Versuchungen: *Pedanterie, Übergefügigkeit, moralisierende Grundhaltung.*

Dynamisch betrachtet handelt es sich um Persönlichkeiten, die durch eine Abwehr anal-aggressiver Triebkonflikte durch Reaktionsbildungen gegen konflikthaft erlebte Triebbedürfnisse gekennzeichnet sind. Dabei gibt es zwei unterschiedliche Entstehungsmechanismen:

- Entweder besteht eine *Fixierung eines anal-aggressiven Triebkonfliktes:* Beschmutzungs- und Selbstbehauptungsimpulse aus der sog. Trotzphase werden dann aus Angst vor Strafe mit Hilfe der Symptombildung abgewehrt.
- Oder es besteht primär ein *ödipaler Sexual- und Rivalitätskonflikt*, der - ebenfalls aus Strafangst - durch *Regression in den analen Erlebnisbereich* abgewehrt wird (s. unten).

Die *lebensgeschichtliche Disposition* für diese Persönlichkeitsentwicklung bildet ein im allgemeinen triebfeindliches, auf Anpassung bedachtes Familienmilieu und eine Erziehung, in der expansive Bedürfnisse unterdrückt und mit Bestrafung verknüpft werden. Als Beispiel dafür gilt eine dressurartige Sauberkeitserziehung. Maßgeblich ist aber, daß Autonomie, Expansivität, Spontaneität und Selbstvertrauen durch atmosphärische Gegebenheiten und kumulativ-traumatische Strafen beeinträchtigt werden und Gehorsam aufgezwungen wird. Zwangsneurotiker entwickeln auf diese Weise ein strenges, verbietendes "heteronomes" Überich, d.h., sie erleben die Überich-Gebote im Grunde als fremd und gegen sich gerichtet und nicht als schützend und bewahrend und liegen mit ihnen in ständigem unbewußten Zwiespalt. Sie können sich einerseits den Überich-Geboten nicht anvertrauen, vertrauen andererseits aber auch nicht auf ihre Spontaneität.

Symptomentstehung und Verlauf der klassischen Zwangsneurosen
Der Persönlichkeitsdynamik und der Charakterabwehr entsprechend, können sowohl ödipal-sexuelle als auch anal-aggressive Versuchungs-Versagungs-Situationen zur **Symptomauslösung** führen. Sie aktivieren unbewußte anale, sadistische, sexuelle, homoerotische, autoerotische, voyeuristische - jedenfalls sozial und vom Überich des Betroffenen verpönte - Phantasien und Impulse. Damit entsteht ein *Trieb-Überich-Konflikt*. Er wird gelöst, indem die konflikthaften Phantasien bzw. Impulse entstellt werden.

So kann z.B. der Affekt von einer sexuell erregenden Vorstellung abgetrennt und verdrängt werden (Affektverdrängung). Auf diese Weise kann aus einer voyeuristischen Phantasie ein Kontrollzwang werden. Das neugierige, erregte Nachschauen bleibt dabei als Handlungsablauf im Bewußtsein erhalten, während die ursprüngliche Vorstellung, die Neugier und Erregung, unbewußt wird. Ebenso kann man z.B. in einem Waschzwang einen verpönten Onanieimpuls (die rhythmische Bewegung) und das Abwaschen der Schuldgefühle (Ungeschehenmachen) entdecken. Insofern hat die Zwangshandlung eine symbolische Bedeutung. Die dem Zwang innewohnende Wiederholung dient zur Wiedergutmachung und zur Entlastung von Schuldgefühl.

Zwangssyndrome als Borderline-Störungen
Zwangssymptome haben neben dem Aspekt der Triebabwehr auch eine *ichstabilisie-rende* Funktion. Sie beruht darauf, daß die dranghafte Wiederholung eines Gedanken- oder Handlungsablaufes eine Art Denkstruktur und Verhaltensidentität gibt, die vor der Desintegration des Ich bzw. vor der Fragmentierung des Selbst schützt[146]. In dieser Funktion wird der Zwang bei Borderline-Persönlichkeiten (und bei beginnenden Psychosen) zur Abwehr von Desintegrationsängsten eingesetzt, als Schutz vor Selbstauflösung und Ichzerfall (Kap. 4.1). Deskriptiv sind diese Störungen von den klassischen Zwangsneurosen kaum zu unterscheiden. Es fehlen aber die Rigidität der typisch zwangsneurotischen Charakterzüge und die triebdeterminierten Auslöse-situationen. Auch wirkt das Krankheitsbild alarmierend und vermittelt dem Untersucher ein Gefühl von untergründiger Gefahr und Bedrohung. In der Behandlung wirken auf Trieb-Überich-Konflikte ausgerichtete Deutungen desintegrierend und müssen zugunsten ich-aufbauender Interventionen vermieden werden.

Verhaltenstherapeutische Aspekte
Die Entstehung der Zwangsphänomene wird aus verhaltenstherapeutischer Sicht im Konzept der Konditionierungen betrachtet. *Zwangsgedanken* werden danach zunächst neutral erlebt, jedoch durch Konditionierung mit einem angstauslösenden Erlebnis verknüpft und dann selbst zum Angstauslöser. Dadurch werden sie drängend und leid-voll empfunden. In einem weiteren Schritt können bestimmte Handlungen entdeckt werden, die die Angst vermindern, die mit dem Zwangsgedanken verbunden ist. Durch wiederholte Ausführung können solche Handlungen verstärkt und nun selbst zum Symptom werden. Auf diese Weise entstehen *Zwangshandlungen*.

Diagnose und Abgrenzung
- In Frühphasen der Erkrankungen sind Zwangsbefürchtungen und *Objekt- oder Situationsphobien* oft schwer zu unterscheiden: Eine Akrophobie, d.h. eine Angst vor spitzen Gegenständen wie z.B. vor Messern, kann zunächst einem angstvoll erlebten Impuls, sich oder jemand mit einem Messer zu verletzen, sehr ähnlich sein.
- Zwänge kommen auch bei *Schizophrenien* und endogenen *Depressionen* vor.
- Wichtig ist die **Abgrenzung zwischen Zwang und Wahn**: Zwänge werden ichdyston und krankhaft erlebt und erzeugen bisweilen heftigen Leidensdruck. Der Wahn ist dagegen von einer subjektiven, nicht korrigierbaren Gewißheit geprägt und oft von einer typischen Wahnstimmung begleitet.
- Auch *Hirnerkrankungen* können die Ursache von Zwängen sein: Hirntumor, Enzephalitis, Epilepsie, Hirnatrophie, Hirntraumen, Arteriosklerose.

Behandlung
Die **psychoanalytische Behandlung**[147] von Zwangspatienten hat eine lange Tradition. Sie führte zu einem sehr differenzierten Verständnis der Psychodynamik der Zwangs-neurosen, die auch für die Klärung anderer seelischer Prozesse und Erkrankungen hilfreich war. Allerdings gilt die Behandlung als schwierig. Die Beeinflußbarkeit speziell von schweren, chronifizierten Zwangsneurosen ist oft unbefriedigend und erfordert einen großen Aufwand. Das gebietet eine strikte Indikationsstellung und Behand-

---

[146] Quint (1984)
[147] Quint (1988)

lungseinleitung, die durch das zögerliche Verhalten der Betroffenen erschwert wird. Besonderer Wert ist auf die *Differenzierung zwischen klassischen Zwangsneurosen und Borderline-Störungen* zu legen: Es mag sein, daß ein Teil der unbefriedigenden Verläufe früher dadurch bedingt war, daß man die Störung grundsätzlich als klassische Neurose behandelte und die Borderline-Pathologie nicht kannte bzw. erkannte.

Auch andere Behandlungsverfahren haben, wenn man von spektakulären Anfangserfolgen absieht, keine besonders günstigen Dauerergebnisse gebracht.

In der **Verhaltenstherapie**[148] hat sich die *Expositionstherapie* als die wirksamste erwiesen. Bei *Zwangshandlungen* am meisten bewährt ist die Reizkonfrontation. Dabei werden die Patienten den angst- bzw. zwangauslösenden Situationen ausgesetzt und zugleich gehindert, angstmäßigende Zwangshandlungen auszuführen. Bei *Zwangsgedanken* wird die Exposition in der Phantasie angewendet. Dabei setzt sich der Patient unter Anleitung seinen Zwangsgedanken aus, bis eine Angstreduktion eintritt. Heute wird neben diesem direkt symptomzentrierten Vorgehen auch den Hintergrundproblemen der Patienten mehr und mehr Aufmerksamkeit gewidmet. Dabei finden vermehrt auch psychodynamische Aspekte in die VT Eingang, z.B. die Bearbeitung von Schuldgefühlen und Konflikten.

Angesichts der Probleme der Psychotherapie sind medikamentöse Alternativen bedeutungsvoll. Doch auch die Pharmakotherapie der Zwangsneurosen ist nicht befriedigend. Am günstigsten wirken manche Antidepressiva (Clomipramin, Fluvoxamin). Als *ultima ratio* kommen auch stereotaktische Operationen in Betracht.

8.4 Dissoziative Neurosen (sog. hysterische Neurosen)

> Die **dissoziativen Neurosen** sind gekennzeichnet durch neurotischen Bewußtseinsstörungen. Sie umfassen verschiedene, offenbar sehr seltene, reversible Beeinträchtigungen des Bewußtseins auf dem Boden einer seelischen Fehlentwicklung.

Synonyme: "Hysterische Neurose, dissoziativer Typ"[149]; dissoziative Störungen (ICD-10, DSM-III).

Zum Begriff: Wie bei der hysterischen Charakterneurose (Kap. 7.1) erläutert wurde, wurden dissoziative Neurosen und Konversionsneurosen lange vornehmlich im Zusammenhang mit hysterischen Persönlichkeiten gesehen und als Hysterie zusammengefaßt. Der Begriff der Hysterie war ein Sammelbegriff für verschiedenartige psychopathologische Phänomene. Er hat sich wegen seiner Unbestimmtheit und nicht zuletzt wegen vielfältiger damit verknüpfter Vorurteile auch im wissenschaftlichen Sprachgebrauch nicht gehalten und wird heute nicht mehr verwendet.

Symptomatik

Im Vordergrund stehen *verschiedene zeitlich begrenzte Bewußtseinsveränderungen*. Sie hören im allgemeinen so plötzlich auf, wie sie begonnen haben, und hinterlassen keine bleibenden Gedächtnisstörungen.

---

[148] Hand (1991)
[149] Hoffmann (1986)

Die wichtigsten Syndrome sind die Amnesie, die Fugue und die multiple Persönlichkeit:

Neurotische Amnesie: Einschränkung des Gedächtnisses, zumeist selektiv und krankhaft erlebt. Plötzlich werden persönliche Daten aus einem umschriebenen Zeitraum nicht mehr erinnert. Oft handelt es sich um wichtige aktuelle Ereignisse wie z.B. Unfälle. Dabei schwankt das Ausmaß der Erinnerungsstörung. Auslösend sind traumatische Erlebnisse, z.B. Katastrophen, Kampfhandlungen oder Versuchungen und Versagungen, die zu Gewissenskonflikten führen.

Neurotisches Weglaufen (*Fugue*): Plötzliches zielgerichtetes Weggehen oder Wegreisen aus der gewohnten Umgebung, verbunden mit dem plötzlichen Wechsel der Verhaltensweisen und der Wesensart (Identitätswechsel). Die Fugue kann mit Verwirrtheit verknüpft sein, sie kann aber auch völlig geordnet wirken. Der Zustand dauert Stunden oder Tage. Während der Fugue besteht keine Erinnerung an die Herkunft und Identität, d.h., es besteht zusätzlich eine Amnesie.

Multiple Persönlichkeit: Die Betroffenen leben abwechselnd in zwei (oder mehreren) voneinander getrennten Persönlichkeiten. Während des Lebens in der einen Persönlichkeit besteht an die andere keine Erinnerung.

Als weitere dissoziative Syndrome werden in der psychiatrischen Literatur beschrieben *Stupor* (Regungslosigkeit), *Besessenheit*, *Trance* und das *Ganser-Syndrom* (Vorbei-Antworten).

Symptomentstehung

Über die Mechanismen der Symptomentstehung gibt es keine verbindliche Auffassung. Es scheint, daß die Gemeinsamkeit bei den verschiedenen Störungen in der *Spaltung der Selbst-Repräsentanz* liegt. Dadurch können konflikthafte Phantasien und Impulse aus dem Selbst ausgegrenzt werden. Ähnlich wie bei der Hypochondrie handelt es sich hier um einen Rückzug aus der Objektwelt in die narzißtische Welt. Für die Fugue und die multiple Persönlichkeit bietet sich die Annahme an, daß wechselnde Identifizierungen mit den gespaltenen Selbstaspekten zu wechselnden Verhaltensweisen und Identitäten führen; für die Amnesie, daß eine Identifizierung mit einem verdrängten Selbstanteil besteht. Verdrängung wird damit gleichsam zum Symptom. Trotz der Abgrenzung gegenüber der Konversionsneurose drängt sich doch der *Ausdrucksgehalt* der Bewußtseinsstörungen auf: Die Persönlichkeitsspaltung als Inszenierung der Phantasie, daß "der eine Teil nicht wissen will, was der andere tut".

Psychischer Hintergrund

Aufgrund der relativ wenigen Fälle und Berichte gibt es auch hier keine zuverlässigen Aussagen. Es ist aber sicher, daß neurotische Bewußtseinsstörungen nicht nur bei hysterischen Persönlichkeiten vorkommen: *Die traditionelle Gleichsetzung von Bewußtseinsstörungen mit Hysterie im Sinne einer Fixierung des Ödipuskomplexes ist nicht aufrechtzuerhalten.*

Schwerwiegende Dissoziationen scheinen mit der Spaltungsabwehr der *Borderline-Störungen* erklärbar zu sein. Bei *narzißtischen Störungen* ist wahrscheinlich der Rückzug aus kränkenden oder unsicheren Beziehungen maßgeblich. Für die *hysterische Konflikt-Pathologie* ist der zentrale Aspekt die Abwehr von Schuldgefühlen und Gewissensängsten, die im Zusammenhang mit abgelehnten sexuellen oder aggressiven Phantasien, Impulsen und Erinnerungen entstehen.

Differentialdiagnose

Von der Amnesie auf der Basis langfristig verdrängter unverarbeiteter Konflikte, sind reaktive Amnesien abzugrenzen, denen ein traumatisches äußeres Ereignis (Unfälle, Katastrophen usw.) vorangeht. Allerdings dürfte diese Unterscheidung, zumindest im akuten Krankheitsstadium, praktisch kaum durchführbar sein.

Differentialdiagnostisch muß auch an *organische Psychosyndrome* (posttraumatisch, Epilepsie) und *chronischen Substanzmißbrauch* gedacht werden.

Behandlung

Für die Indikation zur *analytischen Psychotherapie* der dissoziativen Neurose gelten die allgemeinen Kriterien wie Motivation, Flexibilität, Dauer der Störung usw. (Kap. 15). Als besonderes Problem der hysterischen Persönlichkeiten, sofern sie hier betroffen sind, gilt die Neigung zum Agieren. Damit ist die Tendenz gemeint, sich der Auseinandersetzung im psychoanalytischen Prozeß zu entziehen, indem (unbewußte) Probleme außerhalb der Behandlung in Szene gesetzt werden. Das gilt z.B. für Rivalitätskonflikte, für sexuelle und aggressive Phantasien. Daraus können selbstschädigende Verhaltensweisen erwachsen, die den Patienten und seine Behandlung gefährden.

8.5 Schizoide Neurosen (Derealisationssyndrome)

> **Die schizoide Neurose**[150] ist durch Kontaktstörungen und Entfremdungserlebnisse auf der Basis einer schizoiden Persönlichkeit geprägt.

Synonym kann man von Schizoidie sprechen. Deskriptiv handelt es sich um ein Derealisations- bzw. Depersonalisationssyndrom (ICD-10), das nach DSM-III auch zu den dissoziativen Syndromen gezählt wird.

Symptomatik

Die zentrale Beeinträchtigung besteht in leidvoll erlebten **Charaktersymptomen**:

- *Kontaktstörungen*, speziell die Beeinträchtigung der Fähigkeit, die Beziehung zu anderen zu suchen und als angenehm zu empfinden;

- darauf aufbauend entsteht die Tendenz, soziale Kontakte zu vermeiden. Daraus entwickeln sich *Erfahrungsdefizite* im zwischenmenschlichen Umgang und eine Unvertrautheit und Fremdheit gegenüber der Umwelt. Kompensatorisch bestehen indirekte Formen des Interesses an anderen: Beschäftigung mit Philosophie, ästhetische Interessen, rationale und theoretische Auseinandersetzungen mit gesellschaftlichen Prozessen.

- Sekundär entstehen *depressive Verstimmungen*, Verzweiflung und im Extremfall *Suizidalität*.

Während es sich hier um kontinuierlich bestehende Charaktersymptome handelt, entwickeln sich unter speziellen Belastungen **klinische Symptome**:

- *Angstzustände*: zumeist Panikattacken bei Kontaktangeboten;

---

[150] Riemann (1970), Rudolf (1988)

- *Entfremdungserlebnisse*[151]: *Depersonalisation*: Die Betroffenen erleben sich fremd, neben sich stehend. *Derealisation*: Entfremdungserleben gegenüber der Umwelt, diese erscheint kalt und farblos;
- Diese Zustände werden von heftigen Ängsten, mitunter *Verfolgungsängsten* und sensitiven Beziehungsideen begleitet: Das eigentlich Beängstigende ist die Wahrnehmung der *Veränderung* gegenüber dem früheren Zustand. Daran knüpft sich die Befürchtung eines herannahenden Unheils. Sie spitzt sich zu der Angst zu, verrückt zu werden. Die Kranken fühlen sich beobachtet, bisweilen auch beeinflußt. Der Realitätsbezug ist jedoch herstellbar, wenngleich unter dem Eindruck der Ängste eingeschränkt.

Schizoide Persönlichkeit[152]

Die Basis der klinischen und der Charaktersymptome ist die schizoide Persönlichkeit. Sie ist eine spezielle Variante der Borderline-Persönlichkeit (Kap. 4.1) und beruht auf einer Störung der Interaktionen im Symbioseerleben durch emotionale Vernachlässigung, durch Verlust oder auch durch erdrückende Überfürsorglichkeit. Sie wird durch fortdauernde Ablehnung oder widersprüchliche Kontaktangebote in den späteren Lebensphasen weiter vertieft. Diese Störung bewirkt, daß die Betroffenen kein stabiles Selbstgefühl entwickeln; es gerät bei Kränkungen und Verletzungen in Gefahr zu zerfallen. In der Folge bleiben basale Bedürfnisse wie Annäherung und Bindung, Neugier und Vertrauen konflikthaft. So entwickelt sich eine distanzierte, ja mißtrauische Einstellung gegenüber der Welt und den Menschen.

Unbewußt besteht neben der Verletzungs- und Bindungsangst, die letztlich eine Angst vor einem Verlust des Selbst ist, ein ausgeprägtes Bedürfnis nach Bindung und Nähe. Das unbewußte Erleben bleibt auf dieser Entwicklungsstufe fixiert: Eine basale Unsicherheit der Selbstgrenzen, des Urvertrauens zur Welt und zum Leben einerseits, eine Sehnsucht nach emotionaler Wärme, Kontakt und Bindung andererseits. Dieser unbewußte *Konflikt um Nähe und Distanz wird durch Rückzug aus den Beziehungen gelöst.* Die Betroffenen vermeiden den Kontakt zu anderen Menschen, vermindern ihn auf das Unvermeidliche. Sie sind mißtrauisch, halten wo möglich Distanz und vermeiden die gefühlsmäßige Bindung, wo Kontakte unvermeidlich sind. An die Stelle des Interesses für andere Menschen rückt die intellektuelle und rationale Beschäftigung mit abstrakten Theorien und Gedanken über die Menschen, die Gesellschaft, das Leben schlechthin. Dieses Leben auf Distanz ist ein Selbstschutz für ein fragiles Selbst. Es darf nicht als Unfähigkeit zu Bindung und Liebe mißverstanden werden.

Symptomentstehung und Weiterentwicklung

Auslösend für die Entstehung klinischer Symptome sind Situationen, die eine Selbstbehauptung im Kontakt oder eine aktive Kontaktaufnahme erfordern, z.B. der Schul- und Studienbeginn. Besonders gefährdend für die labilen Selbstgrenzen sind Situationen, in denen Nähe entsteht oder entstehen könnte. Der Konflikt um Nähe und Distanz, um Verschmelzung und Vernichtung bricht dann erneut auf. Die *Angstsymptome* sind primäre Desintegrations- und Vernichtungsängste, also eine unverdrängte Konfliktangst. Die *Entfremdungssymptome* entstehen durch Spaltung der Selbst-Repräsentanz[153] in einen erlebenden und einen erlebten Teil. Der erlebte Teil, z.B. der als

---

151 Jacobson (1959)
152 Schultz-Hencke (1940)
153 Vgl. auch die Spaltung bei Hypochondrie (Kap. 8.3) und dissoziativen Neurosen (Kap, 8.4)

"fremd" empfundene Körperteil, vertritt dabei das bedrohlich erlebte Objekt, das sich annähert oder dessen Nähe man sich wünscht. Der erlebende Teil vertritt das bedrohte Selbst, das sich durch die Spaltung Distanz geschaffen hat. Auf diese Weise kann der Konflikt um Nähe und Distanz unbewußt gehalten und die Vernichtungsangst in eine offenbar leichter erträgliche Erwartungsangst umgewandelt werden. Eine noch weitergehendere Entlastung tritt ein, wenn im weiteren Verlauf eine *hypochondrische Ausweitung* eintritt: Dann tritt an die Stelle des "fremden", bedrohlichen Selbstanteils ein "bedürftiges" Körperselbst.

Diagnose

Die schizoide Neurose ist von der *narzißtischen Persönlichkeitsstörung* (Kap. 7.2) zu unterscheiden. Die schizoide Neurose ist die "frühere" Störung, gekennzeichnet durch mangelnde Kohärenz des Selbst. Maßgeblich für die Unterscheidung ist die zentrale Abwehrformation: Der Schizoide ist beständig auf der Flucht vor der Nähe zu anderen, um sein Selbst zu schützen; der Narziß entwertet den anderen, wenn er ihm nicht mehr die Bewunderung entgegenbringt, die er für die Stabilisierung seines Selbst nötig hat. Die schizoide Objektflucht korrespondiert mit einer unbewußten Objektsehnsucht, die narzißtische Objektentwertung mit Objektabhängigkeit.

Schwierig kann bei chronischen Entfremdungserlebnissen und Verfolgungsängsten die Differentialdiagnose gegenüber *schizophrenen Psychosen* sein.

Behandlung

Die Behandlung schizoider Patienten in der *analytischen Therapie* muß die besondere Empfindlichkeit für die Nähe im therapeutischen Kontakt berücksichtigen. Modifikationen der Behandlungstechnik können erforderlich sein, um überhaupt erst einmal eine ausreichende Nähe-Toleranz herzustellen. Das Augenmerk richtet sich vor allem auf die empathische Untersuchung und Klärung des Rückzuges, der bei geringsten Verletzungen in der Behandlung auftritt. Veränderungen der Abwehr und des zentralen Konfliktes lassen sich sicher nur in sehr langfristig angelegten Behandlungen erreichen.

Literatur zur Vertiefung:
Psychoneurosen allgemein: Freud S (1926), Roskamp H (1971),
  Schultz-Hencke H (1951)
Depressive Neurose: Eicke-Spengler M (1977), Elhardt S (1981)
Angstneurosen: König K (1981)
Zwangsneurose: Quint H (1988)
Neurotische Bewußtseinsstörungen: Hoffmann SO (1986)
Schizoide Neurose: Rudolf G (1988), Schultz-Hencke H (1940)

9. Organneurosen

Organneurosen sind körperliche Befindensstörungen auf der Basis einer seelischen Fehlentwicklung. Es handelt sich also um *körperliche Manifestationen von Neurosen*. Sie umfassen körperliche Mißempfindungen und Störungen von Funktionsabläufen von somatisch intakten Organen.

Synonym spricht man von psychogenen Organfunktionsstörungen, neuerdings auch von somatoformen Störungen (ICD-10, DSM-III).

Zur Diagnose

Maßgeblich für die Diagnose einer Organneurose ist eine *spezifische Auslösesituation*, d.h. eine psychosoziale Belastungssituation im zeitlichen Zusammenhang mit der Symptommanifestation, die von den Betroffenen unbewußt subjektiv als Konflikt erlebt wird. Was für den jeweils Betroffenen "spezifisch", d.h. konflikthaft ist, ergibt sich aus den Fixierungen im Verlauf der seelischen Fehlentwicklung, d.h. aus der Art seiner neurotischen Persönlichkeit und der darin gebundenen ungelösten unbewußten Konflikte.

Wegweisend für den Verdacht, daß eine körperliche Befindensstörung seelisch bedingt ist, kann es zwar sein, daß überzeugend erklärende organische Befunde fehlen. Ausreichend für eine begründete Verdachtsdiagnose ist das Fehlen eines organpathologischen Befundes aber nicht. Die Voraussetzung ist vielmehr, daß sich im ärztlichen Untersuchungsgespräch mit den Patienten ein begründeter Hinweis auf spezielle Konflikte und Belastungen ergibt. Untersuchungsgespräche, die zu diesem Ergebnis führen, schaffen bei den Patienten auch eine Motivation für die Überweisung zur Fachdiagnostik (Kap. 5.1) und für die Bereitschaft, im diagnostischen Gespräch mit einem Psychotherapeuten zu kooperieren.

Der psychoanalytische Ansatz

Organneurosen beruhen aus psychoanalytischer Sicht auf emotionalen Entwicklungsdefiziten und der Fehlverarbeitung von Konflikten. Man unterscheidet dabei **zwei Entstehungsmechanismen:**
- die *Konversion*
- und die *Affektsomatisierung*.

Die Konversion

> Die **Konversion** ist eine neurotische Symptombildung im körperlichen Bereich durch *symbolhafte Somatisierung*, d.h., die Konversionssymptome bringen auf symbolhafte Weise einen Konflikt oder eine unbewußte Vorstellung bzw. Phantasie zum Ausdruck. Sie ist der "klassische", d.h. der von der analytischen Psychosomatik zuerst untersuchte Mechanismus körperlicher Symptombildungen bei psychogenen Erkrankungen[154].

Durch die Konversion werden konflikthafte Vorstellungen unbewußt gehalten. Es handelt sich um verdrängte Vorstellungen, z.B. Phantasien von verpönten Handlungen, die durch einen spezifischen Auslösekonflikt aktiviert werden. Auf diese Weise wird der Körper mit Hilfe der Konversion zum Ausdrucksorgan für die Darstellung einer unbewußten Vorstellung.

Die **Konversionssymptome** sind ein typischer neurotischer *Kompromiß zwischen Vorstellung und Abwehr* (Kap. 3.1): Einerseits wird die unbewußte Vorstellung durch ein symbolisch bedeutsames Symptom[155] zum Ausdruck gebracht, andererseits wird sie durch den Rückgriff auf die Körpersprache derart entstellt, daß ihr Inhalt dem Kranken verborgen bleibt. So kommen verdrängte Konflikte durch pathologische Funktionen oder Funktionshemmungen zum Ausdruck (s. Kasten). Auf diese Weise werden Triebimpulse, Affekte und Phantasien unbewußt gehalten.

Beispiele für den Ausdrucksgehalt von Konversionssymptomen

- Der Wunsch, etwas Verbotenes (subjektiv als verboten Erlebtes) zu berühren, kann eine konversionsneurotische Handlähmung hervorrufen.
- Der Wunsch, aus einer Beziehung zu fliehen, kann als bedrohlich erlebt werden und eine Gehstörung bewirken.
- Die Konversion enttäuschter Liebeswünsche kann Herzschmerzen hervorrufen.
- Die Idee eines oralen Sexualaktes kann verboten erlebt werden und zu einer psychogenen Schluckstörung oder zu einem psychogenen Erbrechen führen.

Die Affektsomatisierung

Affekte, also intensive Gemütsbewegungen, haben eine seelische und eine körperliche Komponente[156], d.h., seelische und körperliche Erregung sind eng miteinander verbunden. In der Frühentwicklung spielen körperliche Interaktionen für die Affektregulierung die entscheidende Rolle. Auf diese Weise entstehen unbewußte *psycho-somatische Erinnerungsspuren von Affekten* als Vorläufer späterer Repräsentanzen von Beziehungen. Die seelische und die körperliche Seite des Affekterlebens werden im Laufe der Entwicklung nach und nach voneinander getrennt. Die körperliche Seite

---

[154] Freud (1894), Fenichel (1931), Rangell (1959)
[155] Zur Symbolisierung vgl. Lorenzer (1970)
[156] Tomkins (1962)

wird auf die Ebene der vorbewußten Wahrnehmung abgedrängt; vorbewußt bedeutet dabei, daß das Erleben zugänglich ist, wenn man sich z.B. darauf konzentriert oder besonders stark erregt ist ("Übelkeit aus Freude"). Die Trennung zwischen dem seelischen und dem körperlichen Affekterleben wird als *Desomatisierung der Affekte* bezeichnet. Sie kann rückgängig gemacht werden, wobei die psycho-somatischen Erinnerungsspuren wiederbelebt werden. Man spricht dann von *Resomatisierung der Affekte*[157].

Affektsomatisierung ist eine zweite Art der neurotischen Symptombildung im körperlichen Bereich. Dabei werden *psycho-somatische Erinnerungsspuren von Affekten* aktiviert und in das Zentrum der Wahrnehmung gerückt werden. Die Symptome sind **Affektkorrelate**[158], d.h., sie sind Stellvertreter für unbewußte oder vorbewußte Affekte, und dienen in erster Linie der Affektabwehr.

Man kann sich die Ausformung von Affektkorrelaten in mehreren Schritten vorstellen: Zuerst führt ein *unlösbarer Konflikt oder eine psychische Desintegration* zu einer affektiven Störung mit Angst, Depression, Wut, Neid, sexueller Erregung usw. Durch **Resomatisierung** werden die mit den Affekten verknüpften Organe miterregt. Die körperliche Erregung beruht auf psychovegetativen Kopplungen[159], die biologisch vorgegeben sind. Sie werden durch die frühe psychosomatische Affektregulierung gebahnt. Auf diese Weise treten *Organfunktionsstörungen* an die Stelle der affektiven Störung. Sie ersetzen diese aber nicht völlig.

Gleichzeitig wird der Körper bzw. die körperliche Erregung oder Funktionsstörung aufgrund einer **Ichregression** zum *Projektionsfeld für Affekte*. Dadurch entstehen körperliche *Mißempfindungen* wie Schmerz, Druck oder Juckreiz, oft auch Angst um den Körper und das Wohlbefinden (vgl. Kap. 8.2: Hypochondrie). Sie rücken in das Zentrum der Wahrnehmung und der zwischenmenschlichen Beziehungen. "Alles dreht sich nur noch um das Körpersymptom". Dadurch entsteht eine zweite Abwehrschranke, die vor dem schmerzlichen Affekterleben schützt.

Nosologische Untergruppen

Unter dem *Sammelbegriff Organneurosen* werden Krankheitsgruppen zusammengefaßt, die zwar alle durch Organfunktionsstörungen und -mißempfindungen geprägt sind, aber auf verschiedene Weise zustandekommen:

- *Konversionsneurosen* beruhen auf dem Konversionsmechanismus,
- *psychovegetative Störungen* entstehen durch Affektsomatisierung,
- bei den *psychogenen Schmerzsyndromen* und bei den *funktionellen Sexualstörungen* gehen Konversion und Affektsomatisierung ineinander über.

Verhaltenstherapeutische Aspekte

Organneurosen sind aus verhaltenstherapeutischer Sicht, wie andere neurotische Syndrome auch, *fehlgelerntes Verhalten* (Kap. 3.2). Physiologische Reaktionen werden

---

[157] Alexander (1950), Schur (1955)
[158] Affektäquivalente nach Alexander (1950)
[159] Schultz-Hencke (1951)

dabei als *verdeckte Verhaltensweisen*[160] betrachtet. Sie sind entweder direkt erworbenes unzweckmäßiges Verhalten oder affektive und emotionale Begleiterscheinungen von Affekten, die auf fehlgelerntes Verhalten zurückgehen. Für das Verständnis der Entstehung von Organneurosen kommen vor allem *Konditionierungen* und *soziales Lernen* in Betracht.

- Die *klassische und operante Konditionierung* (Kap. 3.2) schafft nach der *kortiko-viszeralen Theorie*[161] Verknüpfungen zwischen inneren Organen bzw. Organfunktionen und kortikalen Prozessen. Auf diese Weise können Organfunktionen durch Lernprozesse beeinflußt werden. Bei unzweckmäßigem Lernen können Funktionsstörungen hervorgerufen und durch Umlernen auch wieder beseitigt werden. Besonders sensibel erscheinen dabei die Herz-Kreislauf-Funktionen und die Darmmotilität.

- Beim *Modellernen* geht es um die Übernahme von affektiv belastenden, von Funktionsstörungen begleiteten Verhaltensweisen oder um die direkte Nachahmung somatischer Handlungsabläufe. So übernehmen Kinder von Familienmitgliedern Verhaltenspläne und lernen auf diese Weise, z.B. auf Streß mit Organfunktionsstörungen zu reagieren.

- Auch das *Lernen von Kognitionen* kann Organfunktionsstörungen hervorrufen: Bereits die erlernte Erwartung, eine Belastung nicht verarbeiten zu können, führt zu Reaktionen der *gelernten Hilflosigkeit*, die vor allem vegetative Störungen, z.B. Schlaf- und Verdauungsstörungen nach sich ziehen.

9.1 Konversionsneurosen

Konversionsneurosen sind seelisch bedingte Organfunktionsstörungen und körperliche Mißempfindungen, die durch den Mechanismus der Konversion entstehen.

Synonyme Bezeichnungen sind Konversionssyndrom, pseudoneurologische Störungen und "Ausdruckskrankheiten".

Konversionssyndrome kommen in allen Kulturen, Schichten und Altersgruppen vor. Über die **Häufigkeit** ist nichts Sicheres bekannt. Die Diagnose wird bei Frauen sicher häufiger gestellt als bei Männern. Ob sich darin eine objektive Häufung niederschlägt oder ein lange bestehendes Vorurteil, muß offenbleiben. Wahrscheinlich werden viele Konversionsneurosen im übrigen nie richtig diagnostiziert. Typische konversionsneurotische Krankheitsbilder, z.B. in Form totaler Blindheit oder sogar großer Anfälle (s. unten), sind heute selten und werden neuerdings gehäuft wieder bei Ausländern aus Südosteuropa und den islamischen Ländern beobachtet. Darin äußern sich kulturelle Einflüsse auf die Art der Symptombildung.

Klinische Erscheinungen
Die häufigsten **Symptome** von Konversionsneurosen sind
- *motorische Störungen:* Gehstörungen, Bewegungs- und Schluckstörungen, Sprechstörungen und schlaffe Lähmungen,

---

[160] Basler u.a. (1979)
[161] Bykow und Kurzin (1966)

- *sensorische Störungen:* Schwindel, Seh-, Riech-, Hör- und Fühlstörungen (Anästhesie, Parästhesien),
- *Anfälle:* Ohnmacht (Synkopen), motorische Anfälle, sensorische Anfälle (Absencen)
- *vegetative Störungen:* Erbrechen,
- *Konversionsschmerz* (Kap. 9.3): Bauchschmerzen, Gliederschmerzen.

Einige Konversionsneurosen

- *Psychogene Synkopen:* Ohnmachtsanfälle;
- *Abasie bzw. Dysbasie:* Gangunfähigkeit bzw. Gangstörung mit schlaffer Lähmung ohne objektivierbaren neurologischen Befund; erst sekundär beim langem Verlauf Muskelatrophie;
- *Torticollis spasticus:* Schiefhals durch Verkrampfung des M. sternocleidomastoideus;
- *Schreibkrampf,* eine sog. Tätigkeitsneurose;
- *psychogene Sehstörung* (s. Kasten unten);
- *Globus hystericus:* psychogene Schluckstörung mit Kloßgefühl im Schlundbereich;
- *Psychogene Sensibilitätsstörungen:* handschuhartig lokalisierte Parästhesien, Hypästhesien usw. bis hin zur Hemiästhesie; sie folgen nicht der anatomischen segmentalen Nervenversorgung;
- *Psychogenes Erbrechen;*
- *Scheinschwangerschaft.*

Im Prinzip kann jede Körperfunktion benutzt werden, um symbolisch einen unbewußten Konflikt zum Ausdruck zu bringen. Konversionsneurosen betreffen jedoch meistens die *Willkürmotorik* und das *Sensorium.* Wegen der Ähnlichkeit mit neurologischen Erkrankungen spricht man auch von **pseudoneurologischen Störungen.** Daneben treten Konversionen z.B. als vegetative Symptome auf, z.B. als psychogenes Erbrechen ["es kotzt mich an"] und konversionsneurotische Herzschmerzen ["es bricht mir das Herz"].

Das "klassische" Krankheitsbild der Konversion war durch tonische (manchmal tonisch-klonische) **hysterische Anfälle** gekennzeichnet. Sie wurden bei Hysterikerinnen beschrieben und imponierten durch Überstreckung des liegenden Körpers, der einen "Arc de cercle" bildete, während der Unterleib vorgestreckt wurde. In dieser Haltung manifestierten sich nach landläufiger Auffassung unbewußte Koitusphantasien. Gegenüber dem epileptischen Anfall fehlten Zungenbiß und Einnässen, während die Pupillenreaktion erhalten war.

Inzwischen hat die Erscheinungsform der Konversionsneurosen sich nachhaltig gewandelt. An der Stelle dramatischer Lähmungen, Blindheit oder Taubheit stehen heute viel häufiger diskretere Störungen, z.B. umgrenzte Gehstörungen, Skotombildungen oder Ohrgeräusche.

Beispiel: Psychogene Sehstörungen

Sensorische Ausfälle symbolisieren in Gestalt des Nichtkönnens den Konflikt zwischen Wollen und Nichtdürfen in eindrücklicher Weise. Bisweilen sind optische Überreizung oder Vorerkrankungen am Auge auslösend. Entscheidend ist aber die unbewußte Abwendung von unannehmbaren optischen Wahrnehmungen im aktuellen Erleben.

Patienten mit *psychogener Blindheit* sind - zumindest heute - selten. *Partielle psychogene Sehstörungen* (Schwachsichtigkeit und begrenzte Skotombildung) sind häufiger anzutreffen. Die Betroffenen leiden unter zumeist plötzlich auftretenden, wechselnden oder anhaltenden Störungen: Flimmern vor den Augen, Gesichtsfeldeinschränkung, Sehen von Flecken, Einschränkung der Sehschärfe. Das führt zu bisweilen dramatischen Verläufen, in die die gesamte Familie miteinbezogen wird, und intensiver somatischer Diagnostik. Dabei ist das Auge organpathologisch unauffällig; dennoch werden die Befunde häufig immer wieder in Frage gestellt.

Psychisch sind die Patienten verständlicherweise zutiefst beunruhigt; die bewußt erlebte Angst ist sekundär und auf die Sehstörung bezogen. Die durch Konversion abgewehrten primären neurotischen Affekte, vor allem Bestrafungsängste und Verlassenheitsängste, sind dagegen völlig verdrängt. Wenn die Anfangsbeunruhigung abgeklungen ist, wirken die Patienten daher affektiv unauffällig. Manchmal haben sie aber auch von Anfang an ein auffallend "naives" Verhalten und sind merkwürdig unbeteiligt, die sog. *belle indifference*. Sie ist die Folge einer hysterischen Verdrängung (Kap. 7.1) und wird bevorzugt bei Frauen beschrieben.

Psychodynamik

Bei der Konversion handelt es sich um einen *Mechanismus* der Symptomentstehung (s. oben) und nicht um eine einheitliche Krankheitsgruppe bezüglich der Hintergrundprobleme. Sie kommt *bei allen drei Arten der neurotischen Pathologie* (Kap. 4) vor.

- **"Klassische" Konversionsneurosen:** Bei Patienten mit "klassisch" neurotischen Persönlichkeiten entstehen Konversionsneurosen im Rahmen der Abwehr von *Trieb-Überichkonflikten* zwischen sexuellen, motorisch-aggressiven oder oralen Triebimpulsen einerseits und starken moralischen Gebots- und Verbotsvorstellungen andererseits.

Häufig, aber nicht immer, handelt es sich bei den Betroffenen um *hysterische Persönlichkeiten* (Kap. 7.1). Sexuelle Versuchungs- und Versagungssituationen, die die unterdrückten Triebbedürfnisse aktivieren, sind die typischen *Auslösesituationen*. Das gilt z.B. für viele Patienten mit **Abasie**, bei denen das Symptom das Verbot zum Ausdruck bringen kann, sich in sexuell verfängliche Situationen zu begeben. Den aktuellen Hintergrund solcher Auslösesituationen bildet eine breite Palette von sozialen Konflikten. Partnerschafts- und Sexualkonflikte spielen dabei eine hervorragende Rolle.

Bei Patienten mit **Schreibkrampf** handelt es sich dagegen oft um Menschen mit zwanghaften Persönlichkeiten und starken Überich-Vorstellungen (Kap. 8.3). Hier besteht die Auslösesituation bei manchen eindrucksvollen Fällen z.B. darin, daß solche überordentlichen, pedantischen Menschen in Versuchung geraten, einen Betrug zu begehen. Im Schreibkrampf äußert sich dann z.B. der innere Konflikt angesichts einer Versuchung, eine Unterschrift zu fälschen.

- **"Prägenitale" Konversionsneurosen**[162]: Bei narzißtischen und Borderline-Persönlichkeiten werden durch die Konversion vor allem narzißtische Affekte wie Verlustangst, Scham, Wut und Verzweiflung sowie Ängste vor Trennung und Verlassenheit abgewehrt. Die Auslösesituationen sind demnach insbesondere Kränkungen, Beschämungen, Trennungen und Verlassenheitserlebnisse. Zur Abwehr der schmerzlichen Erlebnisse kommt es oft zunächst zur Regression. Viele Konversionsneurosen beruhen deshalb auf unbewußten Erlebnissen aus tiefen Persönlichkeitsschichten, insbesondere Hilflosigkeit und Hoffnungslosigkeit.

Extrapyramidale Bewegungsstörungen nehmen in diesem Zusammenhang eine Sonderstellung ein. Zu ihnen zählt
- der Schreibkrampf,
- der Schiefhals
- der Tic, z.B. manche Formen des Blepharospasmus.
Leichtere Formen dieser Bewegungsstörungen werden als reine Konversionsneurosen aufgefaßt (s. oben: Schreibkrampf als Beispiel für eine klassische Konversionsneurose). Schwerere Formen, insbesondere bei narzißtischen Persönlichkeiten, scheinen eine Mittelstellung zwischen den eigentlichen Konversionsneurosen und den psychosomatischen Organerkrankungen (Kap. 11) zu haben. Dabei kommt es durch Kränkungen u.a. narzißtische Verwundungen zur Regression mit Hilflosigkeit und Hoffnungslosigkeit und womöglich zur Reaktivierung atavistischer Reflexe als Basis für die Ausgestaltung der Symptomatik: Greifreflexe beim Schreibkrampf, Saugreflexe beim Schiefhals, Schreckreflexe beim Tic[163]. Ob dabei Erkrankungen der basalen Ganglien eine zusätzliche Rolle spielen und die Symptomentstehung bahnen, ist heute noch ungewiß. Es ist also möglich, daß es sich bei diesen schwereren Störungen nicht um reine Organfunktionsstörungen handelt.

Wenn mit der Konversion bei einem Partnerverlust oder bei Todesfällen spezifische Verlustängste abgewehrt werden, dann kann die Verbindung zu der verlorenen Person durch eine **Identifizierung im Konversionssymptom** aufrechterhalten werden. Das Symptom bringt dann die weiterbestehende Bindung und Verbundenheit zum Ausdruck. Auf diese Weise können z.B. Herzschmerzen entstehen, wenn ein Angehöriger an einem Herzinfarkt verstorben ist.

Menschen mit neurotischen Dispositionen sind besonders gefährdet, durch psychische *Traumatisierungen*, z.B. durch Katastrophen, Vergewaltigung oder Inzest, eine posttraumatische Entwicklung ihrer Persönlichkeit zu erleiden. In der Folge können sich **traumatische Konversionsneurosen**[164] (Kap. 12.2) entwickeln. Die Konversion symbolisiert hier zumeist Hilflosigkeit, Schuld- und Schamgefühle, z.B. in Gestalt von generalisierten Krämpfen ["Ich halte mich fest / Halte mich fest; ich sträube mich; ich

---

[162] Fenichel (1946), Kap. 12
[163] Ferenczi (1918), Mitscherlich (1971), Janus (1987), Ermann (1989)
[164] Gemeint sind Konversionssyndrome, die als traumatogene Störungen (Kap. 12) zu betrachten sind

bin starr vor Schreck"], Blindheit ["Ich will das nicht gesehen haben"] oder Dissoziationen ["Damit / mit mir will ich nichts mehr zu tun haben"].

Diagnostik

Die Diagnose eines Konversionssyndroms setzt voraus, daß ein unbewußt konflikthaft oder traumatisch erlebtes Ereignis, das durch die Symptombildung neutralisiert wird, im Zusammenhang mit der Symptombildung angenommen werden kann. Konflikte, die als Auslöser bereitwillig berichtet werden, sind im allgemeinen nicht krankheitsbedingend, jedenfalls nicht in der berichteten - bewußten! - Bedeutung.

Der Umgang mit Patienten mit Konversionsneurosen wird dadurch erschwert, daß sie dazu neigen, vom Arzt wiederholte und invasive Untersuchungen zu fordern und ihn dazu bringen können, rational unbegründete Untersuchungen durchzuführen. Diese Forderungen beruhen auf unbewußten Schuldkomplexen und dienen der Selbstbestrafung (Kap. 10.3).

Differentialdiagnose der Konversionssyndrome

Die Differentialdiagnose bezieht sich vor allem auf die Abgrenzung gegenüber ähnlich erscheinenden neurologischen u.a. körperlichen Erkrankungen. Schwierig ist sie insbesondere gegenüber körperlichen Erkrankungen mit unklaren multiplen Symptomen, z.B. *Hirntumor, Multiple Sklerose, generalisierter Lupus erythematodes.* Die somatische Differentialdiagnostik erfordert in diesen Fällen Erfahrung und Augenmaß. Es besteht die Gefahr, daß eine somatische, zumeist neurologische Erkrankung als Konversionsneurose falsch diagnostiziert wird. Umgekehrt kommt es vor, daß ein Konversionssyndrom nicht erkannt und als neurologische Erkrankung falsch behandelt wird.

Konversionsneurosen haben *nichts* gemein mit *Simulation*, die willkürlich erzeugt wird und den persönlichen Vorteil rasch erkennen läßt.

Behandlung

Analytische Psychotherapie: Die Psychotherapie von Konversionsneurosen gilt als Domäne der Psychoanalyse. Maßgeblich für die Behandelbarkeit ist nicht die Art der Symptomatik, sondern die Reife der Persönlichkeit. "Klassische" Konversionsneurosen lassen sich mit viel besseren Erfolgsaussichten behandeln als prägenitale. Dabei muß auch die Notwendigkeit beachtet werden, die Behandlungsmethode und -strategie der Art der Persönlichkeit anzupassen und insbesondere die Spaltungs-Pathologie bei Borderline-Patienten zu berücksichtigen (Kap. 14.3). Je schwerer die Ichstörung, desto ungünstiger ist die Prognose.

Auch die Behandlung der klassischen Konversionsneurosen ist aber mit speziellen Problemen behaftet: Die Motivation zur analytischen Psychotherapie ist aufgrund der starken Konfliktverdrängung oft äußerst unzureichend. Eine forcierte Konfliktkonfrontation bewirkt jedoch Ängste und Abwehr. Eine langsam auf die unbewußte Beteiligung hinführende, zunächst stützende Behandlungseinleitung kann erforderlich sein. Ein weiteres Problem stellt die oft bestehende Neigung dar, sich der Analyse familiärer und beruflicher Probleme durch *Agieren* im sozialen Umfeld zu entziehen.

Familienneurotische Mitreaktionen sind häufig, weil kaum eine Familie sich dem Appellcharakter der Symptomatik und des Agierens entziehen kann. Sie können eine konsequente Therapie, die eine Befriedigung neurotischer Bedürfnisse versagt, behindern. Deshalb müssen bei der Indikationsstellung *Psychotherapie* versus *Familienthe-*

rapie gegeneinander abgewogen werden. Die Familientherapie kann auch als Einleitung einer Individualbehandlung indiziert sein.

Verhaltenstherapeutische Maßnahmen zentrieren vor allem darauf, den sekundären Krankheitsgewinn zu vermindern, der sehr ausgeprägt sein kann und einer Besserung entgegensteht. Bei der Behandlung des psychogenen Schiefhalses und des Schreibkrampfes kommen auch Biofeedbackverfahren zur Anwendung.

9.2 Psychovegetative Störungen

Psychovegetative Störungen sind Organfunktionsstörungen auf der Basis einer seelischen Fehlentwicklung, die durch *Affektsomatisierung* entstehen. Sie umfassen körperliche Mißempfindungen und Störungen von Funktionsabläufen. Dabei sind die Organe morphologisch intakt. Die psychovegetativen Symptome sind *Affektkorrelate*.

Synonyme
Psychovegetative Störungen sind unter verschiedensten Namen, u.a. Neurasthenie oder vegetative Dystonie, beschrieben worden. Gegenwärtig werden die Bezeichnungen psychovegetative Syndrome, psychophysiologische Störungen, funktionelle Störungen bzw. Syndrome und Somatisierungssyndrom (DSM-III) bzw. Somatisierungsstörung/somatoforme autonome Funktionsstörung (ICD-10) verwendet.

Häufigkeit
Psychovegetative Störungen gehören zu den *häufigsten Erkrankungen in der gesamten Medizin*. Sie kommen in allen Fachdisziplinen vor. Der Altersgipfel liegt im 3. - 4. Lebensjahrzehnt. Männer bilden unter den Betroffenen gegenüber Frauen die Mehrheit. Es ist zu berücksichtigen, daß psychovegetative Störungen auch bei "Gesunden" vorkommen und daß jeder Mensch unter Belastungen vorübergehend auch "psychovegetativ" reagiert. Gesunde leiden aber weniger darunter. Das ist ein Zeichen für einen geringeren "Neurotizismus".

Klinische Erscheinungen
Die **Symptome** bei psychovegetativen Störungen umfassen
- *objektivierbare Organfunktionsstörungen* (s. Kasten): Im Prinzip kann jede Organfunktionsstörung in die Affektresomatisierung einbezogen werden. Bevorzugt werden die viszeralen Funktionen (Verdauung, Kreislaufregulation, Ausscheidung usw.);
- *organbezogene Mißempfindungen*: Organe und Organfunktionen erhalten im Entwicklungsverlauf eine psychische Repräsentanz, sie können damit Projektionsfeld für Mißempfindungen werden: Schmerzen und Druckgefühl am Herzen, Völlegefühl und Magenschmerz, Übelkeit und Leibschmerz, Harnbrennen, Juckreiz an Haut und Schleimhäuten;
- *vegetative Beschwerden*: Schlafstörungen, Müdigkeit, Mattigkeit, Abgeschlagenheit, Appetitstörungen, Schweißneigung;
- *psychische Begleitsymptome*: ängstliche Unruhe, depressive Niedergeschlagenheit.

Typisch sind *drei Formen klinischer* **Syndrome:**

1. Bei **psychovegetativen Organsyndromen** zentrieren die Symptomatik und die subjektiven Beschwerden sich um ein bestimmtes Organ oder Organsystem oder um eine einzelne Organfunktion. Neben dem (namensgebenden) Leitsymptom (z.B. Harnröhrenspasmen beim Urogenitalsyndrom) bestehen in der Regel weitere Organfunktionsstörungen, vegetative Beschwerden und - auf Nachfragen - auch leichte psychische Beeinträchtigungen.

2. Bei den **vegetativen Neurosen** wird das Krankheitsbild von der Störung einer vegetativen Funktion beherrscht: Psychogene Schlafstörung, psychogene Inappetenz. Auch hier besteht die o.a. Begleitsymptomatik.

3. Typisch ist bei psychovegetativen Störungen der Wechsel der Intensität und Lokalisation der Beschwerden. Häufig läßt sich ein über längere Zeit gleichbleibendes Bild nicht erfassen. Im Vordergrund steht das Unwohlsein. Man spricht dann vom **psychovegetativen Allgemeinsyndrom** ("vegetative Dystonie").

Häufige psychovegetative Funktionsstörungen

- Herzrhythmusstörungen; Hyper- und Hypotonie;
- Sekretionsstörungen (z.B. Hyperazidität) und Motilitätsstörungen im Magen-Darm-Bereich, Refluxerscheinungen, Blähungen, Durchfälle und Verstopfungen;
- Entleerungsstörungen (Polyurie, Inkontinenz, Spasmen) im Urogenitalbereich;
- (spastische) Durchblutungsstörungen ("Digitus mortuus");
- Urtikaria ("Nesselsucht").

Psychodynamik

Die psychische Dynamik der psychovegetativen Störungen ähnelt stark der von depressiven Neurosen und Angstneurosen. Der wesentliche Unterschied besteht darin, daß bei den psychovegetativen Störungen der Mechanismus der Affektsomatisierung hinzukommt und die depressiven und Angstaffekte dadurch abgewehrt werden. Die Ursache für die Somatisierung ist nicht erwiesen; neben den beschriebenen disponierenden psycho-somatischen Erinnerungsspuren aus der präverbalen Kommunikation werden genetische Dispositionen und affektfeindliche familiäre Kommunikationsstile angenommen, die die psychosomatische Regression bahnen. Die Affektsomatisierung tritt *bei allen drei Arten der neurotischen Pathologie* auf.

Narzißtische Störungen

Psychovegetative Störungen gelten neben Angstneurosen und depressiven Neurosen als *Hauptgruppe der narzißtischen Störungen*. Die narzißtische Selbst-Pathologie ist die bei weitem häufigste Basis der psychovegetativen Störungen. Sie beruht, wie bereits ausführlich dargstellt wurde (Kap. 4.2), auf einer gestörten Autonomieentwicklung und führt dazu, daß das Selbstgefühl fragil bleibt und die Betroffenen in besonderer Weise abhängig von anderen Menschen sind, die sie bestätigen, bewundern und stützen. Bei dieser Verwendung anderer als "Selbstobjekt" erhalten diese für den narzißtischen Patienten die Funktion, ihr Selbstgefühl zu substituieren. Die Patienten sind leicht kränkbar und verletzlich, verbergen ihre Verwundbarkeit aber hinter einer Fassade der Unabhängigkeit. So entwickelt sich entweder eine offen anklammernde oder eine pseudounabhängige Persönlichkeit (Kap. 4.2). Im Zentrum der Psychodynamik steht dabei die Abwehr von Depression, von narzißtischer Wut, von Neid und von Trennungs- und Verlustsängsten.

Verschiedene Ereignisse können symptomauslösend sein:

- Reale oder phantasierte *narzißtische Kränkungen*, die die Betroffenen in einen **Selbstwertkonflikt** zwischen Größenphantasien und Minderwertigkeitserleben stürzen. Das sind Zurücksetzungen, Demütigungen, Mißerfolg, aber auch das Älterwerden oder die Wahrnehmung von persönlichen Unvollkommenheiten oder Krankheiten. Manchmal wirken auch bereits Leistungsanforderungen und Konkurrenz symptomauslösend, wobei der befürchtete oder erwartete Mißerfolg wie eine Tatsache angenommen wird.

- Reale oder phantasierte *Verluste*: Neben Todesfällen oder Trennungen, die zusätzlich noch mit Demütigungen oder Verletzungen verbunden sein können, werden von narzißtischen Menschen bereits übliche familiäre Schwellensituationen als Krisen erlebt, in denen Zweierbeziehungen durch das Hinzukommen eines Dritten in einen **Triangulierungskonflikt** hineinführen und Neid, Rivalität, latente Trennungsimpulse oder Loyalitätsängste hervorrufen. Als besondere Herausforderung wird es dabei erlebt, Zuwendung teilen zu müssen, z.B. bei Vätern durch Geburt eines Kindes, bei Müttern durch die Kontaktaufnahme des Säuglings zum Vater.

- *Entwicklungsschritte in die Autonomie*: Wenn durch die Entwicklung die unbewußte neurotische Mutterbindung in Frage gestellt wird, entsteht ein **Autonomiekonflikt**; solche Entwicklungsschritte, z.B. die Loslösung vom Elternhaus, Berufs- und Partnerwahl, Familiengründung, Zuwachs an Verantwortung, sexuelle Versuchungen, werden unbewußt als reale oder phantasierte Angriffe auf andere erlebt.

Selbstwertkonflikte, Triangulierungskonflikte oder Autonomiekonflikte rufen unbewußt Angst, Depression, aber auch Aggression, Neid oder Wut hervor. Diese Affekte werden somatisiert und führen zur psychovegetativen Symptombildung. Die Dynamik der Symptomentstehung folgt also der Reihe *narzißtischer Konflikt > pathologischer Affekt > Affektsomatisierung > psychovegetatives Symptom*.

Klassische neurotische Störungen

Bei der Konflikt-Pathologie werden mit der psychovegetativen Symptombildung Affekte wie Angst, Schmerz, Ekel, Neid, Schuld und Scham abgewehrt, doch sind diese bereits das Ergebnis einer mißlungenen Konfliktabwehr. Der Inhalt der Konflikte umfaßt das gesamte Spektrum sexueller, analer und oraler neurotischer Trieb- und Beziehungkonflikte. Dynamisch ergibt sich die Reihe: *Neurotischer Konflikt > pathologische Affekte > Affektsomatisierung > psychovegetatives Symptom*.

Die Abgrenzung zwischen Konflikt-Pathologie und der narzißtischen Psychodynamik ist nicht eindeutig: Das Konflikterleben kann sekundär das Selbstgefühl beeinträchtigen; ebenso haben Personen, die als "Trieb-Objekte" verwendet werden, oft auch eine selbststützende narzißtische Funktion. Das gilt vor allem für die Verquickung von oralen Triebkonflikten und narzißtischen Neidaffekten bzw. für die Funktion mütterlich-versorgender und narzißtisch-stützender Beziehungen.

Borderline-Störungen

Psychovegetative Störungen auf der Ebene der Ich-Pathologie sind selten. Andererseits findet man bei vielen Borderline-Störungen als Begleitsymptom auch psychovegetative Symptome. Hier handelt es sich um einen *Versuch der Bindung von Ängsten, die bei der Desintegration frei werden* und wegen der Ichschwäche nicht kontrolliert werden können.

Typische psychovegetative Syndrome

Die klinischen Erscheinungen der psychovegetativen Störungen sind äußerst vielfältig[165]. Hier werden einige Aspekte der häufigsten Syndrome genannt.

Psychovegetatives Allgemeinsyndrom (neurozirkulatorische Asthenie, Effort-Syndrom, vegetative Dystonie) mit wechselnden multiplen Beschwerden: Schlafstörungen, Kopfschmerzen, Atemnot, Brustschmerz, Tachykardie, Schwitzen, Erschöpfung, Mattigkeit, Angst. Es kommt als flüchtiges und ebenso als chronifizierendes Krankheitsbild vor. Dabei wird das Klagen, der depressive Affekt somatisiert: Das Leid wird auf den Leib projiziert. Oft handelt es sich dabei um das Leid der Verlassenheit und Ungeborgenheit als narzißtisches, aber auch als orales Problem.

Psychogene Schlafstörung[166]: Objektive Einschlaf- und/oder Durchschlafstörungen und/oder subjektiv mangelnde Erholung im Schlaf mit starker Chronifizierungsneigung, häufig als Basis einer Medikamentenabhängigkeit. Typisch ist die chronische unterdrückte Aggression, die sowohl aus narzißtischen Konflikten (narzißtische Enttäuschungswut) stammen kann als auch aus konflikthaften Rivalitäts- und Neidimpulsen als auch aus Trennungsaggressionen im Autonomiekonflikt.

Herzneurose[167]: Multiple, auf das Herz bezogene Mißempfindungen (Brust- und Herzschmerz, Herzdruck) und Dysregulationen (Herzrasen, Herzstolpern), häufig mit *Herzanfällen* oder *Herz-Angst-Anfällen* verbunden und mit einer zunehmenden *Angst*, einen Herztod zu sterben, zumeist in ein ausgeweitetes Krankheitsbild ("vegetative Dystonie" mit Schlafstörungen, Müdigkeit, Mattigkeit usw.) eingebettet. Typisch sind bei fortgeschrittenem Verlauf die starken Chronifizierungzeichen (phobische und hypochondrische Verarbeitung, s. unten). Es besteht ein fließender Übergang zur Angstneurose (Kap. 8.2). In letzter Zeit werden beide Störungen auch als *Herz-Angst-Neurose*[168] zusammengefaßt. Die Symptome sind typischerweise Korrelate von abgewehrten Verlust- und Trennungsängsten, von narzißtischer Wut oder von Verselbständigungsaggressionen.

Kardiovaskuläres Syndrom[169]: Herzrhythmusstörungen (Störungen der Erregungs-*bildung*: Tachykardien, Extrasystolen) als Korrelat von Verselbständigungsaggressionen und von Ängsten vor Auslieferung und Verlust der Gefühlskontrolle.

---

[165] Detaillierte Darstellungen aus psychodynamischer Sicht finden sich bei Jores (1973) und bei Petzold u. Reindell (1980), aus verhaltenstherapeutischer bei Köhler (1985)
[166] Hoffmann (1975), Ermann (1989)
[167] Richter und Beckmann (1969); Ermann (1986)
[168] Hoffmann und Hochapfel (1991)
[169] Zauner (1967)

Psychovegetative hypertone Regulationsstörung[170] (essentielle Hypertonie): chronische oder chronisch rezidivierende Blutdrucksteigerung über 140-160 / 90-95 mm Hg, auf Dauer auch sekundär fixiert (daher fälschlich gelegentlich zu den psychosomatischen Organerkrankungen gezählt). Das psychosoziale Krankheitsrisiko liegt in unverarbeiteten intrapsychischen, familiären und sozialen Spannungen. Die Psychodynamik ist durch Konflikte um die Selbstbehauptung geprägt: anhaltende Unterdrückung von aggressiven Impulsen und Affekten und damit verknüpft unbewußte Schuldgefühle, die masochistisch verarbeitet werden (die Position des "Last-Esels"). Es handelt sich um Feindseligkeit, Selbstbehauptungs- und Trennungsaggressionen aus dem Autonomiekonflikt. Das Verhalten ist durch zwanghaft kontrollierte Aggressivität, gereizte Helferhaltung und leistungsbetonte Überanpassung mit Ideologisierung gekennzeichnet. Kompensatorisch für mangelndes Selbstvertrauen besteht oft eine anhaltende Leistungsbereitschaft.

Funktionelles Oberbauchsyndrom ("Magenneurose", "Reizmagen")[171]: Schmerzen, Luftschlucken, Sodbrennen und Aufstoßen, Übelkeit, Erbrechen, Appetitstörungen. Es liegen oft orale und oral-aggressive Triebkonflikte zugrunde, wobei orale Versorgung ("Fütterung") als Zuwendung erlebt wird. Es ist oft schwer zu unterscheiden, ob der orale Neid oder die narzißtische Angst, die Bewunderung und Stütze anderer zu verlieren, der zentrale psychodynamische Faktor ist.

Funktionelles Unterbauchsyndrom (Colon irritabile, Colitis mucosa)[172]: Bauchschmerzen, Völlegefühl, Blähungen, Obstipation, Durchfälle. Im Mittelpunkt der Psychodynamik stehen typischerweise Aggressions-Überich-Konflikte (anale Triebe) im Zusammenhang mit Selbstbehauptung, Rivalität, Besitz bei zwanghaften Persönlichkeiten, in anderen Fällen die Wut darüber, andere, auf die man sich angewiesen fühlt, nicht beherrschen zu können.

Hyperventilationssyndrom (funktionelles Atemwegssyndrom)[173]: Atemnotsanfälle, Hyperventilationsanfälle mit Gliederspasmen, oft schwer abgrenzbar vom Herz-Angst-Syndrom. Typisch sind Trennungsängste im Separationskonflikt. Die Besonderheit ist, daß die Beziehungen der Kranken zwar überwiegend dem Selbstschutz dienen (Verwendung des anderen als Selbstobjekt), aber stark mit sexuellen Konflikten verschränkt sind (sog. Sexualisierung der Selbst-Pathologie). Es resultieren narzißtische Persönlichkeiten mit hysterischer Abwehr.

Funktionelles Urogenitalsyndrom (abakterielle chronische Prostatitis, Reizblase)[174]: Spasmen und brennende Schmerzen beim Wasserlassen, Harnträufeln, Druckgefühl und Schmerzen im Dammbereich. Ähnlich wie beim Hyperventilationssyndrom sind narzißtische und sexuelle Konflikte hier verquickt. Sexuelle Frustration wird wie ein Partnerverlust erlebt. Die Symptomatik kann auch zur sexuellen Verweigerung dienen und eine aggressive Note erhalten. Häufig äußert sich in Prostatabeschwerden auch ein unbewußter homoerotischer Konflikt (Hingezogensein versus Angst vor homosexuellen Impulsen).

---

[170] Hermann u.a. (1990a). - Eine essentielle Hypertonie liegt vor, wenn andere Hochdruckursachen (renale, endokrine, kardiovaskuläre) ausgeschlossen sind. Im Verlauf treten Krankheitserscheinungen durch Gefäßkomplikationen an Herz, Gehirn, Nieren und peripheren Gefäßen auf.

[171] Schüffel und v. Uexküll (1990)

[172] Schüffel und v. Uexküll (1990)

[173] Herrmann u.a. (1990b)

[174] Diederichs (1983)

Urtikaria (Nesselsucht)[175]: Juckreiz und Schwellung der Haut als Somatisierung von Trennungsaggression, die aus einem Autonomiekonflikt stammen. Häufiger als eine "reine" psychovegetative Urtikaria ist eine primär allergisch bedingte Urtikaria, die sekundär psychisch verarbeitet wird.

Klinischer Verlauf

Psychovegetative Störungen neigen zur Chronifizierung[176]. Sie gehen jedoch nicht in Organläsionen, also in psychosomatische Organerkrankungen über. In der *sekundären Verarbeitung* der Symptomatik lassen sich zwei Linien unterscheiden:

- die **phobische Verarbeitung:** Sie ist durch zunehmendes Schonverhalten und einen Rückzug aus dem sozialen Leben, z.B. aus dem Beruf und dem Bekanntenkreis, gekennzeichnet. Das Leben dient der Pflege der Erkrankung;
- die **hypochondrische Verarbeitung:** In den Mittelpunkt des Lebens rückt die Besorgnis um die eigene Person, die Gesundheit, den Körper oder bestimmte Organe wie das "kranke" Herz (Kap. 8.2).

Bei beiden Entwicklungen erhält die Krankheit (das kranke Herz usw.) eine *narzißtische Funktion:* Sie wird zum begleitenden, stets verfügbaren, niemals verlassenden phantasierten Du (Selbstobjekt). Um diese Beziehung zu sichern, entstehen weitere unbewußt motivierte Chronifizierungsschritte:

- Die *familienneurotische Ausweitung,* bei der die Familie in die "Symptompflege" einbezogen wird,
- und die *rentenneurotische Entwicklung* zur materiellen Sicherung, die als Ausdruck eines unbewußten labilen Sicherheitsgefühls zu verstehen ist.

Diagnostik und Behandlung

Das Schicksal der Patienten hängt von einer *Frühdiagnose der neurotischen Ätiologie* der körperlichen Beschwerden ab. Erste Hinweise bietet

- die Diskrepanz zwischen körperlichem Befund und Befinden,
- im Hinblick auf die Differentialdiagnose ähnlicher somatischer Syndrome (z.B. DD Herzinfarkt/herzneurotischer Anfall) das oft untypische Alter und untypische psychische Nebenbefunde (Ängste, Depressivität), bei etwas längerem Verlauf die hypochondrische Fixierung und das Krankheitsverhalten (Doktorshopping).

Ausschlaggebend für die *Verdachtsdiagnose* ist eine *einschlägige Auslösesituation:* Zumeist ist es eine narzißtische Versagung in den familiären und beruflichen Beziehungen und in den persönlichen Plänen. Ein in diesem Sinne positiver Befund rechtfertigt es, sofern internistisch kein begründeter Verdacht besteht, bis zum Ergebnis der Fachdiagnostik weitere somatische Untersuchungen zu vermeiden. Jede Unsicherheit in diesem Punkt wird als Bestätigung interpretiert, daß der Arzt von seiner Sache nichts versteht, und endet mit seiner Entwertung (Arztwechsel), wodurch der notwendigen psychotherapeutischen Konsultation ausgewichen wird. Die durch das Verhalten des Arztes ausgelöste sog. **iatrogene Fixierung** einer subjektiven Krankheits-

---

[175]Schubert (1989), Rechenberger (1976)
[176]Cremerius (1968)

theorie (Kap. 1), die auf körperliche Krankheitsursachen ausgerichtet ist, ist das größte Hindernis für einen psychotherapeutischen Behandlungserfolg.

Die Überweisung zur Fachdiagnostik

Eine fachpsychotherapeutische Diagnostik erfordert von den Patienten die Einsicht, daß ein psychotherapeutisches oder verhaltenstherapeutisches diagnostisches Gespräch notwendig ist und hilfreich für sie sein kann. Ängste, Fehlerwartungen und Vorurteile stehen dem oft im Wege. Die Überweisung gestaltet sich schwierig, wenn der Weg zum Psychotherapeuten als weitere Kränkung oder Niederlage erlebt wird. Es kommt die spezielle Problematik hinzu, daß neurotische Patienten mit körperlichen Symptomen den Zusammenhang mit seelischen Hintergrundsproblemen - krankheitsbedingt - zunächst lange nicht nachvollziehen können, weil diese ihnen unbewußt sind. Diese Probleme sind im Kap. 5.1 ausführlicher dargestellt worden.

Das ärztliche Gespräch

Die Funktion des Hausarztes liegt darin, dem Patienten im ärztlichen Gespräch einen ersten Zugang zu seinen konfliktbedingten Erlebnisweisen zu verschaffen und ihn zugleich vor unzweckmäßigen Behandlungen zu bewahren. Die gezielte Erhebung der Krankengeschichte, in der auch die Erkundung der gegenwärtigen bio-psycho-sozialen Situation ihren Platz hat, schafft dafür gute Voraussetzungen. Wieweit ein Hausarzt sich in das psychosomatische Gespräch hineintraut, ist eine Frage seiner Aus- und Fortbildung und seiner Erfahrung.

Analytische Psychotherapie[177]

Die analytische Psychotherapie kommt in verschiedenen Formen in Frage:

- Mit einer tiefenpsychologischen, konfliktzentrierten Aufarbeitung der auslösenden Belastungen kann man häufig eine dauerhafte Beseitigung der Symptomatik erreichen. Diese Behandlungen werden manchmal mit Psychopharmaka oder übenden und imaginativen Verfahren unterstützt.
- Die Veränderung der grundlegenden narzißtischen Störung erfordert eine analytische Langzeitbehandlung; dafür reicht die Motivation der Patienten oft aber nicht aus.
- Die Behandlung in der analytischen Gruppentherapie hat sich bewährt, weil sie die narzißtisch verarbeiteten sozialen Konflikte im Hier und Jetzt der Gruppe gut zugänglich macht.
- Zur Behandlungsmotivation kann eine stationäre Behandlungseinleitung nützlich sein.

Verhaltenstherapie[178]

Verhaltenstherapeutisch kommen verschiedene Verfahren zur Anwendung, vor allem auf der physiologischen Ebene: Entspannungsübungen, Biofeedback und Reizüberflutung (flooding), systematische Desensibilisierung, aber auch kognitive Umstrukturierung u.a.

---

[177]Ermann (1987)
[178]Basler u.a. (1979), Miltner u.a. (1986)

Prognose

Die Behandlungsergebnisse sind bei angemessener Indikation günstig: 65 Prozent der Patienten können nach einer Psychotherapie mit einer guten und anhaltenden Besserung rechnen[179]. Die Ergebnisse sind abhängig

- von der Schwere der Störung
- vom *Intervall zwischen Symptombeginn und Therapiebeginn* (Chronifizierung)
- von der Ausprägung der sekundären Verarbeitung (s. oben)
- vom sekundären Krankheitsgewinn (Kap. 1.3)

9.3 Psychogene Schmerzsyndrome

Psychogene Schmerzsyndrome sind Erkrankungen, die durch zumeist chronische Schmerzzustände auf der Grundlage einer seelischen Fehlentwicklung geprägt sind. Wenn die Schmerzen unmittelbar der Konflikt- und Affektabwehr dienen, handelt es sich um ein *primäres psychogenes Schmerzsyndrom*. Wenn ein zunächst somatisch begründeter Schmerzzustand neurotisch verarbeitet wird ("unbewußtes Festhalten am Körperschmerz"), dann spricht man von einem *sekundären psychogenen Schmerzsyndrom*.

Schmerzen auf dem Hintergrund neurotischer Entwicklungen sind in sämtlichen Bereichen der Medizin häufig. **Synonyme Bezeichnungen** sind Psychialgie und Somatoforme Schmerzstörung (DSM-III).

Psychogene Schmerzentstehung

Über lange Zeit hat man die Entstehung von Schmerzen als einen linearen Prozeß betrachtet und angenommen, daß das Schmerzerleben, d.h. die Intensität und Qualität der Schmerzwahrnehmung, ausschließlich vom äußeren Reiz abhängig ist. Inzwischen herrscht die Auffassung vor, daß komplexe Regelmechanismen an der Schmerzwahrnehmung beteiligt sind. Dabei werden Schmerzimpulse durch hemmende Einflüsse aus verschiedenen Zentren des ZNS moduliert. Diese haben eine Art Kontrollfunktion über die Schmerzwahrnehmung[180]. Psychische Gestimmtheiten, Spannungen und Konflikte sind wichtige solcher Modulatoren.

Bei psychogenen Schmerzsyndromen greifen Konversion und psychovegetativer Modus der Symptombildung oft ineinander. Nach der *Entstehung* unterscheidet man dennoch vier Modi der Schmerzentstehung:

- **Konversionsschmerzen**: Sie nehmen oft von an sich unbedeutenden Schmerzerlebnissen ihren Ausgang. Kennzeichnend ist der Ausdrucksgehalt bzw. die *symbolische Bedeutung* des Schmerzes. Körperschmerz "bedeutet" dabei Seelenschmerz (ein "gebrochenes" Herz), Verlustschmerz, Schuldschmerz (Selbstbestrafung) usw. Orofazialer Schmerz kann z.B. den Schmerz um den Verlust des jugendlichen Gesichtes, ja der Jugend schlechthin "bedeuten". Für die Schmerzlokalisation kommen auch

---

[179] Rohrmeier (1982)
[180] *Gate-Controll*-Theorie von Melzack und Wall (1965)

Identifizierungen mit den Schmerzen anderer in Betracht: Der Herzschmerz als Festhalten an einer geliebten Person, die an einem Herzinfarkt verstorben ist.

Charakteristisch für Konversionsschmerzen ist der chronifizierende Verlauf bei gleichbleibender Lokalisation und ohne wesentliche Begleitsymptomatik, vor allem im Bereich der Extremitäten und als orofaszialer Schmerz. Es handelt sich um einen *reinen Erlebnisschmerz* ohne pathophysiologisches Zwischenglied. Die Bezeichnung "somatoforme Schmerzstörung" nach DSM-III ist dieser Schmerzform vorbehalten. *Beispiel:* Adnexschmerz im Zusammenhang mit Sexualkonflikten; Armschmerzen bei Aggressionskonflikten (Konversion des Impulses zu schlagen).

- Die **konversionsneurotische Ausgestaltung** ursprünglich organisch bedingter Schmerzzustände *(sekundäres Schmerzsyndrom)*: Nach einer körperlichen Erkrankung, z.B. einem Bandscheibenprolaps oder nach einer Operation, bleibt der Schmerz trotz günstigem somatischen Heilungsverlauf erhalten und nimmt - ohne erkennbaren somatischen Grund - sogar zu. Hier wird die Erkrankung zum Auslöser für eine *sekundäre neurotische Erkrankung*. Der postoperative Schmerz "bedeutet" z.B. die Trauer über das verlorene Organ, z.B. die Gebärmutter, oder eine verlorene Funktion, z.B. die Gebärfähigkeit. *Beispiele:* Postoperative Narbenschmerzen; Rückenschmerzen nach operativer Behandlung eines Bandscheibenvorfalls.

- **Psychovegetative Schmerzen**: Sie sind Korrelate von Angst, Depression und narzißtischer Wut. Oft sind sie in polysymptomatische Syndrome eingebettet und wechseln stark in der Lokalisation und Intensität. Als Zwischenglied zwischen seelischem Affekt und Schmerzerleben besteht oft ein *pathophysiologischer Mechanismus:* Affekt > muskuläre Verspannung > Ischämie > Ischämieschmerz. Der psychovegetative Schmerz enthält außerdem die *Projektion* schmerzlicher seelischer Empfindungen auf Körperorgane. So kann die Projektion einer Sorge Herzschmerzen hervorrufen. Wenn dieser Anteil überwiegt, ist die Unterscheidung zum Konversionsschmerz willkürlich (s. unten). *Beispiel:* Spannungskopfschmerz.

- **Mischbilder**: In manchen Fällen kann nicht sinnvoll zwischen Konversions- und psychovegetativem Schmerz unterschieden werden, wenn z.B. eine zwangsneurotisch verarbeitete Aggression zunächst somatisiert wird und über einen Ischämie-Mechanismus zu chronischen Rückenschmerzen führt, um dann im weiteren Verlauf die Bedeutung einer gerechten Strafe für unbewußte Schuldgefühle zu erlangen ("Mir geschieht's gerad' recht!").

Die häufigsten psychogenen Schmerzen

- Kopfschmerz
- Rückenschmerz
- Gesichts- und Zahnschmerz

- Abdominalschmerz
- Urogenitalschmerz
- Phantomschmerz

Psychodynamik und Persönlichkeit

Körperschmerz steht für Seelenschmerz. Dabei wird das Schmerzerleben durch die Verknüpfung zwischen verschiedenen Erlebnisinhalten gebahnt: z.B. Schmerzerleiden, Schmerzandrohung, Bestrafung durch Schmerz, Ausübung von Macht, Entstehung von Angst, Verlust von Liebe, Trost oder Selbsttröstung. Diese Verknüpfungen beruhen auf frühen Erfahrungen, die unbewußt geworden sind.[181]

Beispiele für psychogene Schmerzsyndrome

Spannungskopfschmerz

Spannungskopfschmerzen sind typische psychovegetative Schmerzen und entstehen wahrscheinlich über einen Muskelverspannungs-Ischämie-Mechanismus, der von der Nackenmuskulatur ausgeht[182].
Für *Kopfschmerzpersönlichkeiten* wird ein recht einförmiger Erlebnishintergrund beschrieben: Es überwiegen zwanghafte und narzißtische Züge mit Ehrgeizhaltungen und Gefühlsisolierung und der Neigung zu Passivität und Feindseligkeit, Kampf und Flucht.
Aus *verhaltensmedizinischer* Sicht werden Konditionierungsvorgänge für die Symptomentstehung angenommen.
Differentialdiagnostisch sind u.a. Kopfschmerzen als Konversionssyndrom abzugrenzen.

Fibromyalgie

Die Fibromyalgie ist eine chronische Form des Weichteilrheumatismus mit Schmerzen vor allem an den Sehnenansätzen an mehreren Stellen des Bewegungsapparates bis hin zur Generalisierung. Zusätzlich bestehen oft chronische Schlafstörungen. Die Schmerzentstehung geschieht nach psychovegetativen oder konversiven Mechanismen. Nicht selten finden sich auch Mischformen. Objektive Befunde, z.B. auffällige Labor- und Röntgenbefunde, fehlen.
Auslösesituationen zu Beginn und bei Verstärkung der Beschwerden sind Kränkungen und Versagungen.
Für das *Krankheitsverhalten* ist ein großer "Konsum" von Ärzten typisch; diese werden anfangs idealisiert und später entwertet ("Koryphäenkiller-Syndrom").
Mit der Fibromyalgie ist oft ein starker "sekundärer Krankheitsgewinn" (Kap. 1.3) durch lange Krankschreibungen oder Frühberentung verbunden, welche vom Patienten unbewußt als Wiedergutmachung früherer Entbehrungen und Versagungen (bei leistungsorientierter, aufopferungsbereiter Persönlichkeit) erlebt werden.
Die wichtigsten *Differentialdiagnosen* sind entzündlich rheumatische Erkrankungen und die Polymyalgia rheumatica. Dort lassen sich im Unterschied zur Fibromyalgie aber immer Entzündungsparameter nachweisen.

---

[181] Die Verhaltenstheorie spricht hier von Konditionierungen
[182] Für die Migräne muß man komplexere psychosomatische Regulationen annehmen

Der individuelle aktuelle und lebensgeschichtliche Hintergrund ist äußerst vielfältig. Das Gemeinsame der "**Schmerzpersönlichkeit**"[183] ist eine *autoaggressive Grundeinstellung*, die zu einem Zwang führt, leiden zu müssen. Sie ist als Hintergrund für die Bereitschaft zu betrachten, sich immer neuen, schmerzhaften Erfahrungen auszusetzen, sich z.B. im Verlaufe der Schmerzerkrankung immer neuen, immer invasiveren Untersuchungen auszuliefern.

Dieser sog. psychische Masochismus hat verschiedene Wurzeln je nach der Art der zugrundeliegenden Neurosen-Pathologie (Kap. 7.4). Oft sind die Basis unbewußte Schuldgefühle, häufig aber auch ein unbewußtes Bedürfnis, sich durch Unterwerfung oder Provokation eines mehr oder weniger sadistischen Verhaltens im anderen Sicherheit zu verschaffen.

- Schmerzsyndrome als *klassisch neurotische Störungen* beruhen auf der masochistischen Schuldverarbeitung von neurotischen Triebkonflikten und Straf- und Gewissensängsten: Körperschmerz entsteht hier aus Gewissensangst, Strafangst, oder Liebesverlustangst und dient der Selbstbestrafung für verpönte Triebhaftigkeit.
- Schmerzsyndrome als *narzißtische oder Borderline-Störungen* beruhen auf Verlassenheits- und Verlustängsten: Körperschmerz schützt hier vor dem Schmerz, den das Verlusterleben und das Erleben der Verlassenheit mit sich bringen.

Die unbewußten aggressiven Phantasien und Affekte, die fast immer beteiligt sind, können auch die Nachwirkungen traumatischer Erlebnisse im späteren Alter sein (Kap. 6.2 und 12): Bei *traumatogenen Störungen* sind Schmerzen häufig: Hier stehen die Schuldgefühle z.B. im Zusammenhang damit, einen Unfall verschuldet oder eine Katastrophe überlebt zu haben, während andere zu Tode kamen (Überlebensschuld) oder mit der unbewußten Übernahme der Schuld eines Täters, der Gewalt ausgeübt und damit eine Traumatisierung bewirkt hat (sog. Identifizierung mit dem Aggressor).

Es besteht also kein einheitlicher psychodynamischer Hintergrund von psychogenen Schmerzsyndromen. Vereinfachende Gleichsetzungen (z.B. Kopfschmerz als konflikthafte Be-Hauptung) mögen erste Anhaltspunkte geben, führen aber nicht weiter. Das Schmerzerleben ist vielmehr eine unspezifische seelische Reaktionsform, darin der Angst vergleichbar, und kommt auf allen Ebenen der neurotischen Pathologie vor. Die Klärung des individuellen Hintergrundes ist daher für eine positive Diagnose unerläßlich.

Diagnostik

Die Diagnostik von Schmerzsyndromen sollte die folgenden Tatsachen berücksichtigen:

- Schmerzpatienten nehmen wegen der Verdrängung des Konflikterlebens *subjektiv niemals Probleme* wahr; ihre "einzigen Probleme" sind die Schmerzen. Psychosoziale Bedingungen lassen sich nur in oft zeitraubenden biographischen Gesprächen erkennen.
- Der Ausschluß oder die *realistische Einschätzung der Bedeutung gleichzeitig bestehender organischer Störungen* ist Voraussetzung für die Diagnose. Die Vorgeschichte mit oft unzähligen Untersuchungen und vergeblichen Behandlungen weist aber darauf hin, daß das *Bedürfnis nach Untersuchung* als ein Symptom (s. oben:

---

[183] Pain prone personality, Engel (1959), s.a. Hoffmann und Egle (1989)

psychischer Masochismus) zu betrachten ist. Diesem Bedürfnis nachzugeben, schafft nur vorübergehende Entlastung.

Behandlung

Psychogene Schmerzsyndrome gelten als außerordentlich schwer psychotherapeutisch zu behandeln. Das liegt an der autoaggressiven, untergründig aber durchaus aggressiven Einstellung, mit der die Patienten den Psychotherapeuten aufsuchen. Äußerst willig in der Darstellung ihrer Schmerzsymptomatik, erleben sie die Möglichkeit einer Psychotherapie leicht als Infragestellung, gegen die sie sich schützen. Der Schmerz erscheint wie eine Brücke zur Umwelt, die nicht abgebrochen werden kann. Das wird vor allem aus der sicherheitgebenden Funktion von Schmerzen bei narzißtischen und Borderline-Patienten verständlich. Die größte Schwierigkeit in der Behandlung ist daher der Aufbau einer vertrauensvollen Beziehung.

Stationäre Behandlungen in einer Psychotherapieklinik mit körperorientierten Verfahren und paraverbaler Ausdruckstherapie (Konzentrative Bewegungstherapie, Musiktherapie usw.) kommen den begrenzten Erlebnismöglichkeiten am Behandlungsbeginn entgegen und können die Motivation zur Introspektion und Problemklärung fördern. Deshalb sind stationäre Psychotherapien gut zur Behandlungseinleitung geeignet.

Erlebnis- und körperbezogene Übungen (Autogenes Training, Progressive Muskelentspannung) können auch die Einleitung einer *ambulanten Behandlung* erleichtern.

- In der **analytischen Psychotherapie** sind zumeist erlebnisnahe Problemklärungen angezeigt. Tiefergehende regressive Prozesse mit umfassender Konfliktanalyse sind für viele Patienten mit Schmerzsyndromen eine Überforderung. Auch Gruppentherapien fördern mit der Möglichkeit der Anlehnung an Mitpatienten die Überwindung der Schwierigkeiten zu Behandlungsbeginn.

- Der krankheitsbedingte Rückzug ins Symptomerleben gibt den Betroffenen oft eine Sonderstellung in der Familie und führt zu pathologischen Entwicklungen der Familienstruktur ("Symptompflege-Familien"). Man kann versuchen, durch **Paar- und Familientherapie** eine Lockerung der familiären Abwehrbarrieren zu fördern und insbesondere den Ängsten vor Veränderung entgegenzuwirken.

- In den letzten Jahren hat die Behandlung von Schmerzzuständen durch **Verhaltenstherapie** immer breiteren Raum erhalten[184]. Im Vordergrund stehen operante Verfahren zur Verstärkung alternativer Verhaltensweisen, Biofeedback, Entspannungstraining und kognitive Schmerzbewältigung.

Die **psychosomatische Schmerztherapie** stellt heute ein umfangreiches Arbeitsgebiet dar, das nicht auf Psychotherapie bei primär seelisch bedingten Schmerzen beschränkt ist. Gerade das "Festhalten am Schmerz" bei sekundären Schmerzsyndromen erfordert psychotherapeutische Interventionen. Sie berücksichtigen die Klärung individueller psychosozialer Probleme ebenso wie familienneurotische Verklammerungen.

---

[184] Kaluza und Basler (1989)

9.4 Funktionelle Sexualstörungen

Funktionelle Sexualstörungen sind chronische Störungen des sexuellen Reaktionsablaufes auf der Basis einer seelischen Fehlentwicklung. Sexuelle Funktionsstörungen kommen als Begleitsymptom bei Belastungsreaktionen und allen neurotischen Syndromen vor. Bei den "funktionellen Sexualstörungen" sind sie das Leitsymptom, häufig das einzige erkennbare Symptom.

Synonym wird von *psychosexueller Dysfunktion* gesprochen.

Klinische Erscheinungen

Neben der *sexuellen Funktionsstörung* (s. Kasten) bestehen häufig, und zwar zumeist erst als Folge der Sexualstörung, Depression, Versagensängste, Minderwertigkeitsgefühle und Selbstvorwürfe.

Sexuelle Funktionsstörungen

- *Störung des sexuellen Verlangens*: Libidoverlust, Alibidinie
- *Störung der sexuellen Erregung*:
  bei der Frau: Frigidität, Vaginismus (Scheidenkrampf), Dyspareunie (Schmerzen beim Verkehr);
  beim Mann: Impotenz, Erektionsstörung
- *Störung des Orgasmus*: Anorgasmie;
  beim Mann: vorzeitiger oder verzögerter Samenerguß
  (Ejaculatio praecox sive retardata);
- *Störung der sexuellen Entspannung*

Psychodynamik und Persönlichkeit

Der Kern der Störung besteht in der Beeinträchtigung, sich im Akt hinzugeben bzw. von der Partnerin/vom Partner Besitz zu ergreifen. Diese Beeinträchtigung hat ihre Wurzel in einem großen Spektrum möglicher Konflikte und Phantasien. Sie betreffen die biologische Geschlechtlichkeit, die seelische geschlechtliche Identität und die soziale Rolle als Frau bzw. als Mann. Als Faktoren können - neben vielen anderen - im Spiele sein

- *negative Sexualerfahrungen*, Ängste vor Verletzungen,
- *Ängste vor Krankheiten*, z.B. vor AIDS,
- *Konflikte mit Werten und Normen*, z.B. kann ein vorehelicher Verkehr ein auferlegtes Keuschheitsideal verletzen,
- *unbewußte Bindungen*, die Befangenheit verursachen, z.B. eine unbewußte Mutterbindung, die den Akt mit der Partnerin unbewußt als Inzest und Verrat an der Mutter erscheinen läßt,
- *aggressive Phantasien*, die den Akt unbewußt als Verletzung erscheinen lassen,

- *verdrängte homoerotische oder perverse Phantasien*, die im Akt aktiviert werden und unbewußt gehalten werden müssen,
- *mangelnde Selbstsicherheit* durch unbewußte Selbstgefühlstörungen (Minderwertigkeitsgefühle),
- *Bedrohungen der Abgrenzung zwischen Selbst und Objekt* im Akt auf der Basis einer Ich-Pathologie.

Die **Sexualität** hat auf jeder Ebene der neurotischen Pathologie und bei allen Formen neurotischer Persönlichkeiten eine spezifische Konflikthaftigkeit. Deshalb ist bei jeder funktionellen Sexualstörung der individuelle Hintergrund zu erkunden.

Die **Auslösesituationen** sind je nach Konflikthintergrund sehr verschieden und sehr vielfältig. Traumatische Sexualerlebnisse, Partnerschaftskonflikte, Mißerfolge, aber auch chronische Belastungen und sozialer Streß sind häufig. Bei Jugendlichen kommen die entwicklungsbezogene Unsicherheit gegenüber der Sexualität und mangelnde Erfahrung hinzu.

Diagnostik und Behandlung

Die Schwerpunkte der **Diagnostik** sind

- das sexuelle Erleben und Verhalten,
- die Partnerschaft; dabei wird die Diagnostik oft erleichtert, wenn beide Beteiligte zum Gespräch kommen,
- der aktuelle Lebensrahmen,
- ggf. die somatische Differentialdiagnostik.

Die *Funktion des Hausarztes* besteht neben der Diagnostik in der **Beratung**, vor allem wenn das Problem eng mit problematischen Verhaltensweisen und Fehlerwartungen im Sexualverhalten verbunden ist. Oft ist es bereits hilfreich, darauf Einfluß zu nehmen, daß die Partner sich nicht überfordern, nicht äußeren Vorbildern nacheifern, eine angemessene Situation für das intime Zusammensein schaffen, gegenseitig einen ausreichenden Intimbereich wahren und anerkennen, daß rücksichtsloses, vorwurfsvolles und verletzendes Verhalten in der Partnerschaft als erstes die Sexualität beeinträchtigt. Nützlich ist es auch, anhand der Sexualanamnese Wertkonflikte, Ängste und Befürchtungen zu erkunden und zu erörtern. Ebenso können für manche Partnerschaftsprobleme Entlastungen im ärztlichen Gespräch gefunden werden.

In der **analytischen Psychotherapie** besteht ein breites Spektrum von Möglichkeiten, die je nach der Art der Konflikte, der Persönlichkeit und der Schwere der Störung Anwendung finden: Die konfliktzentrierte Behandlung kann, als *Paartherapie* oder als *Individualbehandlung* den Fokus auf spezielle Bereiche der Partnerschaft lenken. Die *Gruppentherapie oder Paar-Gruppentherapie* kann vor allem auf die zwischenmenschlichen Beziehungen ausgerichtet sein. Selten behandelt man eine isoliert auftretende funktionelle Sexualstörung auch in einer analytischen Langzeitbehandlung.

Die **Verhaltenstherapie** verwendet Aufklärung, Verhaltensanweisungen, Rollenspiel, Entspannungsübungen und systematische Desensibilisierungen. *Spezielle Sexualtherapien*[185] für Paare vereinen Anweisungen und Übungen zum Sexualverhalten mit Übungen der Partnerschaftskommunikation.

---

[185] Masters und Johnson (1973)

Zur Vertiefung empfohlene Literatur:
Konversionsneurosen und psychovegetative Störungen: Alexander F (1950),
  Basler HD, Otte H, Schneller Th, Schwoon D (1979),
  Brede K (1971) darin insbesondere: Schur M, Klauber J;
  Ermann M (1987); Jores A (1973); Mitscherlich A (1969);
  Overbeck G und A (1978) darin insbesondere: Rangell L; Richter HE, Beckmann D
  (1969)
Psychogene Schmerzsyndrome: Ermann M, Scharfenstein J (1987);
  Hoffmann SO, Egle UT (1989); Schmidt H, Struppler H (1982)
Funktionelle Sexualstörungen: Bräutigam W, Clement U (1989);
  Masters WH, Johnson VE (1973); Sigusch V (1980)

10. Verhaltensstörungen

Als **Verhaltensstörungen** werden in diesem Buch *pathologische Verhaltensmuster von Krankheitswert* bezeichnet und den Störungen des Charakters (Charakterneurosen bzw. Persönlichkeitsstörungen), des Erlebens (Psychoneurosen) sowie der körperlichen Funktionen (Organneurosen) gegenübergestellt.

Der **Begriff "Verhalten"** kennzeichnet die nach außen und auf die eigene Person gerichteten Lebensäußerungen des Menschen, die Art und Weise, wie er sich mit seiner Umwelt und mit sich selbst in Beziehung setzt und - im engeren Sinne - wie er handelt und eine bewußte oder unbewußte Absicht verwirklicht. Das Erleben bezieht sich dagegen auf die Wahrnehmung des Seins und der Bezogenheit zu sich selbst und zur Umwelt. Verhalten und Erleben sind eng miteinander verbunden und aufeinander bezogen. So kann es z.B ohne Erleben von Motivationen einerseits kein Verhalten geben; am Verhalten wird andererseits die Motivation erlebbar.

Wenn hier eine besondere Gruppe von Erkrankungen als **Verhaltensstörungen** in dem oben genannten Sinne von anderen psychischen Störungen abgegrenzt wird, dann soll besonders hervorgehoben werden, daß der Krankheitswert der Störungen die *Handlungsvollzüge* betrifft. Es werden damit Erkrankungen beschrieben, bei denen Störungen der Handlungsmotivation unmittelbar in pathologische Verhaltensmuster umgesetzt werden, während die Hintergrundserlebnisse, insbesondere Ängste oder Depressionen, klinisch keinen Symptomwert haben. Sie werden im Verlauf psychodynamischer Behandlungen allerdings rasch offenkundig und bilden dort das Zentrum des Interesses.

Zu diesen Verhaltensstörungen gehören vor allem die *Eßstörungen, Suchtverhalten*, die *Störungen der aggressiven Impulskontrolle*, die *autoaggressiven Verhaltensstörungen* und *suizidales Verhalten* sowie die *sexuellen Verhaltensstörungen*. Man könnte mit gewissem Recht auch die funktionellen Sexualstörungen, die Zwangshandlungen und dissoziative Störungen wie die Fugue hinzuzählen.

10.1 Psychogene Eßstörungen

Psychogene Eßstörungen sind Störungen des Eßverhaltens auf der Basis einer neurotischen Entwicklung. Das gestörte Eßverhalten erhält dabei die Funktion, innerseelische Konfliktspannungen zu vermindern und Einfluß auf zwischenmenschliche Beziehungen zu nehmen.

Zur Klassifikation der Eßstörungen

Anorexie, Bulimie und Fettsucht werden traditionell als psychosomatische Erkrankungen beschrieben. Lange rechnete man sie zu den Psychosomatosen. Diese Zuordnung war aber problematisch, weil die körperlichen Beeinträchtigungen eine Folge der gestörten Verhaltensmuster sind und nicht ein primär psychosomatisches Geschehen. Psychosomatische Funktionsstörungen treten erst als Folge des verhaltensinduzierten veränderten körperlichen Zustandes auf. Darauf wird unten näher eingegangen werden.

Zur Psychosomatik der Oralität

Die Nahrungsaufnahme als ein menschliches Grundbedürfnis ist vielfach determiniert. Instinktiv-triebhafte, psychologisch-interaktionelle und physiologische Faktoren wirken zusammen und steuern das Eßverhalten. Die *instinktive Sicherung* des Eßverhaltens wird z.B. am Saugreflex deutlich. *Psychologische Einflüsse* zeigen sich am Einfluß von Stimmungen, Spannungen und Umgebungsfaktoren auf das Eßverhalten: Gesellschaft und "Futterneid" wirken im allgemeinen anregend, Gefahr oder Kummer störend. *Physiologische Regelkreise* steuern den Prozeß zwischen Hunger bzw. Appetit, Nahrungsaufnahme und Sättigung durch humorale, hormonelle und zentralnervöse Einflüsse. Dabei spielt z.B. der Füllungszustand des Magendarmkanals, der Blutzuckerspiegel, die Konzentration von Adrenalin und Acetylcholin und die Stimulierung höherer Hirnzentren über den lateralen Hypothalamus eine Rolle.

In der Entwicklung erhalten die Nahrungsaufnahme und der Akt der Fütterung eine zentrale *interaktionelle Funktion*. Über die Fütterung, verbunden mit dem begleitenden Erlebnis, gehalten und gewärmt zu werden, Hautkontakt und Körperbewegung zu spüren, vermittelt sich fundamentale zwischenmenschliche Bezogenheit. Gelungene orale Bedürfnisbefriedigung wird zur basalen Erfahrung von Fürsorge und Geborgenheit. Übermäßige orale Entbehrungen, Verwöhnung oder Willkür führen dagegen zu nachhaltigen Irritationen in den frühen Beziehungen des Menschen, die die Entwicklung seiner psychischen Grundstruktur schwer beeinträchtigen können (Kap. 1.2).

Die **Oralität** bleibt in weiten Bereichen auch in der späteren Entwicklung ein zentrales *Beziehungsregulativ*. Dabei meint "Oralität" mehr als die Zufuhr von Nahrung. Die Erlebnisseite der Oralität ist die Lust, Bedürfnisspannungen durch Einverleibung zu befriedigen; daran knüpft sich das Besitzstreben[186] als eine Art der menschlichen Grundbedürfnisse. Daneben erhält die Oralität im Verlauf der Entwicklung immer stärker eine selbstwertregulierende, also *narzißtische Funktion*. Sie besteht darin, daß das Erleben, abhängig zu sein, in seinen Bedürfnissen erkannt zu werden, in seiner Eigenart anerkannt und wohlwollend behandelt zu werden und schließlich in die Unabhängigkeit entlassen zu werden, einerseits eine maßgebliche Quelle des Selbstgefühls ist. Angemessene und zeitgerechte Enttäuschung der oralen Bedürfnisse stimuliert andererseits den Prozeß der psychischen Verselbständigung und fördert die Autonomie. Orale Abhängigkeiten behindern dagegen die Selbständigkeit und bewirken tiefgründige Konflikte zwischen Bedürfnisbefriedigung und Anpassung, Autonomiestreben und Verlustängsten.

In allen Lebensphasen bleibt die Oralität mit Erlebnissen von Macht und Abhängigkeit verknüpft. Beim Erwachsenen bedeuten der Erwerb von Geld und materiellem Besitz,

---

[186] Schultz-Hencke (1940)

Unabhängigkeit und Selbstwert zu vermehren[187]. Als ein zentrales Beziehungsregulativ ist der orale Beziehungsmodus leicht störbar und prädisponiert, im Feld der unbewußten zwischenmenschlichen Konflikte eine besondere Bedeutung zu erlangen.

Störungen der Individuations- und Autonomieentwicklung können die Oralität also in besonderer Weise konflikthaft belasten. Solche Konflikte bilden die Grundlage dafür, spätere Konflikte um Individuation, Autonomie und Identität als orale Konflikte auszutragen. Diese Art der neurotischen Konfliktverarbeitung kann einerseits zur Entstehung psychovegetativer oder psychosomatischer Erkrankungen führen und z.B. in eine Ulkuskrankheit münden[188]. Andererseits bildet sie die Grundlage für die Entstehung der psychogenen Eßstörungen und des Suchtverhaltens.

Anorexia nervosa[189]

> Die **Anorexia nervosa** ist eine u.U. lebensbedrohliche Erkrankung, die vornehmlich bei jungen Mädchen vorkommt und durch ein krankhaftes *Bedürfnis* gekennzeichnet ist, *das Gewicht zu vermindern*.

Dieses Bedürfnis hat eine dranghafte Qualität. Es wird jedoch nicht zum Anlaß, Hilfe zu suchen; erst die *Folgen* der "Magersucht", insbesondere der Gewichtsverlust oder die Amenorrhoe, führen die Patientinnen zum Arzt. Bedrohlich sind die somatischen Komplikationen, die zum Tode führen können.

Synonyme Bezeichnung: (Pubertäts-)Magersucht

Symptomatik

- *"Magersucht"*: Der Dreh- und Angelpunkt der Erkrankung ist die Furcht vor einer Gewichtszunahme. Sie wird allerdings nicht leidvoll erlebt und oft lange verheimlicht. Es besteht ein bewußtes Schlankheitsideal, dem die Betroffenen nacheifern, und eine Störung des Körperschemas: Die Kranken fühlen sich dick, obwohl sie u.U. extrem untergewichtig sind.

- *Anorexie*: Das zentrale Symptom der Erkrankung ist eine verminderte Nahrungsaufnahme. Dabei werden Hunger und Appetit zunächst bewußt unterdrückt, später stellt sich kein Hungergefühl mehr ein. Oft besteht auch Übelkeit und Widerwillen gegen das Essen, speziell gegen Fleisch. Als Grenzgewicht gilt 15% unter dem zu erwartenden Körpergewicht. Es kommen extreme Abmagerungen unter 30 kg vor.

- *Induzierte Gewichtsabnahme*: Durch Erbrechen, Abführmitteln und Diuretika und übersteigerte körperliche Anstrengungen wird das Gewicht zusätzlich reduziert.

- Anlaß zur Einnahme von Abführmitteln sind *Verstopfungen*; sie können psychosomatisch bedingt sein, sind später aber Folge unzureichender Nahrungsaufnahme im Verbund mit dem Laxanzienabusus.

---

[187] Der Erwerb ist eine "orale" Erlebnisqualität, der Besitz als solcher eine "anale".
[188] Dabei ist als weitere Disposition ein spezifischer somatischer Krankheitsfaktor erforderlich.
[189] Aus der Vielzahl der Monographien über die Anorexie seien genannt: Fichter (1985), Mester (1981), Selvini-Palazzoli (1974), Thomä (1961).

- Häufig besteht ein *Medikamentenmißbrauch*, speziell mit Schmerzmitteln oder Diuretika.

- Bei den zumeist betroffenen jungen Mädchen kommt es zur *sekundären Amenorrhoe*; diese ist teils psychosomatisch, d.h. konfliktbedingt, teils auf die Unterernährung zurückzuführen. Sie tritt schon in Anfangsphasen der Erkrankung auf, häufig noch bevor eine stärkere Gewichtsabnahme erkennbar ist.

- *Psychische Auffälligkeiten*: Im Rahmen der Magersucht beschäftigen die Betroffenen sich beständig mit dem Essen. Es wird das beherrschende Thema des Lebens. Manche sammeln heimlich Nahrungsmittel, andere vernichten sie. Statt selbst zu essen, kochen und backen sie für andere. Gelegentlich kommt es zu "Freßanfällen" mit anschließendem Erbrechen.

Typisches Auftreten und Verlauf

Die Anorexia nervosa tritt bevorzugt bei Mädchen auf, nur etwa 5 % der Betroffenen sind Jungen. Sie beginnt meistens während der Pubertät, gelegentlich auch früher oder später. Erstes Zeichen ist oft die sekundäre Amenorrhoe. Dann sind Frauenärzte die ersten, die die Patientinnen sehen. Die Eßstörung wird möglichst lange verheimlicht. Auffällig ist zuerst, daß die Betroffenen beginnen, das vorbereitete Essen bei Tisch abzulehnen und sich, z.B. in der Küche, selbst zu versorgen und heimlich zu naschen. Später wird das Eßproblem zum "Familienthema": Durch Zureden, Drängen, schließlich Hinauswerfen entsteht ein zunehmend aggressives Klima in der Familie. Die Mahlzeiten werden zur gemeinsamen Tortur. Mit der Gewichtsabnahme fällt schließlich auch das Erbrechen auf, während der Laxanzienabusus meistens sehr lange geheimgehalten wird.

Das zwangartige bzw. suchtartige Wesen der Erkrankung läßt eine Krankheitseinsicht und einen offensichtlichen Leidensdruck lange vermissen. Erst bei starker Abmagerung wird meistens eine Behandlung akzeptiert. Dann sind durch das Untergewicht und die durch Erbrechen und Durchfälle bedingten Elektrolytstörungen (Kaliummangel) bisweilen schon *sekundäre körperliche Störungen* entstanden: Kälte der Glieder, Ödeme, Bradykardie, Hypotonie; im Zusammenwirken mit Schmerzmittelabusus entstehen außerdem Leber- und Nierenschädigungen. Bei 5 - 10 Prozent endet die Krankheit tödlich durch Kachexie, Infekte, Nierenversagen oder durch Suizid. Ein Teil der Verläufe mündet in eine Schizophrenie.

Psychodynamik[190]

Die zentrale Dynamik der Anorexia nervosa ist die *konflikthafte Selbstfindung im Rahmen einer zugespitzt krisenhaften Pubertätsentwicklung*. Der übergeordnete Konflikt ist der zwischen *Veränderung und Festhalten* am Bisherigen, ein grundsätzlicher Kernkonflikt der menschlichen Existenz, der durch die Entwicklungsprozesse der Pubertät verschärft wird. Die typische **Auslösesituation** der Anorexie ist daher das Gewahrwerden von Veränderungen in den verschiedensten Varianten: Anhand des körperlichen Wachstums, räumlicher Trennungen, Wahrnehmung von Triebregungen und sexueller Attraktion, von familiären Veränderungen usw.

Entsprechend der Kernthematik der Pubertät, der Sexualität, wird dieser Konflikt im Felde des Sexualerlebens und der sexuellen Identität ausgetragen. Die Furcht vor dem

---

[190] Zur Psychodynamik der Anorexie liegt eine umfangreiche Literatur vor, z.B. Bruch (1978), Hirsch (1991), Seidler (1993), Thomä (1961).

"Dickwerden" ist eine Ablehnung der reifen, runden weiblichen Körperformen, stellvertretend für die *Ablehnung der biologischen und sozialen Rolle der erwachsenen Frau.* Diese Furcht ist in der Pubertät an sich etwas Altersgemäßes. Sie wird durch die Menarche und durch das Erlebnis provoziert, den Reifungsprozessen passiv ausgeliefert zu sein.

In der Anorexie äußert sich das Bedürfnis, die Kontrolle über den eigenen Leib, über die Reifung, Entwicklung und über die sexuellen und autonomen Bedürfnisse zu behalten, die sich in dieser Entwicklung verstärkt regen. Diese Ausübung der Kontrolle wird durch einen Mechanismus der Selbstspaltung ermöglicht, der bereits bei der Hypochondrie (Kap. 8.2) und bei der Depersonalisation (Kap. 8.5) beschrieben wurde: Im Körperselbst werden bedrohliche Anteile vom übrigen Selbst getrennt gehalten; sie werden im Körper "behandelt"[191] und auf diese Weise unter Kontrolle gehalten.

Die Nahrungsaufnahme bedeutet, etwas in sich aufzunehmen, das von der Mutter kommt und einen wie die Mutter macht. Sie wird in ihrer Bedeutung auch mit der aufnehmenden weiblichen Funktion, letztlich mit Schwängerung gleichgesetzt. In diesem Sinne bedeutet sie, etwas vom Vater in sich aufzunehmen, durch ihn zur Frau zu werden und schwanger zu werden.

Diese beiden Bedeutungen können nicht als positive unbewußte Motive wirksam werden, wenn die Beziehungen zu den Leitbildern des Erwachsenseins durch unbewußte Konflikte oder durch aktuelle Störungen nachhaltig belastet sind. Unbewußter Haß in der Beziehung zur Mutter ist ein starkes Motiv, nicht wie die Mutter werden zu wollen. Dieser Haß stammt zumeist aus einer mißlungenen Individuations- oder Autonomieentwicklung. Ebenso kann eine negativ erlebte Rolle der Mutter in der Beziehung zum Vater, z.B. als Folge fortwährender gegenseitiger Entwürdigungen, das Frau-Sein verhaßt machen und die weibliche Sexualität als Beschmutzung und Demütigung erscheinen lassen. Diese Dynamik weist darauf hin, daß die ödipale Entwicklung gescheitert ist; darin liegt die Disposition zur Regression in orale Erlebnisweisen[192].

Belastend wirken auch Konflikte aus der Vater-Tochter-Beziehung: Mangelndes Einfühlungsvermögen des Vaters in das Erleben des pubertierenden jungen Mädchens, verführerisches, werbendes Verhalten, abwertende Äußerungen über Weibliches oder über den Körper der Tochter und speziell natürlich die Überschreitung von Intimgrenzen, sexuelle Annäherungen und Übergriffe. Sie wirken als narzißtische Demütigungen, überfordern im Konflikt zwischen beginnendem sexuellen Begehren und Sexualangst, oder sie verstricken in Loyalitätskonflikte gegenüber der Mutter und rühren an ödipale Schuldgefühle, die in der Pubertätsentwicklung neu zu bewältigen sind.

Die *Aversion gegen die erwachsene weibliche Sexualität wird auf die Oralität verschoben.* Diese Regression wird durch Fixierungen der oralen Triebentwicklung und Störungen der Autonomieentwicklung gebahnt. Nicht zu essen bedeutet, anders zu sein, als die Mutter, der Vater, der eigene Körper es von einem verlangen, und sich Unabhängigkeit zu verschaffen. Sie ist ein *Ausdruck ersehnter Autonomie.* Die Qualen der Askese entlasten von Schuldgefühlen und erlauben es, die omnipotente Beherrschung des eigenen Körpers und seiner Triebe zu erleben. Sie geben ein Gefühl der Sicherheit in den Stürmen der Pubertät und später des jungen Erwachsenenalters.

---

[191] Verwendung des eigenen Körpers als Objekt im Sinne von Hirsch (1991)
[192] Zur Dynamik von Fixierung und Regression bei der Neurosenentstehung vgl. Kap. 4.3

Persönlichkeiten

Während des typischen Manifestationsalters der Anorexia nervosa, in der Pubertät, besteht eine altersspezifisch labile Persönlichkeitsorganisation, so daß man im allgemeinen keine neurotischen Persönlichkeiten diagnostiziert, sondern von Adoleszentenkrisen spricht. Die darin enthaltene Psychodynamik führt, wie oben gezeigt wurde, in verschiedene Bereiche:

- Es gibt Patientinnen, bei denen die Anorexie mit einem tiefgehenden Haß aus unverarbeiteten Individuationskonflikten verbunden ist; sie neigen zu Spaltungen, die auf unzureichend konsolidierten Selbst- und Objekt-Repräsentanzen beruhen. Diese Erkrankungen entwickeln sich im Verlauf zu *Borderline-Störungen*. Sie sind am stärksten durch Chronifizierung gekennzeichnet und haben die schlechteste Prognose.
- Bei anderen Patienten steht die Ablösung, Eigenständigkeit und das Bedürfnis nach Sicherheit im Vordergrund. Hier dominiert die *narzißtische Dynamik*. Sie ist häufig in eine recht typische **Familiendynamik**[193] eingebettet: In den Familien wird Autonomie wenig respektiert; es bestehen keine eindeutigen Grenzen. Stattdessen versucht einer, den anderen zu dominieren. Die Erkrankung der Tochter neutralisiert einen schwelenden Dominanz-Unterwerfungs-Konflikt, der zwischen den Eltern oder zwischen Eltern und Kindern besteht. Statt der Patientin ihre Eigenständigkeit zuzugestehen, wird sie durch Schuldgefühle an die Familie gebunden. Mit ihrem Symptom und der Sorge aller um sie hält sie die Familie zusammen; zugleich rächt sie sich unbewußt mit der quälerischen Verweigerung für das Opfer, das sie der Familie bringt.
- In leichteren Formen, der **anorektischen Reaktion**, beschränkt sich die Dynamik auf die unverarbeiteten Sexual- und Rollenkonflikte im Zusammenhang mit der pubertätsspezifischen Neuauflage des Ödipuskomplexes. Diese Störungen haben die beste Prognose und zeigen eine recht hohe Spontanremission.

Diagnostik

Die Diagnose der Anorexia nervosa ist durch das typische Krankheitsbild (Magersucht, Amenorrhoe, Verstopfung) an sich leicht zu stellen, sie wird aber dadurch erschwert, daß die Kranken die Krankheit verheimlichen und das Krankheitsbild verschleiern. Oft täuschen sie bewußt falsche Tatsachen vor.

Differentialdiagnostisch sind neben der Abgrenzung gegenüber der Bulimie (s. unten) zu erwägen

- Appetitstörungen bei Depressionen, die jedoch nicht durch das Bedürfnis, abzumagern, geprägt sind.
- Eßstörungen bei der Schizophrenie, z.B. verbunden mit Vergiftungswahn.
- Bei Erstmanifestation insbesondere im späteren Alter sind körperliche Erkrankungen, z.B. konsumierende Tumoren oder Hirntumoren, auszuschließen.
- Tritt die Magersucht im Anschluß an eine Geburt auf, so ist eine postpartale Hypophyseninsuffizienz (Sheehan-Syndrom) zu erwägen.

Behandlung

Das eigentliche *Ziel der Anorexiebehandlung* ist natürlich die Stabilisierung eines ausreichenden Gewichtes. Dabei muß man aber beachten, daß eine bloße somatische Bes-

---

[193] Z.B. Minuchin u.a. (1978), Selvini-Palazzoli (1974), Stierlin und Wirsching (1977)

serung, etwa durch Auffütterung allein, nicht dauerhaft sein kann, weil die Angst vor der Gewichtszunahme damit nicht behoben ist und unweigerlich zum Rezidiv führen wird. Plötzliche außeninduzierte Gewichtszunahmen bewirken sogar heftige Angstzustände und Entfremdungserlebnisse, die die Kranken gefährden. Das Ziel der Anorexiebehandlung ist deshalb die Klärung, Bearbeitung und Stabilisierung des persönlichen Hintergrundes.

Die Indikation zur Behandlung richtet sich nach dem körperlichen Zustand und nach der Behandlungsmotivation. Bei Körpergewichten unter 45 - 42 kg wird eine ambulante Behandlung problematisch. Sie setzt zudem eine selten vorhandene Bereitschaft der Kranken voraus, zuverlässig mitzuarbeiten.

Meistens ist eine *Aufnahme in eine psychosomatische Klinik* notwendig, um einen ausreichenden Allgemeinzustand und eine hinreichende Psychotherapieindikation herzustellen. Häufig sind Sonden- oder sogar Infusionsernährungen, Bettruhe und Sedierung erforderlich, grundsätzlich eine Überwachung der Nahrungsaufnahme, des Gewichtes, der Elektrolyt- und Eiweißindizes, gelegentlich ein Medikamentenscreening. Psychotherapie verspricht erst von einem Minimalgewicht an, z.B. ab 35 kg, überhaupt wirksam zu werden; darunter befinden die Patientinnen sich in einen hirnorganisch bedingten Zustand verminderter emotionaler Ansprechbarkeit. In der Psychotherapie kommen neben konfliktorientierten oder verhaltensorientierten Maßnahmen vor allem auch erlebnisorientierte Verfahren, z.B. Bewegungstherapie, Mal- und Musiktherapie in Frage, die auf das Körpererleben einwirken und es bewußter machen. Je nach der Art und Schwere der Störung (s. oben) sind die Dauereffekte solcher Behandlungen sehr unterschiedlich. Im besten Falle gelingt es, eine solide Basis für eine erfolgversprechende psychotherapeutische Langzeitbehandlung aufzubauen.

Die Indikation zur **analytischen Psychotherapie** ist dadurch beeinträchtigt, daß die Kranken zumindest am Anfang kaum einen tragfähigen Veränderungswunsch verspüren. Kommt dennoch eine Behandlung zustande, dann gerät sie meist rasch in eine Krise, wenn die Patienten weiter an Gewicht verlieren. Es entwickelt sich oft ein Machtkampf um Essen und Autonomie, der eine Bearbeitung der Übertragung beeinträchtigt und an dem Behandlungen leicht scheitern. Vor allem bei Kranken mit Borderline-Störungen handelt es sich hier um Angst vor Zerstörung und zerstört zu werden. Darin bilden sich destruktive unbewußte Selbst- und Objektphantasien ab. Leichter ist es, mit narzißtischen Patientinnen in einen fruchtbaren Behandlungsprozeß zu gelangen. Hier steht dann das konflikthafte Autonomiebedürfnis, die Angst vor Abhängigkeit und die Angst vor der Weiblichkeit im Vordergrund.

Um die dargestellten familiendynamischen Verklammerungen zu lösen, werden Anorexien seit langem durch **Familientherapie**[194] (Kap. 17) behandelt. Dabei ist es das Ziel, die Autonomie der einzelnen Familienmitglieder zu fördern. Die Erfolge familientherapeutischer Interventionen, in schweren Fällen auch durch "paradoxe Interventionen", sind beträchtlich.

Die Anorexiebehandlung hat sich in den letzten Jahrzehnten auch zu einer Domäne der **Verhaltenstherapie**[195] entwickelt. Dabei wird zunehmend auf die Gemeinsamkeiten zwischen Anorexie und Bulimie verwiesen. Dabei gibt es unterschiedliche Ansätze, die zu systematischen Programmen ausgearbeitet werden. Sie umfassen z.B. Ernäh-

---

[194] Z.B. Minuchin u.a. (1978)
[195] Meermann und Vandereycken (1987)

rungsberatung, Diät, Selbstkontrolle (Eß-Tagebücher, Planung der Mahlzeiten), Einüben von Alternativen zum Essen, Exposure z.B. bezüglich kalorienreicher Nahrung sowie kognitive Umstrukturierungen z.B. der Einstellungen, die mit der Nahrungsaufnahme verbunden sind. Zum Teil finden diese Techniken auch als spezielle Gruppentherapien für Eßgestörte Anwendung.

Eine bedeutende Rolle spielt für alle Kranken mit Eßstörungen auch die **Selbsthilfe**. Selbsthilfegruppen bieten Austausch mit gleich Betroffenen über den Umgang mit der Erkrankung und ihren Folgen, sie bieten Solidarität und haben dadurch eine supportive Funktion.

Bulimia nervosa

Die **Bulimie** ("Ochsenhunger") ist eine erst seit wenigen Jahrzehnten gehäuft auftretende Erkrankung. Sie ist durch episodischen Heißhunger mit Eßattacken, anschließende Selbstvorwürfe und die Angst vor daraus entstehendem Kontrollverlust geprägt.

Das **Krankheitsbild** ist gekennzeichnet durch

- *Eßattacken:* Heimliches Verschlingen großer Mengen kalorienreicher Nahrung, oft Pudding, Schokolade. Dabei erleben die Betroffenen einen Kontrollverlust über ihr Eßverhalten;
- anschließend Bauchschmerzen durch Überdehnung des Magens und meistens *Erbrechen* aus Angst vor Gewichtszunahme; das Gewicht kann auch durch Fasten oder Gebrauch von Abführmitteln konstant gehalten werden;
- als Folgeerscheinungen des Erbrechens entstehen *Elektrolytstörungen* (Hypokaliämie) mit Ödemen, Muskelschwäche, Obstipation, Herzrhythmusstörungen und Hypotonie sowie *Zahnschäden* durch die Einwirkung der Magensäure.

Subjektiv leiden die Kranken darunter, daß sich "alles nur noch um das Essen dreht". Es besteht - im Gegensatz zur Anorexie[196] - also ein *Krankheits- und Leidensgefühl*. Außerdem bestehen wegen der Eßstörung starke Schamgefühle und Selbstvorwürfe. Sie führen dazu, daß die Betroffenen sich aus ihren sozialen Kontakten mehr und mehr zurückziehen und sich isolieren. Im Gegensatz zur Anorexie haben die Kranken annähernd *Normalgewicht*; das Gewicht wird durch Erbrechen, zwischenzeitliches Fasten, durch Diät und Abführmittel gehalten oder schwankt leicht nach oben und unten.

Die Bulimie ist eine Erkrankung der Spätadoleszenz und des frühen Erwachsenenalters, sie tritt also später auf als die Anorexie. Junge Frauen sind häufiger betroffen als Männer. Häufig geht eine Anorexie voraus; manchmal wechseln auch anorektische und bulimische Phasen miteinander ab, dann spricht man von *Bulimarexie*. Im Verlauf wechseln Phasen mit gehäuften Eßattacken und Zeiten mit normalem Eßverhalten. Insgesamt verläuft die Krankheit chronifizierend. Wegen starker Schamgefühle wird sie lange geheimgehalten. Erst nach heftigem inneren Ringen wird ein Arzt aufgesucht.

---

[196] Zur Gegenüberstellung Anorexie - Bulimie vgl. z.B. Schmitt (1987)

Psychodynamik und Persönlichkeit[197]

Die **Psychodynamik der Eßattacken** wird als durchbruchsartige Befriedigung sonst verleugneter Bedürftigkeit verständlich. Die Patientinnen neigen dazu, ihre Triebbedürfnisse zu unterdrücken, weil sie sich unbewußt gierig erleben und fürchten, durch ihre Gier die Liebe anderer zu verlieren. Auslösend für Eßattacken sind meistens Enttäuschungen, die subjektiv als Objekt- und Liebesverlust erlebt werden. Diese Erlebnisse bewirken eine plötzliche Regression, durch die orale, anal-aggressive und auch infantil-sexuelle Impulse auftauchen. Sie werden in einer orgastischen Form gestillt: Die Nahrung wird hineingestopft, zermalmt, verschlungen und herausgewürgt. Dieser "orale Orgasmus" dient nicht nur der Triebbefriedigung, er gibt auch das Gefühl, *nicht allein* und gut versorgt zu sein und sichert das Gefühl, *existent zu sein*, gegen Verlust- und Verlassenheitsangst. Es enthält einen selbsttröstenden Anteil: den Rückzug aus der enttäuschenden Welt in "verläßliches", verfügbares Verhalten. Es ist aber auch ein selbstschädigendes Verhalten, indem die Wut der Verzweiflung, verlassen zu sein, sich gegen die eigene Person wendet.

Mit der Übersättigung stellen sich Schuldgefühle, quälende Selbstvorwürfe und Selbsthaß ein. Jetzt betrachten sich die Betroffenen aus der Sicht der verurteilenden inneren Objekte und richten den Haß gegen sich, weil sie im Eßanfall ihre Gier nicht beherrschen konnten. Dabei gilt die Verachtung den Triebbedürfnissen, mehr aber noch der Bedürftigkeit nach Liebe und Zuwendung. Im Selbsthaß schützen sich die Betroffenen davor, die Kontrolle über ihre Bedürftigkeit endgültig zu verlieren und sich gleichsam selbst auf Dauer aufzugeben.

Bezüglich der Psychodynamik der **Persönlichkeit** sind bisher keine eindeutigen Unterschiede gegenüber der Anorexie gesichert worden: Auch bei der Bulimie spielen Probleme des weiblichen Körpererlebens - stellvertretend für die weibliche Identität und die Rolle als heranreifende Frau - die zentrale Rolle bei der Krankheitsentstehung. Allerdings ist das spätere Auftreten mit altersmäßig späteren Lebensproblemen als bewußtseinsnahen Auslösekonflikten verbunden: Bei der Bulimie scheinen *Probleme der Bindung* im Vordergrund zu stehen, bei der Anorexie die der Loslösung. Bindungskonflikte sind z.B. solche zwischen Hingabewunsch einerseits und andererseits Hingabeangst, die im Einzelfall sehr unterschiedliche Akzente haben kann: Angst vor Selbstverlust, vor Selbstaufgabe, vor Kontrollverlust, aber auch Angst vor Ablehnung, Kritik, Kränkung usw. Das Essen ist dabei ein Selbsttrost und ein narzißtischer Rückzug aus der enttäuschenden Welt oder aus enttäuschenden Beziehungen. Die Bedürftigkeit, der "Kummer", werden aber verleugnet und erscheinen den Betroffenen unbewußt nur aus der Distanz des Anfalles erträglich.

Diese Dynamik scheint bei der Bulimie am häufigsten im Rahmen einer *narzißtischen Störung* vorzukommen. Bulimische Reaktionen treten aber auch als klassische Neurosen auf, während sich schwere Verlaufsformen als Borderline-Störungen entlarven können.

Diagnose und Behandlung

Die Bulimie ist manchmal schwer von der Anorexie abzugrenzen (s. dort), zumal es Übergänge zwischen beiden Erkrankungen gibt, ansonsten ist das Krankheitsbild leicht zu erkennen. Die Behandlung ist oft schwierig, weil die Betroffenen lange warten, bis sie Hilfe suchen, und die Symptomatik dann chronifiziert ist. Oft ist deshalb

---

[197] Habermas (1990), Hirsch (1991)

eine *staionäre Behandlungseinleitung* sinnvoll, in der symptomatische (verhaltens-orientierte) und konfliktzentrierte (analytische) Ansätze verknüpft werden können. Bezüglich der ambulanten Behandlung gelten die bei der Anorexie dargestellten Aspekte.

Psychogene Fettsucht

> Unter psychogener **Fettsucht** versteht man eine Übergewichtigkeit um *mehr als 30 Prozent des Idealgewichts*[198] durch übermäßige Nahrungsaufnahme als Folge einer seelischen Fehlentwicklung.

Synonyme Bezeichnungen: Adipositas, Obesitas und Hyperorexie.

Es handelt sich um eine Erkrankung, die alle Altersgruppen und beide Geschlechter etwa gleich stark betrifft. Bei der Verbreitung spielt die soziale Konnotation des Dick-seins eine Rolle: In manchen Ländern bedeutet es, "gewichtig" zu sein, in manchen Epochen "schön" zu sein. Bei der psychogenen Fettsucht kommt das Übergewicht dadurch zustande, daß mehr Kalorien aufgenommen werden als verbraucht werden. Das Essen richtet sich dabei nach einer inneren Bedürfnislage und nicht nach dem tatsächlichen Bedarf. Dieses Mißverhältnis wird subjektiv meistens aber gar nicht bemerkt.

Symptomatik

- *Hyperorexie*: Rauschartige, anfallsartige, fortwährende oder auf bestimmte Situationen (Alleinsein) oder Zeiten (nachts) begrenzte übermäßige Nahrungsaufnahme;
- *psychisch* bestehen teilweise recht widersprüchliche Auffälligkeiten: innere Unruhe, Getriebenheit, Betriebsamkeit einerseits, dysphorische Stimmungen, innere Leere, Antriebsarmut und Leistungsschwäche andererseits.
- Das *soziale Verhalten* wird oft von einer wahren Kontaktsucht beherrscht, wobei die Kontakte oberflächlich bleiben, oder es besteht eine auffällige Kontaktscheu.
- *Folgeerscheinungen* können Störungen des Fettstoffwechsels, Gefäßsklerose, Hypertonie, Diabetes mellitus sowie Bindegewebsschwäche und orthopädische Beschwerden sein.

Psychodynamik

Die Psychodynamik entspricht der von Depressionen bei narzißtischen Persönlichkeiten (Kap. 8.1). Es bestehen Größenphantasien und unrealistische Erwartungen an andere Menschen, die mit Fehleinschätzungen der eigenen Person verbunden sind. Fettsüchtige unterschätzen oft den Aufwand an Kraft und Ausdauer, der erforderlich ist, um Ziele zu erreichen oder Kontakte zu anderen Menschen herzustellen. Schon

---

[198] Das *Idealgewicht* ist das Gewicht mit der höchsten Lebenserwartung. Es ist von Größe, Alter, Geschlecht und Körperbau abhängig. Bei Frauen um 25 Jahre mit mittelschwerem Körperbau beträgt es bei 160 cm Körpergröße 50 - 55 kg, bei 170 cm 56 - 63 kg; entsprechend bei Männern mit 170 cm 60 - 66 kg, bei 185 cm 72 - 79 kg. Vgl. Wiss. Tabellen Geigy, die in den gängigen Lehrbüchern der Inneren Medizin abgedruckt sind (z.B. Siegenthaler W u.a. (Hg) Lehrbuch der Inneren Medizin, Thieme, Stuttgart New York, 2.Aufl. 1987, S. 1086). - Zur Groborientierung dient das *Normgewicht nach Broca*: Gewicht = Körpergröße (cm) - 100 (für Männer) bzw. - 90 (für Frauen).

das Ausbleiben eines Erfolges erscheint ihnen als Versagung, selbst wenn sie sich gar nicht aktiv um Erfolg bemüht haben. Wenn diese Dynamik sich mit zusätzlichen Selbstzweifeln bezüglich der sexuellen Rollenidentität verbindet, werden solche Versagungen als Beweis gewertet, als Junge/Mann bzw. als Mädchen/Frau nicht begehrenswert zu sein.

Als **Disposition** wirken orale Verwöhnungen in der Kindheit als Ersatz für emotionale Zuwendung: Oft handelt es sich um Menschen, die gewohnt sind, daß ihnen bei jedem Kummer "der Mund gestopft" wird; dahinter steht das Schuldgefühl von Eltern, die glauben, z.B. wegen eigener Probleme dem Kind nicht genug zu geben oder geben zu können. Oft sind Adipöse auch Menschen, die durch Überprotektion zur Bequemlichkeit und Unselbständigkeit erzogen wurden, denen man alle Hürden aus dem Weg räumte und die es dann vor allem als Jugendliche unbewußt als eine Zumutung betrachten, daß sie sich bewähren und für ihre Ziele und Interessen kämpfen müssen, und die dann bei Niederlagen verzagen. Auffällig ist die familiäre Häufung: Mag dabei auch ein Anlagefaktor in Betracht kommen, so sind es doch in jedem Falle "orale" Beziehungsstile, die Gleichsetzung von Zuwendung mit Fütterung, die dabei maßgeblich sind.

Symptomauslösend wirken vornehmlich Objektverluste und Trennungen, Kränkungen und Enttäuschungen im persönlichen und im beruflichen Bereich. Bei Jugendlichen sind es häufig Trennungen vom Elternhaus und Enttäuschungen bei der Partnersuche, beim Älterwerden die Enttäuschung über den Verlust der Jugendlichkeit. Oft wirken Leistungsanforderungen wie z.B. Prüfungen symptomauslösend. Das Essen ist einerseits ein Ersatz für verlorene oder nicht erlangte Liebe, Bewunderung und Bestätigung - eine Selbsttröstung, die von der enttäuschenden Umwelt unabhängig macht. Im Übermaß des Essens äußert sich aber andererseits bereits die Innenwendung der gegen den enttäuschenden, kränkenden anderen gerichteten Aggressivität. Selbstdestruktivität zeigt sich dann vollends in den Folgen: In der unförmigen Körpergestalt, der Unattraktivität oder dem sogar abstoßenden[199] Äußeren.

Diagnose und Behandlung

Die Diagnose einer psychogenen Fettsucht kann dadurch erschwert werden, daß die Betroffenen keine Vorstellungen von einem realistischen Kalorienbedarf haben und subjektiv glaubhaft versichern, nicht besonders viel zu essen. **Differentialdiagnostisch** sind *endokrine Störungen* in Betracht zu ziehen; allerdings sind sie sehr viel seltener als angenommen: Über 90 Prozent der Fettsüchtigen leiden an einer psychogenen Eßstörung.

Die Behandlung wird auf jeden Fall versuchen, durch Diät und Förderung von Bewegung, Aktivität und Kontakten beratend und anleitend Einfluß zu nehmen. Die **analytische Therapie** zielt - ähnlich wie bei der Depressionsbehandlung - auf die Aufarbeitung der narzißtischen Defizite. Die **Verhaltenstherapie** fördert die Selbstkontrolle des Essens, z.B. durch genaue Buchführung über die Nahrungszufuhr. Besondere Bedeutung haben die **Selbsthilfegruppen** für Eßgestörte ("Overeaters anonymous") erhalten.

---

[199] Im Abstoßenden liegt auch ein Schutz vor konflikthafter sexueller Attraktion.

10.2 Suchtverhalten

Abhängigkeits- und Suchterkrankungen sind durch einen *anhaltenden Drang* gekennzeichnet, bestimmte *Substanzen* wie Alkohol, Medikamente oder psychotrope Drogen zu konsumieren oder bestimmte *Handlungen*, insbesondere Spiele, auszuführen. Die Abhängigkeit zeigt sich im suchtartigen Verlangen.

Stoffgebundene Abhängigkeit

Der Konsum von Stoffen, die anregend oder entspannend auf das Erleben einwirken - Rauchen, Trinken, Tabletteneinnahme - , ist weit verbreitet und wird unter bestimmten Voraussetzungen, z.B. bei der Einhaltung bestimmter Regeln oder in der medizinischen Behandlung, von der Gesellschaft legitimiert oder zumindest geduldet. Krankhaft wird der Konsum, wenn er sich zur Abhängigkeit entwickelt, d.h., wenn ein unbeherrschbares Verlangen danach entsteht. Mit der Abhängigkeit sind körperliche, seelische und soziale Gefahren verbunden. Es wird zwischen Gebrauch einer Substanz, Mißbrauch und Abhängigkeit unterschieden.

Mißbrauch ist ein pathologischer, regelmäßiger Konsum einer Substanz, der trotz negativer Folgen im sozialen oder körperlichen Bereich fortgeführt wird, weil auf ihre psychische Wirkung nicht mehr verzichtet werden kann, z.B. um leistungsfähig zu bleiben, um Stimmungen herbeizuführen oder um Ängste zu vermeiden. Mißbrauch beruht auf einer Gewöhnung und führt zur *psychischen* Abhängigkeit. So wird z.B. *Alkoholmißbrauch* durch das Bedürfnis gekennzeichnet, täglich zu trinken.

Mit **Abhängigkeit** meint man hingegen eine *körperliche* Anhängigkeit. Sie ist durch *chronischen Mißbrauch, Dosissteigerung und Entzugserscheinungen* gekennzeichnet. Es werden immer größere Mengen des Suchtmittels erforderlich, um den gewünschten Effekt zu erreichen. Zugleich kann der Konsum nicht mehr ohne Entzugssymptome wie Angst, Zittern, Unruhe, Delir usw. ausgesetzt werden.

Faktoren des Suchtverhaltens

Die häufigsten **Suchtmittel** sind in unserem Kulturraum Nikotin, Koffein, Alkohol und Barbiturate. Hinzu kommen die psychotropen Drogen, speziell Heroin und Kokain. Zunehmend findet in den letzten Jahrzehnten die nicht stoffgebundene Sucht z.B. als **Spielsucht** Verbreitung.

Die umfangreichen speziellen Fragen der Epidemiologie, Phänomenologie, des Verlaufes, der Folgen und der Behandlung von Abhängigkeits- und Suchterkrankungen sind das Arbeitsgebiet der Psychiatrie und werden in den psychiatrischen Lehrbüchern dargestellt. Hier werden lediglich einige Aspekte der Psychodynamik erläutert[200]. Dabei muß beachtet werden, daß Suchterkrankungen nicht monokausal betrachtet werden können. Mit den psychodynamischen Faktoren wirken sehr verschiedene andere Faktoren zusammen wie

- *lernpsychologische Faktoren*, z.B. die positive Verstärkung des Suchtverhaltens durch die entspannende und anregende Wirkung der Suchtmittel,
- die *soziale Situation* des einzelnen und der Gesellschaft,
- die *Verfügbarkeit* von Suchtmitteln,

---

[200] Überblicke bei Buchheim u.a. (1991), Heigl-Evers A u.a. (1991)

- *kulturelle und familiäre Normen*, z.B. die Bewertung von Suchtverhalten, (negative) Vorbilder,
- *genetische Dispositionen*, z.B. die genetisch determinierte Metabolisierung des Alkohols.

Zur Psychodynamik des Suchtverhaltens

Die Sucht dient der *Verminderung innerer Spannungen*, die aus *verschiedenen Quellen* stammen können. Häufige Ursachen sind quälende Gefühle der inneren Leere, der Sinnlosigkeit und Langeweile, Erlebnisse der Einsamkeit und Verlassenheit, Hoffnungslosigkeit und Hilflosigkeit. Oft sind es Ängste und Konflikte, Enttäuschungen und Sorgen. Mit Hilfe von Alkohol, Medikamenten, Drogen oder Spiel ersetzen die Betroffenen innere Spannung, Unlust, Gekränktheit oder Wut durch Entspannung oder Euphorie. Das ist an sich ein Versuch der Problemlösung. Er kann jedoch einen Teufelskreis in Gang setzen, der über die Gewöhnung, den Mißbrauch und die Abhängigkeit zur sozialen Isolierung und Desintegration führt und immer neue Spannungen schafft. Sie müssen durch zunehmenden Suchtmittelkonsum oder gesteigertes Suchtverhalten betäubt werden. Die Folge sind eine Einengung des Verhaltens sowie eine Verarmung der Persönlichkeit und des sozialen Lebens.

Ängste, Leeregefühle und Konflikte können die vielfältigsten psychodynamischen Wurzeln haben. Den Suchterkrankungen liegt also *kein einheitlicher Persönlichkeitstyp* zugrunde. Es gibt aber eine *Gemeinsamkeit in der Art der Verarbeitung* der verschiedenen Primärkonflikte. Sie besteht in der Neigung, den Aufgaben und Schwierigkeiten des Lebens und der zwischenmenschlichen Beziehungen passiv zu begegnen, statt sie aktiv anzugehen, und sich aus der Welt enttäuschender und quälender Wahrnehmungen in eine Phantasiewelt zurückzuziehen, in der alles gelöst oder beherrschbar erscheint. Es handelt sich beim Suchtverhalten also um einen *narzißtischen Rückzug als Versuch der Problembewältigung*.

Dieser Rückzug beruht auf einer *Störung der Autonomieentwicklung*[201] (Kap. 1.2): Seelische Spannungen, Konflikte, Kränkungen und Enttäuschungen bewirken bei den Betroffenen eine Verunsicherung des labilen Selbstgefühls. Sie werden von ihnen so erlebt, als seien sie von ihrem versorgenden Objekt verlassen worden. Sie rufen unbewußt eine unstillbare Sehnsucht nach Menschen wach, die ihre Sicherheit wiederherstellen, z.B. indem sie die Spannung, die Sorge mindern. Das Suchtmittel oder das Spiel werden zum Ersatz für ein stützendes narzißtisches Selbstobjekt[202] (Kap. 4.2). Sie sind in einem psychischen Sinne gleichsam stets verfügbar. Das Suchtverhalten stellt damit die verlorene Sicherheit wieder her, die im Konflikterleben, durch die Kränkung oder Enttäuschung verloren gegangen ist. Es ist also ein Versuch der *Selbstheilung*[203]. Der *selbstdestruktive Aspekt* der Sucht zeigt, wie destruktive Regungen aus Enttäuschung über ausbleibende Hilfe - ähnlich wie bei der Depression und bei den Eßstörungen (s. dort) - im Symptom gegen die eigene Person gewendet werden.

Zur Psychotherapie

Suchtbehandlungen erfordern umfassende und gestufte Behandlungsprogramme, die in der Regel nur in Spezialkliniken durchgeführt werden können. Vorrangig ist die Ent-

---

[201] Rost (1986)
[202] Kind (1988)
[203] Tress (1985)

giftung, die Kontrolle der Abstinenz, die Strukturierung des Alltags und die Regulierung der sozialen Situation der Betroffenen. Dabei sind verhaltenstherapeutische Prinzipien ebenso zu berücksichtigen wie psychodynamische und familienbezogene.

Eine primär ambulante Psychotherapie kommt in aller Regel nicht in Betracht. Eine einmal etablierte Alkohol- oder Tablettensucht ist im allgemeinen durch Konditionierungen dermaßen verfestigt, daß die Kranken den Belastungen einer solchen Behandlung nicht standhalten, solange die Abhängigkeit einen Ausweg aus solchen Belastungen bietet. Oft verheimlichen sie dann die Sucht und führen eine Art Doppelleben zwischen Therapie und Alltag. Andererseits kann der Verzicht auf das Suchtverhalten oftmals erst das Ergebnis einer wirkungsvollen Aufarbeitung der Primärkonflikte sein. Dieses Dilemma kann im stationären Rahmen oft erfolgreicher gehandhabt werden als unter ambulanten Bedingungen.

10.3 Autoaggressives Verhalten

In diesem Abschnitt werden zwei Verhaltensstörungen erwähnt, die im Alltag der psychotherapeutischen Medizin eine randständige Bedeutung haben. Es handelt es sich dabei um Symptome von Borderline-Patienten, die ein Zeichen der *gestörten Impulskontrolle* im Rahmen einer borderline-spezifischen Ichschwäche sind. Diese wurde im Kap. 4.1 ausführlicher erläutert. Die **Behandlung** dieser Störungen entspricht der von Borderline-Patienten, wie sie insbesondere im Kap. 7.3 dargestellt wurde.

Selbstverletzendes Verhalten[204]

Krankheitsbild
Selbstverletzendes Verhalten kommt bei Frauen häufiger vor als bei Männern. Es ist durch Impulshandlungen gekennzeichnet, mit denen die Kranken sich selbst Verletzungen zufügen:
- *Selfcutting:* Hautritzen, Zufügen oberflächlicher Schnittwunden,
- *Verbrennen* mit Zigaretten,
- *Verbrühen* mit Wasser usw.

Persönlichkeit
Es besteht bei der überwiegenden Zahl der Patienten eine narzißtische Borderline-Persönlichkeit. Dabei fällt auf, daß es in der Lebensgeschichte vieler der Kranken eine Häufung realer Traumatisierungen gab. Es befinden sich darunter besonders viele junge Frauen, die als Mädchen einem sexuellen Mißbrauch ausgesetzt waren.

Psychodynamisch besteht eine masochistische Verarbeitung aggressiver und destruktiver Impulse, Affekte und Phantasien (Kap. 7.4). Sie haben ihre Wurzel in den traumatischen Erlebnissen der Kindheit und Jugend und können wegen einer gescheiterten Individuationsentwicklung nicht verarbeitet werden. Stattdessen wird die zunächst auf andere gerichtete Aggression nun gegen das eigene Selbst gerichtet. **Symptomauslösend** sind Spannungen und Konflikte im Zusammenhang mit Verlusterlebnissen,

---

[204] Sachse (1993)

Kränkungen und Enttäuschungen. Diese werden wie eine Wiederholung der traumatisierenden Erfahrungen erlebt. Das zentrale Motiv für Wut und Aggression ist dabei die Verlassenheit in dem Gefühl, ausgeliefert zu sein, und die damit drohende Desintegration.

Die Patienten berichten oft, daß sie sich schneiden, um sich besser zu spüren, und daß sie sich beruhigt und lebendig fühlen, wenn sie sich verletzt haben. Darin äußert sich die unbewußte Funktion der Selbstverletzung: Sie vermittelt eine Grenz-Erfahrung, stützt die Selbstkohäsion und schützt vor Verschmelzung. Das zeigt eindrücklich die Identitätsdiffusion als ein Merkmal der Borderline-Persönlichkeit, d.h., daß diese Patienten keine stabile Vorstellung davon haben, ein abgegrenzter Mensch zu sein, und das Gefühl für sich selbst verlieren, wenn sie sich verlassen und bedroht fühlen (Kap. 4.1). Die Selbstverletzung bewirkt dann eine Spaltung des Ichs bzw. des Selbst in einen handelnden und einen erleidenden Teil: Die Patienten behandeln sich so, wie sie die gehaßte traumatisierende Person behandeln wollten. Zugleich sind sie als Handelnde mit dem anderen identifiziert und handeln so, wie sie sich von ihm behandelt fühlen. Auf diese Weise können sie die selbststabilisierende Beziehung in sich aufrechterhalten, ohne den Haß in dieser Beziehung wahrnehmen zu müssen. Eine ähnliche Selbstspaltung wurde bereits im Zusammenhang mit der Hypochondrie und der Derealisation beschrieben (s. dort).

Münchhausen-Syndrom[205]

Synonyme Bezeichnung: Artefakterkrankung, artifizielle Störung nach ICD-10 oder "vorgetäuschte Störung" nach DSM III.

Krankheitsbild

Das Münchhausen-Syndrom besteht in einer *Vortäuschung von Krankheitssymptomen*, die entweder ganz "erfunden" werden, oder die die Kranken sich heimlich selbst beibringen, wodurch *Ärzte und medizinische Institutionen irregeführt* werden. Dabei kann es sich um harmlose, aber auch um sehr bedrohliche Manipulationen handeln. Besonders häufig sind

- Manipulationen an der *Haut*: Kratzen, Injektionen von Substanzen unter die Haut mit Abszeßbildungen,
- Einnahme oder Injektion von *symptombildenden Substanzen*, z.B. Allergene bei bekannter Allergie, Herzrhythmus-störende und gerinnungshemmende Medikamente,
- Vortäuschung von *Bauchschmerzen* und Fieber (durch Manipulation des Thermometers),
- heimliche *Blut*entnahme.

Das *Verheimlichen* ist mit umfangreichen Lügen verbunden. Die Manipulationen werden zunehmend dranghaft, lassen sich willensmäßig dann nicht mehr kontrollieren. Sie scheinen in einem beinahe dissoziativen Zustand durchgeführt zu werden, so daß die Betroffenen in einer bestimmten Weise selbst davon überzeugt sind, die vorgetäuschten Krankheiten zu haben. Die Täuschung ist oft schwer erkennbar, so daß intensive Behandlungen, ja selbst Krankenhauseinweisungen stattfinden. Es werden umfangreiche, invasive Untersuchungen und chirurgische Eingriffe provoziert. Schließlich wer-

---

[205] Eckhardt (1989)

den die Behandlungen ergebnislos abgebrochen und ein anderer Behandler oder ein anderes Krankenhaus aufgesucht. Wenn die Manipulation aufgedeckt wird, wird sie vehement bestritten, u.U. wird mit Suizid gedroht. Es wird dann spürbar, daß es für die Kranken um mehr geht als darum, sich wichtig zu tun oder Beachtung zu erlangen. Die Kranken geraten dann in ernsthafte Krisen, sind in ihrer Selbstkohärenz gefährdet.

Eine besondere Variante stellt das **Münchhausen by proxy** dar. Dabei wird eine andere Person, z.B. ein Kind oder ein Pflegebedürftiger manipuliert, indem z.B. heimlich Medikamente verabreicht werden, die zu Funktionsstörungen führen und Krankheitszustände vortäuschen.

Psychodynamik
Die Intensität der Selbstschädigung weist auf eine tiefe Störung im Selbstbezug und in den Objektbeziehungen hin, das Ausmaß des "Doppellebens" auf eine Selbstspaltung. Diese Dynamik unterscheidet sich nicht wesentlich von der Psychodynamik der Selbstbeschädigung. Es handelt sich um eine masochistische, gegen das Selbst gerichtete Verarbeitung von Verlassenheitsaggression auf der Basis einer gestörten Individuationsentwicklung. Disponierend sind dabei traumatische Erlebnisse in der Kindheit, häufig im Zusammenhang mit Krankenhausaufenthalten (Trennungen), sowie Brutalität, Mißhandlungen und sexueller Mißbrauch, womöglich mit anschließender Verwöhnung.

Diagnostik
In der Vorgeschichte fällt auf, daß die Symptome entweder schon mehrfach und ohne nachhaltigen Erfolg intensiv untersucht und behandelt wurden oder daß schon vorher einmal Behandlungen wegen eines sehr unklaren Krankheitszustandes stattgefunden haben oder gegen ärztlichen Rat abgebrochen wurden. Auffällig ist die große Bereitschaft, sich invasiven Untersuchungen zu unterziehen, ggf. auch eine Häufung vorangegangener Eingriffe (Narben!). Auffällig ist in diesem Zusammenhang manchmal eine aggressiv fordernde Haltung der Kranken. Wegweisend kann dann die genaue Beachtung der Lokalisation von Symptomen sein, z.B. treten induzierte Abszesse in Körperregionen auf, die mit der Hand erreichbar sind.

Differentialdiagnostisch muß man die Störung von der *Simulation* unterscheiden, die einen bewußten Vorteil verschafft und jederzeit willentlich beendet werden kann. Bei *schizophrenen Psychosen* kommen schwerwiegende Selbstbeschädigungen vor, die aber in der Regel nicht geheimgehalten werden.

10.4 Perversionen (Sexuelle Verhaltensstörungen)

Perversionen sind Abweichungen in bezug auf die *Objekte oder Handlungen*, die zur sexuellen Erregung und Befriedigung verwendet werden.

Synonyme Bezeichnungen und Abgrenzungen: Perversionen werden auch als sexuelle Verhaltensstörungen, sexuelle Deviationen, Paraphilien (DSM-III) oder Störungen der Sexualpräferenz (ICD-10) bezeichnet. Davon abzugrenzen sind
- die *funktionellen Sexualstörungen* (Kap. 9.4),

- *chromosomal* begründete Sexualstörungen,
- Störungen der *sexuellen Identität*, die hier nicht behandelt werden: *Transvestitismus*, d.h. das Tragen der Kleidung des anderen Geschlechtes, um sich in der gegengeschlechtlichen Rolle zu erleben, und *Transsexualismus*, das ist der Wunsch, dem anderen Geschlecht anzugehören, so daß u.U. eine chirurgische Geschlechtsumwandlung angestrebt wird.

Homosexualität bei homosexueller Geschlechtsidentität[206] wird heute im allgemeinen *nicht als Krankheit* betrachtet, sondern als eine der möglichen Varianten der sexuellen Orientierung. Neurotische Störungen können sich als Folge einer vom Betroffenen selbst oder seiner Umgebung nicht akzeptierten homosexuellen Geschlechtsidentität entwickeln und chronische Depressionen und Entfremdungserlebnisse hervorrufen. Auch *bei heterosexueller Geschlechtsidentität* kann homosexuelles Verhalten auftreten. Es handelt sich dann um eine **Konflikt-Homosexualität** als Abwehr von Bindungs-, Hingabe- oder Sexualängsten. Sie bewirkt, daß die Betroffenen im homosexuellen Akt Anlehnung an das eigene Geschlecht suchen, um Defizite ihres sexuellen Selbstgefühls aufzufüllen.

Wesen und Formen der Perversionen

Perverse Phantasien und Handlungen sind in mehr oder weniger starkem Maße Teil der "normalen" Sexualität und steigern bei vielen Menschen die Erregung, die sich schließlich im genitalen Akt entläd. Das Wesen der Perversion als Verhaltensstörung liegt darin, daß die Betroffenen sich hauptsächlich von Objekten oder Handlungen sexuell erregt fühlen, die üblicherweise in der Sexualität eine beigeordnete oder auch gar keine Rolle spielen. Von einer Perversion spricht man nur, wenn der Betroffene *darauf angewiesen* ist, daß das Objekt der Perversion vorhanden ist, oder wenn die perverse Handlung nötig ist, um eine sexuelle Befriedigung zu erreichen. Betroffen sind überwiegend Männer. Ein primäres Krankheitsgefühl fehlt im allgemeinen. Perversionen sind für die Betroffenen nach Abklingen der Erregung oft aber beschämend oder verursachen Schuldgefühle und werden deshalb verborgen. Bei nicht-perversen sexuellen Akten bestehen bei den Betroffenen meistens funktionelle Sexualstörungen. Leidensdruck, ggf. auch reaktive Ängste und Depressionen entstehen durch die Folgen von Perversionen in der Partnerschaft, durch Achtung in der Gesellschaft und ggf. durch Konflikte mit dem Gesetz.

Fetischismus: Sexuelle Erregung durch Fetische wie Kleidung oder Schuhe; wenn die Kleidung des anderen Geschlechts benutzt wird, um sich zu verkleiden, spricht man von *Transvestitismus*. Dieser wird als Perversion bezeichnet, wenn das Verkleiden der sexuellen Erregung dient. Verkleidet sich jemand aber, um die Erfahrung zu machen, wie er sich in der Rolle des anderen Geschlechtes fühlt, handelt es sich um eine sexuelle Identitätsstörung.

Pädophilie: Sexuelles Verlangen nach Kindern des anderen oder des eigenen Geschlechts, die die Pubertät noch nicht erreicht haben. Dabei werden meistens keine manifest sexuellen Handlungen ausgeführt, sondern die Aktivität begrenzt sich auf das Anschauen oder Streicheln. Von der Pädophilie ist der sexuelle Mißbrauch von Kindern zu unterscheiden, bei dem es zu manifesten sexuellen Manipulationen kommt.

Exhibitionismus und Voyeurismus: Exhibitionisten erregen sich, indem sie vor zumeist überraschten Unbeteiligten ihr Glied herzeigen; es handelt sich also in der Regel

---

[206] Friedman (1986), Isay (1989)

um männliches Verhalten. Voyeure erreichen sexuelle Erregung, indem sie heimlich beobachten, wie andere sich entblößen oder nackt sind, oder indem sie Zärtlichkeit und Sexualität zwischen anderen beobachten. In beiden Fällen wird durch gleichzeitige oder anschließende Masturbation ein Orgasmus erreicht.

Sexueller Sadismus und Masochismus: Sexuelle Erregung wird durch Zufügen oder Erleiden von Schmerzen, Demütigungen und Erniedrigungen erlangt. Meistens besteht ein gegenseitiges Einverständnis. Der sadistische und der masochistische Part können in sadomasochistischen Beziehungen getauscht werden.

Persönlichkeiten

Perversionen kommen bei allen Arten der neurotischen Pathologie vor. Die "Reife" der Persönlichkeit geht parallel zur Integration der Perversion in die Sexualität und zur Reife und Integration der Objektbeziehungen, in die diese eingebettet ist.

Es besteht ein Kontinuum von perversen Phantasien und Handlungen, die die genitale Sexualität begleiten, bis hin zu "verselbständigten" Perversionen, die den genitalen Akt völlig ersetzen. Parallel dazu besteht ein Spektrum von integrierten, reifen Objektbeziehungen einerseits und sexualisierten Teilobjektbeziehungen andererseits[207].

- Auf der einen Seite des Spektrums steht die Perversion *bei klassischer neurotischer Konflikt-Pathologie*. Die Perversion ist hier eine Abwehr sexueller Triebbedürfnisse, die konflikthaft erlebt werden und deshalb durch Regression verändert werden: Hier steht z.B. Schlagen und Geschlagenwerden für den aktiven und passiven Modus sexueller Befriedigung. Die Perversion ist in Beziehungen integriert, sie erscheint nicht übermächtig, läßt auch anderen Formen der Sexualität Raum. Diese Form der Perversion ist gewissermaßen eine *verdeckte Form der Genitalität*.
- Auf der anderen Seite stehen "verselbständigte" perverse Akte *bei Borderline-Persönlichkeiten*. Sie dienen dem Ziel, die Integration des Ich und die Kohärenz des Selbst zu sichern. Dazu werden prägenitale Objektbeziehungen sexualisiert (Kap. 4.1). Diese Form der Perversion ist eine *verdeckte Form des Sicherheitsbedürfnisses*.

Die Perversionen wurden lange als eine Fixierung oder ein regressiver, abwehrbedingter Rückgriff auf *frühe Stufen der Triebentwicklung* verstanden[208]. Der reife Sexualtrieb und sein Objekt würden durch prägenitale Partialtriebe ersetzt. Diese Anschauung hat für die reiferen, klassisch neurotischen Formen der Perversion Gültigkeit behalten. Für die schwereren Formen der Perversionen auf Borderline-Niveau steht heute allerdings ganz die Betrachtung im Vordergrund, daß im perversen Akt frühe unbewußte Objektbeziehungen in Szene gesetzt bzw. abgewehrt werden, um eine fragile Ichintegration und ein bedrohtes Selbstgefühl aufrechtzuerhalten.

Psychodynamik der Perversion auf Borderline-Niveau

Viele perverse Verhaltensweisen lassen sich als ein Versuch verstehen, durch eine Sexualisierung einer zumeist sadistischen Objektbeziehung[209] die Kontrolle über den anderen auszuüben und sich auf diese Weise Sicherheit durch Anwesenheit des anderen zu verschaffen. Durch die Sexualisierung wird eine enge Verbindung mit dem Partner angestrebt, indem sie in "geheimnisvolle", lustvolle, höchst "intime" Praktiken eingebettet wird. So wird z.B. im Arrangement von Herrschen und Beherrschtwerden die

---

[207] Kernberg (1985)
[208] Freud (1905)
[209] Stoller (1979)

Intensität des Wunsches nach einer innigen, ausschließenden Beziehung deutlich, im Grunde nach Verschmelzung.

In der Perversion äußert sich die Sexualität zugleich auf eine Weise, die es dem Betroffenen erlaubt, selbst noch im sexuellen Akt sichere Grenzen aufrechtzuerhalten: Die Individualität des anderen und die Abhängigkeit von ihm wird verleugnet, denn das Objekt der Perversion, der Fetisch, ist verfügbar, die perverse Handlung von der gelebten Beziehung unabhängig. Der Fetisch rückt zudem zwischen das Selbst und den anderen. Beim Voyeurismus wird die Lust projektiv am beobachteten Paar befriedigt, während das Selbst in Sicherheit bleibt. Im Sadomasochismus werden "Rollen gespielt", die dem Selbst fremd sind, als sei es gar nicht betroffen. Im Schmerzerleben, das im allgemeinen ein Oberflächenerleben ist (Schlagen, stechen usw.) und anderen, auf die Haut bezogenen sexuellen Praktiken (z.B. Bekoten) kommt die Grenz-Erfahrung hinzu. Sie sichert das Gefühl zu existieren und lebendig zu sein.

Beim perversen Akt geht es bei Borderline-Persönlichkeiten also nur vordergründig um sexuelle Befriedigung. Das eigentliche Ziel der Perversion ist hier die Sicherung der Anwesenheit des anderen und die *Sicherung der Ichintegration und des Selbstgefühls*. Sie ist damit ein Selbstheilungsversuch eines unsicheren, in der Verschmelzung ebenso wie in der Verlassenheit bedrohten Selbst, eine das Ich und das Selbst schützende Inszenierung[210].

Behandlung

Perversionen erzeugen selten primär ein Krankheitsgefühl. Damit besteht im allgemeinen keine Psychotherapieindikation. Gelegentlich werden Psychotherapien durch gerichtliche Auflagen erzwungen; dafür ist allerdings die Basis recht schmal, wenn die Perversion, was selten ist, nicht leidvoll erlebt wird. Es kommen dann am ehesten **verhaltenstherapeutische Maßnahmen** in Betracht, die am Symptom ansetzen und z.B durch Desensibilisierung Einfluß nehmen. Dabei ist allerdings zu beachten, daß das perverse Verhalten eine Möglichkeit ist, ein labiles Ich oder bedrohtes Selbstgefühl zu sichern, so daß bei der Indikationsstellung insbesondere Gefahren wie Suizidalität und psychotische Dekompensationen berücksichtigt werden müssen.

Unser psychodynamisches Wissen über die Perversionen stammt aus relativ seltenen **psychoanalytischen Langzeitbehandlungen** von betroffenen Patienten. Anlaß dazu gibt meistens nicht die Perversion selbst, sondern die damit verbundene Persönlichkeitsstörung. Mit hochfrequenten, langzeitigen Behandlungen läßt sich in solchen Fällen eine Nachreifung der Objektbeziehungen erreichen, die auch neue Möglichkeiten der sexuellen Befriedigung eröffnen kann.

---

[210] Khan (1983), Morgenthaler (1984)

10.5 Suizidales Verhalten

Suizidalität bezeichnet die Neigung, sich selbst zu töten, und einen Zustand, der durch Selbstmordgedanken, -absichten und -versuche gekennzeichnet ist. Sie tritt im Rahmen akuter Krisensituationen und im Verlauf verschiedener psychischer Erkrankungen auf. In diesem Buch steht die Suizidalität bei Belastungsreaktionen und neurotischen Störungen im Vordergrund. **Suizid [lat.]** ist vollendete Selbsttötung.

Synonym werden im Deutschen die Begriffe Suizid, Selbstmord und Selbsttötung gebraucht. Bei suizidalen Handlungen, die nicht zum Tode führen, spricht man von Selbstmordversuch, Parasuizid oder gelegentlich, im ärztlichen Jargon, auch von Tentamen.

Häufigkeit
1989 wurden in der "alten" Bundesrepublik Deutschland lt. statistischem Jahrbuch ca. 10.000 Suizide registriert - mehr Selbstmorde, als im selben Jahr Menschen bei Verkehrsunfällen starben (ca. 8.000 Verkehrstote). Die genaue Anzahl von Suizidversuchen ist sehr schwer zu ermitteln. Man vermutet, daß auf einen vollzogenen Selbstmord 10 Selbstmordversuche kommen[211]. Dabei steigt der Anteil vollendeter Selbsttötungen an der Gesamtzahl der Selbsttötungsversuche mit dem Alter deutlich an: Bei alten Menschen führen Selbstmordhandlungen sehr häufig tatsächlich zum Tod. Selbstmordversuche und Selbsttötungen kommen bei Frauen etwa doppelt so häufig vor wie bei Männern. Der Altersgipfel der Suizidalität liegt zwischen 15 und 25 Jahren. In dieser Altersgruppe der relativ jungen Menschen gehört der Suizid zu den häufigsten Todesarten.

Eine besonders gefährdete Berufsgruppe sind Ärzte[212]. Die Suizidrate bei Ärzten liegt zwei bis drei Mal höher als in der Gesamtbevölkerung. Unter den Ärzten haben die Psychiater das höchste Suizidrisiko aller medizinischen Fachrichtungen.

Auftreten und Disposition
Suizidalität tritt bei Menschen aller Altersgruppen, insbesondere in Krisen- und Belastungssituationen, bei psychischen und sozialen Konflikten, in Situationen der Hilflosigkeit, der Hoffnungslosigkeit oder bei Kränkungen auf. Häufig, aber nicht immer, ist sie ein Symptom im Verlaufe psychischer Erkrankungen.

Am häufigsten tritt *Suizidalität* als Komplikation von depressiven Neurosen (Kap. 8.1) und narzißtischen Krisen[213] auf (Kap. 7.2). An zweiter Stelle stehen Belastungsreaktionen (Kap. 6.1). Seltener ist die Suizidalität das Symptom einer Psychose, meistens einer endogenen Depression (s. Psychiatrie-Lehrbücher); sie ist in diesen Fällen besonders gefährdend.

Beim *vollendeten Selbstmord* haben die Psychosen große Bedeutung: Über ein Drittel der Betroffenen leiden an endogenen Depressionen oder - seltener - an Schizophrenie. Ähnlich groß ist die Gruppe der Suizidenten, bei denen eine neurotische Störung bzw. Persönlichkeitsstörung zugrundeliegt. Die übrigen verüben Selbstmord im Zusam-

---

[211] Reimer (1982)
[212] Reimer (1981)
[213] Henseler (1974)

menhang mit Belastungsreaktionen oder mit depressiven Reaktionen im Alter. Echter *Bilanzselbstmord* in auswegslosen Situationen ohne psychische Disposition kommt dagegen recht selten vor.

Verlauf der Suizidalität bei Belastungsreaktionen und neurotischen Störungen

Bei neurotischen Störungen und Belastungsreaktionen kündigt sich suizidales Verhalten, zumindest im Erleben des Betroffenen, im allgemeinen vorher an, meistens sprechen sie auch davon. Gelegentlich tritt eine Selbstmordhandlung oder ein Suizid "wie aus heiterem Himmel" auf. Meistens handelt es sich dabei um lange vorbereitete Bilanzselbstmorde oder um Suizide bei Psychosen.

Das suizidale Verhalten beginnt bei diesen Patienten im allgemeinen nach einem überwältigenden *belastenden Ereignis* (Kap. 6.1) oder einer *neurosenspezifischen Auslösesituation* (Kap. 3.1). Dabei handelt es sich bei der überwiegenden Mehrheit um den *Verlust wichtiger Menschen* oder um *schwerwiegende Kränkungen*. Aus Verzweiflung, Hoffnungslosigkeit, Hilflosigkeit und Angst entstehen narzißtische Krisen, in denen Wut und Aggression erweckt werden. Sie werden schließlich gegen die eigene Person gerichtet und in der Suizidhandlung abreagiert (Kap. 7.2, 8.1).

Suizidales Verhalten wird durch suggestive Momente, Identifizierungen und familiäre Haltungen gebahnt: Filme, Romane, Suizidhandlungen von Idolen und insbesondere von nahestehenden Menschen fördern Phantasien, sich als Ausweg aus schwierigen Situationen das Leben zu nehmen. In Familien, in denen Selbstmordhandlungen sich häufen, erscheint die Schwelle erniedrigt, sich selbst etwas anzutun.

Im weiteren Verlauf verdichten sich Suizidphantasien und -absichten zum **präsuizidalen Syndrom**[214]. Es besteht aus drei Anteilen:

- *Einengung:* Unter dem Eindruck, *keinen Ausweg* zu sehen, entsteht eine zunehmende Notsituation. Die Betroffenen geraten unter Druck, werden verzweifelt, fühlen sich wertlos, verlieren den Zugang zu anderen Menschen und ihren eigenen Interessen und finden "das Leben sinnlos";
- *Autoaggression:* Gehemmte Aggression, die häufig aus einer Enttäuschung, einer Verletzung oder einer Angst resultiert, wird gegen die eigene Person gerichtet;
- *Selbstmordphantasien:* Statt ihre Situation handelnd zu verändern, ziehen die Betroffenen sich in eine durch (Selbsttötungs-) Phantasien geprägte Scheinwelt zurück und verlieren den Kontakt zur äußeren Wirklichkeit. Die Idee, nicht mehr existieren zu wollen, geht über in die, sich umzubringen, die schließlich durch konkrete Phantasien darüber abgelöst wird, wie man sich töten könnte.

Der eigentlichen Suizidhandlung geht im allgemeinen eine plötzliche und für den Aussenstehenden nicht leicht nachvollziehbare *scheinbare Beruhigung* voraus. Was bisweilen wie eine "Lösung" wirkt, erweist sich durch die dann unvermutet eintretende Selbstmordhandlung als Rückzug von der Welt und vom Leben und als Zeichen für einen festen **Selbstmordentschluß**.

Psychodynamik

Das zentrale Thema der Suizidalität sind *Aggression und Haß*, die durch Enttäuschungen, Verlust und Kränkungen in den Betroffenen wachgerufen werden. Dabei ist der Selbsthaß, der in der Suizidhandlung zum Ausdruck kommt, das Ergebnis von Haß

---

[214]Ringel (1969)

auf andere[215] oder von Haß, den andere gegen einen selbst gerichtet haben[216]. Die Suizidalität ist eine *masochistische Verarbeitung von Schuldgefühlen*, die aus dem Haß entstehen (Kap. 7.4). Sie stellt zugleich eine Inszenierung unbewußter Beziehungsphantasien dar, die durch das auslösende Ereignis belebt und nun in Handlungen umgesetzt werden[217]:

- *Fusionäre Suizidalität* ist charakterisiert durch den unbewußten Wunsch nach einer Beziehung, in der Selbst und Objekt miteinander verschmelzen. Diese Regression in symbiotisches Erleben der frühesten Lebensphasen (Kap. 2.2) enthält unbewußte Phantasien von Flucht aus der erschreckenden Gegenwart, von friedvollem (Todes-) Schlaf, Aufgehen im Universum, Neubeginn und Wiedergeburt[218].

- *Antifusionäre Suizidalität* ist bestimmt von dem unbewußten Bedürfnis, über sich selbst zu bestimmen und sich zu vergewissern, ein eigenständiger, von (bedrohlichen, enttäuschenden, kränkenden) anderen getrennter Mensch zu sein und sich vor Verschmelzungsphantasien zu schützen.

- *Manipulative Suizidalität* verfolgt das Ziel, andere oder die Beziehungen zu ihnen zu verändern: Im allgemeinen soll eine Trennung oder ein Verlust verhindert oder rückgängig gemacht oder eine Kränkung gesühnt werden. Damit versuchen die Betroffenen sich Sicherheit zu schaffen. Hier handelt es sich um Versuche, der Verlassenheits- und Verlustangst entgegenzuwirken.

- *Resignative Suizidalität* enthält die Phantasie, aufgegeben und nicht wert zu sein, in einer Beziehung zu anderen aufgehoben zu fühlen. Unbewußt fühlen die Betroffenen sich überflüssig und verlassen, ohne jede Möglichkeit, den anderen zu erreichen.

- *Schuldgefühlsbedingte Suizidalität* schließlich hat die Funktion einer Flucht vor dem Gewissen oder auch vor unbewußter Selbstbestrafung.

Erkennen der Suizidalität[219]

Eine Hauptschwierigkeit der Diagnostik ist es, Suizidalität überhaupt zu erkennen und das Suizidrisiko einzuschätzen, da Selbstmordphantasien keineswegs immer offen geäußert werden.

Versteckte Hinweise auf Selbsttötungsabsichten können sich zum Beispiel hinter folgenden Äußerungen verbergen: "Ich falle jedem zur Last", "Ich mache das nicht mehr mit", "Meine Lage wird sich nie bessern", "Ich möchte, daß das alles aufhört", "Die werden schon noch sehen ...", "Mein ganzes Leben ist sinnlos gewesen", "Manchmal möchte ich nur noch schlafen", "Ich will einfach Ruhe haben, nichts mehr hören und sehen"[220].

Alarmierende Zeichen für eine bevorstehende Suizidhandlung sind plötzlich eintretende "Beruhigung" und Gelassenheit, unvermittelter Rückzug oder Kontaktabbruch. In Psychotherapien äußern sich suizidale Zuspitzungen oft in den Träumen: Die Patienten träumen von Verletzungen oder Selbstverletzung, von beschädigten Tieren, zer-

---

[215] Freud formulierte 1916 : "Kein Neurotiker verspürt Selbstmordabsichten, der solche nicht von einem Mordimpuls gegen andere auf sich zurückwendet." (S. 438)
[216] Federn stellte fest: "Niemand will sich selbst töten, den nicht ein anderer tot wünscht" (1928/29, S. 388).
[217] Kind (1992)
[218] Henseler u. Reimer (1981), S. 119
[219] Pöldinger (1982)
[220] Dorrmann (1991) S. 36

brochenen Gegenständen, von Ausgeliefertsein und bedrohlichem Alleinsein. Wenn *konkrete Vorbereitungen* zur Suizidhandlung getroffen werden, wenn z.B. Medikamente gesammelt werden, dann besteht in jedem Falle eine *besonders große Selbstmordgefahr*, selbst wenn das Verhalten "demonstrativ" wirkt.

Bei Menschen, die durch einen oder mehrere der folgenden **Risikofaktoren** belastet sind, besteht nach klinischer Erfahrung und empirischen Untersuchungen[221] eine besondere Gefahr, daß sie in suizidalen Krisen gefährliche Suizidhandlungen unternehmen oder erfolgreich Selbstmord begehen: Depressionen verschiedener Genese, hohes Lebensalter, Vereinsamung, Arbeitslosigkeit, Lebenskrisen, Psychosen, vorausgegangene Suizidversuche. Außerdem gelten Menschen mit latent selbstgefährdenden Verhaltensweisen, insbesondere Alkohol-, Medikamenten- und Drogenabusus, als besonders suizidgefährdet.

**Erhöhte Suizidgefahr bei neurotischen Störungen
und Belastungsreaktionen**

- Einengung im Denken, Gefühl absoluter Auswegslosigkeit, Todesphantasien
- Gelassenheit bei der Schilderung von Suizidabsichten
- konkrete Vorbereitungen von Suizidhandlungen
- ungewöhnliche Ruhe nach anfänglich beunruhigend wirkenden Suizidideen
- Beschädigungsträume

Aspekte der Behandlung

Suizidalität ist immer als eine Gefährdung des Patienten ernst zu nehmen und erfordert konsequente Maßnahmen. Es erweist sich als Fehlschluß zu glauben, daß Menschen, die z.B. auf demonstrative Weise mit Selbstmord "drohen", wahrscheinlich keinen Selbstmordversuch machen.

Die Behandlung suizidaler Patienten

Die Hilfestellung für *selbstmordgefährdete* Patienten ist eine Aufgabe, die in erster Linie in den Händen von Allgemeinärzten, Fachärzten und Psychologen und speziellen Beratungsdiensten liegt.

- Erstes und wichtigstes Ziel im Umgang mit suizidgefährdeten Patienten ist es, zu ihnen möglichst schnell einen *guten Kontakt herzustellen*,
- im zweiten Schritt geht es um die Klärung des Ausmaßes der *suizidalen Gefährdung*,
- im dritten um die erforderlichen *Sofortmaßnahmen*,
- im vierten um die Ursachen der Suizidalität, insbesondere um die mögliche *Grunderkrankung* (Krise, Neurose, Psychose),
- im fünften um mittelfristige und langfristige *Folgemaßnahmen*.

In der konkreten Situation stellt sich meistens die Frage, ob eine **stationäre Aufnahme** zur psychotherapeutischen Krisenintervention oder in eine (geschlossene) psychiatrische Station erforderlich ist, um den Patienten vor Selbstschädigungen zu

---

[221]Wilkens (1970)

schützen. Die Aufnahme ist nicht nur bei starker Gefährdung notwendig, sondern auch in Zweifelsfällen, insbesondere wenn man den Patienten und seine Reaktionen nicht gut kennt und das Ausmaß der Suizidalität oder die Grunderkrankung schwer abzuschätzen sind.

Wenn ein guter Kontakt besteht und die Suizidalität für den Patienten beherrschbar erscheint, reicht die **ambulante Betreuung** bzw. *Krisenintervention* (Kap. 19.2). Wenn es gelingt, den Patienten zu gewinnen und ihn zu motivieren, seine Ängste und Probleme, seine Hoffnungslosigkeit und Verzweiflung zu schildern, entsteht meistens schon eine Entlastung und eine tragfähige Beziehung. Die Probleme, die hinter einem suizidalen Hilferuf stehen, werden auf diese Weise zunächst supportiv angegangen. Die vertiefende Problemklärung ist ein weiterer stabilisierender Schritt. Oft wird diese schwierige Aufgabe erleichtert, wenn es gelingt, die unmittelbaren Konfliktpartner mit in die Gespräche einzubeziehen. Manchmal können auch andere Personen, zu denen ein Vertrauensverhältnis besteht, hinzugezogen werden, oder man kann den Patienten veranlassen, sich an Vertrauenspersonen zu wenden.

In der ambulanten Betreuung von Suizidalen empfiehlt es sich, mit ihnen einen **Suizidpakt**, z.B. auch schriftlich, auszuhandeln und zu vereinbaren, daß sie sich innerhalb eines bestimmten, überschaubaren Zeitraums nicht das Leben nehmen und nach Ablauf dieser Zeit zur Rücksprache kommen, sich im Notfall melden oder an eine bestimmte Person wenden. Ein solcher Pakt bildet einen schützenden Rahmen und fördert Selbstverantwortung. Natürlich hat er auch Entlastungsfunktionen für den Therapeuten, was auch nicht verschwiegen werden muß. Das Entscheidende aber ist, daß durch einen solchen Pakt eine Beziehung etabliert wird, die eine Basis für weitere stützende, konfliktzentrierte und schließlich psychotherapeutische Interventionen darstellen kann.

In einer tragfähigen Beziehung wird man die Zu- und Abnahme einer suizidalen Gefährdung, jedenfalls bei nicht-psychotischen Patienten, recht zuverlässig einschätzen können. Eine unverständlich erscheinende Beruhigung, die nicht mit einer nachvollziehbaren Problembewältigung verbunden ist, sollte skeptisch stimmen.

Behandlung nach Suizidversuchen

Nach Selbstmordhandlungen erfolgt meistens als erster Schritt eine *Aufnahme in eine Klinik* zur medizinischen und chirurgischen Behandlung. Unabhängig von der vermeintlichen Schwere oder Ernsthaftigkeit einer suizidalen Handlung sollte jeder Patient als psychisch Kranker spezifisch untersucht und behandelt werden. Optimal scheint sich dabei das Konzept eines psychotherapeutischen oder psychiatrischen Liaisondienstes (Kap. 13.4) zu bewähren[222].

Die meisten Allgemeinkrankenhäuser verfügen allerdings eher über einen entsprechenden *Konsiliardienst* (Kap. 13.4), der hinzugezogen werden muß, solange die Patienten unter dem unmittelbaren Eindruck ihrer suizidalen Handlung stehen. Dabei sollte die Grunderkrankung diagnostiziert und verbindliche Schritte in Richtung auf eine angemessene Behandlung eingeleitet werden: Die Verlegung in eine psychotherapeutische oder psychiatrische Abteilung, die Vereinbarung einer ambulanten Psychotherapie, sozialpsychiatrische Maßnahmen usw.

---

[222] Lauter (1982)

Es ist eine alte und immer wieder bestätigte Erfahrung, daß in der Phase abklingender Labilität ein nützlicher therapeutischer Kontakt etabliert werden kann, während danach rasch eine starke Verleugnung der Autoaggression und der Probleme stattfindet, die den suizidalen Hilferuf begründen.

Behandlungsprobleme
Sowohl die Behandlung von Suizidgefährdeten als auch die Nachbehandlung nach Suizidversuchen ist eine schwierige Aufgabe. Das liegt daran, daß Suizidale und Suizidenten ihre Helfer mit der ganzen subjektiven Hoffnungslosigkeit ihrer Situation belasten: Die Helfer werden durch die Übertragung der Hoffnungslosigkeit und Resignation stark mit der eigenen resignativen Latenz konfrontiert und geraten dadurch in Konflikt mit persönlichen und beruflichen Idealen. Dieser Konflikt wird durch Betonung der eigenen Überlegenheit und Stärke abgewehrt. Oft kommt es zu einer Übertragungs-Gegenübertragungs-Kollusion (Kap. 1.4), in der der Arzt vordergründig als großartiger Helfer idealisiert wird, um später nur um so stärker enttäuschend erlebt zu werden.

Umgang mit Suizidalen und Suizidenten

- Suizidalität stets ernst nehmen,
- sie klar und offen ansprechen,
- den Hilferuf ergründen und benennen, der in der Suizidalität zum Ausdruck kommt,
- die Hintergrundsprobleme erkunden und vertiefen,
- die gegen andere gerichteten aggressiven Impulse als Ausdruck einer Verzweiflung betrachten und nicht vorrangig beachten,
- die eigene Einstellung zur Selbsttötung reflektieren,
- Gegenübertragungen wie Resignation, Allmachtsgefühle, Idealisierungsbedürfnisse, und Gegenhaß beachten

---

Es kommt hinzu, daß man als Behandler von Suizidalen und Suizidenten rasch mit den Grenzen der eigenen Möglichkeiten konfrontiert wird und einer starken untergründigen Entwertung ausgesetzt ist. Aus der Aktivierung eigener latenter Depressivität, Idealisierung und Entwertung kann schließlich eine Empathiestörung entstehen, die den Kontakt zwischen Suizidalen und ihren Behandlern beeinträchtigt[223]:

- Es kann ein mangelndes Interesse daran bestehen, die Hintergründe der Suizidalität zu klären oder sie in ihrem Gewicht und ihrer Bedeutung für den Patienten zu würdigen.
- Insbesondere können Trennungsängste übersehen oder verharmlost werden.
- Statt die Problemsituation vertiefend zu erkunden und zu bearbeiten, kann die Verleugnungsabwehr des Patienten ("es war ja gar nicht so gemeint") bestärkt werden, während Scheinänderungen als echte innere Veränderungen mißverstanden werden.
- Auch die Autoaggressivität kann als "gar nicht so gemeint" verniedlicht werden,

---

[223] Reimer (1982), darin insbesondere das Kap. über Interaktionsprobleme mit Suizidenten

- oder der Patient kann in uneinfühlsamer Weise damit konfrontiert werden, daß seine Autoaggression "sich ja eigentlich gegen jemand anderes" richtete - er wolle das nur nicht zugeben oder wahrhaben.

Um Gefühle wie Haß und Gegenhaß, Macht und Ohnmacht in der Arzt-Patient-Beziehung auszuhalten und die Betroffenen nicht unbesonnen abzulehnen und den Kontakt zu gefährden, ist es hilfreich, sich zu vergegenwärtigen, daß Haß und Ohnmacht-Erlebnisse meistens Grunderfahrungen im Leben der suizidalen Patienten spiegeln. Das Ziel im Umgang mit suizidalen Patienten besteht darin, diese Grunderfahrungen anzuerkennen, ohne sich nun selbst zum Opfer der Haßgefühle machen zu lassen oder diese Patienten zu hassen, weil sie ihre Helfer mit eigenen Gefühlen der Ohnmacht und Hilflosigkeit konfrontieren.

Weiterführende Literatur:
Eßstörungen: Feiereis H (1989), Bruch H (1978), Fichter MM (1985), Seidler GH (1993)
Suchtverhalten: Krystal H, Raskin HA (1970), Buchheim P u.a. (1991), Heigl-Evers A u.a. (1991)
Selbstverletzung: Sachse U (1993)
Homosexualität, Perversion: Isay AI (1989), Morgenthaler F (1984), McDougall J (1985)
Suizidalität: Henseler H (1974), Reimer C (1982), Kind J (1992)

11. Psychosomatische Organerkrankungen

Psychosomatische Organerkrankungen sind körperliche Erkrankungen mit faßbaren *morphologischen Veränderungen*, auf deren Entstehung und/oder Verlauf *seelische Fehlentwicklungen nachweisbar einen wesentlichen Einfluß* haben. Dabei steht die Bildung eines somatischen Symptomes zumeist im Zusammenhang mit einer psychischen Desintegration vor dem Hintergrund einer Borderline-Persönlichkeitsstörung.

Rund 2 bis 3 Prozent der Bevölkerung leiden an psychosomatischen Organerkrankungen[224]. Es handelt sich um Erkrankungen mit einer *multifaktoriellen Ätiologie*: Bei der Entstehung wirken Erbfaktoren, somatische Faktoren (z.B. Entzündungen), psychische Faktoren und Umweltfaktoren zusammen. Als **psychische Disposition** kommt vor allem eine sog. frühe seelische Fehlentwicklung in Betracht (s. unten). Das Gewicht der psychischen Teilursachen ist individuell jedoch unterschiedlich groß. Vor jeder Psychotherapieindikation muß deshalb sorgfältig untersucht werden, ob eine seelische Fehlentwicklung besteht und ob diese bei der Auslösung der Erkrankung oder eines Rezidivs erkennbar beteiligt ist.

Traditionell in der Psychosomatik besonders beachtete Organerkrankungen

- Asthma bronchiale
- Ulcus ventriculi et duodeni
- Colitis ulcerosa
- Neurodermitis

- Rheumatoide Arthritis
- Thyreotoxikose (M. Basedow)[225]
- Essentielle Hypertonie[226]

Heute kommt insbesondere die Enteritis regionalis (M. Crohn) *hinzu*

Die **Erforschung psychosomatischer Organerkrankungen** hat eine Tradition von über sechs Jahrzehnten. Über lange Zeit standen dabei einige wenige Krankheiten (s. Kasten) im Zentrum des klinischen und theoretischen Interesses. Neuere Forschungsergebnisse, insbesondere der Psychoimmunologie und Psychoendokrinologie, lassen psychosomatische Aspekte auch bei vielen anderen Erkrankungen vermuten. Beispielhaft seien nur die rheumatischen Erkrankungen und viele Stoffwechselstörungen, z.B. die Gicht, genannt.

Man kann allerdings nicht aus einem bestimmten klinischen Syndrom darauf schliessen, daß es sich dabei um eine psychosomatische Erkrankung handelt oder welchen Anteil ein seelischer Krankheitsfaktor daran hat. Der Schwerpunkt des Interesses hat

---

[224] Schepank (1986), Dilling u.a. (1984)
[225] Die psychosomatische Genese ist aus heutiger Sicht fraglich
[226] Es handelt sich um eine Organfunktionsstörung, die deshalb im Kap. 9.2 dargestellt wird

sich deshalb von der nosologischen, an Krankheitsgruppen orientierten Forschung auf die *Erforschung der Persönlichkeit* der betroffenen Patienten verschoben. Es geht dabei um die Frage: Bestehen bei einem bestimmten Patienten psychische Faktoren, die die Entstehung seiner Erkrankung begünstigen und die Heilung beeinträchtigen? Diese *patientenzentrierte Fragestellung* hat sich als nützlicher erwiesen als der Versuch, krankheitsorientiert grundsätzlich eine psychosomatische Ätiologie einer Erkrankung anzuerkennen oder abzulehnen.

Synonyme Bezeichnungen

Statt von psychosomatischen Organerkrankungen sprechen wir auch von organischen (im Gegensatz zu funktionellen) psychosomatischen Erkrankungen oder von "psychosomatischen Erkrankungen im engeren Sinne". Um die Ätiologie zu bezeichnen, wird auch der Terminus *Psychosomatosen* verwandt. Die spezifische Wechselwirkung zwischen primären und sekundären seelischen und körperlichen Krankheitsfaktoren wird in der wissenschaftlichen Diskussion durch den Begriff *Somato-Psychosomatosen*[227] hervorgehoben.

11.1 Krankheitsentstehung und Persönlichkeit

Ätiologische Modelle

Die psychische Komponente bei der Entstehung der organischen psychosomatischen Erkrankungen besteht darin, daß psychische Spannungszustände somatische Prozesse z.B. entzündlicher, allergischer oder immunologischer Art fördern, die ihrerseits zu morphologischen Veränderungen führen. Es ist z.B. erwiesen, daß psychosozialer Streß und intrapsychische Konflikte und Belastungen, speziell im Zusammenhang mit Verlusterlebnissen, die Immunabwehr schwächen und allergische Reaktionen fördern[228]. Stringente, empirisch belegte Erklärungsmodelle für das psychosomatische Zusammenwirken und für die "Organwahl" (s. unten) gibt es aber nicht.

Der psychoanalytische Ansatz

Psychosomatische Organerkrankungen entstehen nach psychoanalytischer Auffassung durch die Aktivierung von unbewußten emotionalen Zuständen, die körperlich "erinnert" werden, d.h. für die es keine psychische Vorstellung (Symbol, Repräsentanz) gibt, sondern nur ein körperliches Zeichen. Mit der Metapher *"somatisches Erinnern"* beschreiben wir, daß eine unbewußt erlebte emotionale Mangelsituation im Zusammenwirken mit somatischen Faktoren auf noch ungeklärte Weise zur Ausbildung einer Organschädigung führt. Das (psycho-) somatische Symptom steht für eine Erinnerung, die im Körperlichen verbleibt.

---

[227] Siehe Engel in Brede (1974)
[228] Übersicht bei Adler (1986)

Krankheitsentstehung

Am Anfang der psychoanalytischen Forschung betrachtete man Psychosomatosen ebenso wie Neurosen als Folge einer neurotischen Konfliktverarbeitung. Dabei beherrschten zwei Konzepte die Untersuchung psychosomatischer Organerkrankungen: Das Konversionsmodell[229], nach dem Symptome auf ihren symbolischen Konflikt-Ausdrucksgehalt hin untersucht wurden, und das Spezifitätskonzept[230], wonach bestimmte Krankheiten immer auf den gleichen Konflikten beruhen. Diese Ansätze sind mittlerweile verlassen worden[231].

Heute betrachtet man das *Aussetzen einer effizienten Konfliktverarbeitung* als das Wesensmerkmal der psychosomatischen Organerkrankungen. Man sieht in den Körpersymptomen *primär körperliche Zeichen für konflikthafte affektive Zustände*, die im Verlauf der Entwicklung keine seelische Repräsentanz gefunden haben.

Der psychische Anteil an der Krankheitsentstehung ist eine *spezielle Ichregression*. Die Bereitschaft dazu beruht darauf, daß zwischenmenschliche Beziehungen am Beginn des Lebens körperlich erfahren und vermittelt werden und daß diese Erfahrungen erst im Laufe der Entwicklung von den körperlichen Vorgängen losgelöst erlebt werden und in inneren Bildern einen Niederschlag finden. Die Differenzierung der Wahrnehmung bzw. des Erlebens in eine leibliche und eine seelische Dimension ist erst das Ergebnis eines Entwicklungsprozesses. So werden körperliche Vorgänge erst im Laufe der Entwicklung in Vorstellungen und Affekte "übersetzt" und erlangen eine seelische Repräsentanz. Dieser Vorgang wird als *Symbolisierung*[232] von Erfahrungen bzw. Beziehungen bezeichnet. Mit der Regression in die **somatische Erinnerung** werden somatisch angelegte präverbale Erinnerungen aktiviert[233], d.h., es entstehen Zustände, in denen unbewußte Emotionen durch einen körperlichen Prozeß ersetzt werden.

Die Aktivierung der "Körpererinnerung" scheint der wesentliche psychische Faktor bei der Entstehung organischer psychosomatischer Symptome zu sein. Die Metapher "somatisches Erinnern", die wir dafür gebrauchen, darf nicht darüber hinwegtäuschen, daß man die Mechanismen nicht kennt, wie dieser psychische Faktor mit somatischen Krankheitsfaktoren zusammenwirkt und zur Bildung von Organschädigungen führt.

Psychosomatosen versus psychovegetative Störungen

Es entsteht die berechtigte Frage nach dem Unterschied zwischen der "somatischen Erinnerung" bei den organischen psychosomatischen Erkrankungen einerseits und der "Resomatisierung" von Affekten bei der Entstehung psychovegetativer (funktioneller) Störungen (Kap. 9.2) andererseits:

- Die Resomatisierung (Kap. 7.1) beschreibt einen Rückgriff auf das Körperliche zur Konfliktabwehr, während somatische Erinnerungen durch den Zusammenbruch der Konfliktabwehr oder einen Mangel an Abwehr, also durch eine Ichschwäche ausgelöst werden. Sie sind Zeichen für das Aussetzen einer Konfliktabwehr[234].

---

[229] Z.B. Deutsch (1924); vgl. auch Kap. 9.1
[230] Vgl. insbesondere Alexander (1950)
[231] Sie sind jedoch unverändert maßgeblich für das Verständnis von Organneurosen (Kap. 9)
[232] Vgl. Lorenzer (1970)
[233] Im Gegensatz dazu wird bei der Resomatisierung (Kap. 7.1) das Erleben eines bereits symbolisch repräsentierten Affektes *aus Abwehrgründen* auf die begleitende körperliche Reaktion reduziert.
[234] Hoffmann und Hochapfel (1991)

- Die psychovegetativen (funktionellen) Symptome sind Affektäquivalente, d.h. eine Begleiterscheinung eines an sich erinnerungsfähigen, also psychisch bereits repräsentierten Affektes. Die unbewußten emotionalen Zustände, die bei (psycho-) somatischen Symptombildungen beteiligt sind, haben dagegen eine nur leibliche und noch keine psychische Repräsentation gefunden.
- Die psychovegetative Symptombildung ist die entwicklungsdynamisch reifere Form, die (psycho-) somatische die ursprünglichere. Es ist aber möglich, daß es sich letztlich um denselben Mechanismus handelt, der unterschiedlich tiefe Schichten des Unbewußten erreicht.

Übersicht: Mechanismen der Entstehung psychogener Körpersymptome

I. Symptombildung als Konfliktabwehr

1. *bei Konversionsneurosen* (Kap. 9.1):
Konversion = *Abwehr* eines Konfliktes durch symbolhafte Somatisierung
2. *bei psychovegetativen Störungen* (Kap. 9.2):
Affektsomatisierung = *Abwehr* von Konflikten durch Wiederbelebung der somatischen Erinnerungsspuren von Affekten
zwei Teilmechanismen:
- **Resomatisierung** von Affekten
- **Ichregression** im Bereich der Wahrnehmung und Kommunikation

II. Symptombildung bei Aussetzen der Konfliktverarbeitung
bei organischen psychosomatischen Erkrankungen:
Somatisches Erinnern = körperliches Erinnern von emotionalen Mangelzuständen anstelle des Erlebens eines Konfliktes bzw. Affektes

---

Die psychische Disposition zur Psychosomatose

Die Disposition dafür, im späteren Leben an einem psychosomatischen Leiden mit Organschädigung zu erkranken, ist eine *mißlungene frühe Individuationsentwicklung* (Kap. 2.2). Sie führt dazu, daß später unbewußte Verlassenheitsängste und daraus entstehende Hilflosigkeit, Hoffnungslosigkeit und Wut im Zusammenwirken mit somatischen Faktoren die Entstehung einer somatischen Krankheit fördern können. Um es noch einmal mit der Metapher des "somatischen Erinnerns" zu sagen: Mit der Ulkus- oder Asthmaerkrankung erinnern sich die Kranken unbewußt an die Hilflosigkeit und Hoffnungslosigkeit, die sie in Zuständen verzweifelter Verlassenheit während ihrer Individuationsentwicklung erlebt haben.

Die gescheiterte Lösung des Individuationskonfliktes führt zur Objektangewiesenheit: Die Kranken bleiben unbewußt von ihren Eltern bzw. Pflegepersonen abhängig. In ihrem späteren Leben übertragen sie die Angewiesenheit auf die Beziehung zu anderen. Diese werden dann wegen ihrer schützenden und stützenden Funktionen gebraucht, jedoch kaum um ihrer selbst willen geliebt. Anwesenheit, insbesondere Geborgenheit vermittelnde Interaktionen wie die körperliche Versorgung, "bedeuten" dann Sicherheit. Dagegen wird jede reale oder phantasierte Störung dieser Geborgenheit wie eine

Verlassenheit erlebt, die das Sicherheitsgefühl und das Selbstgefühl bedroht. Solche Störungen können von den Betroffenen selbst, von ihren Partnern oder von Dritten ausgehen:

- *Von den Betroffenen selbst* ausgehende Störungen: Zorn, Wut und destruktive Phantasien, die sich gegen den Partner (das "Objekt") richten, bedrohen die Beziehung und damit die eigene Sicherheit. Abwendungen und Hinwendung zu anderen können wie ein destruktiver, gegen den anderen gerichteter Akt erlebt werden und die Beziehung ebenfalls bedrohen. In diesem Sinne sind auch Reifungsschritte (z.B. die Pubertät), Schwellensituationen des Lebens (z.B. der erste Intimkontakt), Zunahme von beruflicher und familiärer Verantwortung unbewußt mit aggressiven oder destruktiven Phantasien gegen das innere Objekt verbunden.

- *Von den Partnern (vom "Objekt")* ausgehende Störungen: Zurückweisungen, Bevorzugungen anderer, Konflikte in der Beziehung, ja bereits die Wahrnehmung, daß der Partner eigene Bedürfnisse hat, die man nicht kontrollieren kann, bedrohen die Sicherheit der Beziehung und wirken wie ein Objektverlust. Sie rufen auch Zorn und Wut hervor, die sich ihrerseits gegen den anderen wenden und ihn bedrohen.

- *Von der Umgebung* bzw. *von Dritten* ausgehende Störungen: Kontaktangebote durch Dritte, die in den Betroffenen Hingabewünsche hervorrufen, wirken wie ein Angriff auf den Partner. Zugleich können solche Situationen alte unbewußte Erinnerungen wachrufen, in denen Bedürfnisse nach Nähe mit Zurückweisungen und Verletzungen beantwortet wurden.

Die Persönlichkeit bei Psychosomatosen

Je nach der Art der Entwicklung *nach* dem Individuationskonflikt gibt es später zwei verschiedene Erscheinungsformen der Persönlichkeit bei organischen psychosomatischen Krankheiten:

- Bei der einen Erscheinungsform tritt die *Grundstörung* der Persönlichkeit (s. unten) als **Borderline-Persönlichkeit** offen zutage, zumeist in der Variante der narzißtischen Borderline-Persönlichkeit (Kap. 4.1, 7.3), häufig auch als schizoide Persönlichkeit (Kap. 4.1, 8.5). Darin manifestieren sich in direkter Weise die Spuren der gescheiterten Individuationsentwicklung.

- Bei der anderen Erscheinungsform ist die Grundstörung durch eine neurotische Entwicklung nach der Individuationsentwicklung überbaut. Es entwickeln sich **neurotische** (Kap. 4.2) oder **narzißtische Persönlichkeiten** (Kap. 4.3). Sie bilden einen *neurotischen Überbau*, unter dem die Grundstörung verborgen liegt, und bestimmen z.B. mit zwanghaften oder depressiven Merkmalen die manifeste Persönlichkeit.

Die Grundstörung: Stets findet man in der Persönlichkeit von Patienten mit organischen psychosomatischen Krankheiten die Spuren der Störung der frühen Individuationsentwicklung, die *Grundstörung*[235]. Sie führt zu einer umfassenden Störung des Selbstgefühls, der Objektbeziehungen und des Ichs.

- Das *gestörte Selbstgefühl* äußert sich, wie oben dargestellt, in der Schwierigkeit, mit Verlassenheit und Trennung umzugehen; bisweilen ergibt sich daraus ein schwerwiegendes Problem in der *Nähe-Distanz-Regulierung*, d.h. eine schizoide Kontaktstörung, indem die Betroffenen andere zum Selbstschutz auf Distanz halten (Kap. 8.5).

---

[235] Balint (1970)

**Häufige Merkmale von Patienten
mit psychosomatischen Organerkrankungen**

Die Grundstörung	Der neurotische Überbau
- labiles Selbstgefühl	zumeist
- Objektangewiesenheit	- narzißtische Züge
- Nähe-Distanz-Probleme	- depressive Züge
- "Alexithymie"	- zwanghafte Züge

- Die Objektbeziehungen sind durch eine *Objektangewiesenheit* geprägt mit der Folge, daß vor allem *aggressive Affekte*, die bei Kränkungen, Trennungen und Verlusterlebnissen entstehen, nicht angemessen verarbeitet werden können. Der hauptsächliche Stabilisierungsmechanismus besteht in der *Aufspaltung von Beziehungen* in "gute", d.h. versorgende und schützende, Sicherheit gebende Aspekte einerseits und "schlechte", schmerzhafte oder sogar feindselige Aspekte andererseits.

- Die *Ich-Pathologie* besteht in einer mehr oder weniger ausgeprägten strukturellen Ichstörung. Sie äußert sich vor allem in der Schwierigkeit, konflikthafte Gefühlszustände differenziert wahrzunehmen und zum Ausdruck zu bringen. Sie werden als unbewußte somatische Erinnerung wahrgenommen, d.h. als körperlicher Krankheitsprozeß, und nicht als psychisch repräsentiertes Erleben. Die Ichstörung führt letztlich dazu, daß die *Affekte*, die durch Nähe-, Trennungs- und Verlassenheitserlebnisse hervorgerufen werden, *körperlich "erinnert" werden*.

Die Beeinträchtigung, Gefühle und letztlich Konflikte zu *erleben*, hat zu dem Versuch geführt, die Entstehung psychosomatischer Organerkrankungen auf eine spezifische *"Seelenblindheit"* (**Alexithymie**[236]) zurückzuführen: auf einen Mangel, Phantasien und Gefühle zu erkennen und in Worten zum Ausdruck zu bringen. Als Folge kann man bei vielen "psychosomatischen" Patienten ein mechanistisch und unlebendig wirkendes Denken beobachten. Allerdings ist die Frage umstritten, ob die alexithyme Persönlichkeit spezifisch für Patienten mit psychosomatischen Organerkrankungen ist, also nur bei ihnen vorkommt, und ob sie die notwendige Voraussetzung für die Entstehung einer psychosomatischen Organerkrankung ist[237].

Der neurotische Überbau: Die Grundstörung ist bei manchen, aber durchaus nicht bei allen psychosomatischen Patienten in der weiteren Entwicklung durch eine *neurotische Abwehr* kompensiert worden. Entwicklungsdynamisch handelt es sich dabei um eine "progressive" Abwehr, d.h. um eine Verarbeitung der Grundstörung mit den Mitteln des späteren Entwicklungsprozesses, der den Sinn hat, die Persönlichkeit zu stabilisieren und eine weitestgehende Anpassung an die späteren Entwicklungsaufgaben zu gewährleisten. Diese Patienten erscheinen oft als Patienten mit neurotischen oder reiferen narzißtischen Verarbeitungsmodi und entsprechenden Konflikten. Sie bilden, von der Jetzt-Situation aus betrachtet, gleichsam die erste Linie der Abwehr. Die darunterliegende Grundstörung ist, wenn man die prämorbide Persönlichkeit und Lebensbewältigung betrachtet, oft nicht erkennbar. Diese Konstellation wird als eine

---

[236] Marty und de M'uzan (1963)
[237] Zur Kritik des Alexithymie-Konzeptes vgl. z.B. Ahrens (1988)

zweiphasige Abwehr[238] bezeichnet. Zunächst weist nur die Symptomatik mit dem organdestruktiven Prozeß auf die Schwere der tieferliegenden Störung hin. Beobachtet man allerdings die Erkrankung in ihrem Spontanverlauf oder verfolgt man den Verlauf einer psychoanalytischen Behandlung, dann wird die Grundstörung an der Dynamik der symptomauslösenden und -vermindernden Erlebnisweisen erkennbar (s. unten).

Auslösesituationen

Psychosomatische Organerkrankungen entstehen bevorzugt in *realen oder phantasierten Verlassenheits- und Trennungssituationen*. Darin äußert sich die Dynamik der Grundstörung, die oben ausführlich erörtert wurde. Diese Situationen bewirken unbewußte Gefühle starker Hilflosigkeit und Hoffnungslosigkeit ("giving up - given up"), die von Wut- und Haßreaktionen, von destruktiven Phantasien und Impulsen begleitet werden. Es wurde dargestellt, daß Zurückweisungen, Kränkungen, Beziehungsprobleme, Entwicklungsschritte usw. wie Verluste von schützender Objektanwesenheit, also von Sicherheit und Geborgenheit erlebt werden. Die Mobilisierung verdrängter aggressiver Affekte, destruktiver Phantasien und Impulse als Folge emotionaler Mangelzustände, insbesondere bei Verlusten, ist also das zentrale psychische Moment für die psychosomatische Dekompensation. Das Erleben ist jedoch nicht psychisch repräsentiert, sondern wird körperlich gelebt.

Bei *Patienten mit zweiphasiger Abwehr*, d.h. bei denen die Grundstörung prämorbid verborgen ist, entstehen die organischen Symptome, wenn die neurotische bzw. narzißtische Abwehr in *spezifischen neurotischen oder narzißtischen Auslösesituationen* nicht standhält und zusammenbricht. Dann kommt es zur *Ichregression*, zum Aufbrechen der tieferliegenden Wunde und zur Aktivierung der Körpererinnerung.

Beobachtet man den Verlauf, dann gelingt es den Patienten nur selten, die Ebene der reiferen neurotischen oder narzißtischen Abwehr spontan wiederzuerlangen. Die für den Verlauf bestimmenden Themen zentrieren sich stattdessen immer stärker um die Suche nach Sicherheit, während Brüche und Schwankungen in den Beziehungen mit Hilflosigkeit, Verlassenheitsangst und Wut beantwortet werden und häufig eine bereits erreichte körperliche Stabilität wieder gefährden.

Symptomwahl und Organwahl

Die Mobilisierung von verdrängten aggressiven Affekten, von destruktiven Phantasien und Impulsen durch Verlassenheitserlebnisse und Trennungen ist ein verbreitetes Verhaltensmuster, das auch bei anderen schwerwiegenden psychischen Störungen vorkommt, z.B. bei Borderline-Syndromen und bei Psychosen. Für die **Symptomwahl**, d.h. die Symptombildung im *körperlichen* Bereich, kommen verschiedene Ursachen in Betracht:

- eine *erbliche somatische* (und vielleicht auch erbliche psychische) *Disposition*, z.B. beim Ulkus eine angeborene Erhöhung des Pepsinogen-Spiegels[239] oder bei der Neurodermitis (s. dort) eine angeborene immunovegetative Dysregulation;
- eine *erworbene psychische Disposition*: Vornehmlich Störungen der frühen, vorsprachlichen Interaktionen (s. oben);
- eine *erworbene somatische Disposition*: Entzündungen, mechanische oder klimatische Reize usw.

---

[238] Mitscherlich (1961)
[239] Mirsky (1958)

Die morphologische Veränderung selbst, also die *Art der Symptombildung*, wird bei psychosomatischen Organerkrankungen nicht psychologisch gedeutet[240]. Die **Organwahl**, d.h. der *Ort der Symptombildung*, kann aber eine psychologische Bedeutung haben. Sie beruht darauf, daß Körperorgane und Körperfunktionen im Verlauf der späteren Entwicklung eine seelische Repräsentanz erlangen. Sie können dann auch durch symbolische Reize, z.B. durch Versorgungsphantasien anstelle von Hunger, aktiviert werden. So kann die Organwahl des Magens bei der Ulkuskrankheit durch konflikthaft erlebte passive Versorgungswünsche gebahnt werden. Außerdem erhält die Krankheit selbst eine psychische Bedeutung, die sich in **Körperphantasien** ("mein armer Magen") niederschlägt und den Verlauf mitbestimmen kann.

Der verhaltensmedizinische Ansatz

Von der Verhaltensmedizin wird angenommen, daß chronische affektauslösende äußere Reize oder enterozeptive Reize aus dem Körperinneren an die vegetativen Zentren weitergeleitet und über die *Konditionierung* autonomer Reaktionen zu Organläsionen führen.

Nachgewiesen ist die *Konditionierung psychophysiologischer Reaktionen* bei psychosomatischen Organerkrankungen: z.B. die Konditionierung von Atemnotsanfällen beim Asthma bronchiale[241]. Auch die *Folgen von Streß und Streßbewältigung* wurden untersucht. Dabei konnten Kofaktoren der Krankheitsentstehung herausgearbeitet werden. Streß wirkt im Tierexperiment z.B. ulkusfördernd, wenn er mit Handlungsmöglichkeiten verbunden ist, die es ermöglichen, sich dem Streß zu entziehen, während kein Ulkus entsteht, wenn er ertragen werden muß. Andererseits wirkt eine passive Auslieferung an den Streß sich schwerwiegender aus als Versuche, den Streß zu kompensieren.[242] Die Beziehung zwischen Streß und Organfunktionsstörung einerseits und Entstehung einer Organläsion andererseits ist allerdings schwer aufklärbar.

Allgemeines zur Psychotherapie

Psychosomatische Organkrankheiten erfordern in der Regel, jedenfalls im akuten Stadium, eine angemessene somatische Behandlung. Eine Psychotherapie allein ist höchstens in beschwerdefreien Intervallen ausreichend. Jede Art der Behandlung muß die besondere Objektangewiesenheit der psychosomatisch Kranken berücksichtigen: Arzt-Patient-Beziehungen haben für die Patienten eine vor allem stützende Funktion. Deshalb ist es wichtig, in der Behandlung Kontinuität zu gewährleisten, während wechselnde Beziehungen Angst und Mißtrauen hervorrufen und die Kranken labilisieren. Deshalb hat die langfristig haltgebende Beziehung besonderes Gewicht.

Die Besonderheit der **Psychotherapie** liegt bei Patienten mit organischen psychosomatischen Krankheiten in der Kombination von supportiven Behandlungsmaßnahmen (s. Kasten) mit der somatischen medikamentösen, physikalischen und ggf. auch ope-

---

[240] Engel u. Schmale (1967)
[241] King (1980)
[242] Brady (1958)

rativen Behandlung. Dabei kommt der **integrierten psychosomatischen Behandlung** (Kap. 13.3) besondere Bedeutung zu: Am besten liegt die somatische und die psychotherapeutische Behandlung, sofern es sich nicht um explizit analytische Verfahren handelt, in einer Hand. In Institutionen sollte ein enges Ineinandergreifen der somatischen und psychologischen Behandlungsmaßnahmen gewährleistet sein. Schon daraus ergibt sich, daß eine isolierte Psychotherapie, zumindest in akuten Krankheitsphasen, kontraindiziert ist.

Eine ambulante **analytische Psychotherapie**[243] kann in den Intervallen zwischen akuten Krankheitsschüben begonnen werden; einmal angefangen, muß sie natürlich auch fortgeführt werden, wenn ein Patient unter der Behandlung, vor allem bei Belastungen in seinem Lebensalltag oder durch Übertragungsprobleme, somatisch dekompensiert. Die *Indikation* kommt bei leichteren Verläufen und bei jenen Patienten in Frage, bei denen die Grundstörung prämorbid durch eine neurotische Entwicklung kompensiert war und bei denen diagnostisch einigermaßen umschriebene neurotisch verarbeitete Konflikte im Zusammenhang mit der Krankheitsentstehung erkennbar sind. Das *Behandlungsziel* besteht darin, die Häufigkeit und Schwere körperlicher Dekompensationen durch Förderung der Konfliktlösungsmöglichkeiten zu vermindern, d.h., den Kranken zu helfen, die typischen Auslösekonflikte besser zu verarbeiten. Das kann im allgemeinen gut mit tiefenpsychologischer Einzel- oder Gruppentherapie erreicht werden. Eine frequente analytische Behandlung wird dagegen selten empfohlen, weil die Arbeit in der Übertragung die Regression forciert und für die meisten "typisch" psychosomatischen Patienten mit deutlich erkennbarer Borderline-Pathologie gefährdend ist und zu langjährigen, wenig ergiebigen Verläufen führt.

Unter systemischen Aspekten ist die Indikation zur **Familientherapie** zu sehen. Sie ist besonders bei Kindern mit psychosomatischen Organerkrankungen indiziert.

Supportive Behandlungsmaßnahmen
bei psychosomatischen Organerkrankungen

- Aufbau einer stabilen Objektbeziehung,
- aktiv-stützende Haltung,
- Besprechung belastender Situationen,
  z.B. Vorwegnahme möglicher Enttäuschungen,
- Anwendung entspannender Verfahren,
  z.B. Autogenes Training
- Einsatz expressiv-entlastender Verfahren,
  z.B. Gestaltungs-(Kunst-)therapie
- ggf. Aufnahme in eine stationäre Einrichtung,
  am besten mit integriert-psychosomatischem Behandlungskonzept.

---

[243] Mitscherlich (1965)

11.2 Häufige Krankheitsbilder

Im folgenden werden in kurzen Übersichten die wichtigsten Erkrankungen abgehandelt, bei denen im Einzelfall häufig psychische Faktoren angetroffen werden.

Asthma bronchiale

Krankheitserscheinungen

Asthma beruht auf einer intermittierend auftretenden Bronchialobstruktion. Bei Kindern ist Bronchialasthma die häufigste chronische Erkrankung (2 Prozent), verliert sich jedoch bis zur Pubertät in 50 Prozent. Ca. 0,5 Prozent der Erwachsenen sind Asthmakranke. Die klinischen Leitsymptome sind

- *Körperlich:* Atemnot, verlängertes Expirium, pfeifendes Atemgeräusch (Stridor), Husten, zäher Auswurf, Tachykardie.
- *Psychisch:* Die Anfälle sind von heftiger *Angst* begleitet. Später dominiert die *Angst vor den Anfällen.*

Die Atemnot kann sich zum **Status asthmaticus** steigern. Er kann bis zu vielen Stunden anhalten und ist lebensbedrohlich. Langfristig entwickeln sich Zeichen der chronischen bronchialen Obstruktion (Emphysem, Cor pulmonale, respiratorische Insuffizienz).

Die **pathophysiologische Fehlfunktion** umfaßt die Verkrampfung der Bronchialmuskulatur, die Schwellung der Bronchialschleimhaut und eine überschießende Schleimproduktion. *Organläsionen entstehen erst sekundär* als Spätfolgen der Fehlfunktionen. Man kann daher darüber streiten, ob das Asthma mit recht zu den Organerkrankungen gezählt wird.

Ätiologie

An der Entstehung der Bronchialobstruktionen und Schleimhautschwellungen sind in wechselndem Ausmaß beteiligt

- die in den Vordergrund gerückten *psychischen* Belastungen (s. unten)
- allergische (Staub-, Pollen- u.a. Allergien),
- entzündliche (Bronchitis),
- neuropathologische (Vagotonie)
- und klimatische Faktoren.

Psychosomatische Faktoren

Psychosomatische Zusammenhänge bestehen über die psychophysiologischen Aspekte der Allergie und in gelerntem atemmotorischem Fehlverhalten in emotional belastenden Situationen. Dabei spielen Mechanismen der klassischen und operanten Konditionierung, des Modellernens und kognitive Faktoren eine Rolle.

Im Zentrum der **Psychodynamik** steht der *Nähe-Distanz-Konflikt* (Individuationskonflikt), bisweilen auch der Abhängigkeits-Unabhängigkeits-Konflikt (Autonomiekonflikt). Dabei spielt lebensgeschichtlich eine offene oder verdeckte *Ablehnung* in den frühen Pflegebeziehungen eine maßgebliche Rolle. Auch ein unberechenbarer Wechsel zwischen Überfürsorglichkeit und Zurückweisung wirkt spezifisch belastend. In jedem Fall handelt es sich um Zustände, die Erlebnisse von Hilf- und Hoffnungslosigkeit herbeiführen. Die Fixierung der Konflikte macht die bestehenden familiären Bindungen unauflösbar. In dem Bild, das Asthmapatienten verinnerlicht haben, erscheint die Mutterfigur überprotektiv, dominierend, willkürlich und zurückweisend. So werden Hingabe und Feindseligkeit unbewußt als Gefährdung der Geborgenheit erlebt.

Persönlichkeit

Es bestehen die für Psychosomatiker typischen Selbstwertprobleme und ihre Folgen (s. oben), insbesondere eine starke narzißtische *Kränkbarkeit* und hochgradig ambivalente *Objektangewiesenheit*. Im manifesten Verhalten überwiegen oft zwanghafte Kontrolliertheit und schizoide Distanz. Sie dienen der Abwehr von Aggression und Nähewünschen. **Auslösend** für die Anfälle sind meistens *Verlassenheitserlebnisse, Verluste und Trennungen*, die real bestehen oder auch nur befürchtet werden. Auch *Kränkungen* werden wie Verlustsituationen phantasiert. Sie rufen Wut hervor, die andere (das Objekt) bedroht. Schließlich können auch *zärtlich hingebende Gefühle* und, damit verbunden, unbewußte Ängste vor Zurückweisungen symptomauslösend wirken. Alle diese Situationen rufen "Erinnerungen im Körper" an traumatisch erlebte Nähe, Getrenntheit oder Zurückweisung hervor.

Diagnostik und Behandlung

In der **Arzt-Patient-Beziehung** muß der Angst vor Nähe und Überfürsorglichkeit ebenso wie vor Zurückweisung durch eine wohlwollend neutrale Haltung Rechnung getragen werden. Trennungssituationen (Urlaub, Klinikentlassung) müssen sorgfältig und frühzeitig vorbereitet werden.

Die **Diagnose** ergibt sich aus der klinischen Symptomatik. Bei ca. einem Drittel der Asthmakranken bestehen deutlich erkennbare psychische Faktoren in der Auslösesituation.

Neben der internistischen und physikalischen Therapie kommen folgende **psychotherapeutische Interventionen** in Frage:

- Bei Kindern kann ein familienneurotisches Umfeld vorhanden sein und eine *Familientherapie* erforderlich machen.

- Die *analytische Psychotherapie* ist in Fällen indiziert, in denen die damit verbundene Nähe ausgehalten werden kann. Die Behandlung zielt auf die Bearbeitung der Nähe-Distanz-Probleme. Sie wird meistens als niederfrequente Einzelbehandlung durchgeführt. Neuerdings werden die Kranken auch in konfliktzentrierten homogenen Asthmatiker-Gruppen behandelt.

- In der *Verhaltenstherapie* werden systematische Desensilibisierung bzw. Dekonditionierung des Asthmaverhaltens (z.B. durch Verminderung der Beachtung des Anfalls) und krankheitsorientierte Gruppen zur emotionalen Entlastung durchgeführt. Außerdem wird Einfluß auf die Medikamenteneinnahme genommen.

- Als Basistherapie sind bei Asthmatikern *Entspannungsverfahren* (Autogenes Training, Entspannungstraining nach Jakobson) sinnvoll.

Ulcus ventriculi et duodeni

Krankheitserscheinungen

Die Ulkuskrankheit ist durch Geschwürbildungen der Magen- bzw. Darmschleimhaut gekennzeichnet. Magenulzera sind dreimal häufiger als Darmulzera. Die Geschwüre verursachen

- als *Leitsymptom* krampfartige oder drückende *Schmerzen* im Epigastrium. Sie treten häufig periodisch oder rezidivierend auf, vor allem nachts und im nüchternen Zustand. Beim Magenulkus entsteht der Schmerz sofort nach der Nahrungsaufnahme, beim Duodenalulkus ein Spätschmerz. Zusätzlich kann Aufstoßen, Erbrechen und Inappetenz bestehen.
- Als Komplikationen drohen akute oder chronische Blutungen (25 Prozent), Perforationen, narbige Stenosen sowie eine maligne Entartung.
- *Psychisch* bestehen gelegentlich *Depressionen.*

Epidemiologie

Jeder Zehnte erkrankt mindestens einmal in seinem Leben an einem peptischen Ulkus. Männer sind dreimal häufiger betroffen als Frauen. Im jüngeren Alter überwiegen Männer mit Duodenalulzera und Hyperazidität. Ulkusbeschwerden treten gehäuft im Frühjahr und im Herbst auf. Ulkuserkrankungen häufen sich in sozialen Krisenzeiten.

Psychosomatische Faktoren

Die krankheitstypische Regression ("somatisches Erinnern") führt - auf bisher ungeklärtem Wege - zur Dominanz aggressiver, schädigender **pathophysiologischer Mechanismen**: Hypersekretion, spastisch bedingte Duchblutungsstörung. Sie bedingt die Entstehung der Organläsionen. **Psychodynamisch** bestehen vor allem Konflikte zwischen verdrängten *oral-rezeptiven Abhängigkeitswünschen* ("Gefüttertwerden") und dem (bewußten) Kampf um *Unabhängigkeit* und Erfolg. *Aggressionen, Wut und Neid* beherrschen das unbewußte Erleben. Den lebensgeschichtlichen Hintergrund bilden - wie bei anderen psychosomatischen Organerkrankungen auch - mißlungene frühe Interaktionen mit offener Ablehnung oder unberechenbarem Wechsel zwischen Zurückweisung und Überfürsorglichkeit.

Persönlichkeit

Im Verhalten imponiert

- beim *passiven* Typ: das offene Ausleben von "Versorgungswünschen", Hilflosigkeit und Aggressionshemmung
- beim *aktiven* Typ: Reaktionsbildungen wie Ehrgeiz, zwanghafte Selbstkontrolle und Pseudounabhängigkeit

Die typische **Auslösesituation** ist gekennzeichnet

- entweder durch *Trennungen und Verlust* von Geborgenheit oder Anerkennung (z.B. Arbeitsplatzverlust, Migration bei Gastarbeitern)
- oder durch *Zunahme von Verantwortung* und Reifungsanforderungen und - damit verbunden - Ängste, zu versagen und abgelehnt zu werden, oder Ängste, das Objekt durch die phantasierte Abwendung zu verletzen
- oder durch *Kränkungen*, z.B. Zurücksetzung gegenüber Konkurrenten, die wie eine Abwendung des Objektes erlebt wird.

Diese Situationen labilisieren die Abwehrhaltungen, die vor dem (körperlichen) Wiedererinnern traumatischer Hilflosigkeit und Hoffnungslosigkeit und ebenso traumatisch erlebter Wut- und Neidaffekte schützen.

Diagnostik und Behandlung

In der **Arzt-Patient-Beziehung** löst der passiv-fordernde Patient rasch Ungeduld und Überforderungsgefühle aus, der aktiv-kompensierende dagegen Gefühle von Konkurrenz und Machtkampf.

Therapeutisch empfiehlt es sich unter Kenntnis dieses Hintergrundes,

- den *aktiven Typ* nicht zu sehr einzuengen: "Empfehlung" statt "Verordnung",
- beim *passiven Typ* die Versorgungswünsche z.B. durch symbolische Präsenz des Arztes ("Diät-Schema") zu erfüllen, jedoch der Regressionsneigung (Klinikeinweisung) außerhalb des akuten Stadiums nicht nachzugeben, ohne die dahinterliegenden Konflikte zu thematisieren.

Neben der medikamentösen Prophylaxe mit H2-Blockern kommen - insbesondere bei häufigen Rezidiven - folgende Ansätze der **Psychotherapie** in Frage:

- Alle Formen der *analytischen Psychotherapie*: Die Indikation richtet sich nach der Persönlichkeit.
- *Entspannungsverfahren*: Autogenes Training.
- *Verhaltenstherapeutische Maßnahmen*: Beeinflussung der "oralen" Risikofaktoren Nikotin- und Alkoholabusus. Biofeedback zur Verbesserung der Selbstregulation der Magenmotilität und -azidität befindet sich noch im experimentellen Stadium.

Colitis ulcerosa

Krankheitserscheinungen

Die Colitis ulcerosa ist eine entzündliche Darmerkrankung, die familiär gehäuft meistens im jungen Erwachsenenalter, gelegentlich aber auch im Alter auftritt. Sie befällt zuerst den Rektosogmoidbereich, geht dann auf den gesamten *Enddarm* über, seltener auch auf den absteigenden Dickdarm, in besonders schweren Fällen sogar auf den gesamten Dickdarm. Sie ist gekennzeichnet durch

- *blutige, schleimige Durchfälle*, die chronisch-rezidivierend auftreten,
- krampfartige *Bauchschmerzen* (Tenesmen),
- starkes allgemeines *Krankheitsgefühl*, Fieber, Anämie und Gewichtsverlust.
- Psychisch bestehen gelegentlich *Depressionen*.

Die Colitis ulcerosa ist eine schwere, bisweilen lebensbedrohliche Erkrankung. Als **Komplikation** treten akut massive *Blutungen* auf. Im Rahmen einer toxischen Kolitis kann es zum *Durchbruch* der Darmwand mit Peritonitis oder zur Ausbildung eines toxischen *Megakolons* kommen. Das Risiko, ein *Dickdarmkarzinom* zu entwickeln, ist bei Colitispatienten erhöht. Oft besteht gleichzeitig ein Erythema nodosum, eine Arthritis, Iridozyklitis, sklerosierende Cholangitis u.a. Kolitiker scheinen auch besonders gefährdet zu sein, an einer *Schizophrenie* zu erkranken.

Pathophysiologisch werden immunologische Mechanismen angenommen. Dabei scheinen *Antikörper gegen Kolonschleimhaut* eine bedeutsame Rolle zu spielen.

Ätiologie

Die Entstehung der Colitis ist komplex und teilweise unklar. Erbliche Faktoren sind bedeutsam. Die lebensgeschichtliche **psychische Disposition** besteht in den für psychosomatische Patienten typischen frühen Erlebnissen von Ablehnung und Zurückweisung. Dabei ist die Ablehnung teilweise durch "erdrückende" Überfürsorglichkeit verdeckt. Eine besondere Bedeutung haben hohe Anforderungen, denen die Kranken als Kinder ausgesetzt sind und die sie als Selbstüberforderung übernehmen.

Im Zentrum der **Psychodynamik** steht - wie bei anderen psychosomatischen Organerkrankungen auch - ein *labiles Selbstgefühl* mit starker Abhängigkeit von der Realpräsenz eines Mutter-(Ersatz-)Objektes. Die Objektbeziehungen dienen der narzißtischen Stabilisierung und sind leicht verwundbar. Die manifeste **Persönlichkeit** ist oft von einem *zwanghaft wirkenden Verhalten* geprägt: Von einer Neigung zur Anpassung, Unterordnung und Selbstüberforderung. Dadurch wird "die Situation", letztlich die Beziehung zu anderen kontrolliert, um sich Sicherheit zu schaffen. Die typischen **Auslösesituationen** sind *Trennungs- und Verlassenheitserlebnisse*. Sie werden als Zurückweisungen und Kränkungen erlebt und bedeuten zugleich Verlust der Sicherheit. Es entstehen Hilflosigkeit, Hoffnungslosigkeit und ohnmächtiger Zorn. Die aggressiven Impulse werden gegen die eigene Person gerichtet, um den anderen, von dem die Betroffenen sich existentiell abhängig fühlen, zu schonen. Das Selbst wird dabei mit dem eigenen Körper gleichgesetzt, wobei der Modus des somatischen Erinnerns, d.h. der Umsetzung von Affekten in Körperläsionen unklar ist.

Diagnostik und Behandlung

Die Wünsche nach Realpräsenz und die ausgeprägte Verletzbarkeit durch reale oder vermeintliche Zurückweisungen belasten die **Arzt-Patient-Beziehung** und lösen beim Behandler Distanzierungsbedürfnisse oder Überforderungsgefühle aus, die den langfristigen Umgang mit den Patienten belasten.

Internistisch werden vor allem Azulfidine und Kortison eingesetzt. Therapeutisch muß der betroffene Darmabschnitt insbesondere bei Darmwanddurchbruch und schwerer Blutung operativ entfernt werden.

Im Vordergrund der **Psychotherapie** stehen Maßnahmen der analytisch orientierten *supportiven Behandlung* (Kap. 11.1). Indikationen zur tiefergehenden *analytischen Psychotherapie* sind auf weniger kranke Colitis-Patienten begrenzt. Das Ziel ist eine Verminderung der narzißtischen Verletzlichkeit.

Eine Kombination von internistischen Maßnahmen mit supportiver Psychotherapie zeigte sich bezüglich Schwere und Häufigkeit der Schübe und Vermeidung von Operationen einer rein medikamentös-internistischen Therapie deutlich überlegen.

Enteritis regionalis (Morbus Crohn)

Krankheitserscheinungen

Der Morbus Crohn ist eine chronische, segmentale Entzündung, die vorwiegend im jüngeren Erwachsenenalter auftritt. Sie kann den gesamten Verdauungstrakt, also auch Magen und Speiseröhre betreffen. Am häufigsten werden das terminale Ileum (*Ileitis terminalis*) und das Kolon befallen. Die Krankheit kann durch extraintestinale Manifestationen (wie bei Colitis ulcerosa) und durch Malabsorption, Stenosen und Fistelbildung kompliziert sein. Die *Leitsymptome* sind

- *Abdominalschmerzen*, oft ähnlich wie bei einer akuten Appendizitis, *Durchfälle* und z.T. blutige Stühle,
- allgemeines *Krankheitsgefühl*, Gewichtabnahme und Fieber.
- Auffällig ist die Häufung *psychischer* Störungen und Symptome: Ängste, Depressionen, Suchterkrankungen, Borderline-Syndrome.

Ätiologie

Wahrscheinlich besteht eine erbliche somatische Disposition. Über die vermuteten immunologischen Fehlsteuerungen ist wenig bekannt. Psychosomatische Faktoren sind nicht regelhaft nachgewiesen, spielen in Einzelfällen aber eine entscheidende Rolle. Die Unterschiede zur Colitis ulcerosa sind - wenn überhaupt - nicht sehr deutlich. Im Zentrum der **Psychodynamik** stehen unbewußt stark ambivalent erlebte Abhängigkeitsbeziehungen, die von Ablehnung und/oder individuationshemmender Überfürsorglichkeit bestimmt sind. Die Abwehr von Abhängigkeitskonflikten äußert sich in einer pseudounabhängigen **Persönlichkeit**: Es besteht ein betont lockeres Auftreten mit starker Tendenz zu Verleugnung und Abspaltung von Gefühlen. **Auslösend** für die Krankheitsschübe sind auch hier drohende oder reale Trennungen.

Behandlung

Die **Arzt-Patient-Beziehung** gestaltet sich schwieriger als bei Colitiskranken: Die Ambivalenz von anklammerndem Verhalten und Distanzierung sind schwer zu handhaben. **Therapeutisch** und prognostisch gelten dieselben Grundsätze wie bei der Colitis ulcerosa.

Häufige psychosomatische Syndrome im Magen-Darm-Bereich

- **Colitis ulcerosa** (Kap. 9.4)
- **Enteritis regionalis (M. Crohn)** (Kap. 9.5)
- **Funktionelles Oberbauchsyndrom (Magenneurose, Reizmagen)** (Kap. 7.2)
- **Funktionelles Unterbauchsyndrom (Colon irritabile)** (Kap. 7.2)
- **Gallenkoliken:** Sie können psychovegetative Wutäquivalente sein, die auf Geltungssucht, Verlust, Enttäuschung zurückgehen.
- **Psychogenes Erbrechen:** Eine Konversionsneurose (Kap. 9.1), bei der sehr verschiedene unbewußte konflikthafte Phantasien vorkommen: "Vor-Wurf", Schwangerschaftsphantasien, orale Sexualphantasien.
- **Ulcus ventriculi et duodeni** (Kap. 9.3)

Neurodermitis

Synonyme

Endogenes Ekzem, konstitutionelles Ekzem, atopische Dermatitis; im Säuglingsalter erscheint das Krankheitsbild als sog. Milchschorf.

Krankheitserscheinungen

Die Neurodermitis ist eine schubweise verlaufende, stark juckende Hautentzündung.

- *Somatisch* bestehen chronisch oder rezidivierend auftretende stark juckende rötliche, papulöse *Effloreszenzen*. Sie neigen zur Lichenifizierung. Durch Kratzen entstehen Sekundäreffloreszenzen. Die typische *Lokalisationen* sind die Gelenkbeugen, Gesicht und Hals. Gleichzeitig bestehen oft *andere atopische Erkrankungen*: Rhinitis allergica, Asthma bronchiale.

- *Beim Kleinkind* kommt außerdem der Milchschorf als entzündliche Schuppung am behaarten Kopf und auf den Wangen vor.

- *Psychisch* sind vor allem die akuten Krankheitsphasen von intensiven *Depressionen* und Gefühlen der Hoffnungslosigkeit, von Selbstmitleid und Aggressivität begleitet. Juckreiz führt zu *Schlaf- und Konzentrationsstörungen*. Die Kranken schämen sich wegen der Kratzläsionen und Narben. Sie ziehen sich zurück und beginnen, den Kontakt zu anderen zu vermeiden.

Krankheitsverlauf

Die Erkrankung tritt als Ekzem und Milchschorf in der Regel bereits im Säuglingsalter auf und betrifft ca. 5 Prozent aller Kinder. Sie kann aber auch erst im Erwachsenenalter beginnen. Die Symptome verschwinden in 80 Prozent spontan bis zum 20. Lebensjahr. Während der Pubertät kommt es oft zu Remissionen. Rezidive treten häufig in Schwellensituationen auf, besonders zu Beginn des Erwachsenenalters (z.B. Partnerbindung, s. unten).

Somatische Krankheitsfaktoren

Die somatische Krankheitsdisposition besteht in

- einer eindeutigen *erblichen Disposition*,
- einer *immunovegetativen Dysregulation*: Sie zeigt sich in einer Übererregbarkeit der sympathisch innervierten Hautfunktionen, in einer erhöhten Histaminfreisetzung und einer vermehrten IgE-Produktion. Diese beruht möglicherweise auf einem Kontrolldefekt der Suppressorzellen oder einzelner Untergruppen von T-Lymphozyten;
- einer *allergischen Disposition*.
- Physikalische Einflüsse (z.B. Wärme, Wolle, Druck) fördern die Symptomentstehung.

Psychosomatische Krankheitsfaktoren

Die **Disposition** für die Verknüpfung von Haut und Objektbeziehung ist durch die Bedeutung der Haut als *"Kontaktorgan"* vorgegeben. Sie wird in der frühen Mutter-Kind-Beziehung durch körpernahe, coenästhetische Empfindungen, insbesondere durch Wärme, Berührung und das Gehaltenwerden vermittelt. In der Individuationsentwicklung gewinnt die Haut aber auch die Funktion der *Abgrenzung*, des *Schutzes* und der Wahrung der körperlichen Integrität. Sie vermittelt die Wahrnehmung spezifischer Stimulationen. Störungen der Mutter-Kind-Beziehung, z.B. durch besondere Gereiztheit der Mutter, können als Ablehnung erlebt werden und sich als Erleben *an der Haut* vermitteln. Daraus kann die Disposition entstehen, spätere psychische Spannungen, z.B. Zurückweisungen, als "Körpererinnerung" an der Haut zu erleben.

Die Beziehung der Mütter zu den Kindern gestaltet sich im allgemeinen schwierig, weil die Mütter sich durch das Aussehen ihrer Kinder und das andauernde Kratzen belastet fühlen, Berührungen scheuen und zunehmend gereizt reagieren. Durch die notwendige intensive Körperpflege erhalten die Kinder aber auch besondere Aufmerksamkeit und taktile Stimulierung. Die Mutter-Kind-Beziehung ist als Folge der Hauterkrankung also oft durch ein starkes Schwanken zwischen Zuwendung und Distanzierung geprägt. Dadurch entsteht eine hohe psychische Empfindlichkeit in der Regulierung von Nähe und Distanz, von Hingabewünschen und Empfindlichkeit für Ablehnungen und Trennungen. Sie führt zu *Kontaktstörungen* und ist der Kern der leicht verwundbaren, **schizoiden Persönlichkeit** von Neurodermitispatienten. Oft ist die Kontaktstörung hinter einer hysterischen Abwehrfassade verborgen.

Häufig sind körperliche, z.B. auch sexuelle Annäherungen oder Distanzierungen **Auslösesituationen** für Neurodermitisschübe. Beide Arten von Ängsten rufen Gefühle von Hilflosigkeit und Hoffnungslosigkeit hervor und leiten den Prozeß der somatischen Erinnerung ein:

- *Annäherung* ist dabei unbewußt mit der Angst verbunden, Schutz und Abgegrenztheit zu verlieren. Daraus entsteht eine Bedrohung des Selbst;
- *Distanzierung* führt dagegen zur Angst vor Verlassenheit.

Aus **verhaltenstherapeutischer Sicht** wird großes Gewicht auf die Bedingungsanalyse der auslösenden Stimuli mit Triggerung des circulus vitiosus von Juckreiz und Kratzen gelegt.

Diagnostik und Behandlung

Die Diagnose wird aufgrund der Hautsymptome und des klinischen Verlaufes gestellt. Im Untersuchungsgespräch erkennt man oft emotionale Faktoren, die mit der Symptomentstehung im Zusammenhang stehen. Es sind insbesondere Kontaktprobleme zum Zeitpunkt der Krankheitsentstehung (s. oben). In der Regel stehen die Patienten psychosomatischen Zusammenhängen aber reserviert gegenüber, so daß diese erst angesprochen werden können, wenn eine sichere Beziehung entstanden ist.

Die **Arzt-Patient-Beziehung** ist gekennzeichnet von Nähebedürfnissen einerseits und von Kontaktangst andererseits. Da die Arzt-Patient-Beziehung per se ein Kontaktangebot ist, gefährdet sie die als notwendig erlebte Distanz. Um sie dennoch aufrecht zu erhalten, verhalten die Kranken sich oft feindselig. Dieses Verhalten ist für den Arzt belastend und kann leichter ertragen werden, wenn man dahinter den Nähe-Distanz-Konflikt erkennt. Zur Klärung der eigenen, auf Dauer meist ablehnenden Gegenübertragungsreaktionen kann die Teilnahme an einer Balint-Gruppe nützlich sein.

Dermatologisch steht die lokale Behandlung mit Externa und zeitweise die Kortisonbehandlung im Vordergrund, daneben die Bekämpfung des Juckreizes mit Antihistaminika sowie Klimabehandlungen. Einer **Psychotherapie** steht der größere Teil der Patienten skeptisch gegenüber: Die Reflektion ihrer inneren Erlebnisse ist ihnen fremd. Sie suchen beim Psychotherapeuten höchstens Anleitung und Führung. Indiziert sind neben **supportiver Psychotherapie** auch **Entspannungsverfahren**: Autogenes Training oder Progressive Relaxation.

Die Indikation zur **analytischen Psychotherapie** ist bei Patienten gegeben, die im Verlaufe einiger klärender und diagnostischer Gespräche an die Wahrnehmung innerer Konflikte herangeführt werden können und die eine Bereitschaft entwickeln, sich in einen Prozeß der inneren Auseinandersetzung mit sich selbst zu begeben. In einer analytischen Psychotherapie werden insbesondere die Probleme der Nähe sowie die Dynamik der selbstschützenden Feindseligkeit durchgearbeitet.

Zur Reduzierung des Kratzens kommen **verhaltensmedizinische Maßnahmen** in Betracht: systematische Selbstbeobachtung und operante Methoden, bei denen Vermeidung von Kratzen belohnt und alternative Verhaltensweisen erlernt werden. Auch durch Biofeedback geförderte Selbstentspannung wird angewandt. Ein weiterer Ansatz ist das Training sozialer Kompetenz und Kommunikation.

Bei angemessener Indikation bewirken die psychotherapeutischen Maßnahmen eine Verbesserung der **Behandlungsergebnisse** und stabilere Remissionen und kürzere Schübe sowie einen geringeren Bedarf an Kortikosteroiden als Behandlungen ohne Psychotherapie: Eine mit analytischer Psychotherapie kombinierte dermatologische Behandlung hat 45 Prozent Besserungsraten, während dermatologische Behandlungen allein nur bei 15 Prozent der Neurodermitispatienten stabile Besserungen bringen. Eine Heilung der körperlichen Disposition kann nicht erreicht werden.

Hauterkrankungen mit psychosomatischen Faktoren

- **Akne vulgaris:** Die hormonabhängigen Hautveränderungen ("Pickel") können durch narzißtische Selbstwertprobleme verstärkt werden. Selbstunsicherheit führt dazu, daß sie besonders leidvoll erlebt werden. In der Folge wird die Haut malträtiert, so daß Wunden und schließlich Narben entstehen.

- **Artefakte:** Zumeist durch Kratzen (Acne excoriée) oder andere Manipulationen hervorgerufene Hautschäden. Es handelt sich um eine Verhaltensstörung (Kap. 10.3). Es besteht eine auf Schuldgefühlen und Selbsthaß beruhende masochistische Grundeinstellung, die sich unbewußt oft gegen äußere Konfliktpartner richtet.

- **Neurodermitis:** Eine Psychosomatose (s. oben).

- **Psoriasis vulgaris (Schuppenflechte):** Schubartige, vielfältige Hautschuppungen, die gehäuft nach emotionalen Belastungen auftreten, zu Minderwertigkeitsproblemen führen und sekundär oft depressiv verarbeitet werden. Der psychische Faktor ist eine Störung der frühen Indviduationsentwicklung.

- **Psychogener Juckreiz:** Ein Konversionssymptom (Kap. 9.1), das im allgemeinen konflikthafte sexuelle Erregung zum Ausdruck bringt.

- **Urtikaria:** Eine Organneurose (Kap. 9). Durch Konversion wird der ambivalente Wunsch nach Zärtlichkeit zum Ausdruck gebracht. Bei anderen Patienten stehen der Autonomiekonflikt und eine somatisierte Trauer im Vordergrund.

Rheumatoide Arthritis (Chronische Polyarthritis)

Krankheitserscheinungen

Es handelt sich um eine symmetrisch auftretende Entzündung der Finger-, Hand-, Zehen- und Sprunggelenke. Frauen, vor allem im höheren Lebensalter, sind dreimal häufiger betroffen als Männer. Die *Leitsymptome* sind

- *Bewegungs- und Druckschmerz*, Schwellung und Rötung der Gelenke, fortschreitende *Bewegungseinschränkung* mit Morgensteifigkeit, Deformation und Versteifung der Gelenke,
- unspezifische *Allgemeinerscheinungen* wie Schwäche, Müdigkeit,
- *Depressionen*,
- systemische Komplikationen durch Beteiligung der Lunge, des Herzens und der Augen.

Ätiologie

Die Basis der Erkrankung sind immunologische Prozesse, die die Entzündungen hervorrufen. **Psychosomatische Faktoren** bestehen in psychischen Einflüssen auf diese Immunprozesse: Häufig trifft der Beginn der Krankheit oder ein Schub mit belastend erlebten Einschränkungen motorischer Bedürfnisse (z.B. ein Sportverbot nach Verletzungen) zusammen. Dieser Symptombeginn korrespondiert oft damit, daß die Kranken in ihrer Entwicklung starke motorische Kontrolle erfahren haben, so daß ihre Bereitschaft gehemmt ist, emotionale Spannungen muskulär abzuführen. Der **psychodynamische Hintergrund** besteht in einem Konflikt zwischen aggressiven Regungen, besonders Trennungsaggressionen, und dem Bedürfnis, das "Objekt" vor der eigenen Aggression zu schützen. Dahinter steht ein ungelöster Individuationskonflikt mit der für psychosomatische Patienten typischen Objektangewiesenheit. In der manifesten **Persönlichkeit** finden sich oftmals

- *zwanghafte Züge*: Perfektionismus und Unterwürfigkeit als Kontrolle der Aggression gegen das Objekt,
- *depressive Züge*: Verzichtsbereitschaft und Selbstaufopferung, zugleich aber oft auch eine verdeckte Herrschsucht als Kontrolle der Zuwendung und Anwesenheit des Objektes.

Diagnostik und Behandlung

In der **Arzt-Patient-Beziehung** sind diese Patienten emotional schwer erreichbar. Da sie Konflikten ausweichen, sich einerseits unterwürfig geben, andererseits die untergründige Aggression im Kontakt spürbar wird, besteht die Gefahr, sich als Arzt frustriert zurückzuziehen.

Therapeutisch empfiehlt sich eine internistisch-psychosomatische Therapie, wie sie oben (Kap. 11.1) skizziert wurde. Wichtig ist die Herstellung einer tragfähigen Beziehung, in der der Patient es wagen kann, Forderungen zu stellen, offen aggressiv zu sein und Hilfe anzunehmen.

- In frühen Krankheitsstadien sollten auslösende Ursachen und psychosoziale Konflikte in einer analytischen Psychotherapie bearbeitet werden.
- Später liegt der Schwerpunkt bei der Krankheitsverarbeitung (analytisch orientierte Beratung oder verhaltenstherapeutische Interventionen) sowie bei körperentspannenden Maßnahmen (Autogenes Training).

Psychosomatische Syndrome des Bewegungsapparates

- **Fibromyalgie** (Weichteilrheumatismus, muskuläres psychogenes Schmerzsyndrom) (Kap. 7.3)
- **Rheumatoide Arthritis** (Primär chronische Polyarthritis) (Kap. 9.6)

Zur Vertiefung empfohlene Literatur:
Analytische Psychosomatik: Alexander F (1950); Brede K (1971), darin besonders: Schur M, Marti P, Engel GL; Mirsky JA (1961); Overbeck G und A (1978), darin insbesondere: Mitscherlich A, de M'Uzan M, Engel G und AH Schmale; Zepf S (1981)
Verhaltenstherapeutischer Ansatz: Basler HD ua (1979); Miltner W u.a. (1986)

12. Pathologische Traumaverarbeitung und traumatogene Störungen

> Als **psychisches Trauma**[244] bezeichnet man äußerst schmerzliche Erlebnisse, die wegen ihrer Intensität und Plötzlichkeit nicht verarbeitet werden können und eine völlige Hilflosigkeit bewirken. **Traumatogene Störungen** sind Erkrankungen, die auf einer *Fehlverarbeitung extremer traumatischer Erlebnisse nach Abschluß der Kindheitsentwicklung* beruhen.

Der historische Ansatz: Die Konzepte der traumatischen und der psychogenen Neurose

Ursprünglich war die Psychoanalyse davon ausgegangen, daß Neurosen durch Realtraumatisierungen in der frühen Kindheit entstehen, die nicht verarbeitet werden können und deshalb verdrängt werden. So erschien die Hysterie als eine chiffrierte In-Szene-Setzung wiederbelebter verdrängter traumatischer Erlebnisse[245]. Die Annahme der frühkindlichen Realtraumatisierung durch sexuellen Mißbrauch war der Ausgangspunkt der psychoanalytischen Neurosenforschung und bildet den Kern der ursprünglichen "Verführungstheorie"[246]. Ein heranwachsender Säugling und ein Kleinkind werden nicht nur leicht von äußeren Erlebnissen überwältigt, weil sie überhaupt noch nicht über eine stabile Abwehr und effiziente Verarbeitungsmöglichkeiten verfügen. Traumatische Erlebnisse während der prägenden Entwicklungsphasen der Kindheit werden außerdem auch in die weitere Persönlichkeitsentwicklung "eingebaut" und können zum Katalysator einer *primären seelischen Fehlentwicklung* werden. In diesem Sinne besagt die **Traumatheorie der Neurosenentstehung**, daß reale traumatische Erlebnisse während der prägenden Kindheitsphasen die maßgebliche Disposition für die spätere Neurosenentstehung sind.

In der weiteren Entwicklung der Erforschung der klassischen Neurosen rückte die *innere* Welt des Kindes in den Mittelpunkt der Auffassung von der Entstehung der Neurosen: Unbewältigte innere Konflikte, die mit unbewußten Phantasien und verdrängten Trieben und Affekten verknüpft sind, erhielten eine sehr viel stärkere Bedeutung als der Konfliktanlaß in der äußeren Realität[247].

Es gibt also in der Entwicklung der Psychoanalyse *zwei Konzepte der Neurosenentstehung*[248], die bei der Erforschung der klassischen Neurosen entwickelt wurden und in einer gewissen Polarität zueinander stehen:

- Das Konzept der *traumatischen Neurose*, das das ältere ist, dann aber an Bedeutung verlor: Es betont die äußere Realität als Krankheitsfaktor;

---

[244]Vgl. Freud (1915), S. 284
[245]Freud (1895)
[246]Freud (1895)
[247]Freud (1896)
[248]Fenichel (1945)

- und das spätere, dann aber vorherrschende Konzept der *psychogenen Neurose*[249], das die Innenwelt betont.

Diese Polarität erscheint aus theoretischer Sicht für Neurosen, deren Kern ja in prägenden Entwicklungsphasen der Kindheit angelegt wird (Kap. 3.1), nicht nützlich, denn entscheidend für die Neurosenentstehung ist das Zusammenwirken äußerer und innerer Faktoren in dieser frühen Entwicklungszeit, d.h. der Einfluß, den das Erleben der Außenwelt auf die Entwicklung der Innenwelt hat. Man muß sich vergegenwärtigen, daß Konflikte ursprünglich als Störungen in zwischenmenschlichen Beziehungen erlebt werden, und annehmen, daß die Wurzel der für die Neurosenentstehung wesentlichen Konflikte letzten Endes frustrierende zwischenmenschliche Realerlebnisse sind, die nicht angemessen verarbeitet werden können. Dabei kann jedes Erlebnis, das in eine dafür spezifisch vulnerable Entwicklungsphase fällt, in einen Zustand totaler Hilflosigkeit hineinführen, der bleibende Spuren in der Innenwelt, d.h. in der Persönlichkeit hinterläßt. Insofern ist es willkürlich, wenn man für die Zeit der prägenden frühen Entwicklung zwischen beeinträchtigendem Realerleben und innerem Konflikterleben unterscheidet. Auch aus klinischer Sicht ist bei konfliktbedingten Erlebnisstörungen, die in der Kindheit angelegt sind, eine Abgrenzung zwischen psychogener und traumatischer Ursache fragwürdig, denn in den meisten Analysen solcher "typischer" Neurosen findet man irgendwann mehr oder weniger deutliche Erinnerungen an subjektiv traumatisch wirkende Erlebnisse. Schließlich sprechen auch die wenigen systematischen Studien[250] nicht eindeutig für eine Abgrenzung.

Traumatogenese aus heutiger Sicht

Aus klinischer Sicht ist ein Konzept der Traumatogenese seelischer Störungen sinnvoll, wenn man folgende **Voraussetzungen** macht:

- Der Begriff **Trauma** bezieht sich auf Erlebnisse, die nicht in den Bereich der üblichen menschlichen Erfahrungen liegen[251]; nicht jedes für die Entwicklung relevante Erleben ist mithin "traumatisch".
- **Traumatogene Störungen** beruhen auf der Fehlverarbeitung von traumatischen Erlebnissen, die *nach Abschluß der vulnerablen Phasen der Kindheitsentwicklung* eintreten.

Die Dynamik der Traumatisierung

Die Bedeutung traumatischer Realerlebnisse nach Abschluß der Kindheitserlebnisse hat in der Psychoanalyse in den letzten Jahrzehnten verstärkt Interesse gefunden. Ein wesentlicher Teil unseres Wissens über die Verarbeitung von traumatischen Erlebnissen stammt aus Selbstberichten, aus der Begutachtung und aus der Behandlung von Opfern der deutschen Konzentrationslager während des Nationalsozialismus[252]. In letzter Zeit rücken aggressive und sexuelle Gewalt in Familien verstärkt in den Blickpunkt der Öffentlichkeit, der Psychotherapie und der Forschung[253].

---

[249]Ursprünglich sprach man von "Psychoneurosen" (z.B. bei Fenichel [1946]), ein Begriff, der in diesem Buch deskriptiv für neurotische Störungen mit seelischer Symptomatik gebraucht wird.

[250]Z.B. Lorenzer und Thomä (1965)

[251]Entsprechend der Definition der "Anpassungsstörungen" nach DSM-III

[252]Eissler (1963), v. Baeyer u.a. (1963), Grubrich-Simitis (1979)

[253]Hirsch (1987)

Traumatische Erlebnisse führen zur plötzlichen oder andauernden *inneren Reizüber-flutung,* lähmen das Ich und führen in einen Zustand völliger Hilflosigkeit, indem der Betroffene überwältigenden inneren und äußeren Erfahrungen ausgesetzt wird[254]. Die individuelle Resistenz gegenüber solchen Erlebnissen ist sehr unterschiedlich und hängt mit vielfältigen Persönlichkeitsfaktoren zusammen. Die *äußeren Faktoren* der traumatischen Erfahrung sind ihre Unvorhersehbarkeit, Intensität und Dauer sowie die Begleitumstände (z.B. Isolierung, Demütigung). *Innere Faktoren* sind - neben der Hilflosigkeit - Demütigungen, Kränkungen und das Aufbrechen archaischer unbe-wußter Phantasien, wie sie sonst etwa in Alpträumen vorkommen.

Jeder Mensch verfügt über tief unbewußte Phantasiebereiche, die von archaischen Vorstellungen beherrscht sind. Sie sind ähnlich irreal, chaotisch, traumhaft oder wi-dersinnig wie das plötzlich überwältigende Erleben von traumatischer Gewalt, von Katastrophen, gewaltsamer Sexualität. Im traumatischen Erleben wird die Verdrän-gungsschranke durchbrochen. Als Folge werden archaische Phantasien aktiviert und gleichsam bestätigt. Die Fähigkeit der Realitätsprüfung wird bedroht, weil die Grenze zwischen innerer Phantasie und äußerer Realität aufgelöst wird. Das Trauma bewirkt auf diese Weise eine *Ichregression:* einen Zusammenbruch der Fähigkeit, zwischen innen und außen zu unterscheiden und zu vermitteln, eine katastrophale Orientierungs-losigkeit und psychische Hilflosigkeit bis hin zur psychotischen Desorientiertheit.

Dieser Zustand tritt klinisch als *akute Traumareaktion* in Erscheinung und dauert an, bis es gelingt, die Kontrolle über das Erleben zurückzugewinnen. Erst mit der Resti-tution der Kontrollfunktionen des Ichs kann die Traumaverarbeitung beginnen. Ent-scheidend für das Ausmaß der traumatischen Wirkung eines Ereignisses ist also die Möglichkeit des Ichs, angesichts traumatischer Erlebnisse wenigstens Teile seiner Kontrollfunktionen, seiner Abwehr, aufrechtzuerhalten oder rasch wiederherzustellen.

Traumafolgen
Das Traumaerleben hat primäre und sekundäre Folgen (s. Kasten Kap. 6.2):
- *Primär* wird das traumatische Erleben von einer zumeist nur kurzdauernden **akuten Traumareaktion** (Kap. 6.2) begleitet. Danach entsteht bei allen Betroffenen eine **posttraumatische Reaktion** (Kap. 6.2). Sie ist durch ein gleichförmiges klinisches Syndrom gekennzeichnet: Ängste, Alpträume, Rückzug und Mißtrauen, Depression und Reizbarkeit, Schlaf- und Konzentrationsstörungen. Sie klingt im allgemeinen nach einigen Tagen, Wochen oder auch Monaten wieder ab, kann aber auch chro-nisch werden. Unvermittelt können nach Abklingen der posttraumatischen Reaktion sog. **posttraumatische Spätreaktionen** (Kap. 6.2) auftreten.

- *Sekundär* kann es zur Entwicklung einer **posttraumatischen Persönlichkeit** kom-men: Das Trauma wird innerseelisch auf eine Weise weiterverarbeitet, die eine dau-erhafte Veränderung der Persönlichkeit im Sinne einer neurotischen Disposition be-wirkt. Sie kann zur Basis einer **traumatogenen Störung** in Form einer *posttrauma-tischen Persönlichkeitsstörung* oder einer *traumatischen Neurose* (Kap. 12.2) wer-den.

- Außerdem können traumatische Erlebnisse zur **Entstehung von typischen, d.h. nichttraumatischen Neurosen** führen, wenn das Trauma als spezifisches Auslö-seereignis wirksam wird.[255]

---

[254]Freud (1917), (1920), (1926)
[255]Fenichel (1945)

12.1 Modi der Traumaverarbeitung[256]

Ein Trauma ist ein Ereignis, für dessen Verarbeitung es im Innern kein Vorbild, keine Repräsentanz gibt. Deshalb kommt es als unmittelbare Traumafolge zunächst, wie beschrieben, zur Orientierungslosigkeit, Hilflosigkeit und zum Zusammenbruch der Ichregulation zwischen innen und außen. Der Verlust der reiferen Formen des Denkens, der Wahrnehmungsverarbeitung, der Bewältigung und der Abwehr ist eine **Ichregression**; sie führt zur *Ichschwächung*, die in den Symptomen der traumatischen und posttraumatischen Reaktion unmittelbar sichtbar wird: Durch Angst- und Wutaffekte, durch Erstarrung und Rückzug und durch Einengung des Erlebens auf die gedankliche Wiederholung des Traumas. An die Stelle der reiferen Bewältigungsformen tritt ein Verarbeitungsmodus, der durch Affektisolierung, Spaltung und Mechanismen "primitiver" Identifikation und Projektion gekennzeichnet ist. Es handelt sich um Abwehrprozesse, mit denen die Betroffenen versuchen, sich der Schutzlosigkeit, der Demütigung und der Wahrnehmung der erschreckenden Realität zu entziehen. Dieser Zustand der Ichregression ähnelt dem *Entwicklungsstadium der beginnenden Differenzierungsprozesse* zwischen innen und außen in der frühen Individuationsentwicklung (Kap. 2.2). Er kann vorübergehend oder anhaltend sein.

Neben der Ichregression besteht auch eine **Regression in den Beziehungen**. Das Erleben der Hilflosigkeit "bedeutet" dann im unbewußten Erleben, vom anderen - d.h. vom mächtigen inneren Objekt - nicht wirksam geschützt zu werden. Da zugleich nicht sicher zwischen innen und außen unterschieden wird, richtet das Opfer nun seine Schutzbedürfnisse auf den Täter und unterwirft sich selbstquälerisch seiner Macht. Auf diese Weise entsteht die *sadomasochistische Abhängigkeit*, die für viele Täter-Opfer-Beziehungen nach Traumatisierungen typisch ist.[257]

Entscheidend für die Folgen traumatischer Erlebnisse ist die Art und Weise, wie sie psychisch weiterverarbeitet werden. Dabei sind nicht nur die Intensität und Dauer des Traumas bzw. der akuten traumatischen Reaktion und die Begleitumstände maßgeblich, sondern auch der Entwicklungsstand der Betroffenen, ihre psychische Konstitution, das Ergebnis ihrer bisherigen Persönlichkeitsentwicklung und die subjektive Bedeutung, die das Trauma aufgrund unbewußter Konflikte für sie hat.

Bei Menschen, die eine *stabile und anpassungsfähige Persönlichkeit* entwickelt haben, ist die traumabedingte Regression vorübergehend und in ihrer Intensität und Dauer nachvollziehbar auf das äußere Ereignis bezogen. Menschen hingegen, die sich mitten in den Umwälzungen einschneidender Entwicklungsprozesse befinden oder die für die Aufrechterhaltung ihrer Verdrängungen viel Energie brauchen, werden in ihren Anpassungs- und Verarbeitungsmöglichkeiten leichter geschwächt sein. Bei ihnen kann das Trauma zum Kern einer bleibenden psychischen Strukturschwäche werden, ein Locus minoris resistentiae, an dem später jederzeit eine psychische Dekompensation ansetzen kann.

---

[256]Fenichel (1945), Hirsch (1987), Zepf u.a. (1986), Sandler u.a. (1987)
[257]Ferenczi (1933), Ehlert und Lorke (1988), Zepf u.a. (1986)

Traumaverarbeitung im Jugendalter

Beim Jugendlichen treffen traumatische Erlebnisse auf eine für ihr Alter typische Labilisierung der inneren Strukturen im Rahmen der pubertären und adoleszenten Entwicklungs- und Reifungsprozesse. In dieser Altersphase besteht bei Traumatisierungen eine besondere Bereitschaft zur Ichregression, d.h. zum Verlust von reifen Abwehr-Funktionen zugunsten "früher" Abwehrformen und zur Desintegration der Repräsentanzen vom Selbst und den Objekten. Das führt zu innerseelischen Zuständen, die mit frühen Entwicklungsstadien vergleichbar sind: Eine Spaltung zwischen traumatischen und nichttraumatischen (inneren) Objektbeziehungen mit allen Folgen für das Selbstwertgefühl, die Ichstärke und den Realitätsbezug, wie sie für die Borderline-Persönlichkeit (Kap. 4.1 und 7.3) beschrieben wurden. Es entsteht eine **posttraumatische Persönlichkeitsstörung**.

Besondere Bedeutung hat in der späten Kindheit und im Jugendalter das Trauma des **sexuellen Mißbrauchs** in einer Vertrauensbeziehung. Dabei trifft der Mißbrauch durch eine nahestehende Person, oft ein Inzest, im allgemeinen auf fatale Weise mit unbewußten oder auch vorbewußten sexuellen Phantasien zusammen, die häufig gerade auf den Täter gerichtet sind. Dieses Zusammentreffen führt zu einer heillosen Orientierungs- und Identitätskrise und ruft unerträgliche Scham- und Schuldgefühle hervor. Die Ichschwächung ist dabei unmittelbare Folge der inneren Lähmung und dient zugleich der Abwehr von Schuld und Scham, Haß, Verfolgungs- und Verlassenheitsangst. Sexueller Mißbrauch innerhalb einer Familie setzt voraus, daß die Werte und Normen sowie die Generationsschranken in diesen Familien labil sind und die Familiendynamik gestört ist. Oft wird der Mißbrauch "geahnt" und verleugnet, die Schuld dem Mißbrauchsopfer zugeschoben. Ein Schutzraum, in dem das Trauma verarbeitet werden kann, fehlt ebenso wie Unterstützung bei der Verarbeitung. Wenn nicht andere Hilfen zur Verfügung stehen, wird die Regression beibehalten und das Trauma auf Borderline-Niveau fixiert.

Traumaverarbeitung im Erwachsenenalter

Die Bewältigung des Traumas

Erwachsene und alte Menschen, deren Persönlichkeit zum Zeitpunkt der Traumatisierung eine stabile Form gefunden hat, können sich nach dem Abklingen der posttraumatischen Reaktion wieder auf ihrem gewohnten Niveau stabilisieren. Die Voraussetzung dazu ist, daß das traumatische Ereignis keine körperlichen Folgen (z.B. Verletzungen) oder äußere Folgen (z.B. Heimatverlust) hinterläßt; solche Folgen erschweren die Stabilisierung und stellen langfristige Bewältigungsaufgaben dar. Durch die Traumatisierung tritt aber auch bei der "normalen", an sich stabilen Persönlichkeit zunächst eine Ichregression ein. Mit Hilfe von Bewältigungs- und Verdrängungsmechanismen wie Verleugnung, Ungeschehenmachen oder Wiederholen wird das Trauma im Laufe der Zeit verarbeitet und bildet dann einen Teil der bedeutsamen Lebenserfahrungen, ohne schwerwiegende psychopathologische Spuren zu hinterlassen.

Die Verdrängung des Traumas -
Die posttraumatische Persönlichkeit und traumatische Neurosen

Die Traumatisierung kann aber auch ein so starkes Ausmaß erlangt haben, daß eine Bewältigung ausgeschlossen ist. Eine Restitution des Ichs mag dann nur durch eine

Verdrängung des Traumas möglich sein. Die überwältigende Angst, die Demütigung, das Passivitätserleben, Wut und Haß werden verdrängt, schließlich sogar die Erinnerung an das Trauma. Diese Verdrängung des Traumas führt dazu, daß die traumatische Erinnerung im Innern wie eine Wunde als unbewußte Beziehungs-Repräsentanz erhalten und wirksam bleibt. Ähnlich wie bei der Entwicklung der neurotischen Persönlichkeit in der Kindheit wird eine Abwehr aus neurotischen Haltungen gebildet, die die Wiederkehr der Erinnerung verhindert. Es entwickelt sich eine **posttraumatische Persönlichkeit**. Sie hat oft ein *paranoides*, ein *phobisches* oder *masochistisches* Gepräge. Darin werden Haß, Aggression und reaktive Schuldgefühle gebunden, aber auch Schuldgefühle, die aus der Identifizierung mit dem traumatisierenden Täter stammen[258].

Aus der Abwehr und Weiterverarbeitung der Traumatisierung können bei Auslösesituationen, die unbewußt an das Trauma erinnern, klinische Syndrome entstehen, die **traumatischen Neurosen** (s. unten). Sie treten häufig in Gestalt von *depressiven Neurosen, Angstneurosen* oder *psychogenen Schmerzsyndromen* auf. Ihre traumatische Ätiologie bleibt - wegen der Verdrängung des Traumas - oft unerkannt.

Die Fixierung des posttraumatischen Ichs -
Die Entwicklung posttraumatischer Persönlichkeitsstörungen
Alternativ zur Verdrängung des Traumas kann auch ein anderer Mechanismus der Weiterverarbeitung auftreten: Die *Fixierung der Ichschwächung*. Dabei kann eine latente Bereitschaft zur Ichregression eine zusätzlich Rolle spielen: Bei einer bis dahin unbemerkten, gut kompensierten Borderline-Persönlichkeit mit adäquater Anpassung und Realitätsbewältigung kann das Trauma zum Zusammenbruch der Anpassung führen. In der Folge bleibt die Ichregression, d.h. ein *borderline-ähnlicher Zustand* dauerhaft bestehen; es entwickelt sich eine **posttraumatische Persönlichkeitsstörung**. Damit fehlt die Möglichkeit zur reifen Bearbeitung des Traumas. Insbesondere wird das traumatische Ereignis nicht verdrängt und vergessen, sondern kognitiv erinnert (und bisweilen demonstrativ beklagt).

Unbewußt ist allerdings die innerseelische Weiterverarbeitung, die den Prozessen der Differenzierung während der frühen Individuationsentwicklung, also bei der Abgrenzung zwischen Selbst und Objekt ähnelt: Mit Hilfe der *Spaltung zwischen "traumatisierend" und "nicht traumatisierend"* wird die innere Welt polarisiert[259], das innere "Gute" vor dem "Schlechten" in Sicherheit gebracht. Das Trauma bleibt als eine Wunde, als ein *Introjekt*[260] im Innern abgekapselt gegenüber anderen inneren Bildern erhalten: Das vormals traumatisierende äußere "Objekt", der Täter, wird nun zum traumatischen inneren Objekt, zum Abbild des Täters, das eine quälende Herrschaft über die Betroffenen ausübt. So entsteht im Innern eine sadomasochistische Beziehung: Ein Teil des Patienten behandelt nun einen anderen Teil von ihm sadistisch, dieser andere Teil unterwirft sich in masochistischer Weise. Schon durch kleinste Erinnerungen - durch Stimmungen, Jahrestage usw. - kann diese innere Dynamik belebt werden und bewirken, daß die Betroffenen beginnen, sich selbst zu quälen, zu ver-

---

[258]Ferenczi (1933)
[259]Fischer (1990)
[260]Vgl. Küchenhoff (1990). - Die Introjektion ist ein "früher" Abwehrmechanismus gegen überwältigende Angst (Kernberg 1976). Sie hält eine Beziehungserfahrung als ein inneres Bild fest und kann eingesetzt werden, um Angsterlebnisse zu binden und von anderen Erfahrungen getrennt zu halten.

letzen oder sogar zu suizidieren. Bei derartigen Dekompensationen treten verschiedene und bisweilen vielgestaltige Syndrome auf, die die Gestalt von Borderline-Syndromen haben (s. unten).

Die posttraumatische Manifestation von Neurosen

Wenn die Traumatisierung einen Menschen trifft, der in seiner prätraumatischen Entwicklung neurotische Fixierungen im Bereich der Konflikt-Pathologie oder der Pathologie ihres Selbst erworben und damit eine *neurotische Persönlichkeit* entwickelt hat, ist eine folgenlose Restitution unwahrscheinlich. Das Trauma wird bei ihm in irgendeiner Form an verdrängte Konflikte und Bedeutungen rühren. Der Übergriff, die Überraschung, die Überwältigung, die Demütigung, die Auslieferung, das Ungeschütztsein, die ausbleibende Hilfe, das Unvorhergesehene können solche, aus der Pathologie der Betroffenen und ihrer Lebensgeschichte verständlichen konflikthaften unbewußten Bedeutungen haben. Auf diese Weise kann durch ein Trauma eine **typische neurotische Erkrankung** hervorgerufen werden. *Das Trauma hat dabei die Funktion einer persönlichkeitsspezifischen Auslösesituation:* Bei narzißtischen Patienten kann die Demütigung, die mit einem Überfall verbunden ist, eine narzißtische Verwundung wiederbeleben und eine narzißtische Störung herbeiführen, z.B. eine Depression; bei Patienten, die unbewußte sexuelle Identitätskonflikte haben, kann ein sexueller Übergriff zum Auslöser für eine funktionelle Sexualstörung, eine Konversionsneurose oder eine Panikstörung werden usw. Es handelt sich hier also um typische und nicht um eine traumatische Neurosen; "posttraumatisch" ist hier also als ein zeitlicher Begriff zu verstehen und nicht als ein ätiologischer.

12.2 Klinische Bilder

Klinisch treten posttraumatische Störungen als *traumatische* bzw. *posttraumatische Reaktionen* (Kap. 6.2), als *posttraumatische Persönlichkeitsstörungen* und als *traumatische Neurosen* in Erscheinung. Außerdem wurde die Möglichkeit erwähnt, daß Traumata als Auslösefaktoren für die Entstehung typischer neurotischer Störungen wirksam werden können.

Posttraumatische Persönlichkeitsstörungen

Posttraumatische Persönlichkeitsstörungen sind bleibende Veränderungen einer bis dahin unauffälligen Persönlichkeit, die auf einer pathologischen Traumaverarbeitung beruhen. In ihrer Psychodynamik und Struktur gleichen sie den Borderline-Persönlichkeiten.

Die subjektiven Erlebnisstörungen und objektiven Verhaltensstörungen sind bei den posttraumatischen Persönlichkeitsstörungen eine Weiterverarbeitung und Bewältigungsversuche der Ichschwächung, die durch die Traumatisierung hervorgerufen worden ist. Der Unterschied gegenüber den Borderline-Persönlichkeitsstörungen besteht darin, daß diese auf einer in der Kindheit angelegten Entwicklungs-Pathologie beruhen, während bei den posttraumatischen Persönlichkeitsstörungen die *Traumatogenese nach Abschluß der Kindheitsentwicklung* der wesentliche Faktor ist.

Klinisch gibt es neben den allgemeinen Merkmalen der Borderline-Pathologie (Kap. 4.1) einige typische Besonderheiten der posttraumatischen Persönlichkeitsstörungen. Sie sind gekennzeichnet durch

- besondere *Verletzbarkeit*, Mißtrauen, Kontaktabbrüche und narzißtischen Rückzug,
- *Abwehr von Affekten*, vor allem von Wut,
- *psychischen Masochismus*: die Neigung, sich selbst zu bestrafen und Schmerz zu erleiden als Ausdruck einer identifikatorischen Fehlverarbeitung des Erlebens der Hilflosigkeit (Kap. 7.4),
- *Spaltung* in "gut" und "böse" und Identifikation mit dem einen Teil, während der andere projiziert wird: "Leben in einer Welt voller Täter und Opfer",
- *phobische Haltungen*: Situationen, die an das Trauma erinnern könnten, werden vermieden.

Bei der Wiederbelebung der traumatischen Situation droht eine erneute Desintegration der Persönlichkeit. In solchen Situationen entstehen **klinische Syndrome**, die den Borderline-Syndromen (Kap. 7.3) gleichen, insbesondere

- *Depersonalisation* zur Bewältigung von seelischer Verletzung, Scham, Haß,
- *Derealisation* zur Verleugnung des traumatischen Geschehens,
- *Schmerz* als narzißtische Körperbesetzung,
- *Selbstbeschädigung* im Rahmen der posttraumatischen Schuldverarbeitung[261]: Entlastung des Täters von Schuldgefühl durch Selbstbeschuldigung.

Eine besondere **Disposition** für die Entstehung posttraumatischer Persönlichkeitsstörungen scheint das *Jugendalter* mit seiner altersspezifischen Ichlabilität zu sein. Bei Erwachsenen dagegen kommt eine anhaltende Ichschwächung wahrscheinlich meistens auf der Basis einer bereits vorher bestehenden Entwicklungs-Pathologie zustande. Diese kann bis zur Traumatisierung allerdings gut kompensiert und nicht erkennbar gewesen sein.

Traumatische Neurosen

Traumatische Neurosen sind Störungen, die auf einem durch Verdrängung abgewehrten traumatischen Erlebnis nach Abschluß der Kindheitsentwicklung beruhen. Es handelt sich also um *Spätfolgen* einer Traumatisierung durch eine pathologische Traumaverarbeitung.

"Spätfolge" bedeutet, daß die Symptomatik eine Notreaktion ist, die zustande kommt, wenn die Verdrängung des Traumas durch Erlebnisse gelockert wird, die das unbewußte Traumaerlebnis reaktivieren. Die Voraussetzung ist also, daß das Realtrauma - wie oben beschrieben - verdrängt worden ist. Diese Voraussetzung ist vor allem bei Erwachsenen gegeben, die bis dahin eine relativ stabile Entwicklung hatten.

Psychodynamik und Struktur der traumatischen Neurosen sind mit den "klassischen" neurotischen bzw. narzißtischen Störungen identisch. *Der Unterschied besteht in der Ätiologie:* Während die typischen Neurosen durch das Zusammenwirken von Kindheitsdisposition und Auslösekonflikt entstehen, ist bei den traumatischen Neurosen das

---

[261] Ferenczi (1932)

verdrängte Realtrauma nach Abschluß der Frühentwicklung das wesentliche Erkrankungsrisiko. Man kann daher auch von *traumatogenen Neurosen* sprechen. Die Abgrenzung ist allerdings schwierig, wenn nicht nur die Affekte und Impulse des traumatischen Erlebens verdrängt werden, sondern auch die Erinnerung an das traumatische Erleben selbst. Dann wird es kaum möglich sein, die Traumatogenese dieser Neurosen zu erkennen.

Klinisch gehen insbesondere einige der *Angstneurosen und Phobien*, der *depressiven Neurosen*, der *Schmerzsyndrome* und der *Konversionsneurosen* auf traumatische Ursachen zurück.

Zur Behandlung[262]

Die **psychoanalytischen Behandlungen** von *traumatischen Neurosen* haben das Ziel, das traumatische Erlebnis aufzudecken und Motive der Verdrängung des Traumas, vor allem Wut und Haß, pathologische Schuld und Scham zu bearbeiten. Dabei gerät der Analytiker unweigerlich in schwierige Übertragungspositionen: Er erhält in der Übertragung den unbewußten Auftrag, auf eine allmächtige Weise das Trauma ungeschehen machen zu sollen; weil er in dieser Funktion versagen muß, wird ihm die Verantwortung für die Traumatisierung zugeschrieben; schließlich wird er selbst zum traumatisierenden Täter.[263] Diese Übertragungen rufen oft schwer erträgliche Gegenübertragungen hervor. Sie sind von Rechtfertigungsdruck, Distanzierungsbedürfnissen, von Abscheu und Ekel, aber auch von Omnipotenzphantasien, überwältigenden Sadismen und schließlich lähmenden Scham- und Schuldgefühlen geprägt. Solche Gegenübertragungen können selbstanalytisch erfaßt und zum Verständnis der Beziehungsdynamik genutzt und in die Deutungsarbeit integriert werden. Dann kann der Analytiker dem Patienten zeigen, daß er einerseits seine Angriffe überlebt und andererseits die Grenze wahrt, deren Überschreitung der Patient in der Übertragung erwartet.

Das gilt mehr noch bei der analytischen Behandlung *posttraumatischer Persönlichkeitsstörungen*. Wenn solche Behandlungen über einen oft notwendigen supportiven Ansatz hinausgelangen sollen, ist der Behandler oft schwer erträglichen Haß- und Wutaffekten ausgesetzt, die aus der inneren abgespaltenen traumatisschen Objektbeziehung des Patienten stammen. Das Ziel dieser Behandlungen ist die Überwindung der Spaltung und die Herstellung der Erfahrung, daß die "bösen" überwältigenden Erlebnisse das "Gute" im Patienten nicht zerstört haben. Was hier so einfach klingt, ist in der Praxis ein mühevoller und langdauernder Prozeß, dem starke Kräfte - die Identifikation des Traumaopfers mit dem Täter - entgegenstehen.

Zur Vertiefung empfohlene Literatur:
Balint M (1970), Freud S (1895), Grubrich-Simitis I (1979), Hirsch M (1987), Jiminez JP (1988), Niederland WG (1980), Sandler J u.a. (1987)

---

[262]Vgl. auch die Behandlungsansätze bei posttraumatischen Reaktionen (Kap. 6.2) und bei Borderline-Persönlichkeitsstörungen (Kap. 7.3)
[263]Balint (1970), Jiminez (1988), Kögler (1991)

13. Psychotherapeutische Versorgung

Wir bezeichnen die *psychologische Einflußnahme mit dem Ziel der Verbesserung von Krankheitszuständen* als **Psychotherapie.** Sie reicht von der *psychologisch kundigen ärztlichen Führung* über *beratende und unterstützende psychologische Interventionen* bis hin zum Einsatz *spezieller Verfahren* durch den Spezialisten, d.h. durch speziell dafür ausgebildete Ärzte und Psychologen. Ihre Organisation innerhalb des Gesundheitssystems wird im allgemeinen als *psychotherapeutische Versorgung* bzw. psychotherapeutisches Versorgungssystem beschrieben.

13.1 Grundlagen der Psychotherapie

Einflußnahme mit psychologischen Mitteln

Wenn Menschen miteinander in Beziehung stehen, nehmen sie mehr oder weniger intensiv, absichtlich oder unbemerkt, aufeinander Einfluß. Wenn es um Erziehung, Beratung, Trost u.ä. geht, wird ganz offen versucht, das Erleben, die Einstellungen, das Denken oder das Verhalten des anderen zu beeinflussen und in eine bestimmte Richtung zu verändern. Die Psychotherapie unterscheidet sich von solchen alltäglichen Formen der psychologischen Beeinflussung:

- Sie findet als *Behandlung von Krankheiten* statt. Krankheit ist dabei im allgemeinen durch das subjektive Krankheitsgefühl des Betroffenen, d.h. seinen Leidensdruck definiert, Behandlung durch bestimmte Regeln der Patient-Therapeut-Beziehung (Kap. 1).
- Die Interventionen sind *wissenschaftlich begründet* und beziehen sich auf eine definierte Theorie der Persönlichkeit, des Verhaltens bzw. Erlebens, eine wissenschaftliche Krankheitstheorie und eine anerkannte Ausbildung.

Voraussetzungen und Wirkfaktoren
Damit ein Gespräch oder, allgemeiner gesagt, eine Intervention die erwünschte Wirkung entfalten kann, müssen eine Reihe von Bedingungen erfüllt sein. Neben äußeren Bedingungen, z.B. Schutz des Arztgeheimnisses durch das Gesetz, sind es vor allem Faktoren der Patient-Therapeut-Beziehung. Zuverlässigkeit und Vertrauen zwischen Behandler und Patient sind die unabdingbare Voraussetzung für das Gelingen einer Psychotherapie. Ohne eine *Grundeinstellung des Behandlers*, die annehmend, grundsätzlich wohlwollend und um Verständnis bemüht ist, kann keine Psychotherapie gelingen. Einfühlungsvermögen, Annahme und Wertschätzung, Echtheit und Wahrhaf-

tigkeit sind die Elemente der psychotherapeutischen Grundhaltung[264]. Weitere Voraussetzungen, die den Effekt einer Behandlung fördern, sind die Kontinuität der psychotherapeutischen Beziehung, die sich oft über lange Zeiträume erstreckt, eine ausreichend lange Behandlungsdauer, eine gute Vorbereitung des Patienten und die gemeinsame Zuversicht, daß die Behandlung zu einer Besserung führt.[265]

Auf diesen allgemeinen Voraussetzungen kann sich als Basis für eine effektive Psychotherapie eine *helfende Beziehung*[266] etablieren, die durch drei Merkmale gekennzeichnet ist:

- Sie ist nach dem Eltern-Kind-Muster strukturiert,
- sie gibt dem Psychotherapeuten die Autorität, psychologisch auf den Patienten einzuwirken, und
- sie arbeitet mit der Fähigkeit des Patienten, aus einer solchen Beziehung Nutzen zu ziehen.

Beispiele für Wirkfaktoren in der Psychotherapie

- *Das Problemfeld:* Behandlung eines einzelnen, eines Paares, einer Familie oder von Teilen davon,
- *das Setting:* Behandlung in der Zweiersituation, in der Gruppe, im Familienrahmen,
- *der Rahmen:* Häufigkeit, Dauer, Kontinuität, Gesamtzeitraum der Sitzungen,
- *das Zusammenpassen* der Persönlichkeiten von Patient und Behandler vor dem Hintergrund der zentralen Konflikte des Patienten; wichtig sind dabei z.B. die Alters- und Geschlechtskonstellation, Charakter, Vorerfahrungen, Einstellungen und Haltungen, Ängste und unbewußte Erwartungen,
- *die Behandlungstheorie* und die daraus abgeleitete Behandlungsstrategie für die einzelne Behandlung,
- *die Behandlungsziele:* offen ausgesprochene, vereinbarte und indirekt wirksame Zielvorstellungen der Beteiligten,
- *die Regeln* über das Verhalten innerhalb und ggf. außerhalb der Behandlung. Hier zeigen sich wichtige Unterschiede zwischen den Methoden; so wird z.B. nur in bestimmten Formen der analytischen Therapie eine "Grundregel" (Kap. 14.1) vereinbart,
- *die Tragfähigkeit des Behandlers* für Konflikte und emotionale Spannungen, letztlich seine Fähigkeit, die Übertragungen des Patienten und seine Gegenübertragung zu reflektieren und daraus für den Patienten förderliche Interventionen abzuleiten,
- *die Interventionen:* In ihnen äußert sich, wie der Psychotherapeut den Patienten versteht und wie er glaubt, ihm mit seiner Methode am besten helfen zu können.

---

[264]Rogers (1959)
[265]Orlinski und Howard (1986)
[266]Strupp (1973)

Wenn diese Voraussetzungen erfüllt sind, entfaltet eine Psychotherapie - unabhängig von der speziellen Art der Einflußnahme (s. unten) - bereits einen förderlichen Grundeffekt. Er wird als **unspezifischer Psychotherapieeffekt** bezeichnet. Die unspezifischen Wirkfaktoren sind die notwendige Voraussetzung für Veränderungen, aber sie sind nicht alles; sie schaffen das therapeutische Klima, das notwendig ist, um Veränderungen zu erreichen.

Die Wirkung der Psychotherapie ergibt sich erst aus dem Zusammenwirken zwischen dem unspezifischen und dem **spezifischen Effekt** einer Behandlung. Dieser ist durch die Vorgehensweise bedingt, die jeder Methode eigen ist. Das ist z.B. in der analytischen Psychotherapie die Erfahrung, die der Patient durch Deutungen seines Erlebens und Verhaltens in bezug auf sein Unbewußtes machen kann (Kap. 14). In der Praxis kommen dabei die theoretischen Konzepte, die Erfahrungen und die Persönlichkeit des Behandlers zum Tragen.

Die Wirkung der Psychotherapie läßt sich also nicht auf einige wenige Faktoren zurückführen, sondern beruht auf einem komplexen Zusammenspiel vieler Einflußgrössen (s. Kasten Seite 222).

Psychotherapeutische Gesprächsführung

An mehreren Stellen dieses Buches[267] wurden bereits Aspekte der ärztlichen Gesprächsführung erörtert. Im Prinzip gelten sie auch für die Psychotherapie. Wichtige Voraussetzung für das Gelingen eines Gesprächs ist vor allem die Berücksichtigung von Beziehungsfaktoren wie Übertragung, Gegenübertragung, Kollusion, Widerstand oder Regression. Dabei ist es das übergeordnete **Ziel**, eine Beziehung zum Patienten herzustellen und aufrechtzuerhalten, die von Vertrauen, Respekt und Offenheit getragen ist, um auf dieser Basis die psychotherapeutische Arbeit zu beginnen.

Die wichtigste "Technik" ist dabei das *Zuhören*. Wie man einem Patienten zuhört und welche Fragen und Kommentare man daraus ableitet, gibt ihm zu erkennen, ob man innerlich präsent ist und bereit ist, sich auf seine Persönlichkeit einzustellen, sich auf seine Mitteilungen emotional und gedanklich einzulassen und sich davon berühren zu lassen. Eigene Schwierigkeiten, Konflikte oder Ängste können dabei eine starke Abwehr hervorrufen und das Bedürfnis erwecken, Distanz zu schaffen. Für jeden psychotherapeutisch Tätigen wird es daher wichtig sein, die Grenzen seiner Kapazität zu erkennen und anzuerkennen. Manche werden mit Hilfe einer Selbsterfahrung die Hintergründe eigener Befangenheiten ergründen und ihre Kapazität dadurch erweitern. In der psychotherapeutischen Ausbildung ist eine Selbsterfahrung, z.B. als Lehranalyse, deshalb Pflicht.

Für das Ausmaß der *Aktivität des Psychotherapeuten* gibt es keine festen Regeln. Entscheidend ist, daß das Gespräch dem Patienten Raum zur Entfaltung gibt und nicht durch Bedürfnisse des Therapeuten oder durch seine Ungeduld geprägt wird. Im allgemeinen bedeutet das, sich zugewandt, jedoch abwartend zu verhalten. Viele Patienten brauchen aber Ermunterung oder auch aktive Führung durch den Psychotherapeuten, vor allem solange ihnen die psychotherapeutische Situation fremd ist, um sie konstruktiv für sich nutzen zu können.

---

[267]Bei der Darstellung der Arzt-Patient-Beziehung (Kap. 1.4), der Diagnostik (Kap. 5), der Betreuung Schwerkranker (Kap. 6.3) u.a.

Eine weitere Technik, die zum Gelingen psychotherapeutischer Gespräche beiträgt, ist die *Arbeit in einem passenden Rahmen.* Dazu gehört die Schaffung einer ungestörten Gesprächssituation, die Einhaltung von Vereinbarungen und Terminen, insbesondere aber am Gesprächsbeginn eine Klärung der Funktion und Dauer eines Gespräches, eine Problemdefinition und die Beachtung und Einhaltung der dadurch gesetzten Grenzen. So ist es z.B. nützlich, am Beginn einer Beratung zu klären, was das Gespräch klären kann und was wahrscheinlich nicht. Die Festsetzung der Gesprächsdauer wird dem Patienten die Möglichkeit geben, sich innerlich darauf einzustellen und die Kontrolle darüber zu behalten, wie weit er sich in diesem Gespräch öffnen will. Unstrukturierte Gespräche sind nur unter bestimmten Voraussetzungen sinnvoll, z.B. im Rahmen eines szenischen psychoanalytischen Interviews (Kap. 5.2) oder im Rahmen einer laufenden psychoanalytischen Behandlung (vgl. freie Assoziation, Kap. 14.1).

Die *Gestalt eines psychotherapeutischen Gespräches* richtet sich nach der Methode und kann nicht verallgemeinert werden. Es gibt z.B. in der frequenten analytischen Therapie (Kap. 15.1) keine festgelegte Verlaufsgestalt der einzelnen Stunde, sondern eine spontane, ungeplante Interaktion. Im Beratungsgespräch folgt der Gesprächsverlauf dagegen einer Gestalt, die sich an der Sequenz *Problemdefinition > Materialsammlung und Klärung > Information und Kommentierung > Erarbeitung von Lösungsstrategien > abschließende Vereinbarung* orientiert.

Allgemeine Kriterien zur Indikation und Prognose

Prognosekriterien beziehen sich auf die Behandelbarkeit eines Patienten mit einem bestimmten Psychotherapieverfahren. Prognose bedeutet dabei die Einschätzung, ob ein günstiges Behandlungsergebnis wahrscheinlich mit geringerem oder größerem Aufwand an Energie, Zeit und therapeutischem Können zu erreichen ist.

Dabei unterscheidet sich die **Beurteilung der Indikation und Prognose** in der Psychotherapie und speziell für psychoanalytische Behandlungen stark von Indikationsstellungen in der übrigen Medizin. Der Grund dafür ist der persönlichkeitsorientierte Ansatz der meisten Psychotherapieverfahren: Sie orientieren sich an der Persönlichkeits- bzw. Entwicklungsdiagnostik (Kap. 4 und 5.2) und nicht an symptomzentrierten Diagnosen. Wenn man die Organisation des Ich, des Selbst und der Beziehungen eines Patienten beurteilt, kann man einschätzen, ob ein mehr auf die Konflikt- und Beziehungsdynamik zentriertes Verfahren oder ein stärker auf das manifeste Verhalten zentriertes bzw. übendes Verfahren in Frage kommt und welche Modifikationen des üblichen Vorgehens erforderlich sind, damit die Behandlung dem Patienten optimal nützt.

Welche spezielle Art einer Psychotherapie bei einem bestimmten Patienten dann zur Anwendung kommt, beruht vor allem auf Erfahrungswissen. Es geht dabei um die Frage, mit welcher Psychotherapie mit vertretbarem Aufwand ein optimales Behandlungsergebnis zu erwarten ist. Bei der Beurteilung dieser Frage spielt natürlich eine wichtige Rolle, welche Erfahrungen ein Psychotherapeut in vergleichbaren Fällen gemacht hat. Die Grundorientierung, die er in seiner Ausbildung erworben hat, wird dabei oft der entscheidende Maßstab sein: Verhaltenstherapeuten werden im allgemeinen dazu neigen, wenn überhaupt eine Wahl besteht, einer Verhaltenstherapie den Vorzug zu geben, Psychoanalytiker einer analytischen Therapie.

Für die **Differentialindikation** zwischen konfliktzentrierten und verhaltensorientierten bzw. übenden Verfahren gibt es einige Kriterien, die die Grundorientierung erleichtern:

- Für eine *konflikt- und beziehungsorientierte analytische Psychotherapie* (Kap. 15.1) muß bei den Patienten eine nicht nur vordergründige Bereitschaft vorhanden sein, sich in ihrer Persönlichkeit, Lebensorientierung und Beziehungsgestaltung zu verändern; dieser Veränderungswunsch beruht auf einem *subjektiven Leidensdruck* und bildet - neben dem Leiden an der Symptomatik - die Voraussetzung für eine erfolgreiche analytische Psychotherapie. Es muß außerdem ein *ungenutztes Entwicklungspotential* erkennbar sein, d.h. im Untersucher muß sich eine Vorstellung bilden, daß er dem Patienten mit der analytischen Methode zu einer Neuorientierung verhelfen kann. Das ist ein schwer objektivierbares Indikationskriterium. Es beruht auf klinischer Erfahrung mit ähnlichen Fällen und enthält die Wahrnehmung, daß Patient und potentieller Behandler in ihrer Grundpersönlichkeit in einer Weise *zusammenpassen*, daß eine helfende Beziehung entstehen kann. Für den künftigen Behandler bedeutet das, daß er einen lebendigen Zugang zur krankheitsrelevanten Problematik des Patienten findet und ihn spontan intuitiv - und nicht nur intellektuell - in wesentlichen Persönlichkeitsbereichen versteht. Schließlich kommen bestimmte kommunikative Fähigkeiten hinzu: Auf Seiten des Patienten *Introspektionsfähigkeit, Reflektions- und Ausdrucksvermögen*, auf Seiten den Behandlers die Fähigkeit, dem Patienten sein Verständnis vermitteln.

- Für ein *symptomzentriertes verhaltenstherapeutisches bzw. übendes Verfahren* muß vor allem ein symptombedingter Leidensdruck vorhanden sein, der zur Mitarbeit motiviert. Ein ausgeprägter sekundärer Krankheitsgewinn (Kap. 1.3) steht einem Behandlungserfolg in der Verhaltenstherapie ebenso entgegen wie in der analytischen Behandlung.

13.2 Die Institutionalisierung der psychotherapeutischen Versorgung

Zwischen der psychologischen Basisfunktion eines Arztes und der psychotherapeutischen Tätigkeit des Spezialisten besteht ein breit gefächertes Spektrum psychotherapeutischer Tätigkeitsformen mit fließenden Übergängen. Je spezifischer die psychosomatischen Fragestellungen sind und je differenzierter und aufwendiger die psychotherapeutischen Behandlungsverfahren, desto mehr ist spezialisierte psychotherapeutische Fachkompetenz erforderlich, um den Aufgaben und Problemen der psychotherapeutischen Versorgung gerecht zu werden. In der Praxis ergeben sich damit unterschiedliche Aufgabenfelder.

Die psychologische ärztliche Basisfunktion

Die *psychologischen Aufgaben eines Arztes* - unabhängig von seinem speziellen Arbeitsgebiet - sind

- die Förderung der Mitarbeit eines Patienten an der Behandlung,
- die Unterstützung seiner Krankheitsbewältigung (Kap. 1.2), insbesondere die Bewältigung der psychologischen Probleme bei chronischen und unheilbaren Erkrankungen,
- der Umgang mit unheilbar Kranken und Sterbenden (Kap. 6.3).
- Außerdem muß jeder Arzt seelisch bedingte Erkrankungen rechtzeitig erkennen, sachgerechte Behandlungen ermöglichen und den Patienten vor ungeeigneten Maßnahmen schützen (Kap. 5.1).

Diese psychologische Basisfunktion gehört zur Grundausbildung eines jeden Arztes im Medizinstudium. Sie wird an den Universitäten vor allem in der Medizinpsychologie[268] bzw. - in der Schweiz - in der "Psychosozialen Medizin"[269] und - in Deutschland und Österreich - in der "Psychosomatischen Medizin und Psychotherapie" vermittelt.

Die "allgemeine" Psychotherapie

Die allgemeine Psychotherapie von Patienten mit psychogenen Erkrankungen in der Allgemeinpraxis wird neuerdings als *psychosomatische Grundversorgung* bezeichnet. Sie erfordert vom Arzt besondere Fähigkeiten und Kenntnisse, die in speziellen Fortbildungsveranstaltungen erworben werden. Sie umfaßt

- die spezielle Diagnostik,
- die Indikationsstellung zur Psychotherapie und
- die Behandlung psychogener Erkrankungen mit begrenzter Zielsetzung.

Organisationsformen der psychotherapeutischen Versorgung

ambulant	stationär
psychologische Basisfunktion	
ärztliche Beratung: alle Ärzte	alle klinischen Bereiche
allgemeine Psychotherapie	
Allgemeinpraxis: psychosomatische Grundversorgung	
fachbezogene Psychotherapie	
1. Praxis für Psychiatrie und Psychotherapie	1. Psychiatrische Kliniken
2. andere Fachpraxis mit Zusatz "Psychotherapie"	2. Klinisch-integrierte Krankenstationen
	3. Konsiliar- und Liaison-Psychosomatik
psychotherapeutische Medizin	
Fachpraxis für Psychotherapeutische Medizin	Psychotherapeutisch-psychosomatische Fachabteilungen
psychotherapeutische Spezialisierung	
Praxis für Psychoanalyse, Verhaltenstherapie (zusätzlich zu einem Fachgebiet)	Psychotherapeutisch-psychosomatische Fachabteilungen

---

[268] Enke u.a. (1973), Pöppel und Bullinger (1990)
[269] Heim und Willi (1982)

Die fachbezogene Psychotherapie

Mit der Weiterbildungsordnung von 1992 ist in Deutschland das Fachgebiet Psychiatrie erweitert worden. Jetzt gehört auch hier - wie in der Schweiz schon seit vielen Jahren - die fachbezogene *psychiatrische Psychotherapie* zur psychiatrischen Facharztausbildung. Daneben erweitern auch manche Haus- und Fachärzte ihre Kenntnisse in einer psychotherapeutischen Zusatzausbildung und erwerben die Bezeichnung "Psychotherapie", die in Deutshcland als Zusatz zur Facharztbezeichnung geführt wird. Diese Ärzte behandeln *Patienten ihres Fachgebietes*, z.B. gynäkologische Patientinnen, bei speziellen Indikationen auch mit tiefenpsychologischer oder Verhaltenstherapie.

Die Psychotherapeutische Medizin[270]

Die Psychotherapie und Psychosomatik ist in Deutschland seit kurzem als selbständige medizinische *Fachdisziplin* unter der Bezeichnung "Psychotherapeutische Medizin" im Versorgungssystem etabliert[271]. Ihre Aufgabe ist die *spezifische Diagnostik und die psychotherapeutische Behandlung neurotischer und psychosomatischer Erkrankungen*. Der Einsatz psychotherapeutischer Behandlungsverfahren erfordert eine umfassende Facharztausbildung und eine besondere Organisation des Praxis- oder Klinikbetriebes. Während es in Deutschland in der ambulanten Versorgung (Kap. 13.1) jetzt Facharztpraxen für psychotherapeutische Medizin gibt (in Österreich und in der Schweiz gibt es diese Spezialität gegenwärtig nicht), sind im klinischen Bereich (Kap. 13.2) verschiedene Formen der Zusammenarbeit zwischen Organmedizin und Psychotherapie sowie psychotherapeutische Spezialeinrichtungen entstanden.

Dabei gibt es zwei Grundrichtungen: die psychoanalytischen und die verhaltenstherapeutischen Verfahren. Je nach seinen Interessen kann ein Arzt in seiner Fachausbildung einen psychoanalytisch orientierten, sog. tiefenpsychologischen, oder einen verhaltenstherapeutischen Ansatz wählen und später in seiner Tätigkeit einen entsprechenden Schwerpunkt bilden.

Die psychotherapeutische Spezialisierung

Die Schwerpunktsetzung im Bereich der analytischen oder verhaltenstherapeutischen Verfahren kann durch eine Zusatzausbildung weiter ausgebaut werden. Im deutschen Versorgungssystem wird eine solche zusätzliche Spezialisierung durch den Zusatz "Psychoanalyse" oder "Psychotherapie" (mit einem psychoanalytisch orientierten oder einem verhaltenstherapeutischen Schwerpunkt)[272] kenntlich gemacht, der als Ergänzung zur Facharztbezeichnung geführt wird.

Exkurs: Die Ausbildung des Psychotherapeuten[273]

Die **psychotherapeutische Weiterbildung** wurde bisher fast ausschließlich von privaten Instituten vermittelt, die von psychotherapeutischen Fachgesellschaften getragen werden und von den Ärztekammern zur Weiterbildung legitimiert sind. Voraussetzung

---

[270] Definitionen der Gebiete und Bereiche s. Anhang

[271] Janssen (1993)

[272] Der Zusatz "Psychotherapie" gilt auch für die fachbezogene Psychotherapie (s. dort). Bis zur Einführung der Facharztbezeichnung "Psychotherapeutische Medizin" [1992] war die Zusatzbezeichnung "Psychotherapie" (oder "Psychoanalyse") die einzige Möglichkeit, sich als ärztlicher Psychotherapeut in einer Kassenarztpraxis niederzulassen.

[273] Inhalte der Weiterbildungen s. Anhang

für die Weiterbildung ist die Approbation als Arzt oder das staatliche Diplom als Psychologe. Sie ist berufsbegleitend, d.h., sie findet außerhalb der Berufstätigkeit meistens in den Abendstunden statt.

Diese Weiterbildung (s. Anhang) besteht aus *theoretischen Seminaren, praktischen Übungen* (z.B. Diagnostik) und *Behandlungen unter Anleitung* (Supervision). Die meisten Methoden erfordern als zentralen Behandlungsteil der Weiterbildung eine *Selbsterfahrung*, in der der Bewerber sich selbst dem Verfahren aussetzt, das er später bei Patienten anwenden will. Bei Psychoanalytikern ist das die Lehranalyse. Sie dient vornehmlich dazu, Reaktionen kennenzulernen, denen man später beim Patienten begegnen wird (Übertragung, Widerstand usw.) und die eigenen, zunächst unbewußten Reaktionsweisen kennenzulernen. Die Lehrbehandlung führt darüber hinaus auch zur persönlichen Reifung und Weiterentwicklung.

Mit der ärztlichen Weiterbildungsordnung von 1992 wurde in Deutschland die **psychotherapeutische Facharztausbildung** als eine vollberufliche klinische Ganztagsausbildung eingeführt. Ihr Inhalt (s. Anhang) ist Theorie, angeleitete Praxis und Selbsterfahrung. Sie umfaßt

- 3 Jahre Tätigkeit im Gebiet der psychotherapeutischen Medizin, davon zwei Jahre im Stationsdienst,
- 1 Jahr Psychiatrie,
- 1 Jahr Innere Medizin.

Die traditionelle berufsbegleitende Weiterbildung ist durch die Facharztausbildung nicht hinfällig geworden. Ärzte, die ihre breit angelegte Facharztausbildung im Bereich der Psychoanalyse oder der Verhaltenstherapie vertiefen wollen, werden auch künftig eine berufsbegleitende Zusatzausbildung absolvieren. Außerdem wird diese wahrscheinlich auch weiterhin die Basis für die Tätigkeit der psychologischen Psychotherapeuten darstellen.

13.3 Ambulante psychotherapeutische Versorgung

Die ärztliche Beratung

Jeder Arzt nimmt durch seine Verhaltensweisen unvermeidlich auf das Erleben, die Einstellungen und das Verhalten seiner Patienten Einfluß. Insofern hat sein Verhalten stets auch Wirkungen auf deren psychische bzw. psychologische Situation. Das ist die *psychologische Basisfunktion des Arztes*.

Dieser Einfluß beruht auf den *Besonderheiten der Krankenrolle* (Kap. 1.3) und der *Arzt-Patient-Beziehung* (Kap. 1.4) - auf Erwartungen, Hoffnungen und Ängsten des Kranken einerseits und auf der Macht des Arztes andererseits, die er durch seine Rolle, sein Wissen und Können, sein Ansehen und seine Leistungen erhält. Hinzu kommt die natürliche, mit dem Krankheitsprozeß verknüpfte Regression des Kranken und seine Übertragung von bewußten und unbewußten Erwartungen und Einstellungen.

Durch seinen Einfluß hat der Arzt die Möglichkeit und die Aufgabe, Einstellungen und Verhalten seiner Patienten zu verändern. In *ärztlichen Beratungen* wird davon durch Information und Aufklärung, durch Hinweise und Anleitung gezielt Gebrauch gemacht (Kap. 19.2). Daneben beeinflußt der Arzt den Kranken auch durch zumeist unbemerkte Verhaltensweisen wie Mimik, Gestik, selbst Schweigen und andere Formen von "Nicht-Verhalten". Allein schon verständnisvolles Zuhören führt zu Entlastungen, und bereits die Bekundung von Interesse, Zuwendung und Ermutigung kann von den Kranken als Stütze und Hilfe erlebt werden.

Die basale psychologische Funktion des Arztes ist ein selbstverständlicher Bestandteil des ärztlichen Handelns. Sie ist jedoch mehr und etwas grundsätzlich anderes als die Anwendung einer "Psychologie des gesunden Menschenverstandes". Sie ist eine *professionelle* Haltung, die eine **psychologische Basiskompetenz** erfordert und auf der *kundigen Handhabung der Arzt-Patient-Beziehung* beruht: Es geht darum, die speziellen Lebensumstände des Patienten zu erkennen, ihm Möglichkeit zu geben, Gefühle über seine Krankheit und seine Situation als Patient wahrzunehmen und zu äussern und ihm Hilfen zu geben, sie zu verarbeiten.

Eine Vielzahl von Untersuchungen hat das Erfahrungswissen belegt, daß psychosoziale Faktoren den Verlauf von Krankheiten mitbestimmen. Die patientenzentrierte Handhabung der Beziehung zwischen Patient und Arzt, medizinischem Personal und Institution spielt dabei eine maßgebliche Rolle[274]. Sie nimmt Einfluß auf das Befinden und die Krankheitsverarbeitung. Der Umgang mit dem Patienten, d.h., die psychologische Einflußnahme ist neben der medizinischen Intervention *ein wesentlicher kurativer Faktor*. Das gilt für alle Arten von Erkrankungen und nicht nur für psychosomatische.

Alle Erfahrung und auch empirische Untersuchungen[275] zeigen, daß die Aufspaltung der ärztlichen Tätigkeit in körperliche (naturwissenschaftliche) und seelische (psychologische) Behandung in aller Regel mehr Nachteile als Vorteile mit sich bringt. Inzwischen sind die psychologischen Fragestellungen in der Medizin aber so mannigfach und komplex, daß sie ohne spezialisiertes Wissen nicht mehr gelöst werden können. Auch sind die psychotherapeutischen Ansätze und Verfahren heute viel zu differenziert, als daß man sie ohne eine qualifizierte Ausbildung kompetent beherrschen könnte. Deshalb läßt sich eine Spezialisierung in der Praxis nicht vermeiden; sie ist eine unvermeidliche Folge der Weiterentwicklung der Medizin.

Psychotherapeutisch-psychosomatische Grundversorgung

Die Idee eines *umfassenden psychosomatischen Zugangs zum Kranken* ist im deutschen Gesundheitssystem durch die "Psychosomatische Grundversorgung"[276] verwirklicht worden. Sie gibt Allgemein- und Fachärzten die Möglichkeit, im Rahmen ihrer Kassenarztpraxis unter einer begrenzten Zielsetzung spezielle psychotherapeutische Leistungen zu erbringen. Die psychosomatische Grundversorgung ist eine *allgemeine Psychotherapie* als Primärversorgung. Sie ist das Zwischenglied zwischen ärztlicher Beratung und Fachpsychotherapie und liegt überwiegend in der Hand der Hausärzte, die sich dafür besonders fortgebildet haben. In die an sich somatisch ausgerichteten Hausarztpraxen kommt rund *ein Fünftel bis ein Viertel der Patienten mit*

---

[274]Balint (1957)
[275]Übersicht bei Köhle und Joraschky (1990)
[276]Faber und Haarstrick (1989), Tress (1994)

Erkrankungen, an denen seelische Krankheitsfaktoren maßgeblich beteiligt sind[277]. Diese Praxen haben die wichtigen Aufgaben der Früherkennung, der Primärbehandlung und die Vermittlungsfunktion hin zu einer weiterführenden psychotherapeutischen Behandlung durch den Fachpsychotherapeuten.

Die psychotherapeutisch-psychosomatische Grundversorgung hat fünf **Schwerpunkte:**

- Die *Diagnostik* von Krankheiten unter dem Aspekt, daß körperliche, seelische und soziale Faktoren zum Krankheitsgeschehen beitragen (Kap. 5.1),
- die *Indikationsstellung* mit der grundsätzlichen Entscheidung, ob der Behandlungsschwerpunkt bei somatischen, bei psychologischen oder bei kombinierten Verfahren liegen soll,
- die *psychotherapeutische Basisbehandlung* durch konfliktzentrierte, stützende oder übende Verfahren,
- die *Prophylaxe* seelischer bzw. psychosozialer Störungen durch Beratung von Patienten und Angehörigen in Hinblick auf Risikofaktoren und Gesundheitsverhalten (Kap. 2.1),
- die *Motivierung und Überweisung* des Kranken, damit er gegebenenfalls eine angemessene weitergehende Behandlung in Anspruch nimmt (Kap. 5.1).

Die **Behandlung** im Rahmen der psychosomatischen Grundversorgung ist die *allgemeine Psychotherapie.* Sie umfaßt

- kurzzeitige allgemeine psychotherapeutische Gespräche, die konfliktzentriert oder verhaltensorientiert ausgerichtet sein können,
- längerfristige stützende Verfahren
- sowie, zumeist als Ergänzung, übende Verfahren.

Im **allgemeinen psychotherapeutischen Gespräch,** auch ärztlich-psychotherapeutisches Gespräch genannt, steht die aktuelle Krankheitssituation eines Patienten im Vordergrund. Durch Klärung und Kommentierung der krankheitsauslösenden Situation kann Einsicht in Konflikte vermittelt werden, die die unbewußte Basis einer Krankheit ausmachen. Durch Beratung und Führung können Veränderungen des krankheitsrelevanten Verhaltens erzielt werden. Oft werden auch Angehörige und Partner hinzugezogen, um die Bewältigungsmöglichkeiten eines Patienten zu fördern.

Bei der **stützenden Psychotherapie** (Kap. 19.2), die insbesondere zur langfristigen Betreuung chronisch psychisch und körperlich Kranker angewandt wird (s.a. Kap. 6.3), stehen gezielte Beratungen in bezug auf die Lebensgestaltung, suggestive und ermutigende Interventionen im Vordergrund. Dabei wird die ärztliche Autorität im Rahmen einer verläßlichen, reflektierten Patient-Therapeut-Beziehung genutzt, um Einfluß auf das Krankheits- und Gesundheitsverhalten zu nehmen, aber auch auf Beziehungen oder auf das Verhalten im Beruf.

Als **übendes Verfahren** findet vor allem das Autogene Training (Kap. 19.3) mit anschließender Nachbesprechung Anwendung.

Aufgabenfelder

Praktisch handelt es sich bei der Behandlung im Rahmen der psychosomatischen Grundversorgung um drei Aufgaben:

---

[277] 21 Prozent nach Zintl-Wiegand u.a. (1978), berechnet für die Stadtbevölkerung in Mannheim; 23 Prozent nach Dilling u.a. (1978), berechnet für die Landbevölkerung im Kreis Traunstein (Obb.)

- die Behandlung von Patienten mit leichten, zumeist *reaktiven Störungen* (Kap. 6), die nicht unbedingt ein aufwendiges psychotherapeutisches Spezialverfahren brauchen,
- die Versorgung von Patienten, bei denen aufgrund der *Chronizität der Störung und der Folgeerscheinungen* (Rückzug, Abhängigkeit usw.) oder aufgrund ihrer Persönlichkeit eine intensivere Psychotherapie nicht (mehr) in Frage kommt,
- die Unterstützung der Krankheitsbewältigung bei Patienten mit *somatopsychischen Störungen* im ambulanten Bereich (Kap. 6.3, 19.2).

Der besondere Stellenwert der psychosomatischen Grundversorgung besteht darin, das Ausmaß der Störungen, die mit neurotischen und psychosomatischen Erkrankungen verbunden sind, richtig einzuschätzen. Davon hängt die Indikation für das weitere Vorgehen ab. Einerseits gibt es eine große Zahl von Patienten, denen mit den psychotherapeutischen Möglichkeiten eines psychosomatisch engagierten Hausarztes gut und angemessen geholfen werden kann. Sie brauchen die psychotherapeutische Unterstützung häufig nur bei besonderen Belastungen und in Schwellensituationen. Andererseits besteht die Gefahr, die Schwere einer neurotischen Pathologie zu unterschätzen und psychisch bedingtes Leiden durch Verzögerung notwendiger fachspezifischer Hilfen zu verlängern oder gar zu chronifizieren. Dies gilt besonders für unsachgemäße Dauerbehandlungen mit Psychopharmaka ohne angemessene gleichzeitige psychotherapeutische Intervention.

Ambulante Fachpsychotherapie

Seit den fünfziger Jahren hat sich in der Bundesrepublik ein immer dichteres psychotherapeutisches Versorgungsnetz entwickelt. Es wurde zuerst fast ausschließlich von analytischen Psychotherapeuten getragen. Seit den siebziger Jahren kamen zunehmend auch Verhaltenstherapeuten hinzu. Die nachfolgende Übersicht (s. Tabelle Seite 233) zeigt die Entwicklung durch den Vergleich der Situation von 1980 und 1990. Heute gilt die psychotherapeutische Versorgung in Deutschland mit einer umfassenden kassenfinanzierten Psychotherapie weltweit als vorbildlich.

> Nach neuesten Schätzungen[278] bedürfen *5,3 Prozent der westdeutschen Bevölkerung* einer ambulanten Fachpsychotherapie.

Nach diesen Schätzungen gelangen gegenwärtig etwa *10 Prozent der in einem Jahr neu Erkrankten* in eine psychotherapeutische Behandlung. Sie werden von ca. 7.250 Psychotherapeuten (Stand 1990) behandelt, die an der *kassenärztlichen* Versorgung beteiligt sind.

Psychotherapie ist in der Bundesrepublik als erstem Land der Erde als eine abrechnungsfähige **Leistung in der kassenärztlichen Versorgung** anerkannt. 1967 wurde die analytische Psychotherapie in den Leistungskatalog der gesetzlichen Krankenkassen aufgenommen, 20 Jahre später folgte die Verhaltenstherapie. Die gesetzlichen Krankenkassen tragen die Behandlungskosten, und zwar auf Antrag berechtigter Psychotherapeuten. Das gilt für die analytische Einzel- und Gruppenpsychotherapie

---

[278]Meyer u.a. (1991)

und für die Verhaltenstherapie. Auch das Autogene Training und die Hypnose sind kassenärztliche Leistungen. Gegenwärtig besteht dagegen keine Leistungspflicht für andere psychotherapeutische Verfahren wie Psychodrama, Gestalttherapie oder Bioenergetik.

In der ambulanten fachpsychotherapeutischen Versorgung sind drei **Berufsgruppen** tätig:

- *Ärzte als Psychotherapeuten:* Sie haben eine spezielle Weiterbildung absolviert, in der Regel in analytischer Psychotherapie oder in Verhaltenstherapie. In Deutschland erwerben sie dadurch die Bereichsbezeichung Psychoanalyse bzw. Psychotherapie, die sie berechtigt, auf Antrag Psychotherapie als Kassenleistung zu erbringen. Hier wird das Versorgungsfeld durch die Etablierung des Facharztes für Psychotherapeutische Medizin und durch die Einführung der fachbezogenen Psychotherapie in das psychiatrische Fachgebiet gegenwärtig neu strukturiert.

- *Diplompsychologen als Psychotherapeuten:* Während die Ausübung eines Heilberufs im wesentlichen den Ärzten vorbehalten ist, gibt es in der Psychotherapie eine Ausnahme. Hier können auch Diplompsychologen nach einer ergänzenden psychotherapeutischen Weiterbildung als Psychotherapeuten tätig werden. In Österreich gilt dafür ein spezielles Psychotherapiegesetz. In Deutschland bestehen entsprechende Vereinbarungen zwischen Kassenarztverbänden und Krankenkassen; hier ist die psychotherapeutische Tätigkeit von Nicht-Ärzten daran gebunden, daß ein ärztlicher Psychotherapeut die medizinische Teilverantwortung trägt und die Psychotherapie an den Psychologen "delegiert". In diesen Fällen werden die Behandlungskosten auf Antrag von den Krankenkassen getragen. Ein Psychotherapeutengesetz soll auch in Deutschland die Tätigkeit der psychologischen Psychotherapeuten neu regeln und einen eigenständigen psychologischen Heilberuf schaffen.

- *Kinder- und Jugendlichen-Psychotherapeuten:* Ähnlich ist die Regelung für Angehörige von Sozialberufen, die eine zusätzliche Weiterbildung für die psychotherapeutische Behandlung von Kindern und Jugendlichen absolviert haben.

13.4 Psychotherapie in Institutionen

Im Rahmen der medizinischen Institutionen gibt es im wesentlichen vier Organisationsformen der psychotherapeutischen Versorgung:

- die *poliklinische Fachabteilung*,
- den *psychosomatisch-psychotherapeutischen Konsiliardienst*, der von Fachabteilungen in Kliniken unterhalten wird,
- den *Liaisondienst*: Dieser besteht in der Mitarbeit des Psychotherapeuten in der organmedizinischen Station, wo er als integriertes Mitglied des Behandlungsteams spezielle Aufgaben versieht;
- die *stationäre psychosomatische bzw. psychotherapeutische Fachabteilung* (Fachklinik, -station).

Aufgaben und Zielsetzung unterscheiden sich in diesen vier Organisationsformen erheblich, wobei die Möglichkeiten der psychotherapeutischen Fachabteilungen allerdings mehr durch personelle Kapazitäten als von der Organisationsform begrenzt werden. Welche Form sich an einzelnen Versorgungseinrichtungen etabliert hat, hängt meistens von institutionellen und traditionellen Gegebenheiten und weniger von fachlichen Voraussetzungen ab.

Zahlen zur psychotherapeutischen kassenärztlichen Versorgung[279]

	1980	1990
Behandlungsfälle	20.600	101.500
Ärzte Psychotherapie/Psychoanalyse	1.500	3.300
Ärzte Psychotherapie/Verhaltenstherapie	150	600
Psychologen Verhaltenstherapie	100	1.350
Psychologen Psychoanalyse	500	1.250
Kinder- und Jugendlichen-	400	750
Psychotherapeuten (Psychoanalyse)		
Beteiligte Ärzte/Psychologen in Ausbildung		1.050
	2.650	8.300
Klinische Psychologen (Sonderregelung[280])	< 1.500	3.350

In den Krankenhäusern der Bundesrepublik sind psychotherapeutisch-psychosomatische Dienste außerhalb der Universitätskliniken ausgesprochen selten. Der Versorgungsstand mit psychosomatisch ausgestatteten Krankenhäusern liegt weit hinter dem nordamerikanischer und anderer europäischer Länder zurück. Häufig werden psychosomatische Fragestellungen von psychiatrischen Abteilungen oder Konsiliarärzten bearbeitet. In den meisten Universitäten bestehen hingegen psychosomatisch-psychotherapeutische Fachabteilungen, die ihren Schwerpunkt je nach örtlicher Tradition im Bereich der poliklinischen Diagnostik, Beratung und Behandlung haben, im Konsiliardienst oder in der stationären Psychotherapie mit eigenen Bettenstationen. Angesichts der umfassenden Aufgaben in der Krankenversorgung, in Forschung und Lehre ist anzustreben, daß jede Fachabteilung genügend gut ausgestattet wird, um den Aufgaben in allen drei Bereichen gerecht werden zu können.

Poliklinische Fachabteilungen

Die erste psychotherapeutische Poliklinik war die psychoanalytische Poliklinik, die 1920 von Eitingon in Berlin gegründet wurde. Nach dem 2. Weltkrieg baute Schultz-Hencke 1946 in Berlin eine Psychotherapie-Poliklinik für die damalige staatliche

---

[279] Quelle: Meyer u.a. (1991)
[280] Es handelt sich um eine Sonderregelung für Psychologen, die nicht die Voraussetzungen für eine Beteiligung an der kassenärztlichen Versorgung erfüllen.

Krankenversicherung auf. Zwei Jahre später entstand an der Universität München die erste universitäre Einrichtung dieser Art auf Initiative von Seitz.

Psychosomatisch-psychotherapeutische Polikliniken arbeiten schwerpunktmäßig in der *Diagnostik, Indikationsstellung und Therapievermittlung*. Die Patienten werden aufgrund von Verdachtsdiagnosen von niedergelassenen Ärzten oder von anderen Kliniken überwiesen. Hinzu kommen psychotherapeutische Behandlungen, vor allem Kriseninterventionen, Kurz- und Fokaltherapien, Paar- und Familienbehandlungen. Während diese Behandlungen vom zeitlichen Umfang her begrenzt sind, kommen Langzeitbehandlungen in der Poliklinik meistens nicht in Frage. Für jene Patienten, bei denen Langzeitbehandlungen angezeigt sind, arbeitet die Poliklinik als Vermittler und überweist sie nach Klärung und Beratung an niedergelassene Psychotherapeuten weiter. Neben dieser poliklinischen Tätigkeit im eigentlichen Sinne unterhalten die meisten Polikliniken Konsiliardienste in den Kliniken, denen sie angeschlossen sind.

Psychosomatische Konsiliar- und Liaisondienste

Psychotherapeuten stehen bei ihrer Mitarbeit in medizinischen Kliniken und Abteilungen vor zwei Aufgaben:

- *Patientenzentriert* besteht die Aufgabe in der Klärung und Handhabung seelischer Probleme bei somatisch Kranken und in der Differentialdiagnostik und Weitervermittlung von Patienten mit psychogenen Erkrankungen, die zunächst - oft mit unklaren Diagnosen - in somatische Kliniken aufgenommen werden.
- *Personalzentriert* kommt oft die Aufgabe hinzu, Ärzte und Pflegepersonal beim Umgang mit schwierigen Patienten zu beraten. Ziel dieser Arbeit ist die Erhöhung der psychologischen Basiskompetenz der Ärzte und des Behandlungsteams (Kap. 1.4 und 13.2). Der Psychotherapeut betrachtet dabei nicht nur die psychosozialen Aspekte der Krankheit des Patienten. Er befaßt sich vornehmlich mit den interpersonellen Problemen, die in der Beziehung der Ärzte bzw. des Behandlungsteams zu dem betroffenen Patienten auftreten und diesen als "Problemfall" erscheinen lassen.

Im Laufe der Jahre haben sich für die Wahrnehmung dieser Aufgaben zwei Modelle entwickelt, der Konsiliardienst und der Liaisondienst[281]. Sie unterscheiden sich bezüglich der Art der Kooperation zwischen Psychotherapeut und medizinischem Team.

Der psychosomatische Konsiliardienst

Ähnlich wie in der Kooperation zwischen organmedizinischen Fächern in der Klinik gibt es ein Modell des psychosomatischen Konsiliardienstes. Der Konsiliarius, meist Mitarbeiter einer psychosomtisch-psychotherapeutischen Fachabteilung, wird auf *spezielle Anforderung* tätig und arbeitet vornehmlich *patientenzentriert* im Bereich der Diagnostik, Indikationsstellung, Krisenintervention, Kurzbehandlung und Weiterüberweisung zur psychotherapeutischen und psychiatrischen Behandlung.

Der Vorteil dieser Arbeitsweise besteht darin, daß ein Konsiliarius mehrere Stationen betreuen kann. Der Nachteil ist, daß seine relativ geringe Präsenz auf der Station zu Schwierigkeiten in der Kommunikation führen kann. Dadurch können Probleme der Akzeptanz entstehen, die schließlich dazu führen, daß seine Tätigkeit nicht mehr im möglichen Umfang in Anspruch genommen wird oder daß ihm Patienten zugewiesen

---

[281]Köhle und Joraschky (1990)

werden, bei denen gar keine "psychosomatische" Fragestellung besteht, sondern die auf Station lästig und unbequem geworden sind.

Die Effizienz der psychosomatischen Konsiliartätigkeit erfordert die Beachtung mehrerer Voraussetzungen:

- Die *Präsenz* des Konsiliarius sollte *institutionalisiert* sein. Dazu bietet sich die Beteiligung an einer Stationsbesprechung oder Visite an. Ein kooperatives Klima ist für ein Gelingen der Zusammenarbeit unverzichtbar und läßt sich durch regelmäßige persönliche Begegnungen fördern.

- Die *Konsiliaruntersuchung* muß vom behandelnden Arzt im Gespräch mit dem Patienten *vorbereitet* sein. Der Patient muß wissen, aus welchem Grund und zu welchem Zweck der Psychosomatiker hinzugezogen wird. Es muß besonders beachtet und besprochen werden, ob die Hinzuziehung des Psychosomatikers vom Kranken ggf. als Kränkung und Diskreditierung erlebt wird. Der bloße Ausschluß körperlicher Krankheitsursachen wird den Patienten im allgemeinen nicht ausreichend zur Mitarbeit bei der psychotherapeutischen Untersuchung motivieren. Hingegen kann eine angemessene Simultandiagnostik im ärztlichen Untersuchungsgespräch (Kap. 5.1) die Klärung einer berechtigten Verdachtsdiagnose erleichtern. Nachuntersuchungen[282] haben ergeben, daß eine angemessene Vorbereitung auf die Konsiliaruntersuchung der entscheidende Faktor für die Zufriedenheit des Patienten mit dem Untersuchungsgespräch ist.

- Das *Untersuchungsergebnis* muß dem zuweisenden Arzt (und ggf. dem Pflegepersonal!) *erläutert* werden, sonst bleibt es ohne Konsequenzen für einen patientenzentrierten Umgang mit der Erkrankung. Psychotherapeutische Indikationen werden im allgemeinen nicht realisiert, wenn sich der psychosomatische Patient oder der psychisch belastete, chronisch kranke oder schwerkranke Patient durch die Indikation abgeschoben und zum "Psycho-Fall" gestempelt fühlt. Insofern ist eine Psychotherapieindikation ohne Akzeptanz und Unterstützung durch die Ärzte und das Pflegepersonal ineffektiv.

Der psychosomatische Liaisondienst

Der Liaison-Psychosomatiker ist ein Psychotherapeut, der fest als *Mitglied in ein medizinisches Behandlungsteam eingegliedert* ist und dessen Tätigkeit dadurch in den Ablauf der Station eingebunden wird. Ähnlich wie der Konsiliarius untersucht und berät er direkt *einzelne Patienten.* Darüber hinaus liegt aber der Schwerpunkt seiner Arbeit bei der *Beratung der zuständigen Ärzte und des Pflegepersonals bezüglich des psychologischen Umgangs mit den Patienten.* Im Idealfall übernehmen diese die psychologische Betreuung, während der Liaisonarzt sich auf die Klärung der interpersonellen Probleme und der psychologischen Vorgänge beschränkt, die im Verlauf der Betreuung zutage treten. Dazu finden regelmäßige Besprechungen statt, die sich einerseits mit der psychologischen Situation der Patienten befassen, andererseits mit Problemen des Behandlungsteams in Hinblick auf die Führung von Patienten, aber auch in Hinblick auf Spannungen und Konflikte der Teammitglieder untereinander.

Das Liaison-Modell findet insbesondere in *medizinischen Spezialeinheiten* wie Intensivstationen, Dialysestationen und Krebsstationen Anwendung. Dabei handelt es sich um Einrichtungen, in denen Patienten und Personal besonders starken psychischen Belastungen ausgesetzt sind und in denen die Beziehungen zu den Patienten als besonders

---

[282]Übersicht bei Köhle und Joraschky (1990)

belastend erlebt werden. In diesem Feld verschiebt sich die Aufgabe des Psychosomatikers immer stärker von der Arbeit mit einzelnen Patienten hin zur psychologischen Unterstützung des Behandlungsteams.

Die enge Integration im Liaison-Modell trägt dazu bei, daß die Schwelle zwischen organischer und psychologischer Medizin gesenkt wird. Das zeigt sich in deutlich höheren Inanspruchnahme-Zahlen beim Vergleich mit dem Konsiliar-Modell. Der entscheidende Vorteil liegt aber darin, daß psychologische Probleme bei allen Patienten von Anfang an berücksichtigt und in die laufende Arbeit integriert werden können und daß Probleme im Team kontinuierlich beobachtet und geklärt werden. Dadurch erwirbt das Team auf Dauer eine hohe psychologische Kompetenz. Außerdem entfallen die beim Konsiliardienst auftretenden Nachteile einer Selektion der Patienten für die psychotherapeutische Untersuchung.

Dennoch sich erweist das Modell an vielen Orten als weniger effektiv als man von der Konzeption her annehmen könnte. Die Ursache dafür sind zum Teil *intensive Widerstände* gegenüber andauernder Konfrontation mit innerseelischen Konflikten und interpersonellen Spannungen. Außerdem erfordert das Modell eine ungewöhnlich hohe Motivation auf Seiten aller Beteiligter, sich mit interaktionellen Aspekten in der Medizin zu beschäftigen.

In Deutschland hat die Entwicklung der Liaison-Psychosomatik im Modell der **Integrierten Psychosomatischen Medizin**[283] ihren Höhepunkt gefunden. Sie hebt darauf ab, daß der einzelne klinisch tätige Arzt psychosomatische und organmedizinische Krankheitsaspekte seines Fachgebietes in seiner Tätigkeit zusammenfaßt und vereint. Das setzt eine gleichermaßen hohe Qualifikation in beiden Arbeitsansätzen voraus, in der Regel also eine psychotherapeutische und eine somatische Fachausbildung.

Noch weiter geht der integrative Ansatz bei den **klinisch-psychosomatischen Krankenstationen**[284], in denen die Verknüpfung der körperlichen und psychologischen Krankheitsdimension vom gesamten Behandlungsteam geleistet wird. Die psychologische Tätigkeit von Schwestern und Pflegern und der psychologische Aspekt von Visitengesprächen wird dabei besonders gepflegt. Gegenüber den stationären psychosomatisch-psychotherapeutischen Fachabteilungen (s. unten) besteht der Unterschied vor allem darin, daß der psychosomatische Ansatz bei der Behandlung aller Arten von Krankheiten, vor allem auch bei schweren körperlichen Krankheiten, zum Tragen kommt, während psychosomatische Fachabteilungen überwiegend Patienten mit neurotischen Störungen und psychosomatischen Organkrankheiten behandeln.

Stationäre Psychotherapie

Der bei weitem größte Anteil an psychotherapeutischen Fachbehandlungen in Institutionen entfällt auf psychotherapeutisch-psychosomatische Fachkliniken, die inzwischen an vielen Orten entstanden sind. Die ersten dieser Kliniken wurden in den zwanziger Jahren von Groddeck in Baden-Baden und von Simmel in Tegel bei Berlin eingerichtet. Nach dem 2. Weltkrieg entstanden Fachkliniken zuerst in Berlin, in Tiefenbrunn bei Göttingen und auf Betreiben von Mitscherlich an der Universität Heidel-

---

[283]v. Uexküll (1981)
[284]Hahn u.a. (1975)

berg. Gegenwärtig gibt es in der Bundesrepublik ca. 100 Fachkliniken mit rund 8.000 Behandlungsplätzen.

Die Behandlung neurotischer Störungen ist vornehmlich die Aufgabe der ambulanten Fachpsychotherapie. Dabei findet in der Regel ein einziges Behandlungsverfahren über einen bestimmten, zumeist längeren Zeitraum Anwendung, während der Patient in seiner gewohnten Lebens- und Arbeitswelt bleibt. Im Einzelfall kann es aber nützlich sein, den Patienten für einen begrenzten Zeitraum aus seinen konflikthaften täglichen Beziehungen in der Familie und am Arbeitsplatz herauszunehmen und ihn im eigens dazu geschaffenen therapeutischen Milieu einer Fachabteilung stationär zu behandeln.

Die stationäre Psychotherapie[285] kommt besonders für Patienten mit seelisch (mit-) bedingten Störungen in Frage, deren ambulante Behandlung prognostisch wegen *Art, Schwere oder Chronizität der Erkrankung* nicht möglich ist oder nicht genügend aussichtsreich erscheint. Sie verknüpft die Wirkungen eines *speziellen psychotherapeutischen Milieus* mit der Möglichkeit, *mehrere Psychotherapieverfahren* zu kombinieren. Dieses Angebot unterschiedlicher Ausdrucksformen und Beziehungsebenen provoziert spezifische Grundkonflikte, welche dadurch einer intensiven Bearbeitung zugänglich werden. Dabei finden regelmäßig mehrere **Behandlungsverfahren** in Kombination miteinander Anwendung:

- das psychotherapeutische Einzel- oder Gruppengespräch,
- das familientherapeutische Gespräch,
- sog. Beschäftigungstherapien ("Ergotherapien"): Bewegungs-, Mal- und Gestaltungs- sowie Musiktherapie,
- Verhaltenstrainings,
- Entspannungsverfahren,
- sozialtherapeutische Beratungen,
- tiefenpsychologische Spezialverfahren wie Psychodrama, Gestalttherapie, katathymes Bilderleben und konzentrative Bewegungstherapie.

Die Kombination mehrerer Verfahren bietet den *Vorteil*, im zeitlichen Rahmen von mehreren Wochen oder einigen Monaten selbst bei chronischen Störungen eine Auflockerung rigider Abwehrstrukturen zu erreichen, einen Zugang zu Hintergrundskonflikten der seelisch bedingten Störungen zu eröffnen und zugleich Hilfestellungen bei der Konfliktverarbeitung und -bewältigung zu geben. Die *Gefahr* liegt in einer Überstimulation, auf die ein Patient mit Verstärkung der Abwehr und Widerständen reagieren kann, oder die zu Komplikationen wie Suizidgefahr, körperlicher Dekompensation oder psychotischen Episoden führen kann.

Das spezielle **psychotherapeutische Milieu** entwickelt sich durch mehrere Faktoren:

- Die *Sondersituation Klinik:* Die Aufnahme bedeutet einen Eingriff in das Konfliktfeld. Die Distanz bewirkt zunächst eine Befreiung, aber sie aktiviert auch Trennungsängste sowie Hingabeängste an die neue Umgebung. Die Klinik bietet einen nach außen geschützten Raum mit einem Schonklima, fordert aber auch Anpassung gegenüber Mitpatienten und in Hinblick auf Vorschriften.

- Der *therapeutische Raum:* Der Patient ist Teilnehmer an mehreren Beziehungsfeldern, die sich z.T. überschneiden: Mitglied der therapeutischen Gemeinschaft, welche von Patienten, Ärzten, Pflegepersonal und Klinikleitung gebildet wird; Mitglied

---

[285]Beese (1978), Hau (1975), Janssen (1987), Schepank und Tress (1988)

der Patientengruppe der Station; Mitglied von Untergruppen, die zu therapeutischen Zwecken zusammengestellt werden; Mitglied einer Zimmergemeinschaft schließlich Partner in Zweierbeziehungen, die zu Therapeuten, Pflegekräften und Mitpatienten entstehen. So wird er in ein *gruppendynamisches Gefüge* eingebunden, das als Hintergrundsszene dienen kann, um die innerseelischen Konflikte in Gestalt zwischenmenschlicher Beziehungen und Konflikte darzustellen (multipersonale Übertragung).

Das **therapeutische Prinzip**[286] besteht darin, alle Konflikte, die durch die Sondersituation Klinik, durch die Gruppensituation und durch Behandlungsverfahren in Erscheinung treten, und die damit verknüpften Abwehr- und Bewältigungsstrategien für einen Entwicklungsprozeß des Patienten nutzbar zu machen. Einerseits kommt es darauf an, die konfliktbedingten pathologischen Abwehrprozesse zu mäßigen, andererseits neue Entwicklungsmöglichkeiten anzustoßen. Je nach Art der Störung steht bei Patienten mit Borderline-Pathologie die Unterstützung reiferer Bewältigungsformen im Vordergrund, bei Patienten mit reiferen neurotischen Störungen die Aufdeckung unverarbeiteter Trieb- und Beziehungskonflikte.

Ursprünglich wurden Psychotherapiekliniken in den fünfziger und sechziger Jahren eingerichtet, um die damalige völlig unzureichende ambulante Versorgungslage zu verbessern. Patienten wurden stationär behandelt, weil keine ausreichenden Behandlungsmöglichkeiten in ihrer Region verfügbar waren. Inzwischen hat sich die Zahl der niedergelassenen Fachpsychotherapeuten erheblich vergrößert. Damit kommen den Kliniken spezifische Aufgaben als Ergänzung zur ambulanten Versorgung zu.

Es bestehen die folgenden spezifischen **Indikationen** zur stationären Psychotherapie:

- *Kriseninterventionen* bei akuten psychischen Krisen (Panikzustände, Suizidalität) und körperlichen Dekompensationen (Komplikationen bei psychosomatischen Organkrankheiten und Anorexia nervosa), sofern nicht Behandlungen in einer geschlossenen psychiatrischen Station bzw. in einer internistischen Intensivstation erforderlich sind.

- Behandlungen bei Störungen, die wegen der *Art der Symptomatik* nicht ambulant behandelt werden können (z.B. Straßen-, Fahr-, Brückenphobie), oder mit denen die Kranken nicht im häuslichen Milieu verbleiben können (z.B. bei Zwangsimpulsen gegen Angehörige), oder die neben der psychotherapeutischen Behandlung eine regelmäßige medizinische Überwachung und Mitbehandlung brauchen (z.B. psychosomatische Organkrankheiten).

- *Milieugründe:* Behandlungen von Patienten in aussichtslosen familiären Verstrickungen, z.B. bei aggressiv ausgetragenen Partnerschaftskrisen, familienneurotischen Verklammerungen oder bei Alkoholismus, Kriminalität und aggressiven Verhaltensstörungen in der Familie. Die stationäre Aufnahme ist dabei oft zum Schutz des Patienten erforderlich oder um ihm einen Entwicklungsfreiraum zu schaffen. Das häusliche Konfliktfeld darf dabei aber auf Dauer nicht ausgegrenzt bleiben, sondern es muß durch familientherapeutische Interventionen einbezogen werden.

- *Borderline-Behandlungen*[287]: Bei Patienten, die in Konfliktsituationen zu Impulshandlungen (Alkohol- und Tablettenmißbrauch, Selbstbeschädigung, Weglaufen)

---

[286]Ermann (1988)
[287]Lohmer (1988)

neigen und kein stabiles therapeutisches Arbeitsbündnis aufrechterhalten können, kann eine Klinikbehandlung stabilisierend auf die Ichfunktionen einwirken.

- *Behandlungsversuche und Behandlungseinleitungen* bei Patienten mit unzureichender Motivation für eine ambulante Psychotherapie. Meistens handelt es sich um Patienten mit Organneurosen, bei denen die Vorstellung, körperlich krank zu sein, den Zugang zu den seelischen Konflikthintergründen versperrt. Sie finden durch eine Behandlung in einer Psychotherapieklinik oft den ersten Zugang zu einem Erleben seelischer Probleme, die an der Entstehung ihrer Erkrankungen beteiligt sind.

Dieser Indikationskatalog läßt erkennen, daß die stationäre Psychotherapie in den meisten Fällen eine *Teilbehandlung* ist. Sie ist nur solange erforderlich, wie symptomatische, motivationale oder strukturelle Hindernisse bestehen, die eine ambulante Psychotherapie unmöglich machen. Wegen der Gefahr, daß Neurotiker sich durch den Rückzug in die Klinik gern auch vor Konfrontationen mit den Anforderungen und Belastungen der Außenwelt schützen, ist die Klinikbehandlung auch *nicht länger als unbedingt erforderlich* vertretbar. Als erfolgreich kann eine stationäre Psychotherapie im allgemeinen betrachtet werden, wenn nach einigen Wochen oder Monaten der Übergang in eine ambulante Weiterbehandlung möglich wird.

Zur Vertiefung empfohlene Literatur:
Grundlagen der Psychotherapie: Heigl F (1972), Meerwein F (1969),
   Rudolf G (1991)
Fragen der Versorgung: Janssen PL (1993), Köhle K, Joraschky P (1990),
   Schepank H, Tress W (Hg) (1988)

14. Die Methode der Psychoanalyse

Die **Psychoanalyse** ist eine anthropologische Wissenschaft, die das Erleben und Verhalten als ein *Zusammenwirken von bewußten und unbewußten seelischen Prozessen* erforscht. Auf dieser Basis wurde u.a. eine psychoanalytische Persönlichkeitslehre, eine psychoanalytische Krankheitslehre und eine psychoanalytische Heilkunde entwickelt. Die Psychologie des Unbewußten, die auf der Psychoanalyse beruht, wird als **Tiefenpsychologie** bezeichnet.

> Als *Heilkunde* ist die **Psychoanalyse** die klassische Form der Psychotherapie. Sie ist dadurch gekennzeichnet, daß sie Veränderungen des Erlebens und Verhaltens insbesondere durch *Einflußnahme auf unbewußte Konflikte* bewirkt und dabei der Manifestation des Unbewußten in der Patient-Therapeut-Beziehung besonderes Interesse widmet.

Zur Terminologie

Psychoanalyse bezeichnet die *Wissenschaft*, die die psychoanalytische Theorie, Methode und Behandlungspraxis umfaßt. Als **psychoanalytische Methode** beschreiben wir das Vorgehen, mit dem der Psychoanalytiker unbewußte Konflikte erforscht und beeinflußt. Wenn wir die *Anwendung* der psychoanalytischen Methode in der Psychotherapie meinen, dann sprechen wir von **psychoanalytischen Verfahren** (Kap. 15) bzw. von psychoanalytischen Behandlungsverfahren.

Die Entwicklung der Psychoanalyse

Die Psychoanalyse wurde zwischen 1890 und 1920 von Sigmund Freud und seinen Schülern aus der Hypnosebehandlung heraus entwickelt[288]. Mit Hypnose behandelte man damals hysterische Störungen, indem man die Patienten im hypnotischen Zustand traumatische Erlebnisse wiedererinnern ließ, die in der Hysterie abgewehrt wurden. Bei der Psychoanalyse handelte es sich ursprünglich um einen rein psychotherapeutischen Ansatz, mit dem verdrängte Erinnerungen in einem Zustand optimaler Entspannung ins Bewußtsein zurückgeholt wurden. Im Laufe der Ausarbeitung ihrer wissenschaftlichen Grundlagen entstand die Persönlichkeits- und später die Gesellschaftstheorie, die Krankheitslehre und die differenzierte Heilkunde.

In der von Freud entwickelten **klassischen Psychoanalyse** steht die Übertragungs- und Widerstandsanalyse (s. unten) im Vordergrund. Sie befaßte sich ursprünglich mit der Behandlung der "klassischen" Neurosen (Kap. 4.3). Als Material der Analyse wurden neben den Übertragungsmanifestationen vor allem Träume verwendet, die von Freud in seiner berühmten "Traumdeutung"[289] als Königsweg zum Unbewußten bezeichnet worden waren.

Freud beschrieb als Ziel der Psychoanalyse die Liebes- und Arbeitsfähigkeit und forderte programmatisch: "Wo Es ist, soll Ich werden"[290]. Damit war gemeint, daß die

---

[288] Freud (1925), Ellenberger (1985)
[289] Freud (1900)
[290] Freud (1933) S. 86

verdrängten Triebkonflikte durch die Analyse aufgedeckt und die Triebe (das *Es* des psychoanalytischen Persönlichkeitsmodells) besser in das Ich integriert und von diesem beherrscht werden sollten. Die klassische Psychoanalyse war vornehmlich eine *Trieb- bzw. Konfliktpsychologie.* In ihrem Zentrum standen die Sexualkonflikte, die mit dem Höhepunkt der Libidoentwicklung zwischen dem Kind, der Mutter und dem Vater zum Ödipuskomplex eskalieren (Kap. 2.2). In der Bearbeitung von Triebwünschen, Identifikationen, Normen und Verboten im Spannungsfeld des Ödipuskomplexes sah sie die zentrale Aufgabe der Psychotherapie.

Im Laufe der Jahrzehnte hat die Psychoanalyse vielfältige Richtungen hervorgebracht[291]. Im *Hauptstrom der Entwicklung* entstanden Erweiterungen der Theorie und Behandlungstechnik, die vor allem Patienten mit narzißtischen und Borderline-Störungen einbezogen. Diese Entwicklung wurde von Psychoanalytikern wie Abraham, Alexander, Ferenczi, Anna Freud, Melanie Klein und Reich betrieben. Später entwickelten sich innerhalb der Psychoanalyse weitere Richtungen:

- Die *Ichpsychologie* mit Hartmann und Spitz; sie beschäftigt sich vor allem mit den Anpassungsleistungen des Menschen an seine Umwelt;
- die *Objektbeziehungstheorie* mit Balint, Winnicott und Bion; sie rückt die Erfahrungen in zwischenmenschlichen Beziehungen in das Zentrum ihres Interesses;
- und die *Selbstpsychologie* mit Kohut; sie beschreibt die Entwicklung und Störungen des Selbstgefühls;
- ein *integrativer Ansatz*, der diese verschiedenen Richtungen zusammenfaßt, wird heute von Kernberg vertreten.

Unterschiedliche Bewertungen der theoretischen Formulierungen und der kasuistischen Befunde führten mehrfach zur Bildung eigenständiger Forschungsrichtungen, den **tiefenpsychologische Schulen**. Die bekanntesten wurden von Alfred Adler und C.G. Jung gebildet. Adlers *Individualpsychologie*[292] betont besonders das Machtstreben und tritt für eine aktive, weniger abwartende Behandlungstechnik ein. Jungs *Komplexe* oder *Analytische Psychologie*[293] widmet sich vor allem dem Studium der überindividuellen und sozialen Aspekte des Unbewußten. Sie grenzt das "kollektive Unbewußte" vom "dynamischen Unbewußten" der Theorie Freuds ab, welches das Ergebnis von Verdrängungsprozessen im Lebenslauf ist, während das kollektive Unbewußte dem menschlichen Wesen und der Kultur von vornherein innewohnt.

In den vierziger Jahren entstanden die *neopsychoanalytischen Richtungen.* Sie nahmen an der Psychoanalyse Freuds durch Ergänzungen, Erweiterungen oder Einengungen starke Veränderungen vor und gingen im Laufe der späteren Entwicklung wieder im Hauptstrom der Psychoanalyse auf. Zu ihnen zählt die *Berliner neopsychoanalytische Schule* von Schultz-Hencke[294], der eine Verknüpfung der Ansätze von Freud, Adler und Jung vornahm. In den USA entstanden die *neoanalytischen Kulturschulen* von Karin Horney, Fromm und Sullivan, die bei der Neurosenentstehung stärker als die Vertreter der Richtung von Freud auch sozialpsychologische Faktoren berücksichtigten.

---

[291] Wyss (1961)
[292] Adler (1912)
[293] Jacobi (1972)
[294] Schultz-Hencke (1940)

Die psychoanalytische Methode

Die **psychoanalytische Methode** ist die Erforschung des Unbewußten durch freie Assoziation und Deutung des manifesten Erlebens und Verhaltens. Das **Ziel** der psychoanalytischen Methode ist die Erkundung und die Lösung unbewußter Konflikte. Der hauptsächliche **Weg** dazu ist heute die Bearbeitung der Übertragungsmanifestationen in der analytischen Beziehung.

Im Zusammenhang mit der Entstehung von Neurosen wurde eingehend erörtert, daß verdrängte Konflikte die Basis der neurotischen Persönlichkeitsentwicklung bilden (Kap. 3.1). Unlösbare Konflikte führen entweder zu Reifungsstörungen und Entwicklungsdefiziten, oder sie führen zu neurotischen Konfliktfixierungen. Wenn diese Konflikte nun im analytischen Prozeß gelöst werden können, dann bewirkt die Psychoanalyse eine *Nachreifung der Persönlichkeit* bzw. eine *Normalisierung der Persönlichkeitsstruktur.*

Daraus ergeben sich für die verschiedenen Grundformen der Neurosen-Pathologie unterschiedliche Zielvorstellungen und Behandlungsstrategien (Kap. 14.3):

- Bei *Borderline-Störungen* wird die Nachreifung der Persönlichkeit durch die Überwindung der Spaltungsabwehr und den Aufbau ganzheitlicher Selbst- und Objektvorstellungen im Vordergrund stehen (Kap. 14.3),
- bei *klassischen Neurosen* die Umstrukturierung der Persönlichkeit durch die Lösung fixierter unbewußter Konflikte,
- während die Zielsetzung bei *narzißtischen Störungen* beide Aspekte vereint.

14.1 Der psychoanalytische Dialog

Rahmen und Regeln

Das sog. Standardverfahren

Die psychoanalytische Methode beruht auf einem festgelegten Standardverfahren. Es wird in der Behandlung modifiziert und den Erfordernissen des einzelnen Patienten angepaßt. Der **äußere Rahmen** des Standardverfahrens umfaßt in der ursprünglichen Form fünf oder sechs wöchentliche Behandlungsstunden über einen Zeitraum von mehreren Jahren. Durch diese große Intensität und lange Dauer wird eine äußerst intensive Begegnung geschaffen, in der sich der Analysand beim Erleben unbekannter innerer Prozesse und bei Veränderungen seines äußeres Lebens gehalten fühlen kann. Der Analysand liegt während der Analyse auf der Couch, der Analytiker sitzt außerhalb seines Blickfeldes am Kopfende. Diese Anordnung führt zu einer Ausrichtung der Aufmerksamkeit auf die Wahrnehmung der inneren Welt - auf Phantasien, Gefühle, Erinnerungen - und vermindert die Orientierung an alltäglichen Konventionen und an den Reaktionen des Analytikers. Sie fördert auch für den Analytiker die Möglichkeit, sich den eigenen Einfällen zu öffnen, die durch den Analysanden in ihm wachgerufen werden.

Die Grundlage des psychoanalytischen Dialoges ist die **Grundregel**: Der Analysand soll in die Lage kommen, *ohne Vorauswahl alles mitzuteilen,* was ihm an Empfindungen, Einfällen, Körperwahrnehmungen usw. durch den Sinn geht. Dabei treten an die

Stelle der rationalen Alltagslogik **freie Assoziationen**, also Einfälle, die einem kommen, wenn man im entspannten Zustand seinen Gedanken und Empfindungen freien Lauf läßt. Die Grundregel wird meistens am Anfang einer Analyse ausdrücklich vereinbart; dann entsteht allerdings das Problem, daß sich rasch Widerstände dagegen einstellen, tatsächlich alles auszusprechen, und daß der Analysand sich in seiner Autonomie beeinträchtigt fühlt. Die Motive dieser Widerstände können analysiert werden und wichtige Erkenntnisse über die inneren Vorgänge bringen. Aber auch, wenn man die Grundregel nicht ausdrücklich vereinbart, stellen die freien Assoziationen sich von selbst ein, wenn der Analysand sich entspannt und sich selbst überlassen bleibt und der Analytiker ihm hilft, die Motive für Stockungen seiner Einfälle und Mitteilungen zu verstehen[295].

Der Analytiker überläßt sich ebenfalls seinen Einfällen, während er dem Analysanden zuhört. Die Grundregel für ihn besteht darin, mit **gleichschwebender Aufmerksamkeit** für innere und äußere Eindrücke den Assoziationen des Analysanden zu folgen. Dabei werden Bilder, Phantasien und Empfindungen in ihm wach, die gleichsam die Beziehung zwischen beiden illustrieren und ihr eine bildhafte, lesbare Gestalt verleihen. Der Analytiker wird auf diese Weise zum Resonanzraum, in dem das Innere des Analysanden zum Klingen kommt.

Abstinenz

Im übrigen hält sich der Analytiker an die Vorgabe der psychoanalytischen **Abstinenzregel**. Er vermeidet gezielte Anweisungen, Ratschläge oder Handlungen. Insbesondere werden die in der Analyse aufkommenden Bedürfnisse, z.B. nach Berührungen, Geschenken oder Informationen über den Analytiker, nicht durch Befriedigung gestillt, sondern auf ihre unbewußten Motive hin analysiert. Diese "Versagung" kann aber nur fruchtbar verarbeitet werden, wenn Bedürfnisse als solche vom Analytiker wohlwollend aufgenommen werden. Außerdem bedeutet Abstinenz, daß der Kontakt zwischen Analysand und Analytiker auf die Behandlungsstunden beschränkt bleibt.

Die Abstinenz bewirkt, daß Übertragungen und Gegenübertragungen (s. unten) sich ungestört entwickeln und leichter zugänglich werden. Der Patient nimmt seine Bedürfnisspannungen, Phantasien und Affekte deutlicher wahr, als wenn der Analytiker sie durch beschwichtigende Handlungen vermindern oder auflösen würde. Aber auch der Analytiker kann die Gegenübertragungsspannungen und -empfindungen leichter in sich erfassen, wenn er sie aushält und nicht durch Handeln davon ablenkt (s. unten). Die Abstinenzhaltung ist daher der Angelpunkt, an dem sich die unbewußte Dynamik der analytischen Beziehung konstelliert[296].

Gelegentlich wurde die Abstinenz als Dogma mißverstanden. Das führte zu einer kühlen, für die Behandlung schädlichen Haltung gegenüber dem Analysanden. Solche Auffassungen haben zu berechtigter Kritik Anlaß gegeben; sie sind heute überholt. Es besteht zwar weiterhin keinerlei Zweifel daran, daß Verzicht auf Bedürfnisbefriedigung und Einschränkung des Kontaktes auf der Realebene unabdingbar sind, um die Übertragung nicht zu manipulieren. Das schließt einen warmherzigen, zugewandten Umgang aber keineswegs aus. Die Kunst einer *angemessenen analytischen Haltung* besteht vielmehr darin, ein entwicklungsförderndes, annehmbares Klima unter Wah-

---

[295] v. Schlieffen (1983)
[296] Cremerius (1984), Körner und Rosin (1985)

rung der Abstinenz zu schaffen. Das erfordert intensive Schulung und Selbsterfahrung.

Das klinische Material

Die Einfälle des Patienten im Rahmen der freien Assoziation, sein unmittelbares Verhalten gegenüber dem Analytiker, Schilderungen seines Erlebens und Verhaltens anderen Menschen gegenüber, sein Umgang mit der Behandlung, seine Träume und Fehlleistungen - alle seine psychischen und sozialen Aktivitäten bilden das Material, das der Analyse unterzogen wird.

Deutungen

Analysieren bedeutet Aufklärung der unbewußten Hintergründe und Motive des Verhaltens und Erlebens. Das technische Mittel sind dabei die **Deutungen**. Sie sind die spezifischen Interventionen des Analytikers im psychoanalytischen Dialog.

Deutungen sind Interventionen, in denen der Analytiker dem Analysanden mitteilt, wie er seine Einfälle und sein Verhalten versteht, d.h. welche unbewußten Motive er darin erkennt. Sie enthalten also die Einsichten des Analytikers. Sie bewirken beim Patienten, wenn sie zutreffend sind und nicht aufgrund von Widerständen abgelehnt werden müssen, Einsichten und vermitteln ihm vor allem das Erlebnis, vom Analytiker verstanden zu werden.

Der deutende Umgang mit der therapeutischen Beziehung ist das Charakteristikum der Psychoanalyse. Suggestive Aspekte, Lernerfahrungen oder stützende Wirkungen der Intenventionen des Analytikers sind selbstverständlich nicht ausgeschlossen. Sie sind jedoch Aspekte der *unspezifischen Einflußnahme* und nicht mit der Psychoanalyse ausdrücklich beabsichtigte Heilungsfaktoren.

Deutungen sind nicht einmalige Aussagen, sondern ein komplexer Prozeß[297]:

- Der erste Schritt ist die **Konfrontation** mit dem Verhalten, z.B. mit Schweigen in der Behandlungsstunde.
- Der zweite Schritt ist die **Klärung**: So kann z.B. geklärt werden, wie der Patient sich beim Schweigen fühlt, was ihm währenddessen durch den Sinn geht oder woran ihn sein Schweigen erinnert. Die Klärung kann Material zutage fördern, das das Verständnis des Schweigens erleichtert.
- Der eigentliche erklärende Schritt ist dann die **Interpretation**. Der Analytiker kann dem Patienten z.B. mitteilen, daß das Schweigen ihm helfen soll, Gefühle der Unsicherheit zu verbergen, die sich daraus ergeben, daß er den Analytiker eindringend und bevormundend erlebt.

Es gibt verschiedene Deutungstypen[298]: Die Inhaltsdeutungen, die Übertragungsdeutungen und die Widerstandsdeutungen.

---

[297] Greenson (1975)
[298] Mertens (1990), Bd 2

Inhaltsdeutungen

Der Patient berichtet z.B. von einem Streit. Der Analytiker erkennt, daß ihn dabei eine bestimmte Regung, z.B. eine Angst veranlaßt hat, sich aggressiv zu verhalten. Er deutet ihm sein aggressives Verhalten, mit dem er sich womöglich in Schwierigkeiten gebracht hat, als Folge dieser nicht wahrgenommenen Angst. Er deutet also den *Inhalt* des Berichtes in bezug auf ein unbewußtes Motiv. Bei **genetischen Inhaltsdeutungen** führt er den Inhalt auf eine frühere Erfahrung zurück: Der Analytiker erkennt z.B. in dem aggressiven, im Grunde selbstschädigenden Verhalten ein Beziehungsmuster aus dem früheren Leben des Patienten. Er deutet ihm die autoaggressive Art, mit dem jetzigen Konflikt umzugehen, als eine Wiederholung des ungelösten früheren Konfliktmusters.

Inhaltsdeutungen helfen dem Patienten, sich selbst besser zu verstehen und anzunehmen, und sind charakteristisch für die *tiefenpsychologische Psychotherapie* (Kap. 15.2). Sie werden aber auch in der analytischen Psychotherapie verwendet, z.B. um eine spätere Übertragungsdeutung vorzubereiten.

Übertragungsdeutungen

Ist eine psychoanalytische Behandlung erst einmal in Gang gekommen und hat sich eine Übertragungsbeziehung entwickelt, so wird in der Psychoanalyse alles Material u.a. daraufhin untersucht, welche Bedeutung es im Übertragungskontext hat. Ist die Bedeutung "in der Übertragung" klar geworden, dann wird sie dem Patienten als Übertragungsdeutung mitgeteilt. Prinzipiell bestehen dabei zwei Möglichkeiten[299]:

- Die eine Möglichkeit sind **Deutungen der Übertragung im Hier und Jetzt**[300] (s.a. unten). In diesem Fall würde der Analytiker sein Hauptinteresse bei der Klärung des oben erwähnten Streites darauf ausrichten, welcher Aspekt der aktuellen Beziehung zwischen ihm und dem Patienten darin zum Tragen kommt, daß er ihm gerade jetzt von einem Streit erzählt. Hat er sich über den Analytiker geärgert und wünscht nun unbewußt einen Streit, den er aber nicht wagt, weil er sich von ihm abhängig fühlt oder sich ihm "sowieso" unterlegen fühlt? So würde das aktuelle unbewußte Motiv für das Verhalten des Analysanden "in der Übertragung" durch eine Deutung, die solche Hintergründe von Einfällen beschreibt, herausgearbeitet, "konstruiert" werden.

- Die andere Möglichkeit ist die **genetische Übertragungsdeutung**. Dabei würde der Analytiker sein Augenmerk darauf richten, welche frühere Beziehungserfahrung sich in der jetzigen Erfahrung mit dem Analytiker wiederholt und einen Aspekt der Erlebnis-Geschichte des Patienten "rekonstruieren". Er würde ihm mit Blick auf das oben erwähnte Schweigen z.B. sagen, daß es für ihn wichtig sei zu schweigen, um sich nicht Gefühlen der Ohnmacht auszuliefern, die seine Beziehung zum Vater in bestimmten Lebensphasen geprägt hätten. Es ist selbstverständlich, daß solche Deutungen natürlich nur sinnvoll sind, wenn es dafür konkrete Anhaltspunkte in den Erinnerungen des Patienten gibt, und wenn sie durch ausführliche Klärungen genügend vorbereitet sind.

Übertragungsdeutungen sind das Charakteristikum der *analytischen Psychotherapie*, sie sind aber nicht die einzige Form der Deutungsarbeit (s. oben). Heute wird das Material einer Behandlungssequenz im allgemeinen zuerst im Hier und Jetzt der ana-

---

[299] Vgl. Ermann (1992)
[300] Gill (1979)

lytischen Beziehung bearbeitet und gedeutet. Die genetische Deutung der Übertragung dient der Vertiefung.

Von der Deutung der Übertragung im Hier und Jetzt wird die größte emotionale Beteiligung erwartet und insofern auch der stärkste verändernde Effekt, weil die kontextgespeicherten unbewußten Repräsentanzen (= die Übertragungen) auf diese Weise mit neuen Erfahrungen verschmolzen und in veränderter Form "neu abgespeichert" werden können[301]. Diese Sichtweise ist eine Veränderung gegenüber der Haltung in der klassischen Analyse: Wenn man Behandlungsberichte von Freud[302] liest, steht die Rekonstruktion der Frühgeschichte eines Menschen durch genetische Deutungen ganz im Zentrum der Übertragungsanalyse, während die Deutung im Hier und Jetzt noch keine Rolle spielt.

Widerstandsdeutungen

Mit Widerstand wird das Abwehrverhalten innerhalb der analytischen Situation bezeichnet (s. unten). Der Patient kann z.B. ausführlich von lange vergangenen Ereignissen berichten, während es in seinem aktuellen Leben brennende Probleme gibt. Der Analytiker kann ihn auf diese Merkwürdigkeit aufmerksam machen und schließlich deuten, daß er sich mit der Vergangenheit beschäftigt, weil er sich für bestimmte Schwierigkeiten, in die er jetzt geraten ist, schämt. Er versteht dann den Bericht als Widerstand und deutet ihn als Abwehr von Schamgefühlen im Hier und Jetzt.

Widerstandsdeutungen haben in der psychoanalytischen Technik eine große Bedeutung, weil sie sich auf das Hier und Jetzt beziehen und damit eine starke emotionale Wirkung entfalten. Bevor die "Übertragungsdeutungen im Hier und Jetzt" in das Zentrum rückten, waren es die Widerstandsdeutungen, von denen man die stärkste Veränderung erwartete. So galt in der Psychoanalyse der Jahrhundertmitte die technische Regel, stets den Widerstand vor dem Inhalt zu deuten. Diese Haltung läßt den Analytiker allerdings überaus eindringend und kontrollierend erscheinen und wird heute nicht mehr als verbindlich betrachtet.

Deuten und Durcharbeiten

Eine richtige Deutung muß gut vorbereitet sein, den rechten Zeitpunkt haben, inhaltlich zutreffend sein und berücksichtigen, ob der Patient sie auch tatsächlich annehmen kann. Wenn Widerstände die Bereitschaft, eine Deutung anzunehmen, beeinträchtigen, müssen zuerst die Widerstände analysiert werden. Vorschnelle Deutungen sind nutzlos. Wesentlicher als eine rationale Einsicht ist, daß sie gefühlsmäßige Betroffenheit bewirken.

Einzelne Deutungen können in der Regel keine dauerhaften Veränderungen bewirken. Die Aufarbeitung lebensgeschichtlich verwurzelter Konflikte erfordert meistens einen langen Zeitraum, in dem die Konfliktdynamik sich immer wieder in neuer Gestalt in der Übertragung darstellt und durch Widerstände verdeckt wird und in dem immer wieder von neuem über Deutungen Widerstand beseitigt und Einsichten errungen werden. Dieser Prozeß wird als **Durcharbeiten** bezeichnet und bewirkt letzten Endes die Veränderungen in der Persönlichkeit, die zur dauerhaften Symptombeseitigung erforderlich sind.

---

[301] Pfeiffer und Leuzinger-Bohleber (1986)
[302] Der "Rattenmann" (1909), der "Wolfsmann" (1918)

14.2 Die psychoanalytische Beziehung

Ebenen der psychoanalytischen Beziehung

Die Beziehung zwischen dem Analysanden und dem Psychoanalytiker läßt sich (wie im Prinzip jede Arzt-Patient-Beziehung) auf drei Ebenen beschreiben:

- Die Ebene der **Real-Beziehung** kommt zum Tragen, wenn Patient und Analytiker sich als autonome erwachsene Menschen begegnen, z.B. bei der Begrüßung oder zufälligen Begegnungen außerhalb der Behandlungssituation. Dieser Bereich ist eine selbstverständliche Beziehungsebene, die durch *Konventionen* geregelt ist und auch in allen anderen Alltagsbeziehungen des Patienten vorkommt. Sie wird in der Psychoanalyse im allgemeinen therapeutisch nicht gezielt genutzt.

- Die Ebene des **Arbeitsbündnisses**[303] betrifft das *rationale, bewußte Verhalten* als Arzt und Patient, als Analytiker und Analysand. Sie umfaßt spezielle Funktionen und ein spezielles Rollenverhalten: Der Psychoanalytiker bietet seine Behandlungsmethode an, erklärt die Behandlungsbedingungen und stellt bestimmte Verhaltensregeln auf, die erforderlich sind, um ein optimales Ergebnis zu erreichen. Der Patient willigt in die Behandlung ein, verpflichtet sich zur Einhaltung der Regeln, z.B. der Grundregel der völligen Offenheit, und richtet sein Verhalten so ein, daß Behandlungsfortschritte erzielt werden können.

- Auf der Ebene der **Übertragungsbeziehung** (s. unten) kommen die *unbewußten Beziehungsmuster* ins Spiel, bewirken Verzerrungen im Erleben und Verhalten und geben der Beziehung damit die für die Psychoanalyse typische Dynamik. Diese Ebene ist das *Zentrum des psychoanalytischen Prozesses*.

Die therapeutische Ichspaltung

Bei dieser Unterscheidung handelt es sich darum, daß die analytische Beziehung von drei verschiedenen Standpunkten aus betrachtet wird; es handelt sich aber immer um *ein und dieselbe Beziehung*, in der alle drei Ebenen immer gleichzeitig wirksam sind[304]. Wird z.B. ein vereinbarter Termin vergessen, dann wird die Panne durch eine Entschuldigung aus der Welt geschafft (Realebene). Im "Vergessen" äußert sich ein unbewußter Affekt oder Impuls (Übertragungsebene). Er wird im analytischen Dialog erforscht (Arbeitsebene).

Eine wirksame Behandlung in Gang zu setzen und aufrechtzuerhalten, erfordert die Fähigkeit der Beteiligten, alle drei Ebenen zu integrieren, d.h. anzuerkennen, daß Realverhalten regressive Übertragungsaspekte enthält. Das bedeutet, umgekehrt betrachtet, in der Analyse auf die unmittelbare Befriedigung aufkeimender Wünsche zu verzichten und ihre Hintergründe im analytischen Dialog zu klären. Diese Fähigkeit, *regressives Erleben zuzulassen und es gleichzeitig von einem beobachtenden Standpunkt aus zu betrachten,* ist die therapeutische Ichspaltung.

Die therapeutische Ichspaltung ist die Grundvoraussetzung für eine wirksame Psychoanalyse. In Hinblick auf den Analytiker gewährleistet sie, daß die psychoanalytische Behandlung ein lebendiger, wirklicher Prozeß ist, an dem er erlebend beteiligt

---

[303] Greenson (1965)
[304] Deserno (1990), Ermann (1992)

ist. Sie schützt ihn davor, die Grenzen der Abstinenz zu überschreiten, und bewahrt zugleich davor, daß die Analyse zu einem nur rationalen Geschehen verflacht. In Hinblick auf den Patienten gewährleistet sie, daß er sich außerhalb der analytischen Situation in seinem Leben autonom ("erwachsen") verhalten und innerhalb der Analyse in kindliche Erlebnisweisen regredieren kann. Dieses auf den analytischen Prozeß begrenzte regressive Erleben wird als *Regression im Dienste des Ichs* bezeichnet. Wenn diese Fähigkeit verlorengeht, entsteht die Gefahr, daß der Analysand davon abhängig wird, daß die kindhaften Bedürfnisse tatsächlich vom Analytiker befriedigt werden. Eine solche unglückliche Entwicklung wird als *maligne Regression*[305] bezeichnet und ist die wichtigste Gefahr bei unsachgemäß durchgeführten Psychoanalysen.

Der psychoanalytische Prozeß

Die Beziehung zwischen Analysand und Analytiker verändert sich im Verlauf einer Analyse und unterliegt einem *Entwicklungsprozeß*. Er wird durch die psychoanalytische Methode, speziell durch den Rahmen und die Regeln in Gang gesetzt: Durch die psychoanalytische Methode entsteht ein Erleben, das vom Erleben des Alltags deutlich unterschieden ist: die **Regression**. Durch sie werden *verdrängte Erlebnisweisen, Reaktionen, Einstellungen und Bedürfnisse lebendig* und in aktuelle Beziehungen hineingetragen. Der Analytiker bekommt dabei eine ungewohnt starke Bedeutung für den Patienten. Dadurch können seine ganz persönlichen unbewußten Beziehungsmuster, seine Erfahrungen aus früheren Beziehungen auf den Analytiker übertragen werden. Damit entfaltet sich die innere Welt des Patienten, die ihm im Alltagserleben verborgen bleibt, allerdings in gleichsam chiffrierter Weise auf der Bühne der psychoanalytischen Beziehung. Diesen *Übertragungen* stehen unbewußte innere *Widerstände* als Abwehrbewegungen entgegen, weil sie oft mit beschämenden Erlebnissen, mit Schuldgefühlen, mit peinlichen Phantasien, bedrückenden Empfindungen und kränkenden Erinnerungen verbunden sind.

So ist der analytische Prozeß eine oft schmerzhafte und mühevolle Entwicklung. Wenn es aber gelingt, die Übertragungen und Widerstände durch *Deutungen* aufzuklären und die darin enthaltenen Beziehungsmuster zu bearbeiten, bewirkt er eine Nachreifung der Persönlichkeit bzw. eine nachträgliche Konfliktlösung.

Der *Verlauf des analytischen Prozesses* ist von vielen Faktoren abhängig und schwer voraussagbar. Maßgebliche Faktoren sind

- welche Erfahrungen ein Analysand in die Analyse mitbringt, also seine *Lebensgeschichte*: Ein Minimum an "guten" Erfahrungen mit anderen Menschen ist die Voraussetzung dafür, daß die Beziehung zum Analytiker - auch in Phasen aggressiver Auseinandersetzungen - hilfreich erlebt werden kann;

- wie der Analysand seine Beziehungserfahrungen in der Analyse in Szene setzt: Ob er die Beziehung zum Analytiker benutzt, um eine traumatisierende Erfahrung mit dem Analytiker zu wiederholen *(Übertragung im engeren Sinne)* oder ob er sich gegen die Wiederholung seiner Erfahrungen wehrt *(Übertragungswiderstand)*;

- was er mit seiner Übertragung im Analytiker bewirkt: Ob der Analytiker sich den Reaktionen in seinem inneren "Resonanzraum" unbefangen öffnen kann *(Gegenübertragung)* oder ob er sie aus persönlichen Gründen abwehren muß *(Gegenübertra-*

---

[305] Balint (1968)

gungswiderstand). Davon hängt es ab, ob er die Inszenierung des Patienten zutreffend entschlüsseln kann;
- welche aktuellen Ereignisse im Leben des Analysanden während der Zeit seiner Analyse auftreten, wie er die Erfahrungen der Analyse in sein Leben einbezieht usw.

Übertragung und Übertragungsanalyse

Mit der psychoanalytischen Methode werden, wie beschrieben, durch Regression unbewußte Repräsentanzen von früheren, verdrängten bzw. verinnerlichten Erfahrungen (Kap. 2.1) aktiviert. Man kann dieses Phänomen auch so beschreiben, daß bestimmte Problemlösungssituationen unbemerkt vom Betroffenen die gespeicherte Information über Problemlösungen aktivieren[306]. Sie werden auf aktuelle Beziehungen übertragen.

Mit der Regression ist also eine *Veränderung des Beziehungserlebens* verbunden. Andere Menschen werden unter der Wirkung solcher Übertragungen nicht nur so erlebt, wie sie "tatsächlich" sind, sondern ihre "realen" Verhaltensweisen werden unbewußt mit Erfahrungen aus früheren Beziehungen in Verbindung gebracht, ihr Verhalten wird nach unbewußten inneren Vorbildern interpretiert. Dabei muß man allerdings bedenken, daß es sich nicht um die historischen Abbilder objektiv so gewesener Ereignisse handelt, sondern um die Spuren subjektiv, also mit den Mitteln der damaligen Zeit (Kap. 2.2) wahrgenommener und verarbeiteter Erfahrungen.

> **Übertragung** ist also die Manifestation der Regression in einer Beziehung.

Übertragungen treten als positive und als negative Gefühlseinstellungen auf; dementsprechend unterscheidet man *positive* und *negative Übertragungen*. Je nach der Grundform der Neurosen-Pathologie (Kap. 4) gibt es außerdem verschiedene **Übertragungsformen**: die reife objekthafte, die narzißtische und die Borderline-Übertragung.

Reife Übertragungen

Patienten mit *klassischen Neurosen* übertragen Erfahrungen mit Menschen ihres früheren Lebens auf aktuelle Beziehungen. Das ist die reifeste Form der Übertragung. Im Prinzip kann jede frühere Beziehung auf jede heutige übertragen werden, auch unabhängig vom Geschlecht der beteiligten Personen. So werden Mutterübertragung, Vaterübertragung, Geschwisterübertragung usw. in der Beziehung zu ein und demselben Analytiker beobachtet. Man spricht einfach von *Übertragung* oder, im präziseren psychoanalytischen Sprachgebrauch, von objektaler oder **objekthafter Übertragung** (Übertragung einer neurotischen Objektrepräsentanz). Diese Übertragungsform war es, die Freud in seinen Behandlungen entdeckte und die er als "falsche Verknüpfungen"[307] zwischen gegenwärtigen und vergangenen Beziehungen bezeichnete. Zunächst sah er darin das größte Hindernis für eine Psychoanalyse und später ihr wichtigstes Werkzeug. Sie stellt seither den wichtigsten Zugang zu unbewußten Erfahrungen und Beziehungen dar und wird dadurch zum bedeutendsten Weg, um diejenigen unbewußten Beziehungsmuster aufzuarbeiten, in denen die Entwicklung von klassischen Neurosen ihren Ursprung hat.

---

[306] Edelman (1989), Schank (1982)
[307] Freud (1895), S. 308

Narzißtische Übertragungen[308]

Für *narzißtische Patienten* sind andere Übertragungsformen typisch:

- *Selbstobjekt-Übertragung*: Narzißtische Patienten neigen dazu, den Analytiker als ein Selbstobjekt zu verwenden (Kap. 4.2) und ihn zu idealisieren, solange er eine stützende Funktion erfüllt, jedoch zu entwerten, wenn er enttäuscht und in dieser Funktion versagt. So gibt es z.B. eine *idealisierende Elternübertragung*: Der Analysand neigt dabei dazu, den Analytiker in unrealistischer Weise zu verherrlichen. Das Gegenstück dazu ist die *entwertende Elternübertragung*, in der der Analysand sich enttäuscht vom Analytiker abwendet und ihn in seinen Phantasien "niedermacht".
- *Spiegelübertragung:* Hier tritt in der Übertragung an die Stelle der Bewunderung des anderen das Bedürfnis, vom anderen bewundert zu werden. Dabei erlebt der Patient sich, wenn diese Übertragung wirksam wird, in selbstverständlicher Übereinstimmung mit dem Analytiker.
- *Selbst-Übertragung:* Eine dritte Form der narzißtischen Übertragung ist die Übertragung von Aspekten der eigenen Person auf andere. Es ist damit gemeint, daß die Erlebnisweisen auf den aktuellen Partner übertragen werden, die der Patient selbst in der früheren Beziehung gehabt hat: z.B. Depressionen, Größenphantasien oder Wutgefühle. Er erzeugt damit beim Analytiker eine konkordantre Gegenübertragung (s. unten). Dabei wird der Mechanismus der projektiven Identifizierung wirksam (Kap. 3.1).

Diese narzißtischen Übertragungsformen sind ein Abbild der narzißtischen Objektbeziehungen, mit denen die Patienten ihr Selbstgefühl stabilisieren. Sie sind ein Ausdruck des Nähewunsches und Sicherheitsbedürfnisses. Man kann sie aber auch unter dem Abwehraspekt betrachten und in ihnen einen Widerstand gegen eine reifere Form der Beziehungsgestaltung sehen, in der der Analysand anerkennen müßte, daß er und der Analytiker voneinander getrennte, autonome Personen sind.

Borderline-Übertragungen

Den bisher beschriebenen Übertragungsformen wird die Übertragung von bestimmten Teilaspekten einer Beziehung gegenübergestellt, z.B. der versorgend-fürsorgliche oder der hassende Anteil einer Beziehung. Hier handelt es sich um Übertragungen aus der frühen Individuationsentwicklung, die für *Borderline-Patienten* typisch sind. Darin wird die Dynamik der Spaltungsabwehr der Borderline-Pathologie deutlich (Kap. 4.1). Meistens handelt es sich um ein komplexes Geschehen, indem in der Beziehung zum Analytiker "gute" und "schlechte" Anteile auseinandergehalten werden. Um diese Spaltungen in der Übertragung zu stabilisieren, werden zusätzliche Abwehrmechanismen eingesetzt: So kann z.B. der positiv getönte, "gute" Übertragungsanteil verleugnet oder auf eine außenstehende dritte Person projiziert werden. Das führt dann dazu, daß der Analytiker gehaßt und bekämpft wird, oder theoretisch gesprochen: daß er als "nur böses Teilobjekt" erlebt wird.

Die Borderline-Übertragung kann unter dem Aspekt der Abwehr betrachtet werden; dann wird die stabilisierende Funktion dieser Übertragung hervorgehoben, mit der der Patient im Erleben widersprüchlicher Wahrnehmungen und Gefühlszustände in einer Beziehung sein inneres Gleichgewicht zu wahren versucht. Man spricht dabei auch von *Übertragungsspaltung*. Nützlicher erscheint es jedoch, sie als eine Manifestationsform noch nicht integrierter Vorstellungen von Teilobjekten zu betrachten und sie

---

[308] Kohut (1971, 1977)

als **Teilobjekt-Übertragung** zu bezeichnen. Bei dieser Sichtweise wird man eine Abwehr dann vermuten, wenn der Patient von einer Übertragungsposition ("gut") zur anderen ("schlecht") wechselt.

Analyse der Übertragung
Übertragungen kommen in allen Lebensbereichen vor. Sie spielen in jeder zwischenmenschlichen Beziehung eine Rolle und sind keine pathologischen Erscheinungen. Allerdings werden sie in der Psychoanalyse besonders beachtet und durch den Rahmen und die Haltungen des Psychoanalytikers gefördert und besonders deutlich sichtbar gemacht. Sie bilden heute das Zentrum der analytischen Arbeit. Ihre Wurzeln liegen in der Vergangenheit. Die Auslöser für Übertragungsmanifestationen sind jedoch aktuelle Verhaltensweisen, d.h. für die analytische Situation: Verhaltensweisen des Analytikers gegenüber dem Analysanden.

Während man früher mit der **Analyse der Übertragung** die Spuren der Vergangenheit in den gegenwärtigen Verhaltensweisen und Einstellungen des Patienten bewußt machte, ihm also zeigte, daß er den Analytiker so behandelt, als sei dieser z.B. Mutter oder Vater, hat sich heute der Schwerpunkt auf die Analyse der aktuellen Dimension der Übertragung verschoben: Auf die *Übertragungsanalyse im Hier und Jetzt*[309]. Dabei zeigt der Analytiker dem Analysanden, welche seiner augenblicklichen Verhaltensweisen er nach einem unbewußten alten Vorbild interpretiert und warum er es tut.

Er zeigt ihm z.B., daß er auf die anstehende Trennung vor einer Analysepause mit aggressiven Affekten reagiert (die sich z.B. in seinen Einfällen, Träumen oder in Fehlhandlungen zeigen können), und deutet ihm, daß er sich damit Sicherheit angesichts befürchteter Verlassenheitsgefühle während der Pause verschafft, weil Aggressionen ihm weniger Angst machen als sich verlassen zu fühlen.

Gegenübertragung

> Das Gegenstück zur Übertragung in der Analyse ist die *antwortende Reaktion des Analytikers*. Sie wird als **Gegenübertragung** bezeichnet.

Sie beruht auf zwei allgemeinen, *unbewußten* Tendenzen des menschlichen Verhaltens:
- auf der Neigung, andere zu veranlassen, sich so zu verhalten, wie man es von ihnen erwartet,
- auf der Bereitschaft, auf Erwartungen anderer einzugehen und sie zu erfüllen[310].

Gegenübertragungen beruhen auf der unbewußten Identifikation des Analytikers mit den Übertragungsangeboten des Analysanden. Die Übertragungsphantasie und die Reaktion des Partners bilden also eine *funktionale Einheit* wie Schlüssel und Schloß[311]. Es entsteht ein *unbewußtes Wechselspiel* von Übertragung und Gegenübertragung. Die bewußten Einstellungen des Analytikers zum Analysanden sind dabei ein Abkömmling der Gegenübertragung; die Gegenübertragung selbst ist aber unbewußt und muß aus

---

[309] Gill (1979)
[310] Sandler (1976)
[311] Heimann (1959), Körner (1990)

dem Verlauf heraus indirekt erschlossen werden. Dabei können die *bewußten* Phantasien, Einfälle und Gefühlsreaktionen des Analytikers verschiedene Bedeutungen haben[312]:

- *Komplementäre Gegenübertragung:* Sie ist ein Abbild der unbewußten Phantasien, die der Patient seinen inneren *Objekten* (Beziehungspersonen) zuschreibt, d.h. eine Identifizierung mit dem Du-Anteil einer Übertragungsphantasie: Der Analytiker kann sich sadistisch fühlen wie der unbewußte sadistische Elternteil des Patienten;

- *Konkordante Gegenübertragung:* Sie ist ein Abbild der (unbewußten) Gefühlssituation des *Analysanden,* d.h. eine Reaktion auf eine Selbst-Übertragung (s. oben). In Identifizierung mit einem Selbstanteil des Patienten erlebt der Analytiker in sich z.B. die unbewußte Leere und Depression des Analysanden;

- *Gegenübertragungswiderstand:* Der Analytiker wehrt sich dagegen, die Übertragungsangebote des Analysanden in sich aufzunehmen und in seinem Innern zum Klingen kommen zu lassen; er spürt dann z.B. Wut, mit der er sich gegen die Depression des Patienten in sich selbst wehrt.

Das Wechselspiel zwischen Übertragung und Gegenübertragung prägt jede Art menschlicher Beziehungen (s.a. Kap. 1.4). In der Psychoanalyse besteht gegenüber Alltagsbeziehungen jedoch eine Sondersituation: Die psychoanalytische Methode und die spezielle Ausbildung des Analytikers fördern seine Selbstbeobachtung und versetzen ihn in die Lage, sich seine Reaktionen auf Übertragungen des Analysanden bewußt zu machen. Auf diesem Wege kann er sich die ursprüngliche Übertragungsreaktion des Patienten zugänglich machen und klären. Diese Möglichkeit, über die Klärung der Reaktion des Analytikers zu einem Verständnis von Übertragungen der Patienten zu gelangen, gibt der Gegenübertragung die hervorragende Bedeutung, welche ihr heute in der psychoanalytischen Behandlungstechnik beigemessen wird.

Eine wichtige Vorgabe der psychoanalytischen **Abstinenzregel** (Kap. 14.1) besteht darin, *Gegenübertragungen nicht in Handlung umzusetzen.* Der Analytiker ist angehalten, die bewußten Anteile der Gegenübertragung in sich wahrzunehmen, zu beobachten und seinen Impuls, auf bestimmte Weise zu reagieren, als eine Inszenierung des Analysanden in sich zu verstehen. Indem er nicht unreflektiert so handelt, wie es seiner Gegenübertragung bzw. dem zugehörigen Übertragungsangebot des Patienten entsprechen würde, kann er erfassen und klären, was übertragen wird. Dadurch wird die Abstinenz zu einem wichtigen Instrument des Erkennens in der psychoanalytischen Behandlung[313].

Widerstand und Widerstandsanalyse

Die psychoanalytische Methode, die Regression, das Auftreten von Übertragungserlebnissen und die Aktualisierung unbewußter Beziehungsmuster erwecken in der psychoanalytischen Behandlung Ängste. Die Patienten reagieren darauf mit *Abwehrphänomenen,* die als Widerstand bezeichnet werden.

---

[312] Racker (1959)
[313] Cremerius (1984); Körner und Rosin (1985)

> **Widerstand** in der Psychoanalyse ist die *Abwehr*, die *durch die psychoanalytische Methode* und ihre Wirkungen hervorgerufen wird.

Widerstand bezeichnet das Phänomen, daß sich trotz des Hilfeersuchens und der Einwilligung des Patienten in die Behandlung unbewußte Kräfte in ihm gegen die Behandlung richten und eine Aufarbeitung der krankheitsverursachenden Beziehungsmuster behindern. Sie treten als *Störungen der therapeutischen Zusammenarbeit* in Erscheinung. Entweder zeigen sie sich innerhalb der Behandlung als Schweigen, Fehlleistung (Verspätung, Vergessen), Verheimlichen bis hin zum Boykott der Behandlung und zum Behandlungsabbruch. Oder sie werden auf die alltäglichen Beziehungen des Patienten verlagert und gegenüber Außenstehenden als Verliebtheit, Haß, Streit usw. *agiert*; dabei richten die unbewußten Motive sich nicht eigentlich auf diese Außenstehenden, sondern auf den Analytiker.

Widerstände haben vor allem zwei Motive:

- Das eine Motiv ist die *Konfliktangst*, die durch die Symptombildung unbewußt gehalten wird (Kap. 3.1). Die Abwehr der Konfliktangst wird durch die Analyse in Frage gestellt und bildet ein starkes Motiv für eine unbewußte Angst vor der Analyse.
- Das andere häufige Motiv ist die *Übertragung*: Der Analysand fürchtet sich z.B. vor Beschämung, Bloßstellung, er fürchtet sich vor Verurteilung oder vor bestimmten Absichten, die er dem Analytiker in der Übertragung zuschreibt. Diese Widerstände, die aus der Übertragung gespeist sind, werden als **Übertragungswiderstände** bezeichnet.

Die Überwindung von Widerständen ist die notwendige Voraussetzung für die angestrebte Aufarbeitung der unbewußten Beziehungsmuster. Der Weg zur Überwindung ist die **Widerstandsanalyse**: Dabei werden die Widerstände wie Assoziationen als Material betrachtet und *auf unbewußte Motive hin untersucht und gedeutet*. Es wird im einzelnen geklärt, welche Befürchtungen und Erwartungen, welche Verhaltensweisen des Analytikers, welche Ereignisse in der Analyse usw. den Patienten dazu veranlassen, sich unbewußt gegen die Behandlung, gegen das Aussprechen seiner Erlebnisse und Empfindungen und speziell gegen das Erleben seiner Übertragungen zur Wehr zu setzen.

Die Analyse der Widerstände legt meistens zentrale Ängste des Patienten offen, die in enger Beziehung zu den primären Konfliktängsten seiner neurotischen Symptome oder zur Übertragung stehen. Sie bildet einen Einstieg zum Verständnis der Übertragungen und der Symptombildung. Die Widerstandsanalyse ist deshalb ein *Grundpfeiler der psychoanalytischen Methode*.

Kasuistik zur Behandlung einer klassischen Neurose

Die Grundbegriffe der psychoanalytischen Methode sollen am folgenden Fallbeispiel erläutert werden. Es handelt sich um einen fast 30jährigen Mann, der wegen einer Magenneurose in psychoanalytischer Behandlung war. Diese fand dreimal wöchentlich im Liegen statt.

Im ersten Behandlungsjahr hatte der Patient gute Fortschritte gemacht. Es war deutlich geworden, daß der Kern seiner Störung vor allem durch orale und narzißtische Entbehrungen in seiner Kindheit begründet waren: Er war kurz nach dem Krieg als Einzelkind in eine durch Krisen geprägte Ehe hineingeboren worden, die bald nach seiner Geburt geschieden wurde. Seine Mutter erkrankte zu dieser Zeit an Tuberkulose. Während ihrer langen Kuraufenthalte kam er in verschiedene Heime. Dort war er ein unruhiges, mürrisches Kind, näßte nachts ein und nahm stark an Gewicht ab. Er erholte sich jedoch in den Zeiten, wenn er zur Mutter zurückkam, und vermißte sie um so mehr, wenn sie zu einer weiteren Kur wegfahren mußte. Zwischen beiden entwickelte sich eine äußerst enge Bindung, die bis ins Erwachsenenalter überdauerte, zumal die Mutter nicht wieder heiratete. Er verließ sie schließlich Anfang Zwanzig und heiratete. Ein Jahr später, nach der Geburt seines Sohnes, begannen seine Magenbeschwerden.

Der Patient war leistungsstark und beruflich als selbständiger Kaufmann sehr erfolgreich. Er hatte ein gutes Einkommen und finanzierte seine Behandlung als Privatpatient. Er achtete darauf, daß er die Honorare sehr pünktlich überwies. Er wollte dem Analytiker, den er sehr idealisierte, nicht durch Unpünktlichkeit verärgern.

Im zweiten Analysejahr begann die Behandlung zu stagnieren. Die anfangs gebesserten Magenbeschwerden traten verstärkt wieder auf. Bald darauf berichtete der Patient von einem unverwarteten finanziellen Engpaß und verzögerte die Überweisungen des Honorars. Der Analytiker vermutete dabei nicht nur ein Problem auf der Realebene und wartete ab, um die Übertragung besser zu verstehen. Die Einfälle des Patienten kreisten in diesen Stunden um Vorwürfe gegen seine Frau. Er beklagte sich heftig, daß sie zu wenig auf seine Bedürfnisse einging, und fühlte sich von ihr ausgenutzt. Der Analytiker vermutete in diesen Vorwürfen in der Übertragung Vorwürfe gegen sich. Dann bemerkte er bei der Monatsabrechnung, daß er dem Patienten auf der letzten Rechnung einen zu geringen Betrag eingesetzt hatte. Er war erstaunt über seine eigene unbewußte Fehlleistung und bemerkte, daß es ihm schwerfiel, von dem Patienten in seinem finanziellen Engpaß Geld zu verlangen. Er bemerkte auch, daß es ihn belastete, daß der Patient wieder stärkere Magenbeschwerden hatte. Schließlich erkannte er, daß er sich in seiner Gegenübertragung räuberisch fühlte, wenn er trotzdem ein angemessenes Honorar forderte.

In den nächsten Stunden gab er dem Patienten mehrere Deutungen: Er sagte ihm, daß er mit seiner Zahlungsverzögerung zum Ausdruck brachte, daß er den Analytiker ausraubend erlebte. Er mache dem Analytiker Vorwürfe, daß er zu wenig auf seine Bedürfnisse einging und so schlechte Arbeit leiste, daß die Magenbeschwerden sich wieder verstärkt hätten. Für eine so schlechte Leistung halte der Patient das Honorar für überhöht. Es sei für ihn aber leichter, gegenüber seiner Frau Vorwürfe zu erheben als gegenüber dem Analytiker, auf den er sich gegenwärtig angewiesen fühle.

Mit diesen Hier-und-Jetzt-Deutungen konnte der Widerstand des Patienten geklärt werden: Das Agieren seines unbewußten Vorwurfs durch die Zahlungsverzögerung (wozu er den tatsächlich bestehenden Engpaß in seinen Finanzen als Anlaß nahm) sowie die Verschiebung seines Ärgers vom Analytiker auf die Frau. Indem der Analytiker sich an die Abstinenz hielt und ihm nicht vorschnell entgegenkam und eine kulante Regelung vorschlug, konnte sich die Übertragung voll entfalten. Die Übertragung enthielt Aspekte der Mutterbeziehung: Der Patient fühlte sich vom Analytiker nicht hilfreich behandelt und wurde "krank". Das Wiederauftreten der Magenbeschwerden war eine Regression, durch die die Situation der kindlichen Hilflosigkeit wiederbelebt wurde. Darin wiederholte sich die Hilflosigkeit in den Heimen, wo er krank wurde, wenn die Mutter nicht da war und ihm helfen konnte. Ohne daß der Analytiker diesen lebensgeschichtlichen Hintergrund direkt ansprach, tauchten in den folgenden Stunden in den Einfällen des Patienten Phantasien aus der Kinderzeit auf, die mit diesen Trennungen verknüpft waren. So konnte die Übertragung in den folgenden Wochen durchgearbeitet werden. Den Zugang zum Verständnis der Übertragung hatte die Gegenübertragung gegeben: Durch seine unbewußte Fehlleistung hatte der Analytiker bemerkt, daß er ein schlechtes Gewissen hatte und sich unbewußt ausbeuterisch erlebte, weil er dem Patienten gegenwärtig nicht so helfen konnte, wie beide es sich wünschten.

14.3 Zielsetzungen und Behandlungsstrategien

Die psychoanalytische Behandlung von klassischen Neurosen

Ursprünglich wurde die Psychoanalyse im Rahmen der Behandlung der (deshalb auch "klassisch" genannten) typischen neurotischen Störungen (Kap. 4.3) entwickelt. Auf die Struktur dieser Patienten ist die Methode daher zugeschnitten:

- Sie entwickeln reife objekthafte Übertragungen, die im Szenario ihrer Lebensgeschichte verstehbar sind,
- sie sind in der Lage, in der psychoanalytischen Arbeit auf Bedürfnisbefriedigung zu verzichten und stattdessen in einen Prozeß der Selbstreflektion einzutreten,
- sie verfügen über genügend günstige Grunderfahrungen, die es ihnen ermöglichen, auch die Beziehung zum Analytiker als hilfreiche Beziehung zu verwenden (Kap. 13.1),
- aufgrund dieser Voraussetzungen können ihre Übertragungen und die damit verbundenen Ängste und Widerstände in der Beziehung zum Analytiker durch Deutungen aufgedeckt und durchgearbeitet werden.

Auf diese Weise wird die Neurose des Patienten nach und nach in die Beziehung zum Analytiker überführt und die wesentlichen krankmachenden Konflikte dort nacherlebt und zu neuen, weniger neurotischen Lösungen gebracht. Damit ist auch *das Ziel* solcher Behandlungen abgesteckt: eine weniger neurotische Lebensbewältigung.

Die psychoanalytische Behandlung von narzißtischen Störungen

Das Wesen der psychoanalytischen Behandlung ist, kurz gesagt, die Übertragungsanalyse. Nachdem die narzißtischen Übertragungen (s. oben) sich aber grundsätzlich von den Übertragungen klassisch neurotischer Patienten unterscheiden, können die strukturellen Unterschiede zwischen beiden Patientengruppen nicht ohne Folgen für die Behandlungsstrategie bleiben.[314]

Die narzißtische Übertragungsneurose, die mit der psychoanalytischen Methode hergestellt und bearbeitet werden soll, besteht in der Etablierung der narzißtischen Übertragungen (idealisierende oder Spiegelübertragung) in der Beziehung zum Analytiker. Der Widerstand richtet sich zunächst dagegen, die Bedürfnisse nach Idealisierung, vor allem aber die oft beschämend erlebten Wünsche, vom Analytiker bewundert zu werden, überhaupt zuzulassen. Ist Übertragung aber in Gang gekommen, verschiebt sich der Fokus der Bearbeitung. Es geht nun vor allem darum, Störungen

---

[314] Kohut (1971, 1977)

des narzißtischen Gleichgewichtes zu erkennen, die im Zusammenhang mit Störungen der narzißtischen Objektverwendung des Analytikers durch den Patienten auftreten, also dann, wenn der Patient sich nicht genügend gehalten, gestützt, gespiegelt fühlt.

Der Patient kann z.B. enttäuscht sein, daß der Analytiker ihn in seinem Urlaub alleinläßt. Diese Enttäuschung wird er selbst vielleicht gar nicht bemerken, doch die Erschütterung seines Sicherheitsbedürfnisses wird sich in irgendeiner Weise zeigen: In einem Rückzug, plötzlicher Kälte gegenüber dem Analytiker oder Schweigen, in einem "vom Zaum gebrochenen" Streit mit seiner Partnerin, einer sexuellen Eskapade, einer Erkrankung. Soll eine solche Reaktion erhellt und damit für den Therapieprozeß nutzbar gemacht werden, dann muß der Analytiker die Ursache in der Störung des Sicherheitsgefühls erkennen. Dann kann er dem Patienten den Zusammenhang zwischen seinem Schweigen und seiner Beunruhigung über die bevorstehende Unterbrechung des Kontaktes deuten. Indem er das Wissen um die Belastung mit ihm teilt, kann der Patient sich in seiner Verlustangst verstanden fühlen und Zuversicht entwickeln und sich in der Vorwegnahme der Rückkehr sicher zu fühlen. Dagegen würde es wahrscheinlich wenig Gewinn bringen, den Patienten lediglich darauf hinzuweisen, daß die bevorstehende Unterbrechung ihn wütend macht und er deshalb z.B. schweigt. Um hilfreich zu sein, muß man ihm deuten, daß sich in einer solchen Wut z.B. die Angst äußert, der Analytiker könnte vielleicht gar nicht zurückkommen.

Die Analyse der narzißtischen Übertragungen ist also eine "Rekonstruktion" der unbewußten Ängste und Befürchtungen, die in der psychoanalytischen Situation entstehen. Im Laufe der Zeit kann der Prozeß vertieft werden. Dann kann immer mehr die Bedeutung der narzißtischen Charakterabwehr (Kap. 4.2) in Erscheinung treten: Die Bedeutung von Größenphantasien, narzißtischer Wut, von Haß, Kühle, Überheblichkeit usw. Dadurch kann der Patient mehr und mehr in die Lage kommen, sein Selbstgefühl zu regulieren und auch Kränkungen oder Trennungen ohne Beziehungsabbruch zu tolerieren. In der damit verbundenen reiferen Beziehungsform liegt *das Ziel* einer psychoanalytischen Behandlung narzißtischer Störungen.

Psychoanalytische Behandlungen von Borderline-Störungen
Während die Analyse von klassischen Neurosen und narzißtischen Störungen im wesentlichen eine nachträgliche Aufarbeitung unbewußter Beziehungskonflikte bzw. narzißtischer Konflikte ist, muß die Analyse der Borderline-Persönlichkeiten deren spezifische Reifungsstörung (Kap. 4.1) besonders beachten. Daraus ergibt sich eine spezielle Behandlungsstrategie. Man will die Patienten durch die Behandlung in die Lage bringen, ihre Spaltungsabwehr zu überwinden und das Erleben zuzulassen, daß sie selbst und andere in sich widersprüchliche Aspekte vereinen.

Der Weg dorthin geht über die *Analyse der Teilobjekt-Übertragungen* (Kap. 14.2). Dabei besteht die Aufgabe des Analytikers darin, die Spaltungsprozesse zu verstehen. Der Fokus der Deutungsarbeit ist dabei der Wechsel von der einen Übertragungsposition in die andere: Das Aufkommen destruktiver Affekte, sexualisierter Kontroll- und Bemächtigungsimpulse, das Agieren von narzißtischen Größenphantasien oder schizoiden Kontaktabbrüchen. "Verstehen" bedeutet, aus dem Verlauf und insbesondere aus der Art der Übertragung heraus zu erkennen, worauf der Patient mit einem solchen Wechsel reagiert und was er damit abwehrt.

Das Entscheidende ist dabei eine doppelte Orientierung des Analytikers: Es ist unumgänglich, daß er sich einerseits den destruktiven Gefühlen des Patienten, seinem Haß, seinem Neid, seiner Aggression gefühlsmäßig aussetzt und diesen Aspekt der Beziehung nicht verleugnet, also nicht selbst die Beziehung spaltet. Ebenso notwendig ist es, daß er dabei in sich selbst gewahr bleibt, daß es sich hier um "nur" einen Teilaspekt der Beziehung handelt, und daß er das Ganze der Beziehung in sich bewahrt. Wenn der Patient ihn z.B. wütend angreift, daß er ihm nicht genügend hilft, und die Behandlung abzubrechen droht, dann muß er zwar bereit sein, sich zuzugeben, daß es sich tatsächlich um eine schwierige Behandlung handelt. Er darf darüber aber nicht vergessen, daß der Patient mit seiner Hilfe aber auch schon gewisse Fortschritte machen konnte. Indem er auf diese Weise den Versuchen des Patienten standhält, *ihn* zu "spalten", wird er z.B. genügend Distanz zu seinen eigenen Schuldgefühlen herstellen, um unbefangen genug zu bleiben und die Analyse voranzutreiben. Er kann dem Patienten in seinen Deutungen z.B. zeigen, daß er ihn nicht aus Aggressivität, sondern aus Verzweiflung heraus angreift, und klären, welchen sicherlich berechtigten oder zumindest verständlichen Grund diese Verzweiflung hat.

Solche Deutungen bezeugen die Bereitschaft, beidseits schmerzhafte und beängstigende innere Erlebnisse des Patienten anzuerkennen und sie im Analytiker wie in einen Behälter aufzunehmen und zu verarbeiten[315]. Das ist für den Patienten eine Erfahrung, die zu einem neuen Bestandteil seines Erlebens wird. Auf Dauer kommt es dadurch zu einer Integration der zuvor in Teilbeziehungen aufgespaltenen Welt.

Je nach dem Ausmaß der Störung basaler Ichfunktionen im Bereich des Denkens, der Wahrnehmung, der Gefühls- und Impulskontrolle usw. kann der Analytiker daneben die Aufgabe erhalten, solche Funktionen stellvertretend für den Patienten auszuüben, bis dieser soweit ist, sie selbst für sich zu übernehmen[316]. Im Einzelfall ist aufgrund der Diagnostik zu entscheiden, ob ein Patient überhaupt analytisch mit einer vorwiegend auf Deutungen ausgerichteten Technik behandelt werden soll oder ob die erforderliche Nachreifung nicht besser durch stützende psychoanalytisch orientierte Verfahren wie die interaktionelle Therapie (Kap. 15.2) erreicht werden kann.

Zur Vertiefung empfohlene Literatur:
Freud S (1916/17), Greenson RR (1973), König K (1991), Mertens W (1990/91), Thomä H, Kächele H (1985/88)

---

[315] Bion (1962)
[316] Fürstenau (1977)

15. Psychoanalytische Behandlungsverfahren

Überblick über die psychoanalytischen Behandlungsverfahren

I. Analytische Psychotherapie
    Frequente analytische Einzelpsychotherapie
    Modifizierte analytische Einzelpsychotherapie
    Psychoanalytische Fokalbehandlung
    Psychoanalytische Kurzbehandlung
    Analytische Kinder- bzw. Jugendlichen-Psychotherapie
    Psychoanalytische Gruppentherapie
    (= analytische Gruppenpsychotherapie) (Kap. 18)

II. Tiefenpsychologische Psychotherapie (= analytisch orientierte Psychotherapie)
    Tiefenpsychologische Einzeltherapie
    Dynamische Psychotherapie
    Interaktionelle Psychotherapie
    Expressive Psychotherapie
    Stützende tiefenpsychologische Psychotherapie
    Tiefenpsychologische Gruppenpsychotherapie (Kap. 18)
    Tiefenpsychologische (sog. analytische) Paar- bzw. Familientherapie
    (Kap. 17)
    Spezielle tiefenpsychologische Verfahren:
        Konzentrative Bewegungstherapie
        Katathymes Bilderleben
        Bewegungstherapie
        Gestaltungs- bzw. Maltherapie
        Musiktherapie

Die psychoanalytische Methode beruht auf einem bestimmten Vorgehen, das als *Standardverfahren* (Kap. 14.1) bezeichnet wird. Es ist durch einen formal-äußeren *Rahmen* und eine inhaltliche *Technik* gekennzeichnet. Bei der Anwendung der Psychoanalyse in der Psychotherapie wird es im Rahmen der verschiedenen **psychoanalytischen Verfahren** mehr oder weniger stark modifiziert und den Gegebenheiten des Patienten bzw. der klinischen Situation angepaßt. Auf diese Weise ergeben sich zwei grundsätzlich verschiedene Vorgehensweisen: die analytische und die tiefenpsychologische Psychotherapie.

- Die **analytische Psychotherapie** umfaßt die Verfahren, die sich vom Standardverfahren *nur in Hinblick auf den Rahmen* unterscheiden, z.B durch Verminderung der Stundenfrequenz, Begrenzung der Behandlungsdauer, durch Behandlung des Patienten im Sitzen statt im Liegen, durch die Anwendung in Gruppen statt in der Zweiersituation oder durch Eingrenzung des Bezugsfeldes von Deutungen auf einen zentralen Konflikt. Dabei bleibt die Technik (Deutung, Abstinenz usw.) unverändert.

- Die **tiefenpsychologische Psychotherapie**, auch analytisch orientierte bzw. - in Anlehnung an den amerikanischen Sprachgebrauch - psychodynamische Psychotherapie genannt, umfaßt die Verfahren, die auf der Krankheits- und Persönlichkeitstheorie der Psychoanalyse beruhen, jedoch z.T. weitgehende *Modifikationen der Behandlungstechnik* aufweisen. Sie zeigt sich z.B. in der häufigen Anwendung nicht-deutender Interventionen, im Umgang mit der Übertragung und in der Handhabung der Abstinenz.

Die Indikation zur psychoanalytischen Behandlung

Die Indikation zu den psychoanalytischen Verfahren ergibt sich,

- wenn *diagnostisch* eine durch unverarbeitete Konflikte und erworbene Entwicklungsdefizite bedingte Störung besteht, deren Dynamik in Untersuchungsgesprächen hinreichend geklärt werden konnte,
- wenn der Betroffene nicht nur an den Symptomen seiner neurotischen Störung leidet und daraus einen Behandlungsanspruch ableitet, sondern auch an den Beeinträchtigungen und Einengungen leidet, die durch seine neurotische Entwicklung selbst hervorgerufen wird (subjektiver Leidensdruck), z.B. an mangelnder Lebensfreude und mißlingender Beziehungsgestaltung; der *subjektive Leidensdruck* muß eine ausreichende Motivation für eine psychoanalytische Behandlung darstellen,
- wenn er über ausreichende *instrumentelle und kommunikative Fähigkeiten* verfügt, um die psychoanalytische Methode für sich nutzen zu können, insbesondere Introspektions- und Reflektionsvermögen,
- wenn er darüberhinaus in seinem Leben wenigstens in Teilbereichen und punktuell genügend gute Beziehungserfahrungen gemacht hat, die die Erwartung rechtfertigen, daß die geplante Behandlung von ihm als eine *helfende Beziehung* genutzt werden kann,
- wenn der potentielle Behandler schließlich aufgrund der bisherigen Lebensbewältigung, der Entwicklungspotentiale und Ressourcen des Patienten zu der Einschätzung gelangt, daß er ihm mit der analytischen Behandlung zu einer Neuorientierung verhelfen kann.

In der Praxis müssen außerdem die konkreten *äußeren Lebensbedingungen* des Patienten Berücksichtigung finden: Die Finanzierung der Behandlung, z.B. über die gesetzliche oder eine private Krankenversicherung, muß gesichert sein, der Patient muß voraussichtlich ausreichend lange am Ort sein und die Termine der Behandlungen mit seinen Alltagsbelangen vereinbaren können, um nur einige äußere Voraussetzungen zu nennen.

Differentialindikation[317]

Neben der Beurteilung der generellen Behandelbarkeit ist bei der Indikationsstellung über die Differentialindikation zu entscheiden, d.h. darüber, welches aus dem Spektrum der analytischen Verfahren für einen Patienten am günstigsten ist und welche Art und welches Ausmaß an Modifikationen den besten Effekt erwarten läßt. Dabei gilt als Grundorientierung, daß man bei Patienten mit Störungen der Ichentwicklung, vor allem bei *Borderline-Patienten*, den Fokus der Behandlung auf die Ichstützung, die

---

[317] Zur Gegenüberstellung der Indikation zur analytischen bzw. verhaltensorientierten Behandlung vgl. Kap. 13.1.

Ichentwicklung und die Integration dissoziierter Ichzustände ausrichtet, während gut integrierte Patienten mit einer stabilen Basisentwicklung, also die mit *klassischen neurotischen Störungen*, aber auch *narzißtische Patienten*, gut von der Konfliktbearbeitung durch Übertragungsanalyse profitieren.

Unterschiedliche Auffassungen bestehen allerdings bezüglich der *Auswahl der geeignetesten Behandlungsform für Borderline-Störungen* (Kap. 4.1). Solange die psychoanalytische Methode vornehmlich auf die Aufdeckung verdrängter Triebbedürfnisse zentriert war, betrachtete man Borderline-Störungen als Kontraindikationen für die analytische Psychotherapie und bevorzugte, wenn überhaupt, supportive Verfahren. Inzwischen hat sich das Verständnis der Borderline-Pathologie durch die jahrzehntelange Entwicklung der Objektbeziehungstheorie und Ichpsychologie vertieft und zu *zwei grundsätzlich verschiedenen Ansätzen* psychoanalytischer Behandlungen von Borderline-Patienten (und übrigens auch von psychotischen Patienten) geführt[318]:

- Die einen[319] gehen davon aus, daß die Borderline-Pathologie im Prinzip mit Verfahren behandelt werden könne, bei denen die *Deutung der pathogenen Kernkonflikte* und ihre Manifestation in der Übertragung im Zentrum stehen; sie unterscheiden sich in Hinblick auf spezielle Modifikationen, z.B. bezüglich der Vereinbarungen der Rahmenbedingungen; beispielhaft für ein relativ stark modifiziertes Verfahren wird unten die *expressive Psychotherapie* dargestellt.

- Die anderen[320] legen die Auffassung zugrunde, daß Borderline-Patienten aufgrund ihrer spezifischen Ichschwäche, ihrer sog. strukturellen Ichstörung, nicht in der Lage sind, Deutungen als hilfreiche Interventionen zu verarbeiten, und bevorzugen ichstärkende Interventionen, z.B. die Klarifikation oder die "Antwort"; beispielhaft für diese Ansätze wird unten die *interaktionelle Psychotherapie* dargestellt.

Indikation als interaktioneller Prozeß

Während die Indikationsstellung sich in der analytischen Psychotherapie anfangs an der symptomorientierten Diagnostik - wie auch sonst in der Medizin üblich - und später an bestimmten Persönlichkeitsmerkmalen der Patienten orientierte, steht heute die Frage im Vordergrund, ob in der Zusammenarbeit zwischen einem bestimmten Patienten und einem bestimmten Behandler wahrscheinlich ein nützlicher, therapeutisch wirksamer Prozeß in Gang kommen wird. Dabei geht es nicht nur um Merkmale des Patienten, ebenso wichtig sind die therapiebezogenen Eigenschaften des Analytikers. Letztlich entscheidet sich am *Zusammenpassen von Patient und Therapeut*, ob es gelingt, einen Entwicklungsprozeß in Gang zu setzen und aufrechtzuerhalten oder nicht[321].

Wenn es z.B. um die Frage geht, ob man einen schwer gestörten Borderline-Patienten lieber analytisch behandeln und seine Probleme in der Übertragung zum Behandler deuten und durcharbeiten will oder die Probleme lieber in in einer supportiven Behandlung stützend angehen will, dann handelt es sich nicht um ein generell entscheidbares Problem. Die Antwort hängt vielmehr davon ab, ob der Behandler einen lebendigen verstehenden Zugang zu dem betroffenen Patienten bekommt, ob er die Tragfähigkeit hat, die Belastung destruktiver Übertragungsmanifestationen auf sich zu neh-

---

[318] Es sei auf Melanie Klein, Fairbairn, Balint, Winnicott und Bion verwiesen.
[319] Vgl. z.B. Benedetti (1983), Rosenfeld (1990), Kernberg (1993) u.v.a.
[320] Blanck und Blanck (1979), Fürstenau (1977), Heigl-Evers und Heigl (1993)
[321] Luborsky u.a. (1984)

men, ob er die damit verbundenen Spannungen und Ängste in sich verarbeiten kann usw. Die Indikationsstellung erfordert mithin ein möglichst realistisches prospektives Bild über die zu erwartende Beziehungsdynamik und enthält einen stark subjektiv bestimmten Anteil des Behandlers.

In diesem subjektiven Anteil spielen auch unbewußte *Übertragungs- und Gegenübertragungsreaktionen des Behandlers* eine Rolle[322]. So können emotional gehemmte Psychotherapeuten z.B. bevorzugt gegenteilige, impulsive, oder aber auch in ähnlicher Weise gehemmte Patienten in Behandlung nehmen. Solche Vorlieben sind nicht unbedingt nachteilig, sondern können auf der realistischen Wahrnehmung und Erfahrung beruhen, die Kernproblematik solcher Patienten besonders gut zu kennen und ihnen deshalb besonders gut helfen zu können. Als Hindernis für eine nützliche Behandlung erweisen sie sich erst, wenn sie unbewußt bleiben und z.B. ein gehemmter Behandler über einen spontanen Patienten unbemerkt seine eigene Beeinträchtigung kompensiert; eine so begründete Kollusion könnte für beide Beteiligte unverzichtbar werden und die Behandlung zum Scheitern verurteilen.

Klassische Indikations- und Prognosekriterien

Gerade wenn man anerkennt, daß bei der Indikation zur Psychotherapie viele subjektive Faktoren zum Tragen kommen, ist die Orientierung an Indikations- und Prognosekriterien nützlich, die sich aus jahrzehntelanger Praxis ergeben haben (s. Kasten). Die Beurteilung wird es im konkreten Einzelfall erleichtern, auf unbemerkte subjektive Einstellungen, z.B. eine Antipathie oder eine schädliche Kollusion aufmerksam zu werden und Indikationen auf eine Erfahrungsbasis zu stellen.

Kriterien zur Beurteilung der Prognose und Indikation bei psychoanalytischen Behandlungen[323]

Phänomenologische Kriterien

Art der Symptomatik:
- Langfristige Charakter- und Verhaltensstörungen sind schwer beeinflußbar.
- Psychosomatische Patienten (Körpersymptomatik) haben eine geringe Behandlungsmotivation.

Krankheitswert der Symptomatik:
- Wenn die Symptomatik die Vitalität und Soziabilität schwer beeinträchtigt, sind Behandlungserfolge schwer erreichbar.

Dauer der Symptomatik:
- Je länger die Symptomatik besteht, um so schlechter ist die Behandlungsprognose.

Persistenz von Symptomen seit der Kindheit (Primordialsymptome):
- Wenn die Symptomatik eines Erwachsenen schon vor der Pubertät begonnen hat, handelt es sich meist um eine schwer behandelbare Störung.

---

[322] Beckmann (1974)
[323] Heigl (1972)

Einstellung des Patienten zu seinen Symptomen:
- Beharren auf der Idee rein körperlicher Krankheitsursachen erschwert die Psychotherapie.

Umgang mit der Symptomatik:
- Sekundärer Krankheitsgewinn behindert die Konfliktbearbeitung.

Leiden an der Symptomatik:
- Leiden an der realen Behinderung ist prognostisch günstiger zu beurteilen als Leiden an der subjektiven Bedeutung der Behinderung.

Art der symptomauslösenden Situation:
- Für schwer behandelbare Störungen spricht, daß sie unter ubiquitären, nur leichten Belastungen entstanden sind.

Soziale Bewährung:
- Schwer behandelbare Patienten haben eine geringe Integrationsfähigkeit des Ich; sie erweisen sich allgemein üblichen sozialen Schwellensituationen nicht gewachsen.
- Neurotische Bindungen und Partnerschaften behindern die Entwicklungsmöglichkeiten.
- Neurotische Familienstrukturen beeinträchtigen die Chancen für Individualbehandlungen.

Biologische Gegebenheiten:
- Mit zunehmenden Alter vermindern sich die Entwicklungsmöglichkeiten.
- Hohe Intelligenz kann in den Dienst der Psychotherapie gestellt werden.
- Begabungen und Talente können kompensatorisch wirken.
- Organische Defekte können in den Dienst der neurotischen Abwehr treten.

Strukturelle Kriterien

Art des Leidensgefühls:
- Leiden "nur" an den Symptomen ist ein prognostisch ungünstiges Merkmal (im Gegensatz zum Leiden an den neurotischen Erlebnisbarrieren).

Gestörtheit des Selbstwertgefühls:
- Ausgeprägte Kränkbarkeit vermindert die Frustrationstoleranz.

Ausmaß illusionärer Riesenerwartungen:
- Magische Erwartungen an den Psychotherapeuten beeinträchtigen die Fähigkeit zur Mitarbeit in der Psychotherapie.

Überich- und Ichideal-Struktur:
- Destruktive Selbstkritik erfordert ein besonders behutsames Vorgehen in der Psychotherapie.
- Allmachtsphantasien beeinträchtigen die (soziale) Lernfähigkeit.

Ichstärke:
- Defizite bezüglich Ichfunktionen schränken die Prognose ein.
- Prognostisch günstig wirken ausreichend vorhandene autonome Ichfunktionen, z.B. befriedigende Freizeitgestaltung.

15.1 Analytische Psychotherapie

Frequente analytische Einzelpsychotherapie

In der klassischen, unmittelbar auf Freud zurückgehenden Anwendungsform, dem sogenannten *Standardverfahren*, arbeitete der Psychoanalytiker mit 5 bis 6 Wochenstunden. Dieses Verfahren ist heute - zumindest in Deutschland - praktisch völlig durch die frequente psychoanalytische Einzelbehandlung mit 4 oder 3 Wochenstunden abgelöst worden.

Verfahren

Die frequente analytische Behandlung ist durch die folgenden "Standards" gekennzeichnet:

- *4 oder 3 Behandlungsstunden* pro Woche,
- *Ruhelage* des Patienten auf der Couch,
- Vorgabe der *Grundregeln*: Regel der freien Assoziation für den Patienten, Regel der gleichschwebenden Aufmerksamkeit für den Analytiker,
- *Abstinenzhaltung* des Analytikers,
- Vorherrschen der *Deutung* als spezifisches Mittel der Einflußnahme,
- Zentrierung auf die *Übertragungs- und Widerstandsanalyse* zur Klärung und Durcharbeitung der krankheitsbedingenden Beziehungsmuster.

In dieser Anwendungsform läßt die Methode Übertragungs- und Widerstandsphänomene besonders deutlich hervortreten: Die Analyse erhält einen wichtigen Platz im Leben des Patienten, der eine besondere Abhängigkeit vom Analytiker entwickelt, aber auch starke Ängste, die sich dagegen richten. Auf diese Weise entwickelt sich eine dichte Übertragungsdynamik, die es gestattet, die wesentlichen Konflikte in der Beziehung zum Analytiker zur Entfaltung zu bringen und durchzuarbeiten. Das stellt hohe Forderungen an die Fähigkeit des Patienten, die Regression auf die therapeutische Situation zu begrenzen und die Fähigkeit zur therapeutischen Ichspaltung (Kap. 14.2) herzustellen, ebenso wie sie dem Analytiker eine große persönliche Kapazität und fachliche Kompetenz zum Umgang mit regressiven Prozessen abverlangt. Andererseits gibt die Intensität der Behandlung dem Patienten auch genügend Halt und Sicherheit, um die deutlich werdenden regressiven Erlebnisweisen zu verarbeiten. Diese beiden Aspekte sind insbesondere bei der frequenten analytischen Behandlung von schweren narzißtischen Störungen und Borderline-Patienten gegeneinander abzuwägen.

Spezielle Indikation und Ziele

Die frequente psychoanalytische Behandlung kommt unter verschiedenen klinischen Fragestellungen in Betracht (s. Kasten).

- *Neurotische und narzißtische Störungen:* Im allgemeinen ist sie für Patienten nützlich, deren Störung auf Einschränkungen der Konfliktverarbeitung und leichtere Beeinträchtigungen des Selbstgefühls begrenzt und deren Ichentwicklung nicht wesentlich beeinträchtigt ist. Das typische Indikationsgebiet sind deshalb die *klassischen Neurosen*, insbesondere auch Charakterneurosen, und die *narzißtischen Störungen*. Wie einleitend dargestellt, ist die Diagnose des Krankheitsbildes aber nur die Voraussetzung für die Indikationsstellung, während Persönlichkeits- und Beziehungsfaktoren den Ausschlag geben (s. oben). Das führt dazu, daß mit der frequenten analytischen Psychotherapie bevorzugt eine Gruppe von Patienten behandelt wird, die einem bestimmten "positiven Indikationsstereotyp" entspricht: Jung, attraktiv, verbal befähigt, intelligent und erfolgreich (*YAVIS-Patients*). Wenngleich diese Feststellung wiederholt präjugativ gegen die Psychoanalyse ins Feld geführt wird, ist es richtig und empirisch belegt[324], daß das frequente Verfahren tatsächlich von relativ gesunden Patienten mit reifer Persönlichkeit am besten genutzt werden kann.

- *Borderline-Störungen:* Daneben wird die frequente analytische Psychotherapie aber auch in der Behandlung von schweren Störungen angewandt[325]. Dazu ist zu bedenken, daß man eine Behandlung, die die Kernkonflikte, also tiefe Schichten des Unbewußten berührt, bei schwerer gestörten Patienten wahrscheinlich nur unter dem Schutz einer dichten therapeutischen Beziehung vertreten kann. Die dichte Frequenz wirkt dabei supportiv, sofern sie mit einer spezifischen Deutungstechnik verbunden ist: Mit der Deutung der abgewehrten aktuellen Beziehungskonflikte im Hier und Jetzt der Übertragung (Kap. 14.2), während man es vermeidet, aggressive oder Triebimpulse konfrontativ aufdeckend anzugehen. Die Differentialindikation gegenüber einem mehr ichstützenden tiefenpsychologischen Vorgehen ist einerseits von der Motivation und den Ressourcen des Patienten abhängig, mehr als bei anderen Störungen aber noch von der Erfahrung und Persönlichkeit des Behandlers und dem "Zusammenpassen".

Die frequente psychoanalytische Behandlung ist ein aufwendiges, langdauerndes Vorgehen mit weitgehenden Zielsetzungen: Es wird beabsichtigt, die Grundkonflikte der Persönlichkeit aufzuarbeiten und dadurch nicht nur zur Symptombeseitigung, sondern zur Veränderung und Reifung der Persönlichkeit zu gelangen. Das Ziel ist die *Fähigkeit zur weniger neurotischen Konfliktverarbeitung*. Dieses Ziel geht teilweise über eine Krankenbehandlung, die als Symptomheilung verstanden wird, hinaus. Es zeigt sich nämlich, daß die dauerhafte Reduzierung der Symptomatik, jedenfalls bei leichteren und mittelschweren Störungen, meistens schon dann einsetzt, wenn diejenigen Konfliktbereiche bearbeitet werden können, die unmittelbar zur Symptomentstehung beitragen. Dementsprechend ist die Finanzierung der analytischen Psychotherapie für Kassenpatienten in der Regel auf maximal 300 Behandlungsstunden begrenzt.

Modifizierte analytische Einzelpsychotherapie

Aufgrund der weitreichenden Zielsetzung, des großen Aufwandes und wegen der anspruchsvollen Voraussetzungen für das frequente Verfahren sind im Laufe der Jahrzehnte verschiedene Abwandlungen entwickelt worden. Diese *modifizierten psychoanalytischen Verfahren* haben für die Behandlungspraxis große Bedeutung erlangt. Ihre Vielfalt gestattet es, je nach Störung, Motivation, Persönlichkeit und individueller Situation des Patienten ein *begrenztes Ziel* festzulegen und dafür ein geeignetes Verfahren auszuwählen.

---

[324] Wallerstein (1986)
[325] Z.B. Rosenfeld (1990)

Verfahren

Die modifizierten psychoanalytischen Verfahren übernehmen die wichtigsten Techniken der psychoanalytischen Methode, beabsichtigen aber eine *Begrenzung der therapeutischen Regression*. Deshalb arbeiten sie meistens

- *im Gegenübersitzen*,
- mit *niedriger Behandlungsfrequenz* (1 bis 2 Wochenstunden)
- oft mit *begrenzter Stundenzahl*; dann spricht man von **psychoanalytischer Kurztherapie**; sie umfaßt im allgemeinen bis zu 50 Sitzungen.

Durch diese Veränderungen entwickelt sich die Übertragungsdynamik weniger intensiv. Meistens verhält der Analytiker sich aktiver, d.h., er interveniert häufiger. Er behält jedoch die psychoanalytische Grundhaltung mit der Priorität der Übertragungs- und Widerstandsanalyse, der Deutungstechnik und das Abstinenzprinzip bei. Der Nachteil der verminderten Behandlungsintensität besteht darin, daß der Patient auch eine geringere Stütze durch die Präsenz des Analytikers und die Dichte der Beziehung erhält. Diese Behandlungen müssen daher mit einer begrenzteren Zielsetzung arbeiten als frequente analytische Therapien.

Indikation

In der modifizierten Form eignet sich die analytische Psychotherapie,

- wenn das frequente Verfahren aus zeitlichen, finanziellen oder Motivationsgründen nicht in Frage kommt und man dennoch nicht auf eine psychoanalytische Intervention verzichten will. Dabei ist der Vorteil, wenigstens eine begrenzte Hilfe anbieten zu können, gegen die Gefahr abzuwägen, daß der Patient in einen Behandlungsprozeß verstrickt werden kann, der innerhalb des gesetzten Rahmens nicht zu einem befriedigenden Abschluß gelangt;
- bei *leichteren Störungen*, bei denen ein relativ geringer Behandlungsaufwand mit der Bearbeitung der psychodynamisch wirksamen Hauptkonflikte einen befriedigenden Erfolg verspricht;
- für Patienten mit *Borderline-Persönlichkeitsorganisation*, bei denen man durch eine intensivere Beziehungsdichte eine Labilisierung der Persönlichkeit befürchtet. Diese könnte darin bestehen, daß die Patienten sich durch zuviel Nähe bedrängt fühlen und paranoid reagieren könnten oder daß sie beginnen, sich darauf angewiesen zu fühlen, daß der Analytiker bestimmte Bedürfnisse, die durch die Übertragung in ihnen geweckt werden, auch real befriedigt.

Psychoanalytische Fokaltherapie

Häufig ist es möglich und sinnvoll, die Behandlung von vornherein so anzulegen, daß *nur der Hauptkonflikt* bearbeitet wird, der die gegenwärtige Symptomatik bedingt. Wegen der Begrenzung auf einen Konfliktherd (lat. *focus*) wird dieses Verfahren als Fokaltherapie[326] bezeichnet. Sie ermöglicht es, die psychoanalytische Methode in einer *Kurztherapie* mit geringem zeitlichen und finanziellen Aufwand anzuwenden und damit vor allem ökonomische Aspekte bei der Anwendung der Psychoanalyse besonders zu berücksichtigen. Der Fokalkonflikt wird dabei durchaus in seiner "Tiefendimension" bearbeitet. Die Beschränkung liegt in der Einschränkung der Breite und

---

[326] Malan (1962), Balint u.a. (1973)

nicht der Tiefe[327]. Es handelt sich um eine äußerst anspruchsvolle Anwendung der Psychoanalyse, die eine hohe beidseitige Motivation und Konzentration verlangt.

Vorgehen[328]

Die Basis der Behandlung ist die *Erarbeitung eines Fokus* aus dem Material der psychoanalytischen Diagnostik (Kap. 5.2). Dazu wird ein Konfliktthema ausgewählt, das in drei Bereichen gleichzeitig erkennbar wird:

- in der Auslösesituation der aktuellen Erkrankung, d.h. im allgemeinen: in den aktuellen Beziehungen des Patienten,
- in der aktuellen Gesprächssituation, d.h. in der Übertragung,
- und in der biographischen Vorgeschichte des Patienten.

Zunächst wird der Konflikt, z.B. in Form eines enttäuschten Beziehungswunsches, im allgemeinen in der Auslösesituation und in den aktuellen Lebensbeziehungen des Patienten deutlich und seine Wurzeln in der Lebensgeschichte erkennbar. Er zeigt sich in der Regel aber auch als ein Beziehungswunsch gegenüber dem Psychoanalytiker.

Eine Konfliktthematik, die in allen drei Bereichen der Diagnostik evident wird, kann einen geeigneten Fokus für die Behandlung abgeben; dabei bedeutet geeignet, daß man von der umgrenzten Bearbeitung dieser Thematik durch Übertragungs- und Inhaltsanalyse eine Klärung und nachhaltige Stabilisierung des Patienten erwarten kann, in begrenztem Maße sogar eine Veränderung der Persönlichkeit: Man kann z.B. erwarten, daß es zu einer krisenhaften Störung der Beziehung zwischen Patient und Analytiker kommt, wenn der unbewußte Beziehungswunsch nicht befriedigt wird; durch Deutung dieser Dynamik kann der unbewußte Wunsch wahrgenommen und zumindest teilweise in Hinblick auf die prämorbide Abwehrstruktur und die Symptombildung verstanden und bearbeitet werden.

Die Behandlungstechnik ist durch die *Begrenzung der Deutungen auf den Hauptkonflikt*[329] gekennzeichnet. Die Behandlungsstrategie besteht darin, daß der Hauptkonflikt im wesentlichen *auf der Übertragungsebene durchgearbeitet* wird, d.h., daß geklärt wird, wie sich der Hauptkonflikt in der Behandlungsbeziehung äußert und welche Widerstände sich dagegen entwickeln. Später im Behandlungsverlauf hinzutretende andere Konfliktthemen werden ausgeklammert oder nur soweit berücksichtigt, wie sie im Zusammenhang mit dem Fokalkonflikt stehen. Dadurch wird der Behandlungsprozeß konzentriert und zugleich die Regression begrenzt.

Voraussetzungen und Indikationen

Die Fokalbehandlung ist in der Regel eine Kurzbehandlung. Ein ausreichender psychotherapeutischer Effekt ist an mehrere Voraussetzungen gebunden:

- Es sollte sich um recht *ichstarke Patienten* handeln, die bisher eine *günstige Lebensentwicklung* genommen haben,
- es sollte *akut* durch relativ *umschriebene Konflikte* zum Einbruch der neurotischen oder narzißtischen Abwehr gekommen sein, Chronifizierungen sollten also noch nicht vorliegen,
- entscheidend ist aber die *Motivation* und die Fähigkeit zur *therapeutischen Ichspaltung* (Kap. 14.2).

---

[327] Leuzinger-Bohleber (1985)
[328] Malan (1962), Lachauer (1993), Leuzinger-Bohleber (1985)
[329] Klüwer (1970)

Typische Indikationen sind

- Patienten in aktuellen *Krisensituationen*, z.B. Entscheidungskrisen bei der Partnerwahl, im Berufsleben
- als *probatorische Phase* einer analytischen Psychotherapie, also bei Patienten, die sich nicht entscheiden können, ob sie eine psychotherapeutische Behandlung beginnen
- bei *leichteren, kurzfristig bestehenden*[330] *klassischen Neurosen oder narzißtischen Störungen*, bei denen sich spontan reife objekthafte oder narzißtische Übertragungen entwickeln. Dabei sind zwei verschiedene Verläufe zu erwarten: Bei den klassischen Neurosen ist die Nichtbefriedigung von Beziehungswünschen der Kristallisationspunkt der Übertragungsdynamik, bei den narzißtischen Störungen ist die Zeitbegrenzung der Behandlung, die von vornherein vereinbart wird, ein Stimulus für die Übertragung der Objektverlustthematik.

Borderline-Übertragungen (Kap. 14.1) lassen sich dagegen in der Fokaltherapie nicht befriedigend handhaben und schon gar nicht durcharbeiten. Wenn überhaupt, kommt bei Borderline-Patienten deshalb eine Fokaltherapie nur als tiefenpsychologische Behandlung (s. unten) in Frage.

15.2 Tiefenpsychologische Psychotherapie

> Als **tiefenpsychologisch**, *tiefenpsychologisch fundiert, analytisch orientiert* oder *psychodynamisch* werden Behandlungsverfahren bezeichnet, welche die Persönlichkeits- und Krankheitstheorie der Psychoanalyse zugrunde legen, in der Technik jedoch sehr weitgehend von der psychoanalytischen Methode abweichen können oder eigene Methoden entwickelt haben.

Tiefenpsychologische Psychotherapie findet in den verschiedenen Bereichen Anwendung: Als ambulante und stationäre Behandlung, als Einzel-, Gruppen-, Paar- und Familienbehandlung, als Behandlung mit nicht festgelegter Dauer und als Kurzbehandlung, als Fokaltherapie, Krisenintervention und psychotherapeutische Beratung. Gegenüber der analytischen Psychotherapie bestehen mehrere Unterschiede[331]:

- *Behandlungsfrequenz:* Durch niedere Behandlungsfrequenz wird beabsichtigt, die therapeutische Regression und speziell die Übertragung gering zu halten und den Behandlungsprozeß auf die aktuellen Konflikte des Patienten zu zentrieren.
- *Umgang mit der Übertragung:* In der Patient-Therapeut-Beziehung konstellieren sich bei diesem Vorgehen bewußtseinsnähere, meistens positiv getönte Übertragungen, die der *positiven Grundbeziehung* zuzuordnen sind. Sie werden als Vehikel der Behandlung genutzt und im allgemeinen nicht unter dem Gesichtspunkt darin enthaltener Widerstände gegen negative Erlebnisweisen betrachtet. Es wird zugleich darauf geachtet, daß Übertragungsreaktionen nicht zum Widerstand gegen die Bearbeitung

---

[330] Diese Einschränkung wird nicht überall geteilt; Malan (1976) schließt ausdrücklich auch Patienten mit chronischen, schweren Neurosen mit ein.

[331] Loch (1979), Heigl-Evers und Heigl (1982)

von Konflikten eingesetzt werden. Wenn das geschieht und der Patient beginnt, sich mehr mit dem Therapeuten als mit anderen Beziehungen zu beschäftigen, wird die Angst, die dahintersteht, ergründet und bearbeitet. Feindselige Übertragungen werden besprochen, sobald sie sichtbar werden, um durch das Verständnis des Therapeuten und die Erfahrung mit ihm als realer Person korrigiert zu werden.

- *Deutungsstrategie:* Die Probleme des Patienten werden in den alltäglichen Beziehungs-Zusammenhängen gedeutet und bearbeitet: Partnerschaftsprobleme werden z.B. auf die dahinterstehenden Schwierigkeiten des Patienten untersucht. Deutungen beziehen sich auf die Schwierigkeiten im aktuellen Leben des Patienten. Sie beziehen ggf. den lebensgeschichtlichen Hintergrund, d.h. die Entstehungsgeschichte der Schwierigkeiten mit ein. Im Gegensatz zur analytischen Psychotherapie wird aber nicht die Bedeutung des Materials (z.B. des Angebotes "Partnerschaftsproblem") im Kontext der Übertragung betrachtet und gedeutet.

- *Handhabung der Abstinenz:* Das Abstinenzprinzip wird in den tiefenpsychologischen Verfahren recht unterschiedlich gehandhabt. Je mehr der Psychotherapeut Deutungen der unbewußten Konfliktdynamik zum Schwerpunkt seiner Technik macht, um so klarer hält er sich meistens an das Abstinenzprinzip, so daß diese Haltung oft nicht von jener in der analytischen Psychotherapie abgrenzbar sind. Häufig treten aber Deutungen gegenüber anderen Interventionen wie Stützung, Entlastung, Ermutigung, Grenzsetzung oder Beratung in den Hintergrund. In solchen Behandlungen hält der Psychotherapeut sich dann meistens auch nicht an die Abstinenz im Sinne der Handlungs- und Wertneutralität und verzichtet darauf, sie als Mittel für die Diagnose der Übertragungs-Gegenübertragungs-Dynamik zu benutzen (Kap. 14.1). Er wählt stattdessen einen *strategischen Umgang*, indem er einerseits eine gleichbleibende wohlwollende Distanz anstrebt, andererseits davon abweicht, wenn die Behandlung es geboten erscheinen läßt: Er kann eingreifen und Bedingungen setzen, wenn der Patient sich oder andere oder den Fortgang der Behandlung gefährdet[332]; er kann Ratschläge erteilen, Anleitungen geben, damit der Patient bestimmten Schwierigkeiten nicht ausweicht[333]; er kann aktiv Nähe und Distanz regulieren und z.B. auf einen Patienten, der sich isoliert und abschirmt, emotional aktiv zugehen[334]. In der Praxis mancher Psychotherapeuten erhält die Behandlungsbeziehung durch diese Modifikationen einen gewissen privaten Zug. Sie sind umstritten, weil offensichtlich unterschiedliche Erfahrungen darüber bestehen, ob die Verfahren dadurch in der Wirkung verstärkt werden oder kurzfristige, suggestive Wirkungen einer "freundschaftlichen" Beziehung die Hintergrundprobleme nur zudecken.

Kasuistik zum tiefenpsychologischen Ansatz

Am Beispiel der Kasuistik im Kap. 14.2 kann das grundsätzliche Vorgehen in der tiefenpsychologischen Therapie erläutert werden.

Der Therapeut würde in einer tiefenpsychologischen Behandlung mit dem Patienten die Hintergründe seines Gefühls untersuchen, sich von seiner Frau ausgenutzt zu fühlen. Es würde sich dabei vielleicht ergeben, daß er in der für ihn ungewohnten Situation eines finanziellen Engpasses besonders empfindlich auf alle Äußerungen der Frau reagiert und interessierte, teilnehmende oder besorgte Fragen bereits als Angriffe gegen sich erlebt. Es könnten bei der vertieften Klärung Gefühle der Beschämung deut-

---

[332] Kernberg O (1989)
[333] "Aktive" Technik nach Ferenczi (1921)
[334] Fürstenau (1977)

lich werden, daß er seinem Leistungsanspruch und Wunsch nach Größe nicht entsprechen kann, wenn er in finanzielle Schwierigkeiten gerät. Es könnte auch deutlich werden, daß er sich über Leistung auch die Zuwendung der Frau sichert und sie zu verlieren fürchtet, wenn er ihr nicht mehr im gewohnten Maße imponiert. Auf diese Weise könnte geklärt werden, daß das Auftreten der Magenbeschwerden Ausdruck von Verlustängsten ist, aber auch Ausdruck seiner Wut, "immer" leisten zu müssen, um sich in Beziehungen sicher fühlen zu können.

Durch Einfälle des Patienten könnte es auch gelingen, den lebensgeschichtlichen Hintergrund für diese Leistungsambivalenz deutlich zu machen und zu klären, daß der Leistungswille eine Reaktion auf die extreme Hilflosigkeit als Heimkind ist und ihn vor der Wiederholung solcher Gefühle schützen soll. - Auf diese Weise wären für den Patienten wichtige Einsichten zu erlangen. Die Dynamik von Übertragung und Gegenübertragung würde bei dieser Art der Behandlung aber nicht angesprochen, obwohl sie natürlich in gleicher Weise besteht. Sie würde nicht als Vehikel zur Veränderung benutzt werden. Bei einem solchen Vorgehen wäre es gerechtfertigt, das Geldproblem als Problem der Realebene zu handhaben und dem Patienten eine brauchbare Vereinbarung über die Honorarzahlung anzubieten.

Tiefenpsychologische Einzelpsychotherapie[335]

In der Psychotherapie speziell ausgebildeter Allgemeinärzte, Psychiater oder anderer Fachärzte ist die tiefenpsychologische Psychotherapie die häufigste konfliktzentrierte Behandlungsform. Sie wird meistens als Einzelbehandlung mit einer Wochenstunde über einen Zeitraum von ca. 50 Sitzungen durchgeführt. Die Behandlung findet im Sitzen statt. In Anlehnung an die analytische Psychotherapie wird oft (aber nicht immer) die Grundregel der freien Assoziation vereinbart. Der Psychotherapeut deutet die Konflikte, die damit zu Tage treten, in bezug auf abgewehrte Ängste, Erwartungen, Ansprüche usw. und zieht gelegentlich Parallelen zu lebensgeschichtlichen Vorläufern der jetzigen Konflikte in der Beziehung zu Eltern, Geschwistern oder anderen wichtigen Personen der Kindheit. Übertragungsdeutungen werden vermieden.

Das *Ziel* dieses Verfahrens ist die Umgestaltung der zentralen, pathogenen Konfliktdynamik. Seine *Wirkung* beruht auf der Kontinuität der Zuwendung und des Interesses, auf der Einsicht in die Unzweckmäßigkeit des Verhaltens und der Abwehr, auf der Akzeptanz abgewehrter Erlebnisse durch den Psychotherapeuten und die Identifizierung mit dieser Haltung sowie auf der (unausgesprochenen) emotionalen Unterstützung durch den Psychotherapeuten, wenn der Patient neue, für ihn angemessenere und befriedigendere Erlebnisweisen entwickelt. Es wird deutlich, daß die eigentliche Einsicht dabei nur einer der Wirkfaktoren ist und daß Ähnlichkeiten mit verhaltenstherapeutischen Verfahren bestehen.

Dynamische Psychotherapie

Als eine spezielle Variante der tiefenpsychologischen Einzeltherapie wurde die sog. dynamische Psychotherapie[336] entwickelt. Sie enthält folgende Besonderheiten:

---

[335] Heigl-Evers und Heigl (1982)
[336] Dührssen (1972, 1988); ursprünglich war der Begriff "dynamische Psychotherapie" in den USA von Alexander für das ganze Spektrum der Verfahren eingeführt worden, die wir hier, in Anlehnung an die neue Weiterbildungsordnung für die Psychotherapeutische Medizin, als "tiefenpsychologische Psychotherapie" bezeichnen.

- Die Gespräche werden teils assoziativ gestaltet, teils durch stimulierende und klärende Fragen strukturiert.
- Dabei wird auf das erlebnisnahe Konfliktfeld zentriert.
- Übertragung und Regression werden in die Bearbeitung einbezogen, jedoch nicht gefördert oder vertieft.
- Es wird mit einem Gesamtaufwand von zumeist 50 - 80 Sitzungen gearbeitet, diese werden aber durch eine niedere Frequenz über einen langen Zeitraum verteilt.
- Die Stundenfrequenz wird flexibel gehandhabt.

Die **Indikation** betrifft Patienten, für die eine analytische Psychotherapie wenig sinnvoll oder sogar kontraindiziert erscheint, z.B. Jugendliche, die ein starkes Autonomiebedürfnis haben und mitten im Entwicklungsprozeß stehen und deren psychische Kräfte nicht durch beziehungsintensive Behandlungen gebunden werden sollen. Im übrigen hatte die Entwicklung des Verfahrens eine soziale Implikation: Sie soll die psychoanalytische Methode auch auf Patienten aus der niedrigen Sozialschicht anwendbar machen, die aufgrund ihrer Sozialisation und Bildung im allgemeinen für ein streng selbstreflektives Verfahren weniger zugänglich erscheinen.

Expressive Psychotherapie

Speziell für die *Behandlung von Borderline-Störungen* wurde die expressive Psychotherapie[337] mit der Absicht konzipiert, gezielt die typischen Entwicklungsdefizite dieser Patienten auszugleichen.

Sie geht von einer **gezielten Diagnostik** der Entwicklungs-Pathologie der Patienten aus, beachtet dabei insbesondere den Umgang mit früheren Hilfsangeboten, mit dem Diagnostiker in der Untersuchungssituation und mit Destruktivität schlechthin. In einem **Behandlungsvertrag** werden dann Behandlungsbedingungen festgelegt, die Faktoren vorbeugen, die den Patienten, andere oder den Fortgang der Behandlung gefährden könnten. Außerdem wird die Möglichkeit besonders berücksichtigt, daß der Patient sich nicht an den Vertrag halten und unehrlich mit dem Psychotherapeuten umgehen könnte. Es wird z.B. in der Behandlung von Anorexiepatienten (Kap. 10.1) genau festgelegt, bis zu welchem Mindestgewicht die Behandlung ambulant stattfinden kann, wie das Gewicht kontrolliert wird, was geschieht, wenn es unterschritten wird.

Der Behandlungsvertrag stellt das besondere Element gegenüber anderen Verfahren dar. Er nimmt in der Borderline-Therapie eine wichtige Stellung ein, an der sich ein großer Teil der zentralen Behandlungsdynamik mit Übertragungen und Widerständen manifestiert. Er ist aber in erster Linie als ein *Schutz für den Patienten* konzipiert und nicht als Katalysator für eine bestimmte Dynamik.

Das zweite besondere Element ist die **Handhabung der Abstinenz**. Um einerseits eine angemessene Deutungsarbeit leisten zu können, wird eine technisch neutrale, d.h. annehmende, aber Distanz wahrende Haltung zugrundegelegt. Wenn allerdings erkennbar wird, daß der Patient sich selbst, andere schädigt oder den Fortgang der Behandlung gefährdet, dann kann der Behandler mit *direktiven Interventionen* eingreifen. Er kann den Patienten z.B. auffordern, ein bestimmtes gegen andere gerichtetes Protestverhalten einzustellen, und ihm zeigen, daß er sich damit verstrickt und selbst in Schwierigkeiten bringt, statt die erhoffte Abgrenzung zu erreichen.

---

[337] Kernberg (1975, 1989)

Dabei soll die neutrale Haltung möglichst bald durch Klärung und Deutung der Übertragungen, die mit dem Agieren verbunden waren, wiederhergestellt werden. Der Therapeut wird das Gespräch irgendwann darauf zentrieren, was es zu bedeuten haben mag, daß er gerade in diesem Augenblick in die Situation gebracht wurde, einzugreifen, und dazu auch selbst in einer Deutung Stellung nehmen.

Im übrigen zentriert die Behandlung auf die *Bearbeitung der Spaltungsübertragung* und der damit verbundenen typischen Borderline-Abwehr (vgl. Kasuistik Kap. 14.3) durch **Deutungen im Hier und Jetzt**. Das Ziel ist die Entwicklung einer besseren Kapazität für die Integration der widersprüchlichen, gespaltenen Selbst- und Objektaspekte, eine Verbesserung der Affektregulation, der Impulskontrolle usw., d.h. eine Nachreifung des Ichs.

Interaktionelle Psychotherapie

Ebenfalls für die *Behandlung von Borderline-Störungen* wurde die interaktionelle Psychotherapie[338] entwickelt. Ursprünglich als Gruppentherapie konzipiert, findet sie heute auch als Einzelbehandlung und großenteils im Rahmen stationärer Borderline-Behandlungen statt. Das Verfahren nimmt auf die *spezifische Art der Objektbeziehungen* und auf die *Ichfunktions-Defizite* der Borderline-Patienten (Kap. 4.1) Bezug: Störungen in der Abgrenzung zwischen dem Selbst und den Objekten, Spaltungs-Pathologie, mangelhafte Affektregulation usw. Es geht von der - allerdings umstrittenen - Annahme aus, daß Borderline-Patienten mit der üblichen Technik der Deutung ihrer zentralen Beziehungskonflikte in der Übertragung nicht angemessen erreicht werden. An die Stelle der Deutungsarbeit tritt deshalb

- *das Prinzip "Antwort"*: Der Therapeut teilt nach bestimmten Regeln etwas von den Gefühlsreaktionen mit, die der Patient in ihm auslöst. Er äußert z.B.: "Ich fühle Bedauern, daß ich Ihnen bislang nicht mehr helfen konnte ..."[339] Dadurch solche für den Patienten verarbeitbare Mitteilung tatsächlich erlebter Gefühle will der Therapeut für ihn in seiner realen Präsenz greifbar und bis zu einem gewissen Grade auch kontrollierbar werden. Dadurch soll die Objektkonstanz (Kap. 2.2) z.B. gefördert werden,

- *die Übernahme von Funktionen eines Hilfsich:* Solange bestimmte basale Ichfunktionen beim Patienten nicht ausreichend entwickelt sind, werden diese stellvertretend für ihn vom Therapeuten ausgeübt. Er versetzt sich einerseits in den Patienten hinein, nimmt andererseits eine außenstehende Position gegenüber den Bedürfnissen und Affekten des Patienten ein und stellt ihm z.B. seine eigenen regulierenden Signale zur Verfügung: "... da würde ich jetzt hellwach werden und erleben: Hallo, aufgepaßt!" Das Ziel einer solchen Intervention besteht darin, daß der Patient durch Identifikation mit dem Behandler in die Lage kommen soll, auf Dauer ähnliche Gefahrsituationen selbst zu erkennen und darauf selbstschützend zu reagieren.

Stützend-tiefenpsychologische Psychotherapie

Eine weitere Variante der tiefenpsychologischen Behandlung von Borderline-Patienten stellt die stützende Behandlungsform dar. Sie ist als eine reparative, entwicklungsfördernde Behandlung konzipiert[340]. Der psychoanalytische Ansatz kommt dabei als Ba-

---

[338] Heigl-Evers und Heigl (1973), Heigl-Evers und Nitzschke (1991); vgl. zusammenfassend auch Heigl-Evers u.a. (1992)
[339] Zitate aus Heigl-Evers u.a. (1993) S. 214 ff
[340] Faber und Haarstrick (1989); Luborsky (1984)

sis für das Verständnis der Pathologie und der Beziehungsregulierung zum Tragen. Er findet aber nicht in den Interventionen Ausdruck.

Wichtiger als die Konfliktbearbeitung erscheint hier als Wirkfaktor die *langfristige haltgewährende Beziehung*. Sie muß von realistischen Zielen, gegenseitiger Achtung und Sympathie und angemessenem Optimismus getragen werden. Dadurch kann der Patient seine Kompetenz ausbauen, Beziehungen verbindlich zu gestalten und die dabei auftretenden Spannungen zu handhaben. Die Aufgabe des Therapeuten besteht darin, die Wahrnehmung von Beziehungsschwierigkeiten zu fördern und mit dem Patienten Wege für Problemlösungen zu erarbeiten. Gegenüber der analytischen Psychotherapie ist er hier stärker in der Rolle des aktiven Beraters und Mentors als in der des rezeptiven, kommentierenden Begleiters.

Tiefenpsychologische Paar- und Familientherapie

Die psychoanalytische Methode eignet sich nicht nur für die Behandlung von Einzelpersonen in der Zweipersonen-Situation, der sogenannten Einzelpsychotherapie. Je mehr man die Bedeutung von sozialen Prozessen bei der Entstehung und Behandlung von Neurosen erkannte, um so mehr Interesse wurde der Anwendung der Psychoanalyse in Mehrpersonenbeziehungen zugewandt. Beispielhaft ist neben der Gruppentherapie (Kap. 15.4) die sog. analytische Paar- und Familientherapie (Kap. 17). Dabei handelt es sich im Sinne der hier verwendeten Systematik um ein tiefenpsychologisches Verfahren, da die Übertragungen zwischen den Familienmitgliedern im Zentrum stehen und nicht die Übertragungen auf den Familientherapeuten.

Die Anwendung und Reichweite der tiefenpsychologischen Behandlungsverfahren

Die häufige Anwendung der tiefenpsychologischen Psychotherapie hat mehrere *patientenbezogene Gründe:*

- Viele *leichtere neurotische Störungen* bedürfen keiner ausführlichen Analyse der tieferliegenden Persönlichkeitskonflikte. Behandlungen unter Nutzung einer stärkeren therapeutischen Regression sind bei ihnen nicht erforderlich. Oft sind die Patienten dazu auch gar nicht bereit.
- Andererseits sind manche *schwer gestörte Borderline-Patienten* durch Behandlungen mit weitergehenden Zielsetzungen nicht erreichbar. Bisweilen ist die tiefenpsychologisch supportive Behandlung eine Art ultima ratio bei Patienten, die sich in einer dringlichen Notlage befinden, aber weder bereit noch in der Lage sind, sich einer aufwendigeren Psychotherapie zu unterziehen. Oft bestehen prognostisch auch keine ausreichenden Perspektiven, z.B. bei Suchtpatienten oder nach mehrfachen abgebrochenen Behandlungsversuchen.

Institutionelle Gründe kommen hinzu: Die Verfahren sind inzwischen didaktisch gut aufgearbeitet, werden in Manualen[341] vermittelt und erscheinen relativ "leicht" erlernbar (was allerdings umstritten ist). Sie kommen dem gewaltigen Bedarf an Psychotherapie auf ökonomisch sparsame Weise nach. Schließlich lassen sich tiefenpsychologische Behandlungen mit niederer, häufig unregelmäßiger Frequenz im Gegensatz zur psychoanalytischen Therapie recht gut nicht nur in psychotherapeutischen Fachpraxen anwenden, sondern auch mit der ärztlichen und fachärztlichen nicht-psychotherapeutischen Tätigkeit in verschiedenen Fachgebieten verknüpfen: Außer in der Allgemeinmedizin und Psychiatrie auch in Fächern wie Innere Medizin, Gynäkologie oder Der-

---

[341] Dührssen (1988), Kernberg (1989), Luborsky (1984)

matologie, in denen ein Großteil psychosomatischer Patienten zur Behandlung kommen.

Die **Effizienz** der tiefenpsychologischen Verfahren erweist sich vor allem bei *leichteren neurotischen und narzißtischen Störungen*. Oft reicht es diesen Patienten völlig aus, mit Hilfe der tiefenpsychologischen Einzeltherapie oder der dynamischen Psychotherapie eine Restabilisierung und Symptomfreiheit zu erreichen.

Die Frage, welchen Effekt die tiefenpsychologische Psychotherapie *bei schwereren Neurosen und Persönlichkeitsstörungen* hat, ist allerdings schwer zu beantworten. Als Vorteil wird immer wieder geltend gemacht, daß zusätzliche Regressionen bei ohnehin regredierten Patienten gering gehalten werden können und die progressiven Kräfte der Patienten optimal genutzt werden können. Der mögliche Nachteil, daß eine zeitlich und von der Kontaktgestaltung her geringe Behandlungsintensität wie eine Redeprivation erlebt werden kann, wird demgegenüber selten formuliert. Gute Ergebnisse lassen sich am ehesten erreichen, wenn Teilziele angestrebt werden, die mehr auf die Überwindung aktueller Schwierigkeiten z.B. im Arbeitsbereich ausgerichtet sind als auf weitgehende Veränderung tief in der Persönlichkeit verankerter Verhaltensweisen. Wahrscheinlich ist es der entscheidende Faktor für die Zufriedenheit mit dem Ergebnis, ob der Therapeut und der Patienten sich bewußt und weitgehend auch unbewußt auf ein begrenztes Ziel und einen begrenzten Effekt einigen und die Zuversicht entwickeln können, auch unter diesen Bedingungen Nützliches für den Patienten zu erreichen.

Tiefenpsychologische Spezialverfahren

Während in der ambulanten Tätigkeit psychotherapeutisch arbeitender Ärzte die tiefenpsychologische Psychotherapie in Form einer reinen Verbalbehandlung im Vordergrund steht, finden im Rahmen von Institutionen wie z.B. Psychotherapiekliniken verschiedene Formen von tiefenpsychologischen Spezialverfahren Anwendung (Kap. 13.4). Zu ihnen gehören die tiefenpsychologische **Musiktherapie, Gestaltungstherapie, Bewegungstherapie** usw. Sie sind von einer reinen Beschäftigungstherapie (Werk- oder Arbeitstherapie) zu unterscheiden. Das Kennzeichen der tiefenpsychologischen Spezialverfahren ist die *Verwendung von speziellen Techniken* (malen, musizieren, sich bewegen), die eine Abreaktion von Gefühlen (Katharsis), den körperlichen Ausdruck und die körperliche Erlebnisfähigkeit, die schöpferische Gestaltung von Erlebnis und Empfindung oder das Phantasieerleben fördern und anregen. Diese Techniken stützen einerseits das Ausdrucks- und Erlebnispotential, richten sich andererseits auf die Verstärkung und deutlichere Wahrnehmung latenter (vorbewußter) und unbewußter Erlebnisweisen.

Technisch wird im allgemeinen so vorgegangen, daß zunächst die speziellen Techniken (malen, musizieren, sich bewegen) angewandt werden und anschließend tiefenpsychologische Nachbesprechungen stattfinden. Die *Nachbesprechung* konzentriert sich bei den tiefenpsychologischen Spezialtherapien auf die Aufarbeitung von Erfahrungen, Empfindungen und Erlebnissen, die durch die speziellen Techniken angestoßen sind. Im Gruppengespräch bezieht sie zusätzlich die Gruppendynamik mit ein. Es sollte möglichst viel Erfahrung zur Sprache kommen. Einfälle dazu, Parallelen im aktuellen Leben und lebensgeschichtliche Hintergründe werden besprochen. Probleme einzelner bewirken im Gruppengespräch die Mitbeteiligung anderer. Dadurch kann es zu neuen

Sichtweisen der eigenen Situation kommen, zur Betroffenheit über abgespaltene Erfahrungen und schließlich zur Neuorientierung im Selbsterleben.

Die konzentrative Bewegungstherapie (KBT)

Die KBT[342] ist eine tiefenpsychologische Körpertherapie. Sie geht auf Elsa Grindler zurück und wurde von Helmut Stolze in die Psychotherapie eingeführt[343]. Sie vermittelt Einsicht in seelische Vorgänge durch Selbsterfahrung am eigenen Leib. Bei der KBT wird die Aufmerksamkeit auf motorische Abläufe und körperliche Prozesse gelenkt: Z.B. auf die Lage der Hand, auf ihren Kontakt zur Unterlage, auf die Stellung der Finger zur Hand, auf Unterschiede zwischen rechter Hand und linker, auf Spannungen in der Unterarmmuskulatur, auf Hindernisse sich zu entspannen, auf den Verlauf von Bewegungen im Körper, auf Veränderungen der Körperwahrnehmung beim Augenschließen usw. Es geht dabei um die Wahrnehmung der Körpervorgänge, um die begleitenden Gefühle und Stimmungen wie Freude, Angst, Bedrückung, Kraft oder Sicherheit, und um Erinnerungen an Lebenssituationen, die sich damit verbinden. Hinzu kommt die Erfahrung über den Körper an bestimmten Gegenständen. Beschaffenheit und Gestalt von Seilen, Bällen oder Stangen können ertastet werden, Erinnerungen tauchen auf. Bei der KBT als Gruppentherapie entstehen zudem Erfahrungen mit Mitpatienten: Zusammen spielen, sich annähern, sich betasten, sich führen. Durch die Konzentration auf den Leib und die körperlichen Vorgänge können Erlebnisqualitäten auftauchen, die in der reinen Gesprächstherapie ausgespart bleiben. Dadurch können Erinnerungsspuren lebendig werden, die in der anschließenden Nachbesprechung tiefenpsychologisch bearbeitet werden können.

Das katathyme Bilderleben (KB)

Das KB setzt als spezielle Technik das "Bildern" ein, d.h. die Fähigkeit, auf Anleitung lebendige, bildhafte Vorgänge vorzustellen und darüber zu sprechen. Diese *Psychotherapie mit dem Tagtraum*, auch Symboldrama genannt, wurde Ende der 40er Jahre von Hanscarl Leuner[344] entwickelt. Nach einer Entspannungsphase fordert der Therapeut den Patienten auf, sich ein bestimmtes Motiv vorzustellen. Die auftauchenden Szenen sind von Gefühlen und Stimmungen begleitet. Der Patient folgt seinem szenischen Erleben und teilt es dem Therapeuten mit. Der Therapeut begleitet ihn mit weiteren Anleitungen, z.B. mit der Aufforderung, sich einem Detail näher zuzuwenden. Die Bildsymbole, Stimmungen und Gefühle, die auf diese Weise lebendig werden, eröffnen den Zugang zu unbewußten Konflikten, die anschließend in der Nachbesprechung tiefenpsychologisch bearbeitet werden. Die Wirkung des KB liegt in der Aktivierung von vergessenen oder verdrängten Erlebnissen und den zugehörigen Affekten.

Im weiteren Sinne gehören auch die humanistischen Psychotherapieverfahren (Kap. 19.1) und das Psychodrama (Kap. 18.2) zu den tiefenpsychologischen Spezialverfahren. Sie haben sich jedoch in deutlicher Distanzierung von der Psychoanalyse entwickelt und völlig eigenständige Methoden hervorgebracht und werden daher in gesonderten Kapiteln behandelt.

---

[342] Becker (1981)
[343] Stolze (1959)
[344] Leuner (1985)

Zur Vertiefung empfohlene Literatur:
Analytische Psychotherapie: Greenson RR (1973), König K (1991),
  Lachauer R (1993), Mertens W (1990/91), Thomä H, Kächele H (1985)
Tiefenpsychologische Psychotherapie: Dührssen A (1988), Kernberg O (1993),
  Luborsky L (1984)

16. Verhaltenstherapie

von Eibe-Rudolf Rey [345]

Ansatz und Definition

Im lerntheoretischen Modell werden neurotische und psychosomatische Störungen als gelerntes Fehlverhalten angesehen (Kap. 3.2). Ausgehend von den Lerngesetzmäßigkeiten, die als Ursache für Fehlfunktionen angenommen werden, kann man die "Verhaltenstherapie" als Behandlungsmethode ableiten.

> Die **Verhaltenstherapie** umfaßt eine Gruppe von experimentell und lerntheoretisch fundierten psychologischen Therapieverfahren. Sie zieht die Entdeckungen, welche die Experimentalpsychologen und Lerntheoretiker beim Studium normalen Verhaltens gemacht haben, zum Studium und zur Veränderung abweichenden, abnormen Verhaltens heran.

Unter **Verhalten** werden dabei nicht nur äußerlich beobachtbare Verhaltensweisen, sondern auch kognitive, emotionale und physiologische Prozesse verstanden, soweit sie der inneren Wahrnehmung bzw. der objektiven Messung zugänglich sind.

Geschichte

Die Wurzeln der Verhaltenstherapie lassen sich auf Forschungsgebiete der akademischen Psychologie zurückführen, die sie sich um die Jahrhundertwende vor allem in den USA, angestoßen durch Thorndike, und in der Sowjetunion, angestoßen durch Pawlow, entwickelt haben. In den USA stand zunächst die Entwicklung von theoretischen Modellen und deren empirische Überprüfung von Verhalten, der *Behaviorismus* als wichtiger Zweig der experimentellen Psychologie, im Mittelpunkt der Forschungsinteressen. Die Anwendung der behavioristischen Modelle auf Problemfelder der Psychopathologie blieb über viele Jahrzehnte recht begrenzt. Erst durch die Veröffentlichungen von Eysenck und Wolpe in den 50er Jahren begannen sich die aus der Lerntheorie gewonnenen Kenntnisse als Verhaltenstherapie stärker durchzusetzen.

Seit Ende der 50er Jahre hat die Verhaltenstherapie Veränderungen durchgemacht. Heute ist es keineswegs unumstritten, welche Interventionsmethoden, die zur Modifikation von Verhalten geeignet sind, auch tatsächlich zur Verhaltenstherapie zu rechnen sind. Die größte Kontroverse bezieht sich auf die Methoden der "kognitiven Umstrukturierung". Wenn man Denkprozesse als verdecktes Verhalten ansieht, dann müssen auch diese Methoden zur Verhaltenstherapie gezählt werden.

Die wichtigsten Methoden der Verhaltenstherapie[346] sind die Reizkonfrontation, die Techniken des operanten Konditionierens, das Modellernen, die kognitive Umstrukturierung und Selbstkontrolltechniken.

---

[345] Prof. Dr. E.R. Rey, Abteilung Klinische Psychologie, Zentralinstitut für Seelische Gesundheit in Mannheim
[346] Eine umfassende Übersicht hierzu gibt Levis (1985)

16.1 Grundsätze der Verhaltenstherapie

Behandlungsstrategien

Für die Verhaltenstherapie von neurotischen bzw. psychosomatischen Störungen bestehen die folgende Behandlungsprinzipien:

- Die Behandlung muß auf die Modifikation aller *drei Verhaltensebenen*, nämlich auf die organisch-physiologische Ebene, auf die motorisch-verhaltensmäßige Ebene und auf die subjektiv-erlebnismäßige Ebene abzielen.

- Der Modifikation der *physiologischen Ebene* kommt im Bereich der neurotischen bzw. psychosomatischen Störungen ein besonderes Gewicht zu. Wenn es nämlich nicht gelingt, den chronischen oder phasischen Erregungsanstieg eines Patienten zu reduzieren, dann ist eine wesentliche Verbesserung seiner körperlichen (Begleit-) Symptomatik nicht zu erwarten und die Wahrscheinlichkeit eines Rezidivs steigt.

- Die *funktionale Bedeutung der Störung* muß besonders berücksichtigt werden, vor allem diejenigen Anteile, mit denen ein Patient eine positive Verstärkung erzielen kann, d.h. die einen Krankheitsgewinn haben.

- Es müssen nicht nur Verhaltensdefizite beseitigt, sondern auch *Bewältigungsreaktionen und -strategien für soziale Situationen*, die durch den Krankheitsprozeß beeinträchtigt wurden, vermittelt werden.

In der Praxis wird man diesen Behandlungsprinzipien dadurch gerecht, daß man eine ausführliche *Verhaltens- und Bedingungsanalyse* (Kap. 5.3) erstellt, die dann die Grundlage der therapeutischen Maßnahmen bildet und im Verlauf der Behandlung ständig überprüft und modifiziert wird.

Die hier vorgenommene Aufgliederung der vier Behandlungsziele ist eine vereinfachte Darstellung und nicht ohne Willkür. Jeder verhaltenstherapeutische Ansatz beinhaltet ein komplexes Gebilde von Modifikationsstrategien. So werden in vielen Verhaltenstherapien Behandlungspakete, Breitbandtherapien oder "multimodale Ansätze" verwendet.

Indikationen

Der Verhaltenstherapeut verfügt heute über einen großen Entscheidungsspielraum für Ansatzpunkte seiner Therapie auf allen Ebenen: auf der *motorischen*, auf der *subjektiv erlebnismäßigen/kognitiven* und auf der *psychophysiologischen* Ebene. Dabei stehen ihm respondente, operante oder kognitive Verfahren bzw. Verfahren des Modellernens und der Selbstkontrolle zur Verfügung.

Psychoneurotische Störungen wie Phobien oder Zwangsneurosen, psychosomatische Störungen wie essentielle Hypertonie oder Migräne und Verhaltensstörungen wie z.B. Eßstörungen etc. lassen sich jeweils durch eine Vielzahl von unterschiedlichen Techniken behandeln, z.B. Entspannungstraining, systematische Desensibilisierung, Reizkonfrontation in vivo, Verfahren der Selbstbehauptung, operante Prozeduren einschließlich Biofeedback oder Modellernen. *Eine Regel für die Anwendung ganz bestimmter verhaltenstherapeutischer Methoden bei definierten Störungsbildern gibt es derzeit nicht.* Bei welcher Störung welche Kombination von Methoden zu welchem Zeitpunkt im Krankheitsverlauf bei welcher Schwere der Beeinträchtigung am wirksamsten ist kann gegenwärtig noch nicht als gesichert betrachtet werden.

Heute hat es sich durchgesetzt, *verschiedene therapeutische Techniken* zu kombinieren. Richtschnur muß dabei die Wirksamkeit im Hinblick auf ein definiertes Therapieziel sein. Erst der multimodale Ansatz, also das Erlernen neuer Verhaltensweisen auf den unterschiedlichen Modalitätsebenen wie Verhalten, Kognitionen, Emotionen führt zu dauerhaften Fortschritten bei der Linderung psychoneurotischer oder psychosomatischer Leiden.

16.2 Methoden der Verhaltenstherapie

Die Aufteilung der Behandlungsmethoden in Untergruppen war bereits oben aufgelistet worden. Die beiden folgenden Gesichtspunkte, nämlich die Ansatzpunkte der Therapien einerseits und die Art der Prozeduren, mit denen Änderungen erreicht werden können, andererseits, sollen als Grundlage für die Darstellung verhaltenstherapeutischer Verfahren dienen. In der nachfolgenden Übersicht (s. Kasten) ist die Kombination von Ansatzpunkten und ihrer zugehörigen Behandlungsstrategien aufgeführt.

Methoden der Reizkonfrontation, respondente Verfahren

Bei Patienten mit neurotischen bzw. psychosomatischen Störungen werden am häufigsten Prinzipien der *Gegenkonditionierung* und der *Habituation* angewendet. Das allgemeine Ziel dieser therapeutischen Interventionen liegt darin, daß eine erhöhte autonome Erregung gesenkt wird. Respondente Verfahren zur Erregungssenkung sind alle Formen von Entspannungstraining und die systematische Desensibilisierung. Die bekanntesten Entspannungstechniken sind die **Progressive Muskelrelaxation** und das **Autogene Training** (Kap. 18.4).

Ein anderes Therapieziel liegt darin, die erlernte Assoziation zwischen konditioniertem Reiz und konditionierter Reaktion aufzulösen. Dies erreicht man dadurch,

- daß man das Auftreten der erlernten Reaktion durch Gegenkonditionierung verhindert; darauf basiert die *systematische Desensibilisierung* bzw. die *Re-Konditionierung*,
- oder daß man die erlernte Reaktion durch *Reizüberflutung*, *Implosion* oder *Habituation* in einem solchen Ausmaß forciert, daß sie sich von selbst erschöpft.

Systematische Desensibilisierung

Die grundlegende Annahme der systematischen Desensibilisierung[347] besteht darin, daß eine unerwünschte Reaktion dadurch gehemmt wird, daß man sie durch eine Aktivität, die mit dieser Reaktion unvereinbar ist, ersetzt. Das dafür wirksame Prinzip ist die reziproke Hemmung[348]. Dieses Vorgehen ist bei der Behandlung von Angstreaktionen sehr wirksam, kann aber auch zur Modifikation anderer Emotionen (Scham, Ekel) verwendet werden: Unvereinbar mit der physiologischen Reaktion der Angst ist der Zustand der Entspannung und der Ruhe. Wenn sich eine Person in Anwesenheit eines angstauslösenden Reizes entspannen kann, wird die aufgebaute Assoziation zwi-

---

[347] Ausführliche Dastellungen dieses Verfahrens finden sich bei Wolpe (1972) und Florin und Tunner (1975)
[348] Wolpe (1972)

schen Angstreiz und Angstreaktion durchbrochen. Die Person wird desensibilisiert, die Angst wird gegenkonditioniert.

Behandlungsstrategien in der Verhaltenstherapie

Organisch-physiologische Reaktionen	*Beobachtbares motorisches Verhalten*	*Subjektiv erlebte Reaktionen, Kognitionen*
Reizkonfrontation:		
Systemat. Desensibilisierung	Systemat. Desensibilisierung	Selbstinstruktion
Reizüberflutung	In vivo-Training	Verdeckte Gegen-
Entspannung		konditionierung
Operante Methoden:		
Biofeedback	Verhaltensformung	Verdecktes
	Reaktionsverkettung	Modellernen
	Pos./neg. Verstärkung	
Modellernen:	Einfaches Modellernen	Verdecktes
	Teilnehmendes Modellernen	Modellernen
Kognitive Umstrukturierung:		Rational-emotionale Therapie
		Problemlösungstraining
		Selbstinstruktion
Selbstkontrollverfahren:	Selbstverstärkung	Selbstbeobachtung

In der Praxis erreicht man eine Desensibilisierung dadurch, daß eine Person sich in vorher vereinbarten Abstufungen den angstauslösenden konditionierten Reizen der Reihe nach aussetzt, und dabei eine der Angst antagonistische Tätigkeit ausführt, entweder in der Vorstellung (in sensu) oder in der Realität (in vivo).

Indikationen: Die systematische Desensibilisierung wird bei Störungen eingesetzt, bei denen das lerntheoretische Paradigma des klassischen Konditionierens zur Erklärung der Genese eine wesentliche Komponente darstellt, z.B. bei der Behandlung von Phobien und Angstneurosen, bei der Behandlung von Spannungskopfschmerz, essentieller Hypertonie, Asthma bronchiale und chronischem Erbrechen. Eine wesentliche Bedingung für einen dauerhaften Behandlungserfolg liegt darin, daß der Patient das Verfahren regelmäßig anwendet und ohne Anleitung fortführt. Regelmäßiges Training steht in einem deutlichen Zusammenhang mit dem Therapieerfolg. Vermutlich sind Motivation und Trainingsbereitschaft in hohem Maße abhängig von der Patient-Therapeut-Beziehung.

Reizüberflutung (Flooding) und Implosionstherapie

Die therapeutischen Verfahren der "Reizüberflutung"[349] (flooding), der "Implosion" und "Habituation" werden ebenfalls zu den respondenten Verfahren hinzugerechnet.

Die Wirksamkeit der Methode der *Reizüberflutung* liegt - ebenfalls auf der Theorie der klassischen Konditionierung basierend - im Prinzip der Habituation physiologischer Erregung begründet. Bei diesem Therapieansatz muß zu allererst immer der ursprüngliche konditonierte Stimulus (CS) gefunden werden, um diesen dann zu löschen, d.h. um eine Habituation der konditionierten Reaktion (CR) in Gegenwart dieses entscheidenden CS zu erreichen (Kap. 3.2):

Eine kurzzeitige Darbietung des CS löst nach dem theoretischen Modell der Entstehung von Angststörungen aufgrund der Typ B-Konditionierung eine CR mit Triebeigenschaften und Inkubation aus. Wenn jedoch die Präsentation des kritischen CS eine bestimmte Zeitdauer deutlich übersteigt, dann wird es allmählich zu einer "Löschung" der konditionierten Reaktion in Gegenwart des CS kommen, wobei die Löschung auf der "Gewöhnung" des Patienten an den ursprünglichen CS, mit anderen Worten auf der Habituation aller physiologischer Reaktionen beruht.

Bei der Reizüberflutung wird der Patient mit der realen, angstauslösenden Situation so unmittelbar und direkt konfrontiert, daß er keine Gelegenheit hat, Vermeidungsverhalten zu zeigen oder auszuführen. Der therapeutische Effekt beruht wieder auf Habituation. Bei der *Implosionstherapie*[350] wird der Patient in seiner Vorstellung durch die verbale Beschreibung des Therapeuten möglichst ganz nahe an die ursprünglich traumatisierende, angstauslösende Situation in einer solchen Weise herangeführt, daß die damals in der realen Situation erlebten Emotionen und die sie begleitenden physiologischen Erregungen reaktiviert und bis zur "Gewöhnung" ausagiert werden.

Indikationen: Bei Phobien und bei Zwangsneurosen scheint eine besondere *Indikation* für die Anwendung der Reizüberflutung gegeben zu sein.

Weitere, nur noch gelegentlich angewendete Methoden der Reizkonfrontation sind die *Covert sensitization* (verdeckte Konditionierung), die *aversive Konditionierung* und die *paradoxe Intention*.

Methoden der operanten Konditionierung

Bei den operanten Verfahren wird eine Modifikation des gestörten Verhaltens dadurch erreicht, daß man die Konsequenzen, die in der Regel auf ein solches Verhalten folgen, verändert. Um bei einem Patienten erwünschtes Verhalten aufzubauen, wird dieses unmittelbar in Anschluß an das Auftreten durch eine positive Rückmeldung oder durch einen positiven Verstärker belohnt.

Eine sehr wichtige Methode für positive Rückmeldung ist das Biofeedback. Daneben sind die **Verhaltensformung** (Shaping procedures) oder **differentielle Verstärkungspläne** zum Erlernen neuer, mit dem kranken Verhalten inkompatibler Reaktionen entwickelt worden. Beispiele dafür sind ein Behandlungsprogramme nach operanten Prinzipien für Patienten mit chronifiziertem Spannungskopfschmerz oder mit Eßstörungen.

---

[349] Einen umfangreichen Überblick über die Anwendung der Reizüberflutung und über Vergleichsuntersuchungen von Reizüberflutung mit anderen Verfahren der Gegenkonditionierung gibt Emmelkamp (1985)

[350] Stampfl und Levis (1973)

So werden z.B. operante Lernprinzipien eingesetzt, um die Gewichtszunahme bei Patientinnen mit Anorexia nervosa positiv zu verstärken: Im Arrangement der stationären Behandlung werden den Patientinnen zu Beginn der Therapie weitgehend alle Annehmlichkeiten, wie Lesestoff, Radio, Besuche genommen, so daß sie sich diese Annehmlichkeiten durch Gewichtszunahme "erkaufen" müssen. Mit anderen Worten, die Gewichtszunahme wird durch eine positive Verstärkung mit den ursprünglichen Annehmlichkeiten belohnt.

Der Erfolg eines solchen Vorgehens bei langfristigen Katamnesen ist jedoch umstritten[351]. Größere Erfolge bei Einsatz operanter Techniken in Verbindung mit der sogenannten "Stimuluskontrolle" gibt es bei der Behandlung von Adipositas.

Biofeedback

In der Psychosomatik hat das Biofeedback[352] zur Modifikation von Verhalten auf der physiologischen Ebene hervorragende Bedeutung. Dabei werden dem Patienten seine körperliche Funktionsabläufe, seien sie gestört oder normal, mit Hilfe von elektronischen Geräten in Form von visuellen oder akustischen Signalen rückgemeldet und wahrnehmbar gemacht. Er erhält dadurch die Möglichkeit, diese ansonsten unwillkürlich oder unspürbar ablaufenden Vorgänge zu kontrollieren und zu manipulieren. Die Zielsetzung einer Biofeedback-Therapie besteht darin, daß der Patient lernt, die zunächst mit Hilfe der externen Biofeedback-Signale erreichten physiologischen Veränderungen mit zunehmender Übung auch ohne diese apparativen Hilfsmittel zu erzeugen und auf diese Weise zu einer echten Selbstkontrolle seiner physiologischen Funktionen auch außerhalb des Labors zu gelangen[353].

Durch Biofeedback können folgende therapeutisch verwertbaren Fähigkeiten bei einem Patienten trainiert werden:
- Wahrnehmung physiologischer Abläufe im Körper
- Wahrnehmung von Situationen, die diese Abläufe verändern
- Selbstkontrolle physiologischer Abläufe
- Übertragung der im Labor erlernten Selbstkontrolle auf Alltagssituationen ohne Biofeedback.

Indikationen: Biofeedback kann sowohl zur Unterstützung anderer therapeutischer Verfahren eingesetzt werden als auch zur direkten Behandlung eines Symptoms. Man kann beispielsweise das Entspannungstraining bei der systematischen Desensibilisierung durch Rückmeldung des Entspannungsgrades (GSR = Galvanischer Hautreflex) oder der EMG-Aktionspotentiale der Muskulatur unterstützen. Ähnlich können sexuelle Störungen über die Rückmeldung des sexuellen Erregungszustandes mit Hilfe der Plethysmographie behandelt werden.

Die größten Erfolge der Biofeedbackverfahren sind bisher bei *Störungen im motorischen System*, so bei spastischem Schiefhals, Lähmungen, Schreibkrämpfen, Stottern und Spannungskopfschmerzen beschrieben worden, hier wurde vorwiegend das EMG-Feedback verwendet. Aber auch bei *psychovegetativen Störungen* wie essentieller Hypertonie, Herzrhythmusstörungen, Tachykardien oder Störungen des Magen-Darm-Traktes sowie bei *Störungen des Zentralnervensystems* (Schlafstörungen, epileptischen

---

[351] Vgl. Basler u.a. (1979)
[352] Ausführliche Übersichten hierzu finden sich bei Legewie und Nusselt (1975) und bei Kröner-Herwig und Sachse (1988)
[353] Wittling (1980) S. 200

Anfällen) konnten Behandlungserfolge mit unterschiedlichen Feedbackverfahren erzielt werden.

Beim Biofeedback wird häufig auch das Prinzip der *Verhaltensformung* (s. oben) angewendet. Soll z.B. der Blutdruck gesenkt werden, so wird jede - auch noch so geringe - Veränderung in Richtung auf eine Zielgröße verstärkt, so daß dadurch eine graduelle Annäherung an den Sollwert ermöglicht wird.

Eine besonders wichtige Anwendung von Biofeedback kann es ein, über dieses Vorgehen einem Patienten den Zusammenhang zwischen seinen körperlichen Symptomen und seinen psychischen Prozessen, seinen Denkweisen, Einstellungen, Bewertungen zu verdeutlichen und ihn dadurch erst einer psychotherapeutischen Behandlung zugänglich zu machen. Denn häufig genug fehlt Patienten die Motivation zu einer Psychotherapie, sie haben zwar ein körperliches Leiden, beispielsweise ein Colon irritabile, die Einsichtsfähigkeit aber, weshalb sie wegen dieser Erkrankung in einer Psychotherapie-Klinik sind und sich psychotherapeutischen Gesprächen unterziehen sollen, fehlt weitgehend.

Noch nicht gelöste *Probleme des Biofeedbacks* bestehen zur Zeit darin, daß eine exakte und kontinuierlich durchgeführte Messung vieler Körperfunktionen bisher nur unter Laborbedingungen durchgeführt werden kann, was häufig von dem Patienten als große Belastung erlebt wird.

Methoden des Modellernens

Das Modellernen hat mehrere Ziele und Methoden:

- *Lernen durch Beobachtung* (Observation learning): Es werden neue Verhaltensweisen aufgebaut. Ein Beobachter kann neue Verhaltensweisen, die zuvor in seinem Verhaltensrepertoire nicht vorhanden waren, erwerben. Natürlich muß der Beobachter die Fähigkeit, solche neuen Verhaltensweisen überhaupt erwerben zu können, auch besitzen.

- *Bereits erlernte Verhaltensweien* werden gehemmt bzw. abgeschwächt oder enthemmt bzw. erleichtert: Beim Enthemmungseffekt werden keine neuen Verhaltensweisen gelernt, sondern durch das Modellverhalten werden beim Beobachter vorhandene Verhaltensweisen verstärkt oder gehemmt, weil der Beobachter beim Modell positive oder negative Konsequenzen auf das Verhalten sieht.

- *Diskriminative Hinweisreize* werden geschaffen: Das Modell fungiert hier als diskriminativer Reiz. Der Beobachter nimmt wahr, in welchen Situationen das Modell bestimmte Verhaltensweisen ausführt oder unterläßt.

Die Methoden des Modellernens werden in der direkten symptomzentrierten Behandlung neurotischer Störungen selten angewendet. Einen speziellen Anwendungsbereich in der Verhaltenstherapie bildet das **Training von Selbstsicherheit** bzw. Sozialer Kompetenz[354]. Viele andere Ansätze in der Verhaltenstherapie greifen außerdem implizit (Therapeut als Modell) oder explizit (z.B. bei der Therapie von Angst) auf Aspekte des Modellernens zurück. Beim Selbstsicherheits- bzw. Sozialen Kompetenztraining ist jedoch das Modellernen als ein unverzichtbarer Bestandteil anzusehen.

---

[354] Eine gute Übersicht über die Indikation und die Anwendung von Modellernen gibt Bauer (1979)

Methoden der kognitiven Umstrukturierung

Die Verfahren der kognitiven Umstrukturierung beruhen auf theoretischen Modellvorstellungen des kognitiven Lernens, in denen Prozesse der Informationsaufnahme und -verarbeitung als die entscheidenden Kenngrößen angesehen werden. Einstellungen, Erwartungen, Attributionen, Selbstgespräche und andere kognitive Aktivitäten sind die entscheidenden Variablen für die Entstehung und Aufrechterhaltung pathologischen Verhaltens und für die therapeutische Veränderung.

Die kognitiven Methoden haben schon immer einen wesentlichen Anteil an der verhaltenstherapeutischen Praxis gehabt, ohne als solche jedoch ausgewiesen worden zu sein. Bei genauerer Betrachtung der älteren Behandlungsansätze wie beispielsweise der systematischen Desensibilisierung, der Implosionstechnik oder der verdeckten Konditionierung wird recht deutlich, daß kognitive Komponenten immer eine zentrale Rolle gespielt haben.

Die *Interaktion zwischen verhaltensorientierten und kognitiv orientierten Ansätzen* läßt sich folgendermaßen charakterisieren[355]: *Verhaltensaspekte* sind besonders für die Verfahren von Wichtigkeit, während *kognitive Aspekte* eher für den Prozeß der Veränderung von Bedeutung sind. Inzwischen sind aber die verhaltenstherapeutischen Methoden zur Umstrukturierung von Kognitionen stark ausdifferenziert. Dazu gehören insbesondere die folgenden Vorgehensweisen[356]:

Selbstverbalisation

Die Selbstverbalisation[357] benutzt das internalisierte Sprechen zu sich selbst in 2 Formen mit unterschiedlichen Anwendungsbereichen:

- das *Selbstinstruktionstraining* zur Behandlung sog. impulsiver Kinder,
- das *Streß-Impfungs-Training* mit drei Phasen der Unterrichtungs-, der Übungs- und der Anwendungsphase, um eben mit sog. Stressoren leichter umgehen zu können. Dieses Vorgehen ist besonders bei der Behandlung von Patienten mit psychogenen chronifizierten Schmerzen erfolgreich.

Kognitive VT bei Depressionen

Die kognitive Verhaltenstherapie bei Depression[358] beruht auf dem kognitiven Modell der Depression (Kap. 8.1). Das Ziel der Behandlung besteht in einer Veränderung der kognitiven Strukturen, die einer Depression zugrunde liegen und für ein depressives Syndrom charakteristisch sind. Das praktische therapeutische Vorgehen besteht aus insgesamt 11 aufeinander aufbauenden Stufen.

Rational-emotive Therapie (RET)

Die RET[359] wurde bereits Ende der 50er Jahre entwickelt. Ausgangspunkt war die Annahme, daß die Ursache psychischer Störungen in "irrationalen Denkmustern" zu suchen ist. Hauptziel der RET ist es, den Patienten von seinen irrationalen Auffassun-

---

[355] Bandura (1979)
[356] Reinecker (1986)
[357] Meichenbaum (1979)
[358] Beck (1976), Beck u.a. (1979)
[359] Ellis und Grieger (1979)

gen abzubringen und ihm eine rationale Lebensanschauung zu vermitteln. Rationale Vorstellungen und angemessene Emotionen und Verhaltensweisen verhelfen einem Menschen, seine Ziele angemessen zu erreichen. Das allgemeine Behandlungsziel liegt demnach in einer grundlegenden Veränderung irrationaler Einstellungen, die für die Entstehung und Aufrechterhaltung von Problemen verantwortlich sind. Die lebensphilosophischen Auffassungen der RET lassen sich mit der philosophischen Denkweise der Stoa im Altertum vergleichen.

Die *Wirksamkeit* der RET beruht auf einer gezielten Konfrontation des Patienten mit seinen irrationalen Denkweisen. Der Therapeut zieht den Patienten in einem mehr oder weniger heftigen Disput bezüglich seiner fehlerhaften Konzeptionen. Der Disput soll ihm helfen, regelmäßig seine Überzeugungen rational empirisch zu überprüfen, seine alten irrationalen Denkgewohnheiten abzulegen und durch neue rationale zu ersetzen, so daß er lernt, seine reale Lebenssituation neu zu bewerten. Dieses Vorgehen wird auch in Verbindung mit anderen Strategien wie z.B. Modellernen, operante Verstärkung oder verdeckte Konditionierung angewandt und hat sich als brauchbare Methode zur kognitiven Umstrukturierung erwiesen.

Re-Attribuierung

Attributionstheorien wurden für die Verhaltenstherapie nutzbar gemacht. Sie gehen von der Annahme aus, daß unser Verhalten wesentlich durch die Zuordnung von Ursachen zu Ereignissen aus unserer näheren oder weiteren Umgebung gesteuert wird. Es ist ein grundlegendes Bedürfnis des Menschen, für die Ereignisse, mit denen er konfrontiert wird, nachvollziehbare Gründe und plausible Erklärungen zu finden. Eine Person, die den Grund für ihr Übergewicht in den Erbanlagen sieht, wird wenig unternehmen, um diesen Zustand zu verändern.

Verhaltensänderungen erreicht man durch *kognitive Umstrukturierung*, z.B. mit Hilfe sog. sokratischer Dialogführung. Dabei soll eine Re-Attribuierung von Vorgängen oder Sachverhalten erzielt werden. Das methodische Vorgehen bei der Re-Attribuierung unterscheidet sich also nicht wesentlich von der kognitiven Konfrontation der RET.

Vermittlung von Problemlösestrategien

Patienten mit psychischen Störungen tun sich auch bei der Lösung lebensnaher Problemsituationen schwer. Ein Training allgemeiner Problemlösestrategien soll sie in die Lage versetzen, möglichst verschiedene, komplexe Schwierigkeiten des alltäglichen Lebens selbständig zu meistern. Dabei geht es nicht um die Vermittlung spezifischer Verhaltensweisen, sondern um das Einüben von Strategien, die zur Lösung unterschiedlicher Probleme einsetzbar sind. Durch ein Erlernen solcher kognitiver Strategien wird die Unabhängigkeit und Selbständigkeit und die Fähigkeit zur Selbstkontrolle gesteigert.

Ein Problemlösetraining besteht aus fünf Stufen:

- allgemeine Orientierung,
- Beschreibung des Problems,
- Erstellen von Alternativen,
- Treffen einer Entscheidung,
- Überprüfung des Erfolges.

Es wird vor allem bei chronifizierten psychischen Erkrankungen eingesetzt: Ein Patient soll Strategien erlernen, um die Probleme, die aus einem chronischen Leiden in seinen täglichen Lebensvollzügen immer wieder neu entstehen, leichter und angemessener bewältigen zu können. In wohl allen kognitiv orientierten Therapieansätzen wird auf verschiedene Aspekte des Problemlösetrainings Bezug genommen.

Methoden der Selbstkontrolle

Zur Unterstützung der beschriebenen verhaltenstherapeutischen Verfahren wurden Methoden entwickelt, mit deren Hilfe Patienten in die Lage versetzt werden, die therapeutischen Hilfelstellungen selbst zu übernehmen. Der Therapeut sieht seine primäre Aufgabe darin, am Beginn eines Änderungsprogramms Anregungen und Motivation zu vermitteln: Er gibt Unterstützung, berät bei der Ausführung von Problemlösungsstrategien und hilft bei der Ausweitung oder Veränderung des Therapeutenprogramms. Mit anderen Worten, ein Patient soll lernen, sein problematisches Verhalten selbst zu erkennen, selbst in seinen funktionellen Zusammenhängen zu analysieren, Veränderungsziele zu definieren und geeignete Methoden zum Erreichen dieser Ziele zu entwickeln und einzusetzen. Der Therapeut hat in diesem Rahmen die Funktion, ihm geeignete Selbstkontrollmethoden zu vermitteln und, insbesondere zu Beginn des Programms, ihm dabei zu helfen, möglichst günstige Durchführungsbedingungen zu schaffen.

Methoden der Selbstkontrolle[360] erweitern einerseits das Spektrum bezüglich der Anwendung verhaltensändernder Prinzipien. Andererseits verlangen diese Techniken eine umfassendere Verpflichtung und stärkere Motivation von Seiten des Patienten als solche Programme, die ausschließlich auf externer Kontrolle durch Therapeuten oder allgemeine Umweltfaktoren basieren.

Ein nicht zu unterschätzender allgemeiner Vorteil der Selbstkontrolltechniken liegt darin, daß diese eine Kontrollmöglichkeit auf allen drei Verhaltensebenen (s. oben) gestatten. Ein weiterer Vorteil liegt in der Transparenz des therapeutischen Vorgehens für den Patienten und in seiner Möglichkeit zur Mitbestimmung, wodurch das traditionelle Machtgefälle zwischen Therapeut und Patient reduziert werden kann.

Selbstkontrollprogramme werden im allgemeinen gegen Ende eines therapeutischen Prozesses eingesetzt, damit der Patient die Möglichkeit erhält, die Verantwortung für den weiteren Verlauf seines Besserungs- oder Heilungsprozesses selbst zu übernehmen. Die Anwendung hat sich besonders in *Eßprogrammen* - insbesondere zur Gewichtsreduktion -, bei der Behandlung von *Spannungskopfschmerzen* und *Migräne* bewährt. Je mehr verschiedene Methoden zur Selbstkontrolle von den Patienten erlernt werden, um so größer ist die Flexibilität des Patienten und somit umfassender die Stimuluskontrolle.

Für die *Aufrechterhaltung eines therapeutischen Erfolges* sind Strategien der Selbstkontrolle oder des Selfmanagement praktisch die Methode der Wahl, nämlich um eine Veränderung in der natürlich Umgebung zu stabilisieren: Hat ein Patient gelernt, ein bestimmtes Problem selbst erfolgreich zu bewältigen, dann ist dies eine wichtige Voraussetzung für die Bewältigung künftiger neuer Probleme und ein wichtiger Baustein

---

[360] Die verschiedenen therapeutischen Schritte von Selbstkontrolle, Selbstmanagement oder Selbstregulation sind bei Kanfer u.a. (1991) ausführlich beschrieben.

für eine wirksame Vorbeugung. Durch Selbstkontrollverfahren werden auch Probleme therapeutisch zugänglich, die üblicherweise während der therapeutischen Interaktion nicht sichtbar werden, dazu gehören Probleme privater oder intimer Natur.

Zur Vertiefung empfohlene Literatur:
Emmelkamp PMG u.a. (1993); Kanfer FH u.a. (1991);
  Linden M, Hautzinger, M (1993); Reinecker H (1987);
  Zielke M, Sturm J (Hg.) (1994)

17. Paar- und Familientherapie und der systemische Ansatz in der Psychotherapie

von Michael Wirsching und Peter Scheib [361]

17.1 Die systemorientierte Betrachtung psychosozialer Störungen

Im Zuge der Evolution unseres Weltbildes finden gegenwärtig zwei Gesichtspunkte verstärkte Aufmerksamkeit:

- die wachsende Einsicht in *Wechselwirkungen,* die gleichzeitig in und zwischen den verschiedenen Teilen des jeweiligen Gesamtfeldes ablaufen. Diese **ökologische Betrachtung** sieht die *Beziehung zwischen den Teilen* als ebenso wichtig an wie die Eigenschaften der jeweiligen Teile (z.B. Mitglieder einer Familie),
- die wachsende Einsicht in *ganzheitliche Ansätze.* Eine **holistische Betrachtung** zeigt, wie *das Ganze mehr ist als die Summe seiner Teile.* So sind z.B. die beobachtbaren Interaktionen einer Familie mehr als die Darstellungen, die einzelne Familienmitglieder davon geben.

Beide Gesichtspunkte finden in der allgemeinen Systemtheorie[362] Niederschlag. Der Patient erscheint dabei als *Teil eines offenen Beziehungssystems,* z.B. seiner Familie, das ihn in seinem Denken, Erleben und Handeln beeinflußt und von ihm beeinflußt wird.

> Unter einem **System** versteht man eine *dynamische Zuordnung von Teilen* zu einem Ganzen, die in einem steten *Austausch von Informationen* miteinander und mit der Umgebung stehen. Seelische und körperliche **Krankheiten** sind im systemischen Verständnis *Ausdruck, Folge und Ursache von Störungen des bio-psycho-sozialen Systems,* in das sie eingebettet sind.

Grundannahmen des systemischen Ansatzes

Fünf praktische Grundannahmen sollen helfen, die Art der Zuordnung und des Austausches anschaulich zu machen.

1. Das Ganze ist mehr als die Summe seiner Teile. Gegenüber vereinfachenden Ansätzen geht es hier um Erfassung und Erhaltung der Komplexität. Ein gängiger Vergleich sagt, daß sich ein Fernsehrasterbild nicht durch Auszählung und Analyse der verschiedenfarbigen Punkte erschließen läßt, sondern nur bei der Betrachtung der Gesamtgestalt. Ebenso wenig lassen sich aus den Einzeldarstellungen verschiedener Familienmitglieder die Beziehungsgestalt und der Beziehungsprozeß herlei-

---

[361] Prof. Dr. M. Wirsching, Dipl.Psych. P. Scheib, Abteilung Psychotherapie und Psychosomatische Medizin, Psychiatrische Universitätsklinik in Freiburg im Breisgau
[362] Bateson (1972), v. Bertalanffy (1966), Engel (1962)

ten, wie sie sich erst im gemeinsamen Gespräch aller Beteiligten darstellen. Die Mitglieder einer sogenannten "schizophrenen Familie" können z.B. in unterschiedlichen Untersuchungssituationen durchaus frei sein von Denk- und Kommunikationsstörungen, die die Familie als Ganzes in ihrem Zusammenspiel psychotisch erscheinen lassen.

2. *Gestört ist nicht nur der einzelne, sondern auch die Beziehungen im System.* So wie in der Physiologie gestörte Wechselwirkungen verschiedener Organregelkreise als krankheitsbestimmend angesehen werden, können auch in der Psychotherapie bestimmte Symptome als sinnvolle (verstehbare) Beiträge zu einer bestimmten Beziehungssituation gesehen werden. Für die Praxis der Familientherapie bedeutet das: Ändern sich die Beziehungen zwischen den Menschen, so ändern sich auch bestimmte persönlichkeitsabhängige Merkmale und umgekehrt. So verstanden, wären Einzeltherapie und Beziehungstherapie auf direkte Weise verbunden.

3. *Für das Verhalten der anderen kann nicht ein einzelner Teil des Ganzen verantwortlich gemacht werden, weil alle Teile auf sinnvolle Weise zusammenwirken.* An die Stelle des vertrauten, linearen Kausalitätsmodell mit seinen Ursache- und Wirkungsverknüpfungen tritt damit ein zirkulärer Kausalbegriff, in dem Wirkung und Rückwirkung unlösbar mit einander verknüpft sind. Symptombildungen sind sinnvolle, wenn auch unzulängliche, Versuche zur Erhaltung der Homöostase (des Fließgewichts). Das Familiengespräch zielt nicht darauf ab, die familiären Ursachen individueller Störungen herauszuarbeiten, sondern es soll der Sinn der Symptome in der jeweiligen Beziehungssituation verstanden werden. Darüber hinaus bedingt der Kompromißcharakter bzw. Konfliktabwehrcharakter der Symptomlösungen, daß sie als Pseudolösungen bald zur Komplizierung einer bereits schwierigen Situation beitragen, oft sogar selbst zum zentralen Problem werden. Wenn etwa in einer sogenannten "psychosomatischen Familie" nichts mehr besprochen und nichts mehr gelöst wird, bekommen selbst alltägliche, unvermeidbare Konflikte schließlich eine Wirkung, die die Existenz der Familie bedroht.

4. *Anfang und Ende von Transaktionsprozessen lassen sich nur durch bewußte Vereinbarung (Interpunktion) festlegen.* Beziehungsprozesse schreiten im Prinzip unendlich auf spiralförmige Weise voran. Selbst wenn sich ein Muster wiederholt, so entsteht aufgrund der inzwischen vergangenen Zeit kein geschlossener Kreis. Die Rückkehr zum Ausgangspunkt ist unmöglich. In der Praxis ist es zwar immer wieder nötig, bestimmte Sequenzen aus dem Gesamtprozeß herauszulösen, etwa eine bestimmte Phase des Familiengesprächs oder eine bestimmte Entwicklungsperiode gesondert zu betrachten, und z.B. die Situation beim Auftreten der Symptome in den Mittelpunkt zu stellen. Es läßt sich aber auf diese Weise nicht klären, wer z.B. einen Streit in der Familie begonnen hat.

5. *Der jeweilige Kontext bestimmt die Beziehungen im System.* Beobachtungen hängen wesentlich von den jeweils zugrundegelegten Theorien ab. Es kommt hinzu, daß es ein Untersuchungsobjekt im eigentlichen Sinn nie geben kann, da ein Hinzutreten des Untersuchers bereits die Situation, z.B. das Verhalten der Familie, verändert. Es ist entscheidend, in welcher Situation sich der Therapeut und die Familie begegnen. Einstellungen und Verhaltensweisen sind kontextabhängig. Unterschiedliche Ziele und Wertvorstellungen bestimmen die Beziehungen der Beteiligten. Der Sinn der Symptome kann nur in seinem Kontext richtig verstanden werden. Der Familientherapeut z.B. entscheidet, wie weit er den Kontext im Einzelfall faßt. Ist es sinnvoll, zunächst nur den schizoiden, isolierten und ausgestoßenen Einzelpatienten

zu sehen, oder stößt er bei einer Randgruppenfamilie weit in das soziale Netzwerk vor, weil andere Stellen Verantwortungen und Entscheidungen übernommen haben, die sonst nur der Kernfamilie zukommen?

Selbst bei größter Ausweitung des Feldes gibt es immer noch einen übergeordneten Zusammenhang, der die Beziehungen in der gegebenen Situation bestimmt. In der Praxis wird die Beziehung zwischen der Familie und dem Familientherapeuten sehr unterschiedlich sein, je nachdem, in welchem institutionellen Kontext (Klinik, Beratungsstelle, Privatpraxis etc.) sie einander begegnen. Das Therapeut-Familie-Subsystem ist wiederum Teil eines übergeordneten institutionellen Systems, das seine eigenen Regeln und Muster hervorbringt.

Diese fünf allgemeinen Gedanken stecken einen Rahmen ab, der für die Familientherapie die gleiche Gültigkeit hat wie auch für andere Bereiche ökologischer Medizin bzw. systemischer Psychotherapie. Hier soll nur die Anwendung der Systemsicht auf die gemeinsame Behandlung von Paaren und Familien dargestellt werden.

17.2 Paar- und Familientherapie

Geschichte

Familien- und Paartherapie zählen zu den neueren Methoden der Psychotherapie, obgleich sie auf eine mittlerweile 30jährige Geschichte zurückblicken. Eine der Quellen ist die nordamerikanische Psychiatrie, in die H. S. Sullivan als Ergänzung zur vorherrschenden intrapsychischen Perspektive den interpersonellen Ansatz einführte. Am Thema "Schizophrenie und Familie" wurde über Jahre ein großer Teil der Konzepte und Methoden entwickelt. Die Familie des psychotischen Patienten stand auch im Mittelpunkt erster Forschungen über das populär gewordene Double-Bind-Konzept[363].

Die eigentlichen Impulse zur Entwicklung der Paar- und Familientherapie, wie wir sie heute vorfinden, haben aber einen anderen Ursprung: Sozialtherapeutische engagierte Psychiater, Psychologen und Sozialarbeiter machten in den Vereinigten Staaten nahezu gleichzeitig und unabhängig voneinander die Erfahrung, daß sich in therapeutisch wenig zugänglichen Bereichen neue Möglichkeiten erschließen, wenn das Umfeld des Patienten in gemeinsame Gespräche einbezogen wird, z.B. bei Psychosen, Delinquenz, Sucht und in sozialen Randgruppen. Es folgte eine rasch wachsende, bis heute anhaltende Flut familientherapeutischer Publikationen. Im deutschsprachigen Raum gab es eine parallele Entwicklung[364].

> Die **Familientherapie** geht von der Erfahrung aus, daß *Entwicklung, Erleben und Verhalten des einzelnen lebenslang von früheren und jetzigen familiären Beziehungen beeinflußt* werden und auf diese *zurückwirken*.

Sie setzt deshalb an den familiären Beziehungen an, um Veränderungen beim einzelnen zu bewirken. Dabei betrachtet sie die familiären Beziehungen unter dem Aspekt einer horizontalen, einer vertikalen oder einer systemischen Dynamik.

---

[363] Bateson u.a. (1956)
[364] Richter (1968, 1970)

Praxis der Paar- und Familientherapie

Indikationen

- *"Gebundene" Familien:* Die Einbeziehung des Umfeldes des Patienten ist angezeigt, wenn ausgeprägte *wechselseitige Abhängigkeitsbeziehungen* im Familiensystem vorhanden sind und die Symptome eine systemstabilisierende Funktion erfüllen. Dem liegt die Erfahrung zugrunde, daß Entwicklungen durch eine individuelle Psychotherapie schnell wieder aufgehoben werden können, wenn ein Patient in die unveränderte häusliche Situation zurückkehrt. Darüber hinaus soll der Symptomentwicklung bei anderen Familienmitgliedern vorgebeugt werden, die eintreten kann, wenn ein tragendes Mitglied des Systems seine angestammte Rolle aufgibt. Ein *erstes Familiengespräch* wird darüber entscheiden, ob mit der ganzen Familie, mit allen, die zusammen leben, weitergearbeitet wird, oder, was häufiger der Fall ist, nur mit einem Teil des Ganzen, vor allem mit dem Ehepaar. Das *Gesprächssetting* wird dabei oft flexibel gehandhabt.

- *Paarkollusionen:* Eine *ausschließliche Paartherapie* ist v. a. in Fällen neurotischer Wechselwirkungen angezeigt (Kollusionen, Kap. 1.4).

- *Psychosomatische Krankheiten und Psychosen:* Tiefgreifende und chronifizierte Erkrankungen erhalten ihre Dynamik oft aus drei und mehr Generationen. Hier ist die Einbeziehung auch der Großeltern in *Mehrgenerationensitzungen* angezeigt.

Kontraindikationen

Dynamische Überlegungen, die gegen eine Einbeziehung des Umfeldes sprechen sind:

- *Aufgelöste Familien,* d.h. das Fehlen stabiler Beziehungen im System. Wenn es z.B. gelingt, zu einem ausgestoßenen Jugendlichen eine Vertrauensbeziehung herzustellen, wäre es ein Fehler, diese durch das zu schnelle Hereinziehen der Familien wieder zu gefährden.

- *Die Erhaltung pathologischer Gleichgewichte.* In gespaltenen Familien können stagnierte Trennungsprozesse weiter blockiert werden, wenn etwa die schon lange geschiedenen Eltern eines gestörten Kindes immer wieder zu gemeinsamen Gesprächen zusammengebracht werden.

Anwendungsfelder

In den folgenden Praxisfeldern kommen Paar- und Familienansätze heute v.a. zur Anwendung:

- *Beratungseinrichtungen,* vornehmlich Ehe-, Familie- und Lebensberatungsstellen sind vielerorts dazu übergegangen, von Anfang an mit allen Beteiligten zu sprechen, statt erst nach längeren individuellen Beratungsversuchen den Kreis zu erweitern.

- *Psychiatrische Einrichtungen* folgen v.a. in der sozialpsychiatrischen Rehabilitation sowie in der Kinder- und Jugendpsychiatrie häufig einem Familienansatz.

- Die *Familienpsychosomatik* ist ein weithin neues Gebiet. Sie stellt die Verbindung zur Familienmedizin[365] her, die versucht, in der allgemeinärztlichen Versorgung das Patientenumfeld systematisch einzubeziehen, z.B. auch bei der Betreuung von schweren chronischen Krankheiten.

---

[365] Huygen (1978)

Aussagen über **Behandlungsprognosen** lassen sich derzeit kaum machen, weil geeignete katamnestische Untersuchungen weitgehend fehlen. Besonders günstig scheint die Familientherapie bei der Behandlung der Pubertäts-Magersucht zu wirken.

Theoretische Konzepte

Bei aller Vielfalt der Konzepte und Methoden lassen sich derzeit drei Schulen mit jeweils ganz unterschiedlichen Theorien, Techniken und Settings beschreiben.

Analytische Familientherapie

Das analytische Konzept ist ein historisches, bei dem die Aufarbeitung der Familiengeschichte und der Beziehungen über die Generationen hinweg im Mittelpunkt stehen. Man spricht von *vertikaler Familiendynamik*. Dabei gehen die Vertreter dieser Richtung davon aus, daß die Aufdeckung und Durcharbeitung langfristiger Familienkonflikte zu einer kontinuierlichen und schrittweisen Veränderung der Beziehungen innerhalb der Familie führt.

Vor allem dem *Bewußtwerden von Konflikten*, die den Betroffenen verborgen sind, zieht, wenn es zu *Übertragungen innerhalb der Familie* gekommen ist, Einstellungs- und Wahrnehmungsverzerrungen nach sich: Der erwachsene Sohn sieht die Mutter mit den Augen des Kindes, ihre Anteilnahme erscheint ihm als infantilisierende Gängelung und Einmischung. Die Frau überträgt auf ihren Mann die Enttäuschung durch den Vater - nichts kann er ihr rechtmachen. Aber auch die Eltern können bestimmte Erwartungen, z.B. nach Fürsorge und Liebe, die in der Beziehung zu den eigenen Eltern unerfüllt blieben, auf die eigenen Kinder übertragen.

Methodisch geht dieser Ansatz von der *familientherapeutischen Grundregel*[366] aus: "Alle sollen offen über alle Themen miteinander sprechen, vor allem über die bisher vermiedenen Themen". Der Therapeut fungiert in erster Linie als Vermittler eines Familiendialogs, der eine Begegnung zwischen den Beteiligten ermöglichen soll. In weitgehend unstrukturierten Gesprächen entstehen charakteristische *Übertragungs-Gegen-übertragungs-Reaktionen*, sowohl innerhalb der Familie als auch gegenüber den Therapeuten. Deren *Deutung* ruft meist intensive angst- oder schambegründete Widerstände hervor, deren *Durcharbeitung* einen wesentlichen Teil der Behandlung ausmacht.

Bei relativ häufigen Sitzungen (wöchentlich bis 14tägig) stellt der analytische Ansatz, der meist über einen Zeitraum von 2-3 Jahren läuft, relativ hohe Anforderungen an die Motivation und Veränderungsbereitschaft der Familie. Er wird häufig bei "klassischen" *neurotischen Störungen* angewandt.

Bei der Behandlung neurotischer **Paarkonflikte** wird die Aufarbeitung der Kollusionen in den Mittelpunkt gestellt[367].

Strukturelle Familientherapie

Diese Methode[368] wurde entwickelt, um bei den existentiellen Problemen amerikanischer Slum-Familien Hilfe zu leisten. Dieses Arbeitsfeld ist durch chaotische und rudimentäre Familienbeziehungen, das Fehlen innerer Strukturen und Leitlinien, Ar-

---

[366] Boszormenyi-Nagy und Spark (1973)
[367] Willi (1978)
[368] Minuchin (1974)

muts-, Kriminalitäts- und Drogenprobleme geprägt. Inzwischen wurde der Ansatz auf den Beratungsbereich, die Kinderpsychiatrie und die Psychosomatik ausgeweitet. Die strukturelle Familientherapie gehört gegenwärtig in den USA zu den am weitesten verbreiteten Verfahren in der Psychotherapie.

Die **Methode** ist der *Lerntheorie* und der *Kommunikationsforschung* entlehnt: Der Therapeut versucht in der Sitzung, das angebotene Problem in eine Form falschen Verhaltens zu "übersetzen". Es heißt z.b. nicht mehr, die Patientin ist anorektisch, sondern sie verhält sich wie ein trotziges Kind, dessen Eltern nicht reagieren. In der Sitzung wird versucht, dieses gestörte Verhalten durch direkten Einsatz der Therapeuten zu verändern, bis eine konstruktive alternative Verhaltensform in Erscheinung tritt. Die Therapeuten versuchen, dieses veränderte Verhalten zu verstärken und zu festigen. Dazu werden z.B. Hausaufgaben gestellt, Belohnungen gegeben etc. Sie erwarten, daß mit der Verhaltensänderung auch die Symptome verschwinden, womit das Therapieziel erreicht ist.

Der Erforschung der Ursachen und der Vorgeschichte der Störung wird keine Bedeutung beigemessen. Gespräche in diese Richtung werden als hinderliche Ablenkung vermieden. Das Schwergewicht liegt auf den aktuellen Beziehungsprozessen, auf der *horizontalen Familiendynamik*. Das Setting sieht meist 1 Sitzung pro Woche vor, an denen alle Beteiligten teilnehmen.

Die Wirkung der strukturellen Familientherapie ist begrenzt, wenn sie allein angewendet wird. In Kombination mit anderen haben sie aber besonderen Wert: Sie eignen sich z.B. in bestimmten Phasen der Therapie, um eine festgefahrene Gesprächssituation durch direkten Eingriff zu überwinden.

Neue Entwicklungen der strukturellen Familientherapie gehen allerdings auch in Richtung einer symptomüberschreitenden Veränderung des gesamten Beziehungssystems und führen zum verstärkten Einsatz von Methoden, die vor allem in der systemischen Familientherapie entwickelt wurden.

Strategische Familientherapie

Der *systemische Ansatz* hat seit Anfang an einen Platz in der Familientherapie und sich zur *strategischen Familientherapie*[369] entwickelt. In Westeuropa hat sie aber erst in den 80er Jahren eine - allerdings sprunghafte - Verbreitung gefunden. Kennzeichnend für diese Art der Familientherapie ist vor allem die Anwendung sogenannter *paradoxer Interventionen*.

Methodisch folgt sie der Strategie, denjenigen Systempunkt (PS) herauszuarbeiten, bei dessen Veränderung die größtmögliche Wirkung im System eintritt. In der Praxis wahren die Therapeuten eine strikt neutrale Grundhaltung. Sie vermeiden Interpretationen und entwickeln immer neue und differenziertere beziehungsdynamische Hypothesen, die das System als Ganzes erfassen sollen. Die Überprüfung, Spezifizierung und ggf. Modifizierung der Hypothesen erfolgt durch eine Art der Gesprächsführung, die *zirkuläre Befragung* genannt wird. Dabei sprechen die Therapeuten jeweils mit einem Dritten über das Verhalten zweier anderer in bestimmten Situationen und versuchen, auf diese indirekte, den Widerstand umgehende Weise Aufschluß über bestimmte wiederkehrende Beziehungsmuster zu erlangen.

---

[369] Hayley (1976); Watzlawick u.a. (1969)

Um nicht zu stark in das Beziehungsgeschehen hineingezogen zu werden, werden die Sitzungen auch unterbrochen. Therapeut und CoTherapeut diskutieren das Geschehen, wobei evtl. noch eine hinter dem Einwegspiegel plazierte Beobachtergruppe einbezogen wird. Am Ende der Sitzung, meist im Anschluß an eine längere Besprechungspause, wird der Familie eine Mitteilung gemacht, welche oft den Charakter einer paradoxen Verschreibung oder eines *therapeutischen Rituals* hat. Diese Verschreibung wird in der Stunde ausdrücklich nicht diskutiert. Auf diese Weise soll eine Spannung erzeugt werden, die bis zur nächsten Sitzung die erwartete Veränderung bewirken soll. Die eigentliche Veränderungsarbeit soll also von der Familie zwischen den Sitzungen geleistet werden.

Kasuistik: Eine kinderreiche Familie kam wegen vielfältiger Probleme in die Ambulanz. Unter anderem war der 50jährige Vater (ein mittlerer Angestellter) seit 3 Jahren wegen Ängsten arbeitsunfähig, die Mutter fühlte sich erschöpft und depressiv, die älteste Tochter litt an Colitis ulcerosa und die jüngsten Kinder wiesen erhebliche Entwicklungsdefizite auf. Die ersten Sitzungen waren geprägt von heftigen und destruktiven Kämpfen der Eltern, die jegliche therapeutische Bemühungen blockierten.

In dieser Situation machten die Therapeuten der Familie am Ende der 5. Sitzung (ca. 9 Monate nach Therapiebeginn) die folgende Mitteilung: "Uns ist heute klar geworden, daß in dieser Familie die Welt auf den Kopf gestellt ist. Die Eltern haben seit ihrer Heirat nicht aufgehört, wie zwei temperamentvolle Jugendliche zu zanken und zu kämpfen, die Kinder verhalten sich dagegen verantwortungsvoll und vernünftig wie erwachsene Eltern. Die Eltern haben es so geschafft bisher, das Temperament und die Unbeugsamkeit ihrer jüngeren Jahre zu bewahren, und wir glauben nicht, daß sie sich dies jetzt von uns nehmen lassen werden, wenn auch der Preis dafür hoch erscheint: 30 Jahre Jugendlichkeit kosten Kraft, die ältesten verzichten auf kindliche Unbeschwertheit und die jüngsten wissen oft nicht, wer ihre Eltern und wer ihre Geschwister sind. Wir glauben, daß wir Ihnen zur Zeit nicht raten können, den einmal gewählten konsequenten Weg zu verlassen, sondern Sie werden weitermachen wie bisher. Wir sehen Sie zum nächsten Gespräch in 6 Wochen."

Ohne weitere Kommentare oder Diskussionen zuzulassen, beendeten die Therapeuten die Sitzung. Die Veränderung beim nächsten Termin war eindrucksvoll: Der Vater hatte eine Arbeit angenommen, die Mutter hatte die Verantwortung im Haushalt wieder übernommen, die beiden ältesten Kinder waren in Urlaub gefahren. Das destruktive Streiten der Eltern hatte fast völlig aufgehört. Eine neue Phase der Therapie konnte sich anschließen, in der die zugrundeliegenden Konflikte bearbeitbar wurden und konkrete Veränderungen in der Familie vollzogen werden konnten.

Dieses Vorgehen erfordert, daß die Familie ausreichend Zeit hat, damit sie eine Umstellung vollziehen und eine Neuerfahrung machen kann. Deshalb werden die Sitzungen in großen Abständen (4-6 Wochen, evtl. 3 Monate) angesetzt.

Die **Indikation** für ein systemisches Vorgehen ist gegeben, wenn mehrfache Versuche, auf "direktem" Wege (z.B. durch Konfliktaufdeckung oder Ratschläge) eine Veränderung zu erreichen, fehlgeschlagen sind. Es geht hier meist um festgefahrene, besonders destruktive Beziehungssituationen mit schwersten chronifizierten Symptomen und einer längeren Vorgeschichte von Behandlungsfehlschlägen. Auf diese Weise sollen auch bisher kaum zu bewältigende Situationen einer Behandlung zugänglich gemacht werden.

Zur Vertiefung empfohlene Literatur:
Andolfi M (1982); Ludewig K (1992); Möhring P, Neraal T (1991);
  Selvini-Palazzoli M (1992); Simon F, Stierlin H (1984);
  Stierlin H, Wirsching M (1977); Weber G, Stierlin H (1989)

18. Gruppenpsychotherapie

> Unter einer **Gruppe** versteht man im sozialpsychologischen Bereich eine über-schaubare Zahl von Menschen, die unter einer bestimmten Zielsetzung mit einander im Kontakt stehen und bestimmte Funktionen übernehmen[370]. **Gruppenpsycho-therapie** ist die Behandlung von einzelnen im Bezugsrahmen einer zu diesem Zweck zusammengesetzten Gruppe.

Der Mensch in der Gruppe

In Gruppen zu sein, ist ein basales Element des menschlichen Lebens. Mit der Über-windung der Trennungs- und Autonomiekonflikte im 3. und 4. Lebensjahr erwirbt der Mensch in seiner Kindheitsentwicklung die Fähigkeit zur Triangulierung und die Möglichkeit, mit mehreren Menschen zur gleichen Zeit wichtige Beziehungen ein-zugehen. Diese Fähigkeit wird später weiterentwickelt, wenn die Beziehungen zwi-schen anderen verstärkt ins Bewußtsein rücken. Mit der Verarbeitung der Rivalitäts- und Eifersuchtskonflikte des Ödipuskomplexes erwirbt er die Fähigkeit zum Leben in Gruppen (Kap. 2.2).

Diese Fähigkeit beruht darauf, zwei Pole im Erleben zu integrieren: Das Erleben der Individualität und das der Pluralität[371]. *Individualität* bedeutet dabei ein sicheres Ge-fühl der eigenen Identität, der Einmaligkeit seines Wesens, seiner Eigenarten, seiner Möglichkeiten und Grenzen. *Pluralität* dagegen bedeutet, sich mit anderen in Bezie-hung zu setzen und an einem sozialen Gefüge teilzuhaben.

In der Gruppe zu sein, bedeutet für den einzelnen Chancen und Gefahren. Die *Chan-cen* bestehen z.B. darin, am Leben und Erleben anderer teilzuhaben, für andere Be-deutung zu erlangen, Rückmeldungen über seine Wirkung auf andere zu erhalten und sich mit seinen Stärken und Schwächen im Spiegel der Reaktionen anderer zu erleben. *Gefahren* können dagegen übermäßige Anpassung an die Erwartungen anderer, Be-schränkung kreativer Kräfte und Selbstverlust sein. Daraus ergeben sich spezifische Ängste, die das Erleben in Gruppen begleiten, insbesondere Ängste vor Hingabe und Selbstverlust.

18.1 Grundlagen der Gruppenpsychotherapie

Gruppendynamik

Die Beteiligten einer Gruppe stehen miteinander in wechselseitigen Beziehungen. Diese werden als **Interaktionen** bezeichnet und enthalten u.a. Handlungen, Emotio-nen und kognitiven Austausch. Die Bezogenheit aller mit allen führt zur *Gruppenko-häsion*, d.h. zum Zusammenwachsen und Zusammenhalt der Gruppe und bewirkt, daß die Binnenkontakte im allgemeinen stärker sind als die Kontakte zu Außenstehenden. Auf diese Weise entsteht ein intensives emotionales Klima, dem sich kaum ein Teil-

---

[370] Sprott (1958)
[371] Heigl-Evers (1967)

nehmer entziehen kann. Dabei werden irrationale Einstellungen, Gefühle, insbesondere Ängste und Abwehrreaktionen verstärkt. Es kommt zu einer Veränderung der Motivationen für Entscheidungen und Handlungen im Vergleich zur Einzelsituation und zu einer besonders starken Beeinflußbarkeit durch andere Menschen. Außerdem ist eine gewisse Entdifferenzierung des individuellen Erlebens in Gruppen beobachtbar: Gruppen neigen dazu, einheitliche Meinungen und Vorstellungen zu entwickeln, hinter denen die individuellen Einstellungen zurücktreten.

Mit der Gruppenkohäsion entwickeln sich Erwartungen, Wertvorstellungen und Verhaltensregeln, die von allen Gruppenteilnehmern mehr oder weniger stark geteilt werden und die das Gruppenleben beherrschen. Eine solche Vorstellung kann z.B. darin bestehen, daß die Interessen der Gruppe vor denen einzelner Teilnehmer absolut Vorrang haben. Sie sind jedoch weitgehend unbewußt und durch das Gruppenziel, das Gesetz des Gruppenerhaltes und durch gemeinsame Bedürfnisse der Gruppenteilnehmer motiviert. Unter der Wirkung solcher gemeinsamer Bedürfnisse bilden sich *Gruppenstrukturen*: Die einzelnen Teilnehmer erhalten, ebenfalls großenteils unbewußt, bestimmte **Rollen** und **Funktionen**[372] zugeschrieben, denen sie sich nicht entziehen, wobei die Rollenübernahme ihnen im allgemeinen nicht bewußt ist. Dabei spielen individuelle Bedürfnisse und Vorerfahrungen in früheren prägenden Gruppensituationen eine maßgebliche Rolle: Meistens erhalten die einzelnen die Rollen, die ihren eigenen unbewußten Erwartungen entsprechen. Hier handelt es sich um denselben Vorgang, der zwischen Individuen als projektive Indentifizierung (Kap. 3.1) beschrieben wird. Typische Rollen sind der Gruppenführer, der Mitläufer, der Experte und der Außenseiter.

Psychotherapie in Gruppen

Psychotherapeutische Gruppen sind in der Regel Kleingruppen von 8 bis 10 Teilnehmern. Das Merkmal solcher Kleingruppen ist, daß die einzelnen Teilnehmer sich "von Angesicht zu Angesicht" kennen (*face-to-face*-Gruppen), so daß ein enger emotionaler Kontakt entsteht. Sie werden durch das gemeinsame *Gruppenziel* geleitet, eine Verbesserung der psychischen bzw. psychosomatischen Gesundheit jedes einzelnen Mitglieds zu erreichen.

Psychotherapie in Gruppen hat beträchtliche *versorgungspraktische und methodische Vorteile*. Es können mehrere Patienten gleichzeitig durch einen einzigen Psychotherapeuten behandelt werden. Auch werden Ängste und Verhaltensstörungen im sozialen Bereich in Gruppen besonders gut sichtbar und im unmittelbaren Erleben der Gruppensituation behandelbar. Der Psychotherapeut ist direkter Beobachter dieser Störungen und nicht auf die Berichte des Patienten angewiesen. Der besondere Effekt der Gruppenpsychotherapie beruht auf mehreren *therapeutisch nutzbaren Faktoren:*

- Die Polarität zwischen Individualität und Pluralität und die Übernahme von Rollen und Funktionen in Gruppen können als *psychischer Entwicklungsreiz* wirken.

- Gruppen sind keine starren Gebilde, sondern sie unterliegen einer lebendigen Veränderung, dem **Gruppenprozeß**. Er ist von der Weiterentwicklung einzelner Mitglieder und von Außenfaktoren bestimmt. Mit der Entwicklung der Gruppe ändern sich auch Rollen und Funktionen der einzelnen Teilnehmer. Dieser *Rollen- und Funktionswechsel* und die Teilnahme an der Entwicklung der Gesamtgruppe wirken sich häufig wachstumsfördernd auf die Teilnehmer aus.

---

[372] Hofstätter (1963)

- Die *sozialen Erfahrungen*, die in Gruppen vermittelt werden, Konfrontation und Identifizierung mit dem Verhalten anderer und Rückmeldungen auf das eigene Verhalten stellen Lern- und Anpassungsreize dar. Sie spielen in jeder Gruppenpsychotherapie eine Rolle und werden in der verhaltenstherapeutischen Gruppe systematisch genutzt.

- Die Teilnahme am Gruppenprozeß läßt auch spezifische unbewußte Ängste hervortreten, besonders Ängste vor Verschmelzung, aber auch Ängste, die mit sozialen Erlebnisweisen wie Neid, Rivalität usw. verknüpft sind. Gruppenerleben enthält außerdem meistens auch eine aggressive Komponente. In der Gruppensituation wird daher der *Umgang mit Angst und Aggression* besonders deutlich und kann bearbeitet werden.

- In der Entwicklung von Gruppen mit kontinuierlicher Zusammensetzung kommt es aufgrund der Gruppenkohäsion und des damit verbundenen dichten emotionalen Klimas zu einer *Regression*. Damit entstehen auch *Übertragungen* als Wiederbelebung regressiver Beziehungsphantasien (Kap. 14.2). In der Gruppe besteht die Möglichkeit, daß sich nicht nur einzelne Übertragungsbeziehungen nacheinander wiederbeleben, sondern daß durch die gleichzeitige Anwesenheit mehrerer Gruppenteilnehmer ganze Beziehungsnetze gleichzeitig übertragen und bearbeitet werden können. Diese **multipersonale Übertragung** ist ein besonderes Merkmal der Gruppenpsychotherapie.

Geschichtliches[373]

Die Einführung der Gruppensituation als Medium für die Beeinflussung von Erleben und Verhalten hat in der Medizin eine lange Tradition. Schon bald nach der Jahrhundertwende begann Pratt, die Krankheitsverarbeitung bei Tuberkulosekranken durch Gruppensitzungen zu beeinflussen. Um 1910 initiierte auch Moreno in Wien mit seinem Stegreiftheater die Entwicklung des Psychodramas (Kap. 18.2). Die Psychotherapie in Kleingruppen, die unserer heutigen analytischen Gruppenpsychotherapie entspricht, wurde von Schilder und den angloamerikanischen Psychoanalytikern Slavson, Foulkes und Bion in den 30er Jahren eingeführt. Eine wissenschaftliche Fundierung erhielten diese Ansätze zusätzlich von Seiten der Sozialpsychologie durch Untersuchungen von Kurt Lewin: Es entwickelte sich die Gruppendynamik (s. oben), welche darauf abzielt, die Beziehungen und Interaktionen in künstlichen und natürlichen Gruppen zu untersuchen. Die daraus hervorgehenden Gruppentrainings haben die Gruppenpsychotherapie stark befruchtet.

In Deutschland entwickelte sich im besonders sozial orientierten gesellschaftlichen Klima der ausgehenden 60er Jahre eine regelrechte "Gruppenbewegung"[374]. Dabei erhielt auch die Gruppenpsychotherapie eine zunehmende Bedeutung. Maßgeblich waren dabei die Gruppenkonzepte von Hermann Argelander ("Die Gruppe als Ganzheit")[375] und von Annelise Heigl-Evers und Franz Heigl ("Das Göttinger Drei-Stufen-Modell" der Gruppenpsychotherapie)[376].

Die versorgungspraktischen und methodischen Vorteile (s. oben) und eine bestimmte Faszination, die vom emotionalen Klima der Gruppensituation ausgeht, führte in den

---

[373] Übersicht bei Heigl-Evers (1972)
[374] Richter (1972)
[375] Argelander (1963/64)
[376] Heigl-Evers und Heigl (1973)

60er und 70er Jahren zu einer Überschätzung der Möglichkeiten der Gruppenpsychotherapie. Die Differentialindikation zwischen Einzel- und Gruppenpsychotherapie ist jedoch auch heute noch ein unklares Feld. Der anfängliche Optimismus ist heute einer nüchterneren Einstellung gewichen.

18.2 Methoden und Praxis der Gruppenpsychotherapie

Analytische Gruppenpsychotherapie

> Die analytische Gruppenpsychotherapie verwendet die Theorie der Psychoanalyse, Elemente der psychoanalytischen Methode und Technik sowie Erfahrungen der Gruppendynamik für die psychotherapeutische Behandlung in der Gruppensituation.

Es bestehen grundsätzlich die gleichen Behandlungsprinzipien wie in der analytischen Einzelpsychotherapie (Kap. 15.1). Durch die gleichzeitige Behandlung mehrerer Patienten ergeben sich jedoch einige wesentliche Abwandlungen.

Das Setting

In der Regel behandelt ein Psychotherapeut acht Patienten. Das Gruppengespräch findet im Sitzen im Kreis statt. Die Interaktionen bleiben auf das Gespräch begrenzt. Eine Gruppensitzung dauert 1 1/2 oder 2 Stunden, meistens 100 Minuten. Die übliche Frequenz ist eine oder zwei Gruppensitzungen pro Woche. In der kassenärztlichen Versorgung ist die Gesamtdauer der Behandlung auf 150 Sitzungen begrenzt. In dieser Form ist die analytische Gruppenpsychotherapie Bestandteil der Leistungspflicht der gesetzlichen Krankenversicherungen in Deutschland.

Die Zusammensetzung der Gruppen bleibt im Idealfall über die gesamte Behandlungszeit konstant. Solche *geschlossenen Gruppen* lassen sich in der Praxis aber nur schwer verwirklichen, weil immer wieder einmal Patienten ausscheiden. Wenn die freiwerdenden Plätze dann durch neu hinzukommende Patienten belegt werden, spricht man von *offenen Gruppen*. Bei der Zusammenstellung der Patienten achtet man im allgemeinen darauf, daß ein möglichst breites Spektrum relevanter Merkmale in der Gruppe repräsentiert ist: Die Patienten werden in solchen *heterogenen Gruppen* nach Alter, Geschlecht, Art der Symptomatik und Persönlichkeiten gemischt. Auf diese Weise soll der Effekt gefördert werden, daß die einzelnen sich mit anderen Arten von Problemen, Strukturen und Lösungsmustern auseinandersetzen und identifizieren als den eigenen. Gelegentlich bildet man zu speziellen Zwecken auch *homogene Gruppen*, z.B. Frauengruppen, Gruppen mit Eßgestörten usw.

Der Gruppenprozeß

An die Stelle der Grundregel der freien Assoziation des Einzelpatienten tritt in Gruppen die *freie Interaktion*: Für das Verhalten in der Gruppe wird keine besondere Grundregel vereinbart; die Patienten werden aber aufgefordert, die Eindrücke aus ihrem Innern und aus der Gruppensituation so frei wie möglich zu äußern. Dadurch entwickelt sich ein spontanes, wenig strukturiertes Gespräch, in dem die Patienten ihre Phantasien, Eindrücke, Einfälle, Affekte und Empfindungen, Wünsche und Erwartungen usw. austauschen und in dem Erlebnisse aus dem Alltag, aus Gegenwart und Vergangenheit sowie Eindrücke aus dem gemeinsamen Erleben in der Gruppe besprochen werden. Auf diese Weise entwickeln sich lebendige Beziehungen zwischen den Gruppenteilnehmern und zum Gruppenpsychotherapeuten. Sie sind das eigentliche *"klinische Material"*.

Die Beziehungen enthalten nicht nur bewußte Einstellungen und Absichten, sondern auch Übertragungen unbewußter Motive und Phantasien, Widerstände sowie Gegenübertragungen als Reaktionen auf die Übertragungen (vgl. Kap. 14.2). Die Besonderheit besteht in der Gruppensituation darin, daß jeder einzelne im Kontakt mit mehreren anderen nicht nur eine einzige Einstellung übertragen kann, sondern zu verschiedenen Teilnehmern verschiedene Übertragungsbeziehungen entwickeln kann. So kann ein Patient in einer **multipersonalen Übertragung** z.B. einer bestimmten Patientin gegenüber eine unbewußte Einstellung wie die zu seiner Mutter entwickeln, einer anderen gegenüber eine wie die zu seiner Schwester und zugleich den Gruppenleiter unbewußt wie seinen Vater erleben. Dabei wirken die gruppendynamischen Rollen als Übertragungsauslöser. Es kommt hinzu, daß jeder einzelne auf die verschiedenen Übertragungsprojektionen, die aus der Gruppe auf ihn gerichtet sind, spezielle Antworten, also Gegenübertragungen entwickelt. Schließlich antwortet er auch mit einer vom Unbewußten mitbestimmten Reaktion auf seine Befindlichkeit in der Gruppe: z.B. mit einem Omnipotenzgefühl, wenn die Gruppe ihn idealisiert und ihm die Führungsposition zuschreibt.

Eine weitere Besonderheit besteht darin, daß die Gruppe auch als Ganze eine unbewußte Intention und Motivation entwickelt, mit der sie dem Gruppentherapeuten begegnet; die Gruppe entwickelt eine **Gruppenübertragung** auf den Therapeuten. Eine der typischen *Übertragungseinstellungen von Gruppen* ist z.B. das unbewußte Bedürfnis, vom Gruppenleiter mütterlich versorgt zu werden, das erkennbar wird, wenn man die Interaktionen der einzelnen wie einen Dialog der Gruppe mit dem Therapeuten versteht. Andere sind Angst und Aggression, die vor Trennungen, z.B. vor Urlaubspausen, in der Gruppe aufkommen.

Schließlich ist für die Psychotherapie in Gruppen eine spezielle **Gruppen-Abwehr** kennzeichnend. Sie ergänzt die individuellen Abwehrmechanismen und dient dazu, den Bestand der Gruppe zu wahren und latente Spannungen und Konflikte, die zwischen einzelnen oder zwischen der Gesamtgruppe und dem Gruppenleiter oder der Umgebung aufkommen, unbewußt zu halten. Dabei handelt es sich um spezielle soziale Abwehr- und Bewältigungsstrategien, die es nur in Gruppen gibt:

- Sog. *Grundannahmen*[377] umfassen die zur Abwehr eingesetzte Tendenz von Gruppen, sich vom Leiter abhängig zu machen, alle Hoffnung auf das Erscheinen eines Retters zu setzen (sog. Paarbildung) oder sich kämpferisch oder fliehend wie einem Feind gegenüber zu verhalten.
- *Soziale Kompromißbildungen*[378] führen dazu, daß die latenten Konflikte innerhalb von Gruppen, z.B. Interessengegensätze zwischen einzelnen Teilnehmern, durch projektive Identifizierung (Kap. 3.1) abgewehrt werden; dabei reagieren nicht nur die beiden Betroffenen, sondern im Geflecht der Gruppeninteraktionen wird unbewußt eine Lösung "ausgehandelt", an der alle beteiligt sind. Solche Kompromißbil-

---

[377] Bion (1961)
[378] Heigl-Evers und Heigl (1979)

dungen äußern sich zunächst in den Interaktionen, können aber auch in Normen und Rollenzuweisungen einen Niederschlag finden.

Behandlungstechnik

Der Psychotherapeut beobachtet die Interaktionen zwischen den einzelnen Gruppenmitgliedern sowie zwischen Gruppenmitgliedern und ihm. Dabei achtet er besonders auf Manifestationen des unbewußten Erlebens, auf Übertragungen, Widerstände, auf Ängste und Aggressionen und auf Abwehrverhalten. Seine Interventionen verfolgen zwei Ziele:

- Das eine Ziel ist es, einen therapeutisch nutzbaren *Gruppenprozeß* in Gang zu bringen und aufrechtzuerhalten, d.h., eine Entwicklung der Beziehungen zwischen den Teilnehmern und der Gesamtgruppe in Gang zu setzen, in der die einzelnen nicht auf bestimmte Rollen und Funktionen fixiert werden und die Gesamtgruppe sich verändert.
- Das andere Ziel besteht darin, einen *analytischen Prozeß* einzuleiten und in Gang zu halten, d.h., Erfahrung mit sich selbst in Beziehungen zu fördern und Einsicht in unbewußte Hintergründe von Verhaltensweisen der einzelnen und der Gruppe zu vermitteln. Die spontanen Interaktionen sollen dabei einen Prozeß ermöglichen, in dem die Wurzeln und Auswirkungen der bewußter werdenden Probleme geklärt und durchgearbeitet und neue Erfahrungen möglich gemacht werden.

Das spezifische therapeutische Mittel in der analytischen Gruppenbehandlung sind - ähnlich wie in der Einzelbehandlung - die **Deutungen** (Kap. 14.2). Dabei bilden die spontanen Interaktionen und Beziehungen der Patienten das "Material", das gedeutet wird: Die wechselseitigen (verbalen) Verhaltensweisen, die Einfälle und Berichte aus dem Alltag, die gegenseitigen Rückmeldungen und Kommentare, die Reaktionen auf das Verhalten und Deutungen des Gruppentherapeuten. In der analytischen Gruppe wird vor allem das Verhalten der Patienten untereinander und zum Gruppenpsychotherapeuten im Hier und Jetzt der Gruppensituation beobachtet und unter dem Gesichtspunkt von Übertragungen betrachtet. Mit seinen Deutungen nimmt der Gruppentherapeut auf den Gruppenprozeß und die einzelnen Patienten in spezifischer Weise Einfluß. Daneben gibt es in der analytischen Gruppe, wie in jeder Psychotherapie, unspezifische Behandlungseffekte. Sie beruhen auf suggestiven, kathartischen, bedürfnisbefriedigenden u.a. Faktoren und auf dem sozialen Lernen, das jeder Gruppensituation eigen ist. Im übrigen gilt auch in der Gruppe das Konzept der Handlungsabstinenz und der wohlwollenden Neutralität des Behandlers.

Als *Grundorientierung für die Deutungsarbeit* gibt es eine Vielzahl von Konzepten, in denen der individuelle Aspekt und der Aspekt der Pluralität unterschiedlich stark betont werden[379]. Die beiden Pole, die in der Praxis der *gruppenanalytischen Psychotherapie*[380] eng miteinander verknüpft werden, bilden die folgenden Auffassungen:

- Die *Behandlung "des einzelnen in der Gruppe"*[381]: Die Verhaltensweisen der einzelnen Patienten können unter dem Gesichtspunkt analysiert werden, daß Beziehungsgefüge aus früheren Lebenszeiten übertragen werden. Dabei können einzelne Übertragungsbeziehungen, z.B. bestimmte Geschwisterübertragungen, herausgearbeitet und in Beziehungen zu Mitpatienten bearbeitet werden. So kann z.B. ein Rivalitäts-

---

[379] Übersicht bei Heigl-Evers (1972)
[380] Foulkes (1964)
[381] Z.B. Slavson (1943)

verhalten in der Gruppe verständlich werden, wenn deutlich wird, daß die Rivalität mit einem Mitpatienten (Geschwister) zugleich ein Werben um die besondere Gunst des Gruppenleiters (z.B. in der Funktion als Mutter der Kindheit) darstellt.

- Die *Behandlung der "Gruppe als Ganzheit"*[382]*:* Man kann aber auch die Gruppe als einen sozialen Corpus, gleichsam als Individium beobachten und die gruppendynamischen Rollen der einzelnen Teilnehmer als Ausdruck bestimmter Bedürfnisse, Abwehrformen oder psychischer Strukturen des Individiums "Gruppe" betrachten. Von dieser Warte aus vermittelt der Gruppentherapeut mit seinen Deutungen Einsichten in den Regressions- bzw. Übertragungs-Zustand der Gruppe als Ganzes und verdeutlicht, durch welche Faktoren im Gruppenprozeß, z.B. durch welches Verhalten des Leiters, diese Entwicklung hervorgerufen worden ist. Er beschreibt dabei die unbewußte gemeinsame Gruppenphantasie, die im Verhalten "der Gruppe" zum Ausdruck kommt. So würde er "der Gruppe" z.B. mitteilen, daß sie sich an den Gruppenleiter anklammert, weil sie sich angesichts einer längeren Ferienpause vor der Trennung fürchtet.

Indikationen

Die **Voraussetzung** für eine effektive Gruppenpsychotherapie ist - wie bei allen Psychotherapieformen - die Fähigkeit, hilfreiche Beziehungen herzustellen und aufrechtzuerhalten. Die Teilnahme an einer Psychotherapiegruppe erfordert außerdem eine ausreichend vorhandene *Gruppenfähigkeit*: Damit ist die Fähigkeit gemeint, konstruktiv an der Entwicklung einer Gruppe teilzuhaben und davon für die individuelle Entwicklung zu profitieren. Ein Patient muß es in einer Gruppe aushalten können, nicht der einzige zu sein, der Hilfe braucht; er muß die Aufmerksamkeit des Gruppenleiters teilen und den Mitpatienten Entwicklungsfortschritte gönnen können. Gefühle wie Neid, Rivalität, Eifersucht, Macht- und Geltungsbedürfnisse, Größenphantasien und Minderwertigkeitsgefühle, Kontakt- und Verschmelzungsängste dürfen ein gewisses Ausmaß nicht übersteigen, sonst ist ein Patient im Gruppensetting überfordert und behindert die Entwicklung der Mitpatienten.

Diese Voraussetzungen sind das Ergebnis einer ausreichenden Autonomieentwicklung. Autonomie entwickelt sich in der Gruppe parallel mit der Möglichkeit, Individualität und Pluralität im Erleben zu verbinden[383]. Insofern ist die Indikation zur Gruppenpsychotherapie am ehesten bei *leichteren Neurosen* ohne extreme Beeinträchtigungen und Chronifizierungen gegeben, insbesondere bei *leichteren klassischen Neurosen* oder *leichteren narzißtischen Störungen*.

Speziell für die *analytische Gruppenbehandlung* gelten außerdem die Indikationsüberlegungen, die für die Einzelbehandlung im Kap. 15 dargestellt wurden: Subjektiver Leidensdruck, Veränderungsbereitschaft, ausreichende kommunikative Fähigkeiten, Introspektions- und Reflektionsmöglichkeiten sind notwendig, um Gewinn aus der analytischen Methode zu ziehen.

---

[382] Argelander (1963/64), Bion (1961)
[383] Ermann (1977)

Wenn eine Gruppenbehandlung nach diesen Voraussetzungen grundsätzlich in Betracht kommt, dann gibt es gegenüber der Einzelbehandlung allerdings einige spezifische **Vorteile der Gruppenpsychotherapie**[384]:

- Die oben genannten einschränkenden Probleme wie Neid, Eifersucht, Geltungsdrang usw. können, wenn sie nicht zu stark ausgeprägt sind, in der Gruppe unmittelbar beobachtet und bewußt gemacht und schließlich bearbeitet werden.
- Auch starre unbewußte Charakterhaltungen, z.B. Unterwürfigkeit, Opferhaltungen, Hochmut oder Bevormundung, werden in der Gruppe durch Rückmeldungen bewußter und können bearbeitet werden.
- Besonders günstig ist die Gruppe für Patienten, die mit Rivalitäts- und Autoritätsproblemen belastet sind. Für sie kann die Gruppe ein Erlebnisfeld darstellen, in dem sie Entwicklungsdefizite erkennen und aufarbeiten können.

Patienten mit schweren Persönlichkeitsstörungen und chronifizierten Neurosen werden im allgemeinen nicht ausreichend von einer analytischen Gruppenpsychotherapie profitieren können; meistens sind für sie spezifische stützende Gruppenverfahren entwickelt worden, z.B. die interaktionellen Gruppenform. Von besonders in Gruppenbehandlungen geschulten Psychotherapeuten werden allerdings auch schwer gestörte Patienten, z.B. Psychosekranke, in analytischer Gruppenpsychotherapie behandelt[385].

Weitere Verfahren

Tiefenpsychologische Gruppenpsychotherapie
Die tiefenpsychologische Gruppenpsychotherapie ist, ähnlich wie die Einzelbehandlung, insbesondere für Patienten mit leichten Störungsformen konzipiert worden, bei denen eine Behandlung *umgrenzter Problembereiche und aktueller Konflikte* möglich und ausreichend erscheint; dabei gelten die in Kap. 15.2 dargestellten methodischen und technischen Gesichtspunkte auch für die Behandlung in der Gruppensituation.

Der entscheidende *Unterschied zwischen der tiefenpsychologischen und der analytischen Gruppenpsychotherapie* besteht im Umgang mit der Pluralität. Die tiefenpsychologische Gruppenpsychotherapie ist eine "Behandlung des einzelnen in der Gruppe"; das Medium der Gruppe wird dabei als unspezifisch wirksamer, den Behandlungseffekt verstärkenden Faktor genutzt. Die Gruppe als Ganze ist jedoch nicht Gegenstand und Ziel der Interventionen des Psychotherapeuten. Daraus ergibt sich ein besonderer Umgang mit den Problemen, die einzelne Patienten in die Gruppe hineintragen:

In der tiefenpsychologischen Gruppe verfolgt der Gruppentherapeut zwei Strategien: Er wird einerseits, *auf den einzelnen bezogen*, die unbewußten Motive der Schwierigkeiten des Patienten mit seiner Umwelt klären - die dahinterstehenden verdrängten Affekte, Triebkonflikte und Kränkungen. Andererseits wird er, *gruppenbezogen*, beobachten, welche Reaktionen das Problem eines Patienten bei den übrigen auslöst. In den Reaktionen äußern sich Mechanismen der individuellen Abwehr, die den einzelnen Patienten in bezug auf ihre eigene Problematik gedeutet werden kann.

Die Deutungsarbeit bezieht sich dabei auf die aktuellen Außenprobleme der Patienten und darauf, wie diese sich in den Beziehungen innerhalb der Gruppe wiederholen. Die

---

[384] Heigl-Evers und Heigl (1968)
[385] Pohlen (1972)

Deutung von Übertragungen regressiver Beziehungsmuster auf Mitpatienten oder auf die Gesamtgruppe steht dagegen nicht im Zentrum der tiefenpsychologischen Gruppenpsychotherapie.

Interaktionelle Gruppenpsychotherapie

Von den deutenden Gruppenmethoden unterscheidet sich die interaktionelle Gruppenpsychotherapie[386], die speziell für die *Behandlung von Borderline-Patienten* entwickelt worden ist. Unter der Annahme, daß diese Patienten von der Regression in der analytischen und tiefenpsychologischen Gruppe keinen Nutzen haben, sondern in ihrem labilen Gleichgewicht zusätzlich gefährdet werden würden, arbeitet die interaktionelle Gruppe mit dem manifesten Verhalten. Sie setzt an die Stelle der Deutung (Aufdeckung unbewußter Zusammenhänge) das Prinzip Antwort (Kap. 15.2): Der Gruppentherapeut reagiert auf das bewußte Verhalten und Erleben des Patienten, indem er ihm in angemessener Weise eigene Reaktionen auf die Schilderungen mitteilt. Äußert ein Patient in der Gruppe Autoritätsängste und stellt er fest, daß er diese ausdrücklich auch gegenüber dem Gruppenpsychotherapeuten empfindet, so kann dieser ihm z.B. sagen, daß er die Ängste angesichts dessen, was der Patient in der Gruppe früher schon erlebt hat, verstehen könne, allerdings auch überrascht sei, weil er sich selbst dem Patienten gegenüber sehr wohlwollend fühle.

In diesem Sinne lassen sich auch Gruppenreaktionen, z.B. ein allgemeines Mißtrauen gegenüber dem Gruppentherapeuten, "beantworten". Außerdem nehmen die einzelnen Gruppenteilnehmer emotional auch an Interventionen teil, die an andere Gruppenteilnehmer gerichtet sind, und profitieren davon durch Identifikation.

Verhaltenstherapie in Gruppen

Auch die Verhaltenstherapie nutzt die Gruppensituation als systematischen Faktor für psychotherapeutische Behandlungen. Diverse verhaltenstherapeutische Techniken der Einzelbehandlung werden auch in Gruppensituationen eingesetzt. Beispielhaft sind dafür *Selbstsicherheits-Trainingsgruppen* oder *Rollenspielgruppen*. Dabei bildet die Gruppensituation einen Hintergrund für spezifische Interventionen, der einen sozialen Lerneffekt für alle Beteiligten entfaltet und den Effekt der Interventionen verstärkt.

Neben methodenbezogenen Gruppen wurden in der Verhaltenstherapie krankheitsbezogene bzw. *symptombezogene gruppentherapeutische Programme*, z.B. für Suchtpatienten, für Angstpatienten oder zur Raucherentwöhnung entwickelt. So werden z.B. Bulimiepatienten in *Bulimie-Gruppen*[387] in einem gestuften Programm behandelt, das u.a. Informationsvermittlung, Streßmanagement, rational-emotive Techniken, Eßkontrolltrainings und Feedback-Sitzungen miteinander verknüpft.

Das Psychodrama

Das Psychodrama[388] ist ein psychotherapeutisches Rollenspiel, in dem ein einzelner Patient, der Protagonist, mit Hilfe des Gruppenleiters und der übrigen Gruppenmitglieder ein Problem aus seinem Leben darstellt. Es wurde vor rund 70 Jahren von Jakob L. Moreno als Gruppenpsychotherapie entwickelt und hat weite Verbreitung gefunden. Das Ausagieren eigener Konflikte, die Rückmeldung der übrigen Gruppenmit-

---

[386] Heigl-Evers und Heigl (1973)
[387] Mitchell u.a. (1985)
[388] Moreno (1959), Leutz (1974)

glieder und die Teilnahme an der Konfliktgestaltung anderer wirken kathartisch, einsichtsfördernd und bahnen Konfliktlösungen.

Im Psychodrama werden die Konflikte der Patienten durch Handlung (griech. Drama) wie auf einer Bühne dargestellt, gestaltet und dadurch anschaulich gemacht. In der *Eröffnungsphase* der Gruppensitzung wird zunächst der Protagonist der Sitzung festgelegt. Dann folgt das *Rollenspiel*. Abschließend werden das Erleben des Protagonisten während des Spiels und die Reaktionen der Gruppenmitglieder auf das Miterleben der Konfliktdarstellung in einer *Nachbesprechung*, dem Sharing, bearbeitet. Die direkte oder beobachtende Teilnahme führt zur Beteiligung und zur Betroffenheit und läßt bei den einzelnen Mitgliedern eigene Konflikte zu Tage treten.

Zur Inszenierung und Verdeutlichung der Konfliktsituation werden *spezielle Techniken* eingesetzt: Beim Doppeln tritt ein Mitpatient als Hilfsperson auf und ahmt Haltung und Gebärde des Protagonisten nach, bringt aber seine eigenen Gefühle und Einfälle dabei mit zum Ausdruck. Beim Spiegeln löst ein Mitpatient den Protagonisten ab, versetzt sich in dessen Problem und spielt dessen Rolle; damit kann der Protagonist sich quasi selbst beobachten. Beim Rollenwechesel tauschen zwei Patienten ihre Rollen; dadurch erlebt der Protagonist auch die Betroffenheit seines Konterparts und erfährt, was er selbst bei anderen bewirkt.

Prinzipiell läßt das Psychodrama sich mit anderen Methoden verbinden. Speziell die Nachbesprechung, in der die Patienten ihre Eindrücke miteinander teilen, kann auch tiefenpsychologisch deutende Intervention enthalten.

Zur Vertiefung empfohlene Literatur:
Argelander H (1972); Heigl-Evers A (1972); König K, Lindner WV (1991);
Leutz G (1974); Richter HE (1972)

19. Weitere Verfahren der Psychotherapie

19.1 Humanistische Psychotherapie

In den sechziger und siebziger Jahren entstand in den USA eine neue Richtung der Psychotherapie, die sich als dritter Weg zwischen Psychoanalyse und Verhaltenstheorie versteht, die humanistische Psychotherapie. Sie beruht auf der *humanistischen Psychologie*[389], in welcher existentialphilosophische, tiefenpsychologische und ethische Grundsätze verknüpft werden. Die humanistische Psychologie wurzelt in dem Bemühen, der Identitätsfindung, der Selbstverwirklichung und der Selbsterfüllung des Menschen in einer mehr und mehr technisch orientierten Umwelt mehr Raum zu verschaffen. Der Glaube an die Fähigkeit des Menschen, aus eigener Kraft sein Leben positiv zu gestalten, wurde zum Programm dieser Bewegung. Ihre Gründer sind Charlotte Bühler, Abraham Maslow und Carl Rogers.

Idee und Ansatz

> Die **humanistische Psychotherapie** umfaßt Psychotherapieverfahren, die das Erleben und die Entwicklung des Menschen hin zur Kreativität, Wertsetzung und Selbstverwirklichung in das Zentrum der Betrachtung stellen und sich gegenüber den deutenden Methoden einerseits, den auf das sichtbare Verhalten ausgerichteten andererseits abgrenzen. Ihr besonderes Anliegen ist die Aufrechterhaltung von Wert und Würde des Menschen und die Förderung seiner Beziehungsfähigkeit zum eigenen Selbst, zu anderen Menschen und sozialen Gruppen.

Dieses Konzept entfaltete in den USA eine starke Innovationskraft. Es bewirkte die Einführung einer rasch anschwellenden Zahl neuer Psychotherapieverfahren und eskalierte zeitweise zu einem "Psycho-Boom". Vor allem als Gruppenbewegung ("Sensitivitäts-Gruppen", "Encounter-Gruppen", "Marathons") erfaßte diese Entwicklung die Pädagogik, die Erwachsenenbildung, Institutions- und Organisationstrainings sowie die Freizeitgestaltung. Sie griff auch auf Europa über und bewirkte hier eine zunehmende Heterogenität im Bereich der angewandten psychologischen Methoden, die bis dahin überwiegend von der Psychoanalyse und der Verhaltenstherapie dominiert waren.

Einige zunächst stürmisch aufgenommene Verfahren wie die Primärtherapie (Urschreitherapie) von Arthur Janov sind in ihrer Bedeutung rasch wieder verblaßt. Andere haben in die Psychotherapie Eingang gefunden.

Grundsätzliches zu den Methoden und Zielen

Die Verfahren der humanistischen Psychotherapie zeigen deutlich die Spuren der psychodynamischen lebensgeschichtlichen Grundorientierung ihrer Begründer, die aus der Psychoanalyse stammen. Sie setzen aber sehr deutlich neue Schwerpunkte. Gemeinsam

---

[389] Bühler und Allen (1973)

ist die Betonung der *Kommunikation im Hier und Jetzt,* die starke Berücksichtigung des *körperlichen (averbalen) Ausdrucks,* die Betonung der *Selbstverantwortung* des Patienten und die bevorzugte Verwendung der *Konfrontation* in der psychotherapeutischen Technik (verbunden mit der Vermeidung von Deutungen). Alle Verfahren lassen sich als Einzeltherapie anwenden. Durch die Betonung der aktuellen Kommunikation eignen sie sich aber bevorzugt auch für die Gruppen- und speziell für die Paar- und Familientherapie.

Das *Ziel* der humanistischen Psychotherapieverfahren läßt sich am besten mit den Begriffen Stärkung der Autonomie und Selbstverwirklichung beschreiben. Ein positiver Realitätsbezug, Bewußtheit für die eigene Person, Fähigkeit zur authentischen mitmenschlichen Begegnung und Selbstverantwortung sind weitere Zielsetzungen. Der emanzipatorische Anspruch verbindet die humanistische Psychotherapie mit der Psychoanalyse, auch wenn beide Richtungen dabei sehr unterschiedliche Wege gehen.

Die [klientenzentrierte nichtdirektive] Gesprächspsychotherapie

> Die **Gesprächspsychotherapie** ist ein klientenzentriertes, nichtdirektives Verfahren der humanistischen Psychotherapie.

Ansatz und Ziel

"Der Mensch besitzt ein ihm innewohnendes Streben, alle seine Fähigkeiten so zu entwickeln, daß sie seinen Organismus - die ganze Person, Leib und Geist - erhalten und bereichern". Dieses Grundpostulat bestimmt die Gesprächspsychotherapie, die von Carl Rogers[390] seit den 40er Jahren entwickelt worden ist und als eine der Säulen der humanistischen Psychotherapie betrachtet werden kann. Sie wurde von Tausch[391] in Deutschland bekanntgemacht. Die beiden im Namen enthaltenen Merkmale, die aus verschiedenen Phasen der Entwicklung des Therapieverfahrens stammen, charakterisieren sie als

- *nondirektiv*[392]*:* Der Therapeut schafft mit einer gewährenden, annehmenden und zugewandten Haltung eine bestimmte Atmosphäre, er bestimmt aber den Verlauf weder durch aktive Lenkung noch durch Interpretationen;
- *klienten-zentriert*[393]*:* Im Zentrum der Aufmerksamkeit steht das aktuelle Erleben des Patienten (Klienten), das vom Therapeuten einfühlend begleitet wird.

Das Krankheitskonzept

Die Gesprächspsychotherapie hat keine eigenständige Krankheitstheorie und auch keine ausformulierte Neurosenlehre entwickelt. Ihr Krankheitsverständnis beruht auf der Vorstellung, daß Befindensstörungen und Krankheiten dann entstehen, wenn das Selbstkonzept des Menschen seinen täglichen Erfahrungen nicht entspricht. Unter der Voraussetzung dieser Divergenz werden Erfahrungen verzerrt und verleugnet und können nicht zugelassen werden. *Krankheit* besteht in der Behinderung der Wachs-

---

[390] Rogers (1959)
[391] Tausch (1975)
[392] Rogers (1942)
[393] Rogers (1951)

tums- und Entwicklungskräfte durch einengende Lebenserfahrungen und ist mit Ängstlichkeit, Kränkbarkeit und mit einem negativen Selbstkonzept verbunden. Sie bewirkt zwischenmenschliche Kontaktstörungen und einen gestörten Realitätsbezug. *Entwicklungskräfte* können sich hingegen entfalten, wenn wachstumsfördernde Bedingungen, z.B. in einer förderlichen therapeutischen Beziehung, angeboten werden[394].

Behandlungsstrategie und Technik

Der einzelne erfährt seine Selbststruktur in der Interaktion mit seiner Umwelt. In der gesprächstherapeutischen Behandlung steht die *Divergenz zwischen Selbstkonzept und Erfahrungen in der äußeren Realität* im Zentrum der Betrachtung[395]. Die Wahrnehmung der Divergenz zwischen Bedürfnis und Realität erzeugt Angst und Unsicherheit. Aus diesem Ansatz leitet die Gesprächspsychotherapie die Strategie ab, durch die Behandlung Voraussetzungen für neue Erfahrungen mit der eigenen Selbststruktur zu schaffen. Damit ist das Ziel verbunden, die zur Selbstverwirklichung drängenden, behinderten Entwicklungskräfte freizusetzen und dadurch Veränderungen einzuleiten.

Die therapeutische **Technik** ist darauf ausgerichtet, in der Behandlung durch die Haltung des Psychotherapeuten eine annehmende, tragende Situation herzustellen, die dem Klienten Sicherheit vermittelt und ihm die Möglichkeit gibt, über alles zu sprechen und sich selbst zu explorieren. Die Aufgabe des Therapeuten besteht darin, Anstöße zur Vertiefung der Selbst-Erfahrung zu geben. Er geht den gefühlsmäßigen Bedeutungen der Äußerungen des Klienten nach, verbalisiert dessen Gefühlszustände und emotionale Erlebnisinhalte und regt damit an, sie zu vertiefen. Damit trägt er zur Entspannung und zur Lockerung der Selbststruktur bei. In dieser veränderten inneren Situation führt die Selbstexploration, d.h. die vom Therapeuten angeleitete, vom Patienten betriebene Erkundung seines eigenen Wesens und seiner Erfahrungen, schließlich zur *Umgestaltung der Selbststruktur*. Dadurch kann die gegenwärtig beste Lösung für Probleme gefunden und die Divergenz zwischen Selbsterleben und Realität vermindert oder sogar überwunden werden.

Ursprünglich verzichtete die Gesprächspsychotherapie auf eine umfangreiche **Diagnostik**. Es sollte vermieden werden, den Patienten, der ausdrücklich nicht als Kranker, sondern als "Klient" betrachtet wurde, durch eine Anamneseerhebung und exakte Diagnosestellung auf die Krankenrolle festzulegen. Das hat sich inzwischen geändert. Heute wird eine übliche Diagnostik durch Fremdexploration mit der Technik der *Selbstexploration* verbunden. Damit wird sowohl die Einfühlung des Therapeuten in den Patienten als auch die Selbsteinfühlung des Patienten gefördert.

Für die Technik der **Gesprächsführung** ist es kennzeichnend, daß der Therapeut zwar Anstöße gibt, aber nicht die Führung übernimmt. Deshalb formuliert er z.B. auch keine Deutungen. In der Gesprächspsychotherapie wird er also nicht zum Experten, sondern er beläßt dem Patienten maximale Autonomie. Der Klient übernimmt selbst die Verantwortung für sein Problem. Es bleibt ihm auch überlassen, Hintergründe für sein Erleben und Verhalten selbst ausfindig zu machen.

---

[394] Rogers (1957)
[395] Bommert (1979)

Die **Haltung des Psychotherapeuten** ist das zentrale therapeutische Agens im Behandlungskonzept der Gesprächspsychotherapie. Sie orientiert sich an drei Eigenschaften[396]:

- *Empathie:* Einfühlungsvermögen durch aktives, teilnehmendes Zuhören ohne Bewertung,
- *Wertschätzung:* bedingungslose Annahme dessen, was der Patient vorbringt,
- *Kongruenz:* Echtheit und Wahrhaftigkeit des Therapeuten, Offenheit in der Begegnung mit dem Klienten, authentische Übereinstimmung zwischen dem, was er fühlt, und dem, was er sagt.

Durch diese Haltung stellt der Therapeut eine förderliche psychologische Atmosphäre her, bei der das aktiv teilnehmende Zuhören und Annehmen des Patienten ganz im Mittelpunkt steht.

Indikationen

Die Gesprächspsychotherapie ist als eine Psychotherapieschule aufzufassen, d.h., sie ist eine *Richtung* der Psychotherapie, die Behandlungskonzepte für alle relevanten klinischen Fragestellungen im Bereich der psychotherapeutischen Medizin entwickelt[397]. Besonders günstige Ergebnisse scheint sie als Fokaltherapie zu haben[398]. Im übrigen gibt es eine Vielzahl von klinischen Berichten und empirischen Untersuchungen über günstige Effekte der Gesprächspsychotherapie, während man keine besonderen Indikationen für spezielle Krankheitsbilder hervorheben kann.

Gestalttherapie

Die von Fritz Perls begründete Gestalttherapie[399] verknüpft Elemente der Psychoanalyse mit der Gestaltpsychologie. Diese betont die Ganzheit von Leib, Geist und Seele und die Verwobenheit des Individuums mit seiner Umwelt.

Die Gestalttherapie betrachtet die psychische Krankheit als Störung der Binnen- und Außenwahrnehmung, als Störung des Kontaktes zur Umwelt und der damit verknüpften Bedürfnisbefriedigung. Die Störung manifestiert sich in überangepaßten Einstellungen und Haltungen, in der Entfremdung von der eigenen Person und ihren Bedürfnissen. Daraus leitet die Gestalttherapie das Ziel ab, den gestörten Bezug des Patienten zu seinen abgespaltenen Bedürfnissen wiederherzustellen. Sie will dadurch ein neues inneres Gleichgewicht und eine bessere Beziehung zur Umwelt erreichen.

Die Behandlung geht den Weg, die "unerledigten Geschäfte" der Vergangenheit im aktuellen Verhalten des Patienten aufzuspüren, sie durchleben zu lassen und dadurch die Kluft zwischen Bedürfnis und Verhalten zu schließen. Im Mittelpunkt steht die Konfrontation mit dem Erleben: Der körperliche Ausdruck, die Mimik und Gestik, die Sprache und die Ausdrucksweise erhalten dabei besonderes Gewicht. Die in ihnen verborgenen Erlebnisweisen und die prägenden Szenen der Vergangenheit werden konfrontativ, durch Identifizierung mit dem Körper und durch Darstellung und Imagination bewußt gemacht. Widersprüche zwischen Gesagtem und Betonung, zwischen

---

[396] Rogers (1957)
[397] Finke und Teusch (1991)
[398] Meyer u.a. (1988)
[399] Perls (1969)

Mimik und Erzählung werden aufgegriffen und bearbeitet. Der Therapeut leitet an, konfrontiert und begleitet. Er lenkt die Spannungen, die durch die Therapie entstehen, von sich ab auf die lebensgeschichtlich wichtigen Personen und läßt die Übertragung nicht anwachsen. Die unerledigten Beziehungen gelangen damit zur Bearbeitung.

Gestalttherapie ist meistens eine Behandlung einzelner vor der Gruppe. Die Gruppendynamik wird dabei berücksichtigt. Sie hat vornehmlich als Selbsterfahrung mit dem Ziel, Wachstum und Persönlichkeitsreifung zu fördern, Verbreitung gefunden. Voraussetzung für eine förderliche Anwendung dieser Konfrontationstechnik ist eine stabile Grundpersönlichkeit der Teilnehmer.

Bioenergetik

Verwandt mit der Gestalttherapie ist die Bioenergetik[400], die von Alexander Lowen eingeführt wurde. Sie spürt den unbewußten Ängsten, Enttäuschungen, Erwartungen und Gefühlen in der Körperhaltung nach, in Muskelverspannungen, im Blick, in Gesten, in der Modulation der Stimme. Mit Hilfe von Körperübungen stellt sie den Kontakt zu verborgenen Gefühlen und Empfindungen her. Sie regt an, auftauchende Erinnerungen über den Körper, den Atem, über Bewegung, Gesten usw. wiederzuerleben. Dabei ist es das *Ziel*, die durch unglückliche Erfahrungen gebundene Lebenskraft (Bio-Energie) freizusetzen, die übermäßige Kontrolle des Ichs über den Körper zu lockern und das Selbst- und Lebensgefühl zu erwecken und zu stärken.

Transaktionsanalyse

Die Transaktionsanalyse[401] ist eine tiefenpsychologische Kommunikationstherapie. Sie unterscheidet drei Kommunikationsformen: elternhaftes (herablassendes), kindhaftes (trotzig-abhängiges) und erwachsenes (sachliches) Verhalten. Es wurzelt in unterschiedlichen Ichzuständen (Erlebnisbereitschaften): Der Eltern-Ichzustand ist gekennzeichnet durch Konventionen und Pflichten, der Kind-Ichzustand durch Spontaneität bzw. Hilflosigkeit, der Erwachsenen-Ichzustand durch Reife und Besonnenheit. Die individuellen Verhaltensmuster bestehen aus Kombinationen dieser Grundformen. So entstehen *negative Grundhaltungen* der Unterlegenheit, der Überlegenheit, der Sinn- und Wertlosigkeit sowie die *konstruktive Grundhaltung* nach der Formel "Ich bin O.K., Du bist O.K."[402].

Im zwischenmenschlichem Umgang entstehen durch das Zusammenspiel dieser Grundhaltungen oft starre Beziehungsmuster. Eric Berne, der Schöpfer der Transaktionsanalyse, spricht von Spielen der Erwachsenen. Er sieht in der Fixierung von Transaktionen die Basis für neurotische Störungen. Sie beruhen auf unbewußten Fixierungen in der Kindheitsentwicklung und führen zu ständiger Wiederholung derselben Beziehungsformen nach einem unbewußten *Skript* (Lebensplan). In ihm äußert sich die Übernahme von Erwartungen und Einstellungen der Eltern, die Botschaften der Eltern.

---

[400] Lowen (1979)
[401] Berne (1964)
[402] Harris (1975)

Als Psychotherapie geht die Transaktionsanalyse im wesentlichen zwei Wege:

- Sie betreibt die Klärung der unbewußten Bedürfnisse und versteckten, oft verwirrenden Botschaften, die in den Transaktionen enthalten sind. Dazu wird untersucht, welche Ichzustände bei den Transaktionspartnern wirksam sind, wenn "Spiele" zustande kommen. Spiele fixieren sich z.b. dadurch, daß ein Partner eine Mitteilung im Kind-Ichzustand macht und der andere im Eltern-Ichzustand antwortet.

- Die Skriptanalyse betreibt die Bewußtwerdung des Skripts und die Lösung der damit verknüpften Fixierungen. Dazu werden die Muster und die lebensgeschichtlichen Wurzeln des Lebensplanes aufgespürt: Die Modi, wie der Lebensplan sich im aktuellen Leben äußert, die Einflüsse, unter denen er entstanden ist und die Folgen im negativen und positivem Sinne. Neben den verbalen Äußerungen wird der körperliche, mimische, gestische usw. Ausdruck berücksichtigt, in dem sich Hinweise auf das Lebensskript zeigen können.

19.2 Stützende Behandlung und Krisenintervention

Stützende Psychotherapie

> Unter **stützender Psychotherapie** versteht man Behandlungen, die darauf ausgerichtet sind, die intakten Persönlichkeitsanteile zu unterstützen und Hilfestellungen bei der Bewältigung von bewußten Lebensschwierigkeiten, Beziehungsproblemen und Konflikten zu geben. Dabei finden bevorzugt supportive Interventionen wie *Beruhigung, Suggestion, Anleitung und Beratung* Anwendung.

Ansatz und Indikationen

Stützende Elemente kommen in jeder psychotherapeutischen Behandlung mehr oder weniger deutlich zum Tragen und bewirken den sog. unspezifischen Psychotherapieeffekt (Kap. 13.1). Die stützende Psychotherapie begrenzt sich auf die *Anwendung supportiver Techniken innerhalb einer tragfähigen Patient-Therapeut-Beziehung.* Sie hat einen ähnlichen Ansatz wie das (kurzfristige) allgemeine psychotherapeutische Gespräch (Kap. 13.2). Sie ist jedoch eine *Langzeitbehandlung* bei Patienten mit chronischen Erkrankungen, die eine dauerhafte psychotherapeutische Führung brauchen. Die *Zielsetzung* der stützenden Psychotherapie ist die Hilfestellung bei der Krankheitsbewältigung von Patienten, bei denen die Ursachen ihrer Störungen nicht aufgehoben werden können.

Es ergeben sich zwei grundsätzlich unterschiedliche Indikationsfelder:

- Die Behandlung von Patienten mit chronischen *somatopsychischen Störungen*, d.h. die Unterstützung bei der Bewältigung von körperlichen Erkrankungen und ihren Folgen (s. unten und Kap. 6.3).
- Die psychotherapeutische Führung von Patienten mit chronischen seelisch bedingten Störungen, *die nicht systematisch psychotherapeutisch behandelt werden können,* sei es aus äußeren Gründen, wegen mangelnder Behandlungsbereitschaft oder -motivation oder weil ein geeignetes Verfahren nicht zur Verfügung steht. Hinzu kommen Patienten in aussichtslosen psychosozialen Situationen, z.B. Süchtige und Verwahrloste sowie ihre Angehörigen.

Behandlungsstrategie und Technik

Die Betreuung dieser Patienten ist eine sehr langfristige Aufgabe. Sie hat das Ziel, die psychische Situation zu erleichtern, ohne dabei die Persönlichkeit verändern zu können. Sie begrenzt sich deshalb auf die aktuellen Probleme in der Beziehung zur Umwelt und zu sich selbst. Einerseits werden die aktuellen Schwierigkeiten und Verhaltensweisen der Patienten durch unmittelbare *Beratung*, durch *Anleitung* und *Ermutigung* beeinflußt, um die Folgen von Behinderungen und Einengungen möglichst gering zu halten und zu erleichtern. Andererseits werden kreative Möglichkeiten und Bewältigungsformen angeregt, damit die Patienten sich mit unabwendbaren Beeinträchtigungen leichter abfinden können. Dabei kann es hilfreich sein, wenn der Behandler die *Angehörigen* mit hinzuzieht, um sich ein Bild über die soziale Situation zu machen und die Unterstützung durch die Familie zu sichern. Auch die Zusammenarbeit mit einem Sozialarbeiter kann erforderlich werden, um die soziale Situation des Patienten, z.B. durch Unterstützung bei Behörden und Arbeitgebern, zu verbessern. Schließlich können Psychopharmaka eine nützliche Unterstützung bieten.

Die **Technik** entspricht dem Vorgehen im ärztlich-psychotherapeutischen Untersuchungsgespräch (Kap. 5.1). Allerdings werden viel häufiger *pragmatische Interventionen* angewendet: beruhigen, ablenken, abreagieren, ermahnen, überzeugen und direkte Anweisungen, Anleitungen und Beratungen.

Große Bedeutung für die Wirksamkeit der stützenden Interventionen hat das *Angebot einer verläßlichen Beziehung* und die *annehmende Haltung des Psychotherapeuten*. Sie ist in der stützenden Therapie weitgehend an der therapeutischen Haltung der Gesprächspsychotherapie (Kap. 19.1) orientiert. Stärker als im allgemeinen psychotherapeutischen Gespräch kommt in der Langzeitbehandlung der suggestive Effekt der ärztlichen Autorität zum Tragen.

Ein Problem der stützenden Behandlung ist die *Gegenübertragung* und die Belastung, die sie für den Behandler darstellt. Sie kann in Ungeduld und Enttäuschung und sogar in Ablehnung und Zurückweisung zum Ausdruck kommen. Die Belastung entsteht, weil die Perspektiven für dauerhafte Verbesserungen bei Patienten, bei denen alle anderen Möglichkeiten ausgeschöpft sind, vom Behandler oft entmutigend erlebt werden und seine Fähigkeit auf eine harte Probe stellen, die Grenzen seiner Möglichkeiten anzuerkennen. Die Gefahr besteht darin, daß der Behandler aus dem Gegenübertragungsgefühl einer unerträglichen Hilflosigkeit heraus Vorschriften macht, die den Patienten überfordern, weil er sie wegen der Art seiner Störung nicht befolgen kann.

Von der stützenden Psychotherapie sind die *supportiven Techniken im Rahmen der systematischen Psychotherapieverfahren* abzugrenzen. Gemeint sind z.B. die Maßnahmen im Rahmen der analytischen Verfahren, welche die Ichfunktionen von Patienten mit ichstrukturellen Störungen fördern (Kap. 15.2), z.B. die Vereinbarung von Zielsetzungen, Maßnahmen, die das Arbeitsbündnis sichern oder die Mitteilung von Gegenübertragungs-Gefühlen als Orientierungshilfe für gefühlsunsichere Patienten. Der Unterschied besteht darin, daß supportive Maßnahmen in einem solchen Rahmen nicht den Kern der Behandlung darstellen, sondern eine Ergänzung, die häufig auch nur vorübergehend erforderlich ist.

Spezielle Hilfen bei somatopsychischen Störungen

Körperliche Erkrankungen, die akut oder chronisch das Leben bedrohen oder zu Behinderungen, Verstümmelungen oder Angewiesensein auf Medikamente, Apparate oder fremde Hilfe führen, sind für die Betroffenen große psychische Belastungen. Mit dem Fortschritt der Medizin und wachsenden Möglichkeiten, das Leben trotz schwerer Krankheiten zu verlängern, vergrößern sich auch die Aufgaben bei der *Unterstützung der Krankheitsbewältigung.* Es sind Aufgaben der behandelnden Fachärzte im Rahmen der ärztlich-psychologischen Basiskompetenz (Kap. 13.1), Aufgaben der psychosomatischen Liaison- und Konsiliarmedizin (Kap. 13.4) und der psychosomatischen Grundversorgung (Kap. 13.3).

Aufgabenstellung

Probleme bei der Krankheitsverarbeitung (Kap. 1.2) entstehen bei einer Vielzahl von Erkrankungen. Betroffen sind z.B. Krebspatienten, Dialysepatienten, Diabetiker, Infarktpatienten, Patienten nach Amputationen, Patienten mit Multipler Sklerose, Patienten auf Intensivstationen und, aktuell, HIV-positive Patienten.

Die Bewältigung der inneren und äußeren Belastungen, die durch Krankheiten entstehen, ist ein komplexer Prozeß. Er wird von Persönlichkeitsfaktoren, Art, Schwere und Stadium der Erkrankung und der Behandlungsmaßnahmen, von Reaktionen der Umgebung und vieles andere beeinflußt. Vom Ergebnis der Krankheitsverarbeitung hängen wichtige Faktoren ab: Die subjektive Verfassung und die Einstellung gegenüber der Erkrankung, die Bereitschaft zur Mitarbeit in der Diagnostik und Behandlung, die soziale Re-Integration und schließlich Rückwirkungen der seelischen Reaktionsbereitschaft auf die biologischen Prozesse. Es gibt Untersuchungsergebnisse, wonach eine gelungene Krankheitsbewältigung die Überlebensdauer bei lebensbedrohlichen Erkrankungen positiv beeinflußt. Die Krankheitsverarbeitung ist also eine wesentliche Einflußgröße im Krankheitsverlauf.

Störungen bringen mannigfache Gefahren mit sich: Von der Verzögerung einer rechtzeitigen Diagnostik und Behandlung bis hin zur Gefährdung des Heilungsprozesses, z.B. durch unvorsichtiges und unangemessenes Verhalten, mangelnde Veränderung der Lebensweise oder unzuverlässige Medikamenteneinnahme. Deshalb ist es eine Aufgabe der psychologischen Führung von Kranken, Voraussetzungen zu schaffen, die die Krankheitsbewältigung fördern und nicht behindern.

Methodische Aspekte

In der Praxis ist die Unterstützung bei der Verarbeitung schwerer, bedrohlicher und vor allem chronischer Krankheiten ein phasenhafter Prozeß, in dem es darum geht, daß der Behandler sich immer wieder von neuem Einblick in die gegenwärtige seelische Situation des Patienten macht, die vom *Krankheitsstadium* und von der Art der *Behandlungsmaßnahmen* abhängt, und daraus Entscheidungen für die psychologische Unterstützung ableitet. Vereinfacht betrachtet, ergeben sich für das Vorgehen folgende Schritte:

- *Der erste Schritt* ist die Identifizierung der Bewältigungsmechanismen.
- *Der zweite Schritt* ist die Beurteilung der Wirksamkeit der Krankheitsverarbeitung.
- *Der dritte Schritt* ist die Entscheidung, ob und vor allem welche Interventionen erforderlich sind.

Identifizierung der Bewältigungsmechanismen: Der erste Schritt besteht darin, zu klären, wie der betroffene Patient mit seiner Krankheit und seiner gegenwärtigen Situation umgeht und wie er versucht, sich auf zukünftige Behinderungen und Gefährdungen einzustellen. Dabei ist zu beachten, daß jede Krankheit einen Menschen je nach ihrer Prognose und ihren Auswirkungen vor andere Belastungen stellt und andere Anpassungsschritte erfordert und daß jede Phase der Krankheitsverarbeitung andere Reaktionen bewirkt. Die persönlichen Möglichkeiten und Grenzen eines Patienten sind durch Alter, geistige Anlagen, durch seine Erlebnis- und Lerngeschichte, durch die Beziehungen zu seiner Umwelt und soziale und berufliche Faktoren geprägt. Reaktionen, die für den einen Patienten in der einen Situation günstig erscheinen, können sich für einen anderen oder in einer anderen Situation als unzweckmäßig erweisen.

Hinweise auf die Formen der Krisenbewältigung, die für den betroffenen Patienten charakteristisch sind, bietet zunächst die Anamneseerhebung. Das regelmäßige ärztliche Gespräch ermöglicht es dann, im Verlauf zu beobachten, auf welche Weise der Patient versucht, die jetzige Krankheit zu bewältigen. In der hausärztlichen Medizin verfügt der Arzt durch die oft jahrelange und vertraute Kenntnis des Patienten über diese Informationen aus eigener Anschauung. In anderen Fällen, vor allem in Kliniken, müssen sie speziell erfaßt werden. Das ist nur möglich, wenn die Kontaktgestaltung im Konsultationsgespräch oder in der ärztlichen Visite genügend Raum für das Gespräch läßt und der Patient die Möglichkeit hat, sein Verhalten und Erleben genügend ausführlich darzustellen.

Beurteilung der Wirksamkeit der Krankheitsverarbeitung: Es gibt keine einheitlichen Bewertungsmaßstäbe für gute oder schlechte Bewältigung. Maßgeblich ist nur, ob die Reaktion auf die Erkrankung im Einzelfall bewirkt, daß der Patient sich in seinem Erleben mit der Krankheit tatsächlich auseinandersetzt, sie als Schicksal annimmt und aushält und sinnvolle Schritte unternimmt, die Beeinträchtigungen zu vermindern. Das Ziel der psychischen Krankheitsbewältigung ist die Herstellung bzw. Erhaltung eines möglichst guten Befindens trotz der Erkrankung. Anders ausgedrückt: Die Krankheitsfolgen im körperlichen, psychischen und sozialen Bereich werden durch eine günstige Krankheitsbewältigung so gering gehalten wie irgend möglich.

Entscheidend ist es für die Beurteilung der Wirksamkeit der Krankheitsverarbeitung also, festzustellen, ob es einem Patienten gelingt, seine Situation als Kranker anzunehmen und eine größtmögliche Stabilität zu erreichen. Dabei muß man berücksichtigen, daß die Ziele der Krankheitsbewältigung aus der Sicht des betroffenen Patienten, des behandelnden Arztes und der Umgebung unterschiedlich sind: Der Patient wünscht sich subjektive Entlastung, der Arzt optimale Kooperation (Compliance) bei der Diagnostik und Behandlung und die Umgebung bestmögliche Erfüllung seiner Rolle und Aufgaben in Ehe, Familie und Beruf. In der Realität wird selbst eine effektive Bewältigungsstrategie nur einzelne Schritte in Richtung dieser Ziele ermöglichen.

Dennoch sind grobe *Anpassungsstörungen* in der Praxis der entscheidende Hinweis darauf, daß eine Hilfe von außen erforderlich ist. Solche Störungen zeigen sich an Ängsten und Depressionen, vegetativen Beeinträchtigungen (z.B. Schlafstörungen), Verweigerung der Mitarbeit an der Therapie (Non-Compliance) oder an einem sozialen Rückzug. In begrenztem Maße gehören aber Anpassungsschwierigkeiten, ja selbst psychische und vegetative Beeinträchtigungen, zum Verlauf der Anpassungsarbeit an die Krankheitssituation; sie sind als solche noch nicht als pathologisch zu betrachten.

Entscheidung über erforderliche Interventionen: Bevor sich die Frage nach spezieller psychotherapeutischer Hilfe stellt, können die Möglichkeiten der *allgemeinen psychotherapeutischen Gesprächsführung* und der *supportiven Psychotherapie* eingesetzt werden. Wenn man ein persönlich geprägtes, zuverlässiges Kontaktangebot machen kann, sich eine Vorstellung über die Lebensumstände des Patienten gebildet hat, auf sein Befinden und Verhalten eingehen und ihm die Möglichkeit geben kann, seinen Gefühlen, Befürchtungen und Phantasien im Gespräch Ausdruck zu geben, dann bedeutet das meistens bereits eine nachhaltige Hilfe und Entlastung (Kap. 6.3). Auch sachgerechte Information und verständliche Aufklärung fördern das Vertrauen. Es zeigt sich, daß ein solcher patientzentrierter Umgang mit der Erkrankung oft als Stütze bei der Verarbeitung akuter Bedrohungen ausreicht.

Erst wenn diese Möglichkeiten nicht ausreichen und der Patient in einen Zustand zunehmender Gestörtheit gerät, ist eine *fachpsychotherapeutische Intervention* erforderlich.

Die *Aufnahme in ein Krankenhaus* mit fremder Umgebung, befremdlichen Regeln, fremden Menschen und dem Gefühl der Abhängigkeit und Unvorhersehbarkeit erfordern eine große Anpassungsfähigkeit. Diese ist unter der Belastung der Krankheit meistens erschwert. Bei Klinikbehandlungen weisen anhaltende emotionale und geistige Beeinträchtigungen, z.B. eine mit der Aufnahme beginnende Verwirrtheit, sowie eine fehlende Kooperationsbereitschaft oft auf Orientierungsschwierigkeiten der Patienten hin, letztlich auf Störungen der Beziehung zur Klinik als Institution, zum Arzt und zum Stationspersonal. Auf kranke Menschen, speziell auf kranke alte Menschen, wirkt die große Zahl von Personen, die an der Klinikbehandlung beteiligt sind und deren Funktion oft schwer zu durchschauen ist, sowie der Zeitdruck, unter dem Gespräche und Behandlungen in Praxis und Klinik häufig stattfinden, beängstigend, abweisend und verwirrend. Wenn Patienten sich Behandlungsmaßnahmen ausgesetzt sehen, die sie nicht verstehen, weil sie diesbezügliche Fragen nicht zu stellen wagen oder Erklärungen unter Zeitdruck nicht verstanden haben, dann erleben sie oft tiefe Ängste und Verunsicherungen. Oft wagen sie nicht, dieses zu zeigen.

Information und Aufklärung in einem angemessenen äußeren Rahmen und ein zugewandtes und eindeutiges Verhalten erleichtern die Orientierung und Vertrauensbildung. Information allein über die Erkrankung und Behandlung wirkt allerdings nicht beruhigend. Wenn sie aber mit der Möglichkeit verknüpft wird, Rückfragen zu stellen und die Ängste und Befürchtungen, die sie bewirkt, zu äußern und darauf eine mitschwingende Reaktion zu erfahren, dann vermittelt sie dem Patienten Sicherheit.

Interventionen

Gezielte Interventionen, die die Krankheitsbewältigung unterstützen sollen, orientieren sich an den folgenden Erfahrungen, die das Ergebnis klinischer Arbeit und empirisch überprüfter Interventionsstudien sind:

- Der *persönliche Bewältigungsstil* eines Patienten und ggf. auch der seiner Umgebung wird zunächst anerkannt und gelten gelassen. Dazu müssen die spontan eingesetzten Coping-Mechanismen (Kap. 4) identifiziert werden. Erst wenn durch Störungen im Befinden und Verhalten deutlich wird, daß die Bewältigung unzureichend ist und einseitige, starre Bewältigungsformen sichtbar werden, erfolgen gezielte Interventionen.
- Die *emotionale Entlastung* wird z.B. bei übermäßiger Angst, Verstimmung und Verbitterung gefördert, indem die Möglichkeit geboten wird, in ärztlichen Gesprächen

Ängste, Depressionen, Wut und andere Gefühle zu äußern und abzureagieren. Dazu können gelegentlich auch spezielle Gesprächsgruppen vorgesehen werden, z.B. "Infarktgruppen", "Aussprachegruppen" usw.

- Die *kognitive Bewältigung* wird bei starrer Verleugnung oder Übertreibung bevorstehender Gefahren durch Information und Aufklärung, aber auch durch die rationale Auseinandersetzung mit den gegenwärtigen und zukünftigen Beeinträchtigungen angeregt.
- Ansätze zur *aktiv-handelnden Bewältigung* werden bei ausgeprägtem Rückzug dadurch ermöglicht, daß möglichst viel Gelegenheit zum selbständigen Handeln eingeräumt wird.
- Außerdem wird der *Kontakt zur Umwelt* bzw. zur Gemeinschaft gefördert und die Einbindung in die sozialen Beziehungen möglichst intensiv in die Aufgaben der Betreuung mit einbezogen. Kommunikationsstörungen zwischen der Familie und dem Patienten beeinträchtigen die Bewältigung. Sie sollten ausgeräumt und Änderungen des gegenseitigen Verhaltens angestrebt werden. Dazu sind Familiengespräche und psychologische Beratungen von Angehörigen erforderlich. Schließlich müssen berufliche Veränderungen und Rehablitationsmaßnahmen erwogen werden, wozu im allgemeinen eine enge Zusammenarbeit zwischen Ärzten, Sozialarbeitern und ggf. auch Psychotherapeuten nützlich ist.

Insgesamt erscheint eine Krankheitsbewältigung ungeeignet, die überwiegend durch starre psychische Abwehrprozesse (Kap. 3.1), vor allem völlige Krankheitsverleugnung oder übermäßige Regression gekennzeichnet ist. Es erfordert einen empathischen Umgang mit den Möglichkeiten eines Patienten, um als betreuender Arzt ein Gefühl dafür zu entwickeln, welches Maß an Verleugnung und Regression für ihn in einer bestimmten Phase seiner Krankheitsbewältigung sinnvoll ist und wann es notwendig wird, durch Rat, Anweisung, Information oder andere Interventionen einzugreifen.

Starre Fixationen des Coping-Verhaltens und insbesondere rigide Verleugnungs- und Regressionstendenzen sind Hinweise dafür, daß *neurotische Persönlichkeitsanteile* durch eine Krankheit aktiviert sind und die Bewältigung behindern (Kap. 1.2). Die Klärung dieser Zusammenhänge erfordert in der Regel die Hinzuziehung eines Fachpsychotherapeuten, der versucht, die subjektive unbewußte Bedeutung und Funktion der Erkrankungssituation für den Patienten aufzuklären und den unbewußten primären Krankheitsgewinn (Kap. 1.3) zu ergründen, der für den Patienten mit der Erkrankung verknüpft ist: Entlastung von unbewußten Schuldgefühlen, Erfüllung unbewußter Strafbedürfnisse, Geltungsstreben oder Wünsche nach Zuwendung, aber auch Enttäuschungen über die persönliche Unvollkommenheit, Konfrontation mit unbewußten aggressiven Phantasien, Identifizierungen mit erkrankten oder verstorbenen Bezugspersonen. Die Aufarbeitung solcher neurotischer Motive der Krankheitsbewältigung erfordern meistens eine gezielte fachpsychotherapeutische Intervention.

Psychotherapeutische Krisenintervention

Als psychische **Krisen** bezeichnet man plötzlich auftretende, zeitlich begrenzte seelische Störungen, die als Reaktion auf belastende Lebensereignisse erscheinen, die Gesundheit eines Menschen bedrohen und deshalb Hilfe erfordern. Psychotherapeutische **Krisenintervention** ist die *Soforthilfe* in Krisen mit psychologischen Mitteln.

Krisen entstehen meistens
- *reaktiv* im Rahmen von plötzlichen, übermäßigen oder chronischen Belastungen (Kap. 6), wobei Verlust und Trauer im Vordergrund stehen,
- als *Initialreaktion bei der Dekompensation einer neurotischen Störung* (s. Auslösesituation, z.B. Kap. 3)
- oder im Rahmen von *Suizidalität* (Kap. 10.5).

Krisentheorie
Krisen entstehen an Schnittpunkten des Lebens, wenn Probleme nicht mit den üblichen Lösungsmöglichkeiten eines Menschen bewältigt werden können[403]. Dabei kommt es zu einer inneren Labilisierung, welche sowohl die Möglichkeit eröffnet, daß der Betroffene einen Reifungsschritt in seiner Entwicklung macht, als auch die Möglichkeit, daß er sein inneres Gleichgewicht nicht zurückgewinnt. Die Lösung einer Krise mißlingt, wenn die Betroffenen versuchen, ihre Situation mit unpassenden oder unzureichenden Mechanismen zu bewältigen. Dabei kann eine Überforderung oder eine neurotische Blockade eine bedeutende Rolle spielen. Es verstärkt sich dann die Krise, es kommt zur Dekompensation und Symptombildung.

Symptome von psychischen Krisen sind plötzliche Angst- und Spannungszustände, Apathie, Hilflosigkeit, Leistungsversagen und depressive Einbrüche mit Selbsttötungsabsichten. In der Folge kommt es häufig zu vegetativen und organfunktionellen Entgleisungen mit Schlafstörungen und körperlichen Beschwerden. Auslösende Belastungen sind Lebensereignisse, die als Bedrohung erlebt werden, z.B. schwere Verluste, Erkrankungen, unlösbare Entscheidungen und Konflikte oder schwere Kränkungen.

Zielsetzung der Krisenintervention
Psychotherapeutische Kriseninterventionen haben folgende Ziele:
- Abwendung der akuten Bedrohung für Gesundheit und Leben
- Verhinderung einer ungünstigen Weiterentwicklung *(Sekundärprävention)*
- Weckung der Bereitschaft zur Bearbeitung von Krisenursachen.

Methodische Aspekte
Die Krisenintervention ist Soforthilfe. Sie setzt bei der Klärung folgender Fragen an:
- In welchem *psychischen und körperlichen Zustand* befindet sich der Patient? Welche Gefährdungen liegen vor? Welche Sofort- und Schutzmaßnahmen sind erforderlich?

---

[403] Caplan (1961)

Bedarf der Patient einer stationären Aufnahme oder einer medikamentösen Behandlung?
- Welche *aktuellen Erlebnisse* haben die Krise herbeigeführt? Welche Probleme bestehen in Familie und Partnerschaft, in außerfamiliären Beziehungen, am Arbeitsplatz? Bestehen körperliche Krankheiten? Gibt es Geldnot, Wohnungsnot? Welche individuellen und familiären Ressourcen bestehen?
- Vor welchem interpersonellen, intrapsychischen und sozialen *Konflikthintergrund* ist das Versagen der Erlebnisbewältigung verstehbar? Besteht eine neurotische Krankheitsdisposition, d.h., sind die auslösenden Ereignisse als Wiederholung entwicklungshemmender konflikthafter Vorerfahrungen zu betrachten? Ist eine Psychose auszuschließen?

Das psychotherapeutische Vorgehen in der Krisenintervention ist zumeist *Verknüpfung zwischen stützenden und konfliktzentrierten Interventionsformen*, also von Elementen der stützenden Psychotherapie (s. oben) und der Kurz- bzw. Fokaltherapie (Kap. 15.1). Voraussetzung ist dabei ein angemessenes Verständnis der inneren Situation des Patienten und seines Verhaltens in der Krise und ein tragfähiges Patient-Behandler-Verhältnis. Dabei gilt das für die stützende Psychotherapie Gesagte (s. oben). Gegenüber anderen Anwendungen der Psychotherapie zeichnet sich die Krisenintervention durch eine relativ große Aktivität des Behandlers aus, der die Gespräche stärker als üblich strukturiert. Meistens bildet die Auslösesituation der Krise das zentrale Thema der psychotherapeutischen Gespräche. Entscheidend ist, daß der Patient in den Gesprächen eine emotionale Entlastung und einen gewissen Abstand zu den krisenhaften Erlebnissen und Ereignissen findet. Konfrontationen mit destruktiven Impulsen sind fast niemals nützlich. Stattdessen hilft es dem Patienten, wenn die innere Not hinter schädlichen und unangemessenen Verhaltensweisen erkannt und anerkannt wird.

Häufig entpuppt sich im Hintergrund einer Krise ein *chronisches Partnerproblem*. Dann kann es klärend sein, den Partner hinzuzuziehen. Durch Paargespräche (Kap. 17) mit Schwerpunkt auf dem aktuellen Krisenproblem kann eine Veränderung des Zusammenspiels individueller Konflikte bewirkt werden. Manchmal können solche Gespräche den Partnern auch helfen, sich - wenn nötig - voneinander zu lösen. In vielen Fällen deckt die Krisenintervention auch eine *tiefergehende neurotische Störung* auf. Dann ist der Versuch lohnend, die Einsicht zu fördern, daß eine weitergehende Behandlung sinnvoll und erforderlich ist.

Krisenintervention bei Suizidalität und nach Suizidversuchen

Psychische bzw. psychosoziale Krisen sind häufig mit *Suizidversuchen* und akuter *Suizidalität* verbunden. Die Behandlung der akuten Bedrohung muß in der Regel in medizinischen bzw. psychiatrischen Notfall- und Intensivstationen erfolgen. Als spezielle psychotherapeutische Aufgabe erscheint die Nachbehandlung nach Abklingen der akuten Gefährdung (Kap. 10.5). Entscheidend für den Erfolg ist die rasche Kontaktaufnahme, solange der labile innere Zustand andauert und eine Bereitschaft besteht, an der eigenen Situation etwas zu verändern. In dieser Phase ein therapeutisches Bündnis aufzurichten, gelingt am ehesten, wenn ein Konsiliar- oder Liaisonarzt bereits auf der Notfallstation Kontakt zum Patienten hergestellt und ihn über den Zeitpunkt der Übernahme in eine psychotherapeutische Fachabteilung hinaus begleitet.

19.3 Suggestive Techniken und Entspannungsverfahren

Suggestion und Anleitung zur Entspannung sind Wege der Psychotherapie, die von alters her genutzt werden. Sie sind ein basales Element des ärztlichen Handelns und auch in der Fachpsychotherapie in den meisten Behandlungsverfahren enthalten. Als spezielle Behandlungsformen, die gezielt mit suggestiven und selbstsuggestiven Mitteln arbeiten, sind vor allem die Hypnose und das Autogene Training bekannt geworden.

Hypnosetherapie

Hypnose ist ein suggestiv herbeigeführter Trancezustand mit Bewußtseinseinengung und starker Beeinflußbarkeit der psychischen und psychosomatischen Vorgänge.

Methode und Technik[404]

Die Hypnose beruht auf Suggestion, d.h. auf Beeinflussung unter Umgehung der rationalen Persönlichkeit. Die Basis ist ein spezieller affektiver Kontakt, der "Rapport", zwischen Hypnotiseur und Patient. Er setzt suggestive Fähigkeiten des Hypnotiseurs ebenso voraus wie eine Bereitschaft des Patienten, sich beeinflussen zu lassen. Es kann also nur hypnotisiert werden, wer es selbst will. Voraussetzung für die Hypnose ist eine angemessene Information des Patienten und ein gutes Vertrauensverhältnis. Der Patient muß sicher sein, daß nichts gegen seinen Willen geschieht.

In der Hypnose wird suggestiv eine verminderte Wachheit (leichte Hypnose), ein Hypnoid oder ein schlafähnlicher Zustand (tiefe Hypnose) hergestellt, die *Trance*. Dieser Zustand ist mit einer Regression des Denkens und Fühlens verknüpft. Zugleich kommt es zu Veränderungen körperlicher Funktionen, z.B. des Blutdrucks und des Grundumsatzes, der Körpertemperatur und der Schmerzempfindlichkeit.

Bei der *Einleitung der Hypnose* ruht der Patient meistens auf der Couch. Durch suggestive Formeln ("Sie schlafen jetzt") und Fixierung der Augen des Hypnotiseurs (Faszinationseinleitung) oder eines Gegenstandes (Fixationseinleitung) wird das Wachbewußtsein gesenkt. Es entsteht ein schlafähnlicher Zustand, in dem der Kontakt zum Patienten aber nicht abreißt. Die Wahrnehmung der tatsächlichen Situation bleibt meistens erhalten. Es kann jedoch eine Amnesie nach dem Erwachen suggeriert werden. Dieser Zustand wird im allgemeinen als erholsam und beruhigend erlebt. Die Muskulatur entspannt sich, und es breitet sich ein wohlig-warmes Schweregefühl aus, Schmerzen vermindern sich.

Während des hypnotischen Zustandes erhält der Patient Anweisungen, die im Wachzustand später weiter wirksam bleiben. Die Suggestion wird dann als eigene Willensäußerung erlebt und beeinflußt Einstellungen und Verhaltensweisen. Die Suggestionsformeln sind auf das individuelle Problem ausgerichtet: Es wird z.B. suggeriert, in bestimmten Situationen angstfrei zu sein.

---

[404] Schultz (1952)

Zur *Beendigung* wird jeder einzelne Schritt der Ermüdungssuggestion wieder aufgehoben. Anschließend erfolgt im allgemeinen eine Nachbesprechung.

Wirkungen

Die Wirkung der Hypnose besteht in zwei Faktoren:

- Die *organismische Umschaltung:* Der hypnotische Entspannungszustand an sich führt bereits schon einen Ausgleich gestörter vegetativer Funktionen herbei.
- *Spezialwirkungen:* Durch Suggestionsformeln werden spezifische Einflußnahmen auf Organfunktionen und psychische Prozesse erreicht: spezielle Einflußnahmen z.B. auf Sinneswahrnehmungen, Motorik, Magen- und Darmfunktionen, Blasenfunktionen, Körpertemperatur, Durchblutung, Appetit, Erinnerung, Stimmung, Affekt, Verhalten u.v.a. *Indifferenzsuggestionen* sollen Gleichgültigkeit z.B. gegenüber Alkohol bewirken, *Aversionssuggestionen* eine negative Einstellung, z.B. gegenüber Zigaretten ("... Zigaretten sind mir zuwider ..."). *Stützende Suggestionen* sollen positive Einstellungen verstärken, z.B. Angstfreiheit und Selbstvertrauen.

Dauerhafte Effekte werden meistens erst bei häufigerer Anwendung als Hypnosekur erreicht.

Geschichte

Die Hypnose gehört zu den ursprünglichsten psychologischen Behandlungsverfahren, deren Wurzel weit in vorchristliche Zeit zurückreichen (Altägypten, klassisches Griechenland). Im 18. Jahrhundert nahm sie starken Aufschwung durch den Wiener Arzt Mesmer, der sie auf die Wirkung magnetischer Kräfte zurückführte. Der englische Augenarzt Braid erkannte um 1850, daß die Hypnose auf einer psychologischen Basis, nämlich auf Suggestion beruht. Im 19. Jahrhundert legte Bernheim in Nancy die Grundlagen zur modernen Hypnosetherapie. Sie befruchtete ein breites Spektrum späterer psychotherapeutischer Entwicklungen von Freuds Psychoanalyse, welche die Suggestion durch die freie Assoziation ersetzte, bis hin zu einer Vielfalt aktiv autohypnoider Verfahren. Dazu zählt in erster Linie das Autogene Training (s. unten), die Progressive Relaxation von E. Jacobson und die gestufte Aktivhypnose von E. Kretschmer. Die heute praktizierte Form der Hypnosetherapie wurde im wesentlichen von J.H. Schultz ausgearbeitet.

Neue Indikationen

Heute findet die Hypnose wieder stärkeres Interesse. Vor allem in der *Schmerzbehandlung* (Kap. 9.4) wird die analgetische Allgemeinwirkung genutzt. Sie kann durch gezielte Suggestion noch verstärkt werden. Im übrigen ist die Indikation zur Hypnosebehandlung außerordentlich breit. Im Prinzip kann man bei allen chronischen psychosomatischen und somatopsychischen Krankheitsbildern Hypnose versuchen. Es ist aber nur ein Teil der Menschen hypnotisierbar oder zur Hypnose bereit. Selbstverständlich sollte niemand zur Hypnose überredet werden. Gut beeinflußbar sind oft Angst- und Spannungszustände. Auch bei Suchtkranken kann Hypnose gute Ergebnisse erzielen.

Angesichts dieser breiten Anwendungsmöglichkeit besteht allerdings die Gefahr einer unkritischen *Indikationsstellung*. Es ist in jedem Fall abzuwägen, ob diese im wesentlichen passiv-rezeptive Behandlungsform den Entwicklungsmöglichkeiten eines Patienten tatsächlich genügend gerecht wird. Es ist sogar zu fragen, ob die Hypnosetherapie nicht vornehmlich als Adjuvans und zur *Unterstützung verbaler Psychotherapien* eingesetzt werden sollte[405]. Als einzige *Kontraindikation* für die Anwendung der Hypnose werden ichschwache Persönlichkeiten und vor allem Psychosen betrachtet.

Das Autogene Training (AT)

> Das **Autogene Training** ist eine selbstsuggestive Entspannungsübung, die vor allem die vegetativen Funktionen beeinflußt.

Geschichte
Das Autogene Training ist von J.H. Schultz um 1930 aus der Hypnose heraus entwickelt worden. Es hat eine außerordentlich weite Verbreitung gefunden, die damit zusammenhängt, daß es recht einfach gehandhabt und gezielt eingesetzt werden kann. Die Methode kann in ca. 10 Gruppenübungen vermittelt und dann von den Patienten allein zu Hause geübt werden. Allerdings sind regelmäßig über Wochen zwei bis drei Übungen täglich erforderlich, um Wirkungen zu erzielen.

Methode und Technik[406]
Der Unterschied gegenüber der Hypnose besteht vor allem in der *Eigen*beeinflussung (*auto* [griech.] selbst, *gen* entstehend), wobei der Trainingsleiter die Methode lediglich in Kursen vermittelt und die Wirkungen nachbespricht. Das AT verfolgt das *Ziel*, eine körperliche und seelische Entspannung herzustellen. Dazu konzentriert der Patient sich in genau vorgeschriebenen Übungen auf sein Körpererleben und folgt *formelhaft vorgegebenen Vorsätzen*. Die Formeln (z.B. "Mein rechter Arm ist ganz schwer", "Mein Herz schlägt ganz ruhig") dienen dazu, daß er sich die Entspannung bildhaft genau vorstellt und sie im Erleben - auch körperlich - nachvollzieht. Dabei nimmt er eine bequeme Haltung im Liegen oder im Sitzen ("Droschkenkutscherhaltung") ein. Die einzelnen Übungen werden mehrfach wiederholt, "trainiert". Wichtig ist dabei ein Zustand der Hingabe, weil Willenskraft keine Entspannung ermöglicht, sondern neue Spannungen hervorruft. Die Dauer und Kombination der Übungen folgt individuellen Mustern. Nach und nach werden die gesamte Willkürmuskulatur, verschiedene Körperbereiche (Stirn, Herz usw.) und Körperfunktionen (Schwere, Wärme, Atmung usw.) einbezogen. Das Training wird mit der "Rücknahme" beendet.

Indikationen
Mit dem Autogenen Training lassen sich muskuläre Entspannung, Regulierung von psychovegetativen Funktionen und seelische Entkrampfung erreichen. *Entspannung und Entkrampfung* stärken das allgemeine Wohlbefinden. Das AT hat daher psychohygienische Wirkungen, die z.B. im Betrieb und im Sport zur Entspannung und Leistungssteigerung eingesetzt werden.

In der *Behandlung psychischer und psychosomatischer Krankheiten* sind die Erfolge unterschiedlich. Oft verhindern neurotische Spannungszustände, daß Patienten sich trotz Leidensdruck und Einsicht durch Vorsatzbildungen eine ausreichende Entspannung verschaffen können. Es gibt aber Berichte über anhaltende Erfolge bei einem

---

[405] Schultz (1952)
[406] Schultz (1966)

breiten Spektrum von Erkrankungen. Dabei wird das AT meistens in Verbindung mit anderen Behandlungsansätzen verwandt, z.B. zusammen mit tiefenpsychologischer und medikamentöser Therapie. Es ist ein unverzichtbares Verfahren in der psychosomatischen Grundversorgung (Kap. 13.3). *Kontraindikationen* sind nicht bekannt.

Die **Progressive Relaxation** von Jacobson (s. auch Kap. 16.2) entstand etwa gleichzeitig wie das AT in den USA. Es ist mit dem AT in der Zielsetzung, dem Erreichen körperlicher und seelischer Entspannung, verwandt. Während das AT dazu einen hypnoiden Zustand herstellt, benutzt die Progressive Relaxation Lernübungen, bei denen Anspannung und Entspannung abwechseln. Sie steht damit der Verhaltenstherapie näher als das AT.

19.4 Neuere Entwicklungen

In den letzten Jahren bzw. Jahrzehnten lassen sich zwei Trends im Bereich der Psychotherapie beobachten: Der Trend zur Kurzzeittherapie und der Trend zur Verknüpfung verschiedener psychotherapeutischer Ansätze zu sog. integrierten Verfahren. Diese Entwicklungen haben vielfältige Ursachen. Dazu gehören

- Bemühungen, angesichts *weiter wachsender Aufgaben* für die psychotherapeutische Medizin, die Psychiatrie und die psychologische Psychotherapie die Methoden und Verfahren weiterzuentwickeln,
- das *Übergewicht ökonomischer gegenüber ökologischen Werten* im gesellschaftlichen Denken: Ein Zeitgeist, der das scheinbar rasch Machbare deutlich höher bewertet als die detaillierte Arbeit an mühsam erreichbaren Entwicklungsschritten,
- eine Hinwendung des allgemeinen Interesses von zwischenmenschlicher Erfahrung, Introspektion und Selbstverwirklichung zu *rationaler Lebensauffassung*, Planbarkeit von Veränderung und technologischem Umgang mit seelischen und kommunikativen Prozessen,
- eine *kritische Haltung gegenüber der Psychoanalyse* als Basis vieler der traditionellen Psychotherapieverfahren; die Kritik richtet sich dabei auf die lange Dauer der Behandlungen, die Schwierigkeit, ihre Prozesse und Wirkungen mit den herkömmlichen Methoden der Psychotherapieforschung angemessen und vergleichend zu erforschen und, damit zusammenhängend, die von manchen entgegen aller klinischen Relevanz in Frage gestellte Effizienz[407].

Die dynamische Kurzzeitpsychotherapie und die interpersonelle Psychotherapie werden abschließend als Beispiele für die neueren Entwicklungen genannt.

Dynamische Kurzzeitpsychotherapie

Die "dynamische Breitspektrum-Kurzzeitpsychotherapie"[408] wurde von Davanloo im Rahmen von systematischen Forschungsprojekten entwickelt. Es handelt sich um eine psychoanalytisch fundierte Kurzzeittherapie mit 15 bis 40 Sitzungen.

Technisch wird ein Behandlungsverlauf in *vier Phasen* angestrebt: Zunächst wird ein dynamisches Kernproblem herausgearbeitet. Dabei werden besonders die Übertragun-

---

[407] Grawe u.a. (1994), Mertens (1994)
[408] Davanloo (1978)

gen aus der Kindheit stammender Beziehungsmuster auf die jetzigen Beziehungen im Umfeld des Patienten und in der Therapie beachtet und deren Ursachen untersucht und bearbeitet. Anschließend werden die Widerstände, also die Abwehr des Patienten in der Behandlung, aktiv angegangen: Durch protrahierte Konfrontation und Deutung wird die Abwehr labilisiert, verdrängte Gefühle und Phantasien werden provoziert. In der darauffolgenden Phase der Durcharbeitung vermittelt der Therapeut durch Deutungen ein Verständnis der dynamischen Vorgänge im Patienten. Dabei sollen rationale Einsicht und emotionale Erfahrung gleichgewichtig zum Tragen kommen. Die Beendigungsphase zentriert abschließend auf die Dynamik von Abschied und Trennung und rundet den Behandlungsprozeß ab.

Gegenüber der traditionellen analytischen Psychotherapie geht der Psychotherapeut deutlich aktiver vor. Das betrifft die Konfrontation und Deutung von Widerständen und die zeitige Bearbeitung der negativen Übertragungen. Außerdem wird beabsichtigt, die Entwicklung einer regressiven Übertragungsneurose zu vermeiden.

Diese Behandlung ist an relativ anspruchsvolle *Auswahlkriterien* gebunden. Die Patienten müssen über gute Fähigkeiten verfügen, emotionale Kontakte aufzunehmen und auszuhalten, sie müssen Konfrontationen und Interpretationen konstruktiv verarbeiten können und über ein gutes Entwicklungspotential verfügen.

Interpersonelle Psychotherapie

Mit der Einführung der Psychotherapie in die Weiterbildungsinhalte der Psychiatrie entstand die Suche nach leicht handhabbaren, speziell für die psychiatrische Versorgung geeigneten Psychotherapiemethoden. Neben den traditionellen Verfahren findet dabei die interpersonelle Psychotherapie (IPT) besondere Beachtung[409], die in der interpersonellen Schule der amerikanischen Psychoanalyse[410] wurzelt und von Klerman[411] entwickelt wurde. Sie verbindet analytische, verhaltenstherapeutische und kommunikationstheoretische Ansätze und wird oft mit einer psychopharmakologischen Behandlung kombiniert. Sie betont die Bedeutung zwischenmenschlicher Probleme wie Partnerschaftskonflikte oder Verlusterlebnisse bei der Entstehung psychischer, insbesondere depressiver Erkrankungen. Intrapsychische Prozesse werden nicht besonders beachtet. Das *Ziel* der Behandlung ist Symptombeseitigung und Verbesserung der interpersonellen Problembewältigung.

Es handelt sich um eine Kurztherapie mit ca. 20 Sitzungen in drei Phasen:

- Diagnostik, Information und Einigung auf ein *Behandlungsproblem*; dabei werden abnorme Trauer, Konflikte mit Bezugspersonen, Probleme bei neuen Aufgaben und Kontaktprobleme als mögliche Problembereiche vorgegeben.
- *Bearbeitung* des Behandlungsproblems, wobei die Therapie sich auf die gegenwärtigen Aspekte beschränkt und die Geschichte des Problems zurückstellt.
- *Beendigung* mit Rückblick und Ausblick.

---

[409] Schramm und Berger (1994)
[410] Sullivan (1953)
[411] Klerman u.a. (1984)

Weiterführende Literatur:
Gesprächspsychotherapie: Bommert H (1979); Finke J, Teusch L (1991)
Hypnose und Autogenes Training: Schultz JH (1963)
Kriseninterventon: Bellak L, Small L (1965); Katschnig H, Konieczna T (1986)

20. Medikamente in der psychotherapeutischen Medizin

Medikamente in der Arzt-Patient-Beziehung

Die *Verschreibung* oder Verabreichung eines Medikaments ist ein interaktionelles Geschehen und darf nicht auf die biologisch-pharmakologische Ebene begrenzt betrachtet werden. Sie hat eine psychologische Bedeutung, indem sie Hilfe, Hoffnung, ärztliche Handlung repräsentiert und Übertragungsprozesse in Gang setzt und verändert[412]. Ein Medikament ist oft ein Symbol für die Person des Arztes und die Beziehung zu ihm. Die Verschreibung kann auf der unbewußten Ebene der Arzt-Patient-Beziehung als Bestätigung für eine hilfreiche Beziehung erlebt werden, die die Beziehung fördert und stabilisiert, zur Beruhigung des Patienten beitragen und sein Sicherheitsbedürfnis stillen kann. Die Verschreibung kann aber auch als Beweis für eine vermeintliche Unfähigkeit des Patienten, eine Situation zu bewältigen, als Verlust seiner Autonomie und, wenn Nebenwirkungen auftreten, als "Vergiftung" phantasiert werden und das Vertrauen in die Beziehung zum Arzt zerstören.

Nicht nur die Verordnung, sondern auch die *Verweigerung* eines Medikaments wirkt sich auf die Arzt-Patient-Beziehung aus. Sie kann für den Patienten Ermutigung und Aufforderung bedeuten, sich etwas zuzutrauen, und die Zuversicht stärken. Sie kann aber auch eine Zurückweisung und Verweigerung wirkungsvoller Hilfe und einen Vertrauensbruch darstellen.

Wie der Patient die Handhabung von Medikamenten erlebt und welche unbewußten Phantasien dadurch in Gang gesetzt werden, bestimmt weitgehend die *Compliance* (Kap. 1.3). Unzuverlässige Einnahme der Medikamente, heimlicher Gebrauch oder Mißbrauch, plötzliche Veränderungen in der Arzt-Patient-Beziehung nach Verordnung oder Verweigerung sind Zeichen für Störungen des Interaktionsprozesses in diesem Zusammenhang. Man muß die Möglichkeit im Auge behalten, daß unzureichende Medikamentenwirkungen nicht nur auf einen unzulänglichen pharmakologischen Effekt zurückzuführen sind, sondern auch mit psychologischen Faktoren, nämlich mit Störungen der Arzt-Patient-Beziehung in Zusammenhang stehen können.

> Grundsätzlich können und sollen Medikamente nicht ärztliche oder ggf. notwendige psychotherapeutische Gespräche ersetzen. Ein kompetenter Umgang mit Medikamenten muß in einen intensiven Gesprächskontakt zum Patienten eingebettet sein.

Die *Beachtung der Gegenübertragung* (Kap. 1.4) hilft, Fehlindikationen zur medikamentösen Behandlung zu vermeiden. Medikamente dürfen nicht aus einer Haltung der Ungeduld, Gleichgültigkeit, Bevormundung oder der Bequemlichkeit gegenüber dem Patienten heraus verordnet werden. Ebenso dürfen sie nicht verordnet werden, damit der Arzt sich Abstand verschaffen und unreflektiert Ängsten oder Gefühlen der Machtlosigkeit entgegenwirken kann. Unreflektierte Verordnungen, die aus einem unkontrollierten Affekt resultieren und nicht aus einer tatsächlich vorliegenden Notwen-

---

[412] Balint (1957), Balint u.a. (1975), Danckwardt (1980)

digkeit, können dem Patienten nicht nützen, untergraben die therapeutische Beziehung und den vermeintlich beabsichtigten therapeutischen Erfolg.

20.1 Kurzer Überblick über gebräuchliche Medikamente

Patienten mit neurotischen, reaktiven und psychosomatischen Erkrankungen werden außerordentlich häufig mit Medikamenten behandelt. Die Aufgabe dieses abschließenden Kapitels ist es, auf einige grundsätzliche Aspekte der medikamentösen Behandlung einzugehen und einige Leitlinien für die Anwendung von Medikamenten in der psychotherapeutischen Medizin darzustellen. Einzelheiten der Pharmakologie, der Wirkungen, Nebenwirkungen und Dosierungen sind dagegen nicht Gegenstand dieses Lehrbuchs. Dazu wird auf die ausführlichen Darstellungen in den einschlägigen Fachbüchern, speziell der Psychopharmakologie[413] verwiesen.

Bei der Behandlung neurotischer und psychosomatischer Störungen finden zwei Arten von Medikamenten Anwendung: psychotrope und nicht-psychotrope Substanzen.

Psychopharmaka
Unter Psychopharmaka versteht man Substanzen mit einem *psychotropen Effekt*. Sie wirken vornehmlich direkt auf Neurotransmittersysteme im Zentralnervensystem ein. Ihre Wirkung beruht zumeist darauf, daß sie die Impulsübertragung im Bereich der Neuronen bzw. Synapsen blockieren, indem sie Rezeptoren für Überträgersubstanzen besetzen oder die Bildung bzw. den Abbau von Überträgersubstanzen beeinflussen. Auf diese Weise nehmen sie Einfluß auf psychische, vegetative und extrapyramidal-motorische Funktionen. Bei der Anwendung sind die erwünschten psychotropen Effekte gegen die unerwünschten Nebenwirkungen abzuwägen.

Für die Behandlung von Erkrankungen aus dem Bereich der psychotherapeutischen Medizin werden bevorzugt verwendet:

- *Tranquilizer,* speziell Benzodiazepine: Sie wirken angstlösend, beruhigend, entspannend, sedierend, schlafanstoßend und muskelrelaxierend und werden bevorzugt bei Angst- und Unruhezuständen, Gereiztheit und Gespanntheit, bei muskulären Verspannungen, vegetativen Dysregulationen und Schlafstörungen verwendet. Während bei niederen Dosierungen der anxiolytische Effekt im Vordergrund steht, tritt bei hohen Dosierungen die Sedierung stärker hervor. Ihre Wirkung beruht auf der affektiven Entspannung, die sich sekundär günstig auf körperliche und vegetative Funktion auswirkt. Die Gefahr bei der regelmäßigen oder längerfristigen Gabe von Tranquilizern ist die Entwicklung einer Medikamentenabhängigkeit (s. unten). Deshalb soll gezielt, niedrig dosiert und nicht länger als 4 - 6 Wochen behandelt werden.

- *Neuroleptika:* Sie haben in niedriger Dosierung eine ähnliche Wirkung wie Tranquilizer, ohne eine Suchtgefährdung zu bewirken. Wegen der Nebenwirkungen, vor allem in Form extrapyramidaler (Dyskinesien) und vegetativer Störungen sollte ihre Anwendung in der psychotherapeutischen Medizin auf schwere Angstzustände begrenzt und zeitlich stark eingeschränkt werden.

---

[413] Benkert und Hippius (1986), Möller u.a. (1989)

Wichtige Psychopharmaka

Antidepressiva

- *Trizyklische Antidepressiva:*
  Imipramin (*Tofranil[R]*): antidepressiv, psychomotorisch neutral;
  Amitriptylin (*Saroten[R]*): antidepressiv, psychomotorisch dämpfend;
  Desipramin (*Pertofran[R]*) : antidepressiv, psychomotorisch aktivierend.

- *Monoaminoxydase- (MAO-) Hemmer:*
  Tranylcypromin (*Jatrosom[R]*): antidepressiv, antriebssteigernd,
  blutdrucksteigernd[414].

- *"Neuere" Antidepressiva:*
  Fluvoxamin (*Fevarin[R]*): antidepressiv, potentiell antriebssteigernd,
  geringe anticholinerge vegetative Nebenwirkungen;
  Mianserin (*Tolvin[R]*): antidepressiv, anxiolytisch, sedierend,
  geringe anticholinerge vegetative Nebenwirkungen.

Neuroleptika
Dazu gehören u.a.

- *Phenothiazine*, z.B.
  Levomepromazin (*Neurocil[R]*): schwach wirksame antipsychotische
  Substanz mit zusätzlich sedierender und analgetischer Wirkung
  und vegetativen Nebenwirkungen,
  insbesondere auf den Kreislauf (Hypotonie);
  Perazin (*Taxilan[R]*): mittelpotent wirksames Antipsychotikum mit
  zusätzlicher psychomotorischer Sedierung sowie vegetativen und
  extrapyramidalmotorischen Nebenwirkungen.

- *Butyrophenone*, z.B.
  Haloperidol (*Haldol[R]*): Hochpotente Substanz mit antipsychotischer Wirkung
  und ausgeprägter extrapyramidaler Nebenwirkung.

Tranquilizer
Dazu gehören u.a.

- *Benzodiazepine*, z.B.
  Diazepam (z.B. *Valium[R]*): anxiolytisch, entspannend, sedierend,
  muskelrelaxierend; Gefahr der Abhängigkeit.

- *Karbaminsäure-Derivate*, z.B.
  Meprobamat (z.B. *Visano[R]*): anxiolytisch, sedierend, entspannend;
  starke Abhängigkeitsgefährdung.

---

[414] Gefahr von Blutdruckkrisen nach Genuß bestimmter Nahrungsmittel.

- *Antidepressiva:* Sie haben je nach Stoffgruppe stimmungsaufhellende, aktivierende, sedierend-angstlösende oder analgetische Wirkungen. In der psychotherapeutischen Medizin kommen sie bei depressiven Neurosen, Angstanfällen, Phobien, Zwangssyndromen und Schmerzsyndromen zur Anwendung, außerdem bei psychovegetativen Störungen, wenn diese als depressive Äquivalente (sogenannte larvierte Depression) aufzufassen sind. Wegen unangenehmer Nebenwirkungen der Antidepressiva auf die vegetativen Funktionen (z.B. Mundtrockenheit) werden in der psychotherapeutischen Medizin meist Tranquilizer mit vergleichbarer Wirkung bevorzugt.

- *Hypnotika:* Sie wirken beruhigend und schlaffördernd und kommen speziell bei psychogenen Schlafstörungen in Betracht. Wegen der Gefahr einer Gewohnheitsbildung ist die Indikation aber mit großer Zurückhaltung zu stellen.

Nicht-psychotrope Medikamente

Neben den direkt auf das Zentralnervensystem einwirkenden Medikamenten finden in der psychotherapeutischen Medizin weitere Medikamente Anwendung, die direkt auf das vegetative Nervensystem wirken oder direkt bzw. indirekt auf das Erfolgsorgan einwirken:

- *Beta-Rezeptoren-Blocker*: Sie wirken dem erhöhten Symptikotonus bei Angstzuständen entgegen und vermindern psychovegetative Symptome, die als Angstäquivalente aufgefaßt werden können. Indikationen sind vor allem funktionelle Herz- und Kreislaufbeschwerden. Daneben sollen sie einen zentralen anxiolytischen Effekt haben, der sich bei Angstneurosen mit starken körperlichen Symptomen nutzen läßt. Der Vorteil liegt gegenüber Tranquilizern darin, daß keine Suchtgefahr besteht und ein sedierender Effekt nahezu fehlt.

- *Internistika, Dermatologika* u.a.: Psychosomatische Organkrankheiten machen sowohl im akuten Zustand bzw. im Krankheitsschub als auch zur Rezidivprophylaxe medikamentöse Behandlungen erforderlich. Je nach der Art der Erkrankung sind z.B. Antiasthmatika, Antiallergika, Kortikosteroide usw. indiziert. Diese Behandlungen werden im Zusammenhang mit den einzelnen Krankheitsbildern (Kap. 11.2) erwähnt. Meistens erfordert die Behandlung einer psychosomatischen Organerkrankung, zumindest im akuten Zustand, eine Kombination somatischer, psychotherapeutischer u.a. Behandlungsmaßnahmen (Kap. 11.1).

20.2 Zur Behandlung mit Psychopharmaka

Indikationen in der psychotherapeutischen Medizin

In der psychotherapeutischen Medizin liegt das Hauptgewicht der Behandlungen auf der Psychotherapie. Die **allgemeine Indikation** zur Psychopharmakobehandlung ergibt sich im psychosomatischen Bereich aus den Grenzen der Wirksamkeit und Verfügbarkeit psychotherapeutischer Maßnahmen. Es lassen sich folgende Kriterien für die Indikation zur medikamentösen Behandlung aufstellen:

- Patienten, bei denen psychotherapeutische Behandlungen oder Behandlungsversuche erfolglos verlaufen sind,
- Patienten, deren Persönlichkeit (z.B. mangelnde Flexibilität) oder Erkrankung (z.B. jahrzehntelange Chronifizierung, ausgeprägter Krankheitsgewinn) psychotherapeutische Verfahren prognostisch nicht aussichtsreich erscheinen lassen,

- Patienten, die unter heftigen akuten Spannungszuständen, Ängsten und Depressionen leiden und mit Hilfe beruhigender, spannungslösender oder depressionsmindernder Medikamente überhaupt erst in einem Zustand gelangen können, in dem sie für eine Psychotherapie zugänglich werden,
- Überbrückung bis zum Beginn einer geplanten psychotherapeutischen Behandlung oder bei behandlungsbegleitenden Dekompensationen im Verlauf psychotherapeutischer Behandlungen.

Neben diesen allgemeinen Gesichtspunkte gibt es inzwischen umfangreiche Erfahrungen mit der medikamentösen Behandlung einzelner Krankheitserscheinungen; dabei ist zu beachten, daß diese **speziellen Indikationen** symptom- bzw. syndromorientiert sind und nicht auf die zugrundeliegenden Persönlichkeitsfaktoren Bezug nehmen.

- *Ängste:* Im Zentrum der anxiolytischen medikamentösen Therapie stehen die Benzodiazepine (s. oben). Angstzustände mit starker körperlicher Beteiligung werden heute oft mit Beta-Rezeptoren-Blockern behandelt. Für die Behandlung von *Angstattacken* und *Phobien* werden neuerdings auch Antidepressiva vom Imipramintyp und MAO-Hemmer eingesetzt, wobei vorher eine Suizidalität ausgeschlossen werden muß und, bei MAO-Hemmern, besondere Diätvorschriften eingehalten werden müssen. Bei Erwartungsängsten (z.B. vor Prüfungen) finden Beta-Rezeptoren-Blocker Anwendung.
- *Depressionen:* Behandlung mit Antidepressiva. Meistens werden die "neueren" Antidepressiva bevorzugt, die weniger störende Nebenwirkungen (Mundtrockenheit, Kreislaufbeschwerden usw.) haben. Neben der stimmungsaufhellenden Wirkung ist der zusätzliche aktivierende bzw. dämpfende Effekt zu beachten: Bei Suizidalität dürfen keine antriebssteigernden Antidepressiva gegeben werden. Auch niedrigdosierte sedierende Neuroleptika werden zur Depressionsbehandlung verordnet.
- *Psychovegetative Störungen:* Bei somatisierten Depressionen werden bevorzugt Antidepressiva, bei somatisierter Angst bevorzugt Beta-Rezeptoren-Blocker und Tranquilizer verordnet. Bei *Schlafstörungen* werden Tranquilizer den stärker suchtgefährdenden Hypnotika vorgezogen.
- *Zwänge:* Behandlung mit Antidepressiva (Fluvoxamin) und Neuroleptika.

Leitlinien für die Anwendung

Bei der Entscheidung über den Einsatz psychisch wirksamer Substanzen zur Behandlung von Patienten mit neurotischen und psychosomatischen Störungen müssen die Vor- und Nachteile sorgfältig abgewogen werden. Ein *Gesamtbehandlungsplan*, der auf einer fundierten Diagnostik gründet, kann als Orientierungshilfe wichtige Dienste leisten. Dabei ist in der *Diagnostik* zunächst zu klären, ob und welche Art Psychotherapie in Frage kommt und welche Indikation ggf. eine medikamentöse Behandlung erforderlich macht.

In der *psychosomatischen Grundversorgung* können sich längere kombinierte Behandlungen mit stützender oder tiefenpsychologischer Psychotherapie und medikamentösen Behandlungen ergeben. Dabei sind zwei Aspekte zu beachten: Einerseits soll das Medikament, sofern erforderlich, konsequent und genügend hoch dosiert verabreicht werden, um den gewünschten Effekt zu erzielen; andererseits soll es das ärztliche Gespräch nicht behindern, sondern fördern.

In der *Fachpsychotherapie* gelten andere Grundsätze. Hier muß der Patient auf Dauer in die Lage kommen, auf Medikamente zu verzichten und sich mit Hilfe der psychotherapeutischen Interventionen zu stabilisieren. Wenn dies nicht gelingt, sind die Erfolgsaussichten für eine Psychotherapie im allgemeinen sehr begrenzt, d.h., es ist fraglich, ob durch eine Psychotherapie dann überhaupt eine ausreichende Stabilisierung zu erreichen ist. Ist eine Psychotherapie aber erst einmal in Gang, erübrigen sich Medikamente im allgemeinen rasch.

In der *analytischen Psychotherapie* gilt die Verordnung von Medikamenten durch den behandelnden Fachpsychotherapeuten selbst in der Regel als kontraindiziert, weil sie sich mit der Bearbeitung der unbewußten Beziehungsmuster und der unbewußten regressiven Phantasien des Patienten mit Hilfe der Übertragungsanalyse nicht verträgt. Dekompensationen während der Behandlung, die ein medikamentöses Eingreifen erforderlich machen, weisen häufig auf Probleme im Umgang mit der Übertragungsbeziehung hin. Um diese Probleme aufzuklären, werden erforderliche Medikamente am besten durch einen hinzugezogenen Psychiater verordnet, der eng mit dem Fachpsychotherapeuten zusammenarbeitet.

In der *Verhaltenstherapie* sind störende Wechselwirkungen zwischen psychotherapeutischer und medikamentöser Behandlung nicht zu erwarten, weil die Arzt-Patient-Beziehung einen anderen Stellenwert hat und nicht unter dem Gesichtspunkt der Neuauflage und Durcharbeitung unbewußter Konflikte gehandhabt wird. Hier können beide Behandlungsarten im allgemeinen in einer Hand liegen.

Gefahren der Behandlung mit Psychopharmaka

Die Einführung der Psychopharmaka Mitte unseres Jahrhunderts hat auch die Behandlung der Krankheiten aus dem Bereich der psychotherapeutischen Medizin nachhaltig beeinflußt. Mit den Vorteilen, die bei diesen Erkrankungen vor allem in der Möglichkeit einer medikamentösen Krisenintervention liegen, sind Gefahren verbunden, die sich aus einem zu **sorglosen Umgang mit Psychopharmaka** ergeben. Vor allem die weite Verbreitung der Benzodiazepine hat dazu geführt, daß eine Vielzahl von Patienten mit psychoneurotischen, psychovegetativen und psychosomatischen Erkrankungen über lange Zeit medikamentös behandelt wird, ohne daß psychotherapeutische Maßnahmen realisiert oder überhaupt erwogen werden. Es ist weitgehend unbestritten, daß Psychopharmaka bei dieser Gruppe von Patienten viel zu großzügig verordnet werden.

Eine behutsame Einstellung gegenüber der psychopharmakologischen Behandlung neurotischer und psychosomatischer Störungen darf aber nicht zu einer *unreflektierten Ablehnung* führen. Es gilt, im konkreten Einzelfall kurz- und längerfristige Vor- und Nachteile für den Patienten abzuwägen und eine vorurteilsfreie Entscheidung zu treffen.

Der traditionelle Einwand gegen Psychopharmaka, sie stünden einer Psychotherapie im Wege, ist in dieser allgemeinen Form nicht haltbar. **Störende Wechselwirkungen** zwischen psychotherapeutischen und medikamentösen Behandlungen sind nur bei Psychotherapieverfahren zu erwarten, die mit einer speziellen, psychoanalytisch orientierten Handhabung der Arzt-Patient-Beziehung arbeiten. Das Argument, daß Medikamente durch Symptombeseitigung die Psychotherapiemotivation behindern, ohne die ursächlichen Hintergründe zu verändern, ist aus der Sicht der Praxis nur bedingt berechtigt. Es besteht kein Zweifel, daß es Patienten gibt, die nach einer Verminderung ihrer seelischen und körperlichen Beschwerden auch keine Motivation zur Psychotherapie mehr zeigen; nur handelt es sich dabei um Patienten, die auch ohne Medikamente zumeist nur einen symptombezogenen Leidensdruck haben und keine weitergehende Psychotherapiemotivation. Es gibt aber auch Patienten, bei denen die positive Veränderung des Befindens unter dem Einfluß von Medikamenten zum Aufbau einer Vertrauensbeziehung (und einer positiven Grundübertragung) führt, die als Vehikel für die Einleitung einer psychotherapeutischen Behandlung genutzt werden kann.

Die wichtigste Voraussetzung für einen sinnvollen Einsatz von Psychopharmaka ist eine differenzierte Kenntnis der Wirkungen und möglichen Effekte der einzelnen Medikamente, die Vermeidung von ungezielten Verordnungen und zu hohen oder zu niedrigen Dosierungen, von wahllosem Wechsel zwischen einzelnen Präparaten und von medikamentösen Behandlungen über lange Zeiträume, die Chronifizierungen fördern.

Eine besondere Gefahr stellt die **Gewohnheits- und Suchtbildung** dar. Sie gilt vor allem für die *Hypnotika* (Schlafmittelsucht) und im begrenzten Maß für *Tranquilizer*. Bei der längerfristigen Gabe mittlerer und höherer Dosen von *Benzodiazepinen* kann es zu Abhängigkeitsentwicklungen kommen, die auch dadurch nicht vermieden werden können, daß zwischen verschiedenen Benzodiazepinen gewechselt wird. Sie sollten deshalb immer in möglichst niedriger Dosierung und nicht länger als einen Monat verordnet werden. Zusätzlich ist beim Patienten mit einer Abhängigkeitsproblematik in der Anamnese (Alkohol- oder Drogenanamnese) ein höchster Grad von Zurückhaltung erforderlich. Besondere Beachtung erfordert die *Low-dose-dependency*, eine schon bei niedriger Dosierung entstehende Abhängigkeit, die für Benzodiazepine typisch ist. Sie entsteht schon bei regelmäßiger Verabreichung in üblicher Dosierung nach wenigen Wochen.

Das Problem der **längerfristigen Benzodiazepinbehandlungen** ist ihre Beendigung: Bei Absetzversuchen treten, wenn die Dosierung nicht langsam reduziert wird, zwei Phänomene auf:

- *Rebound-Phänomene:* Beim raschen Absetzen des Medikamentes kommt es zu einer Gegenregulation mit Angst- und Unruhezuständen und Schlafstörungen.
- *Entzugssyndrome:* Sie beginnen wenige Tage nach dem Absetzen mit Angst, Depressionen, Konzentrationsstörungen und multiplen vegetativen Störungen und können schließlich in Zustände schwerer psychischer Dekompensation mit Depersonalisationserscheinungen, Delirien und Krämpfen führen.

Von größter Bedeutung ist die Tatsache, daß Tranquilizer und Hypnotika in großer Menge im Vorfeld der Medizin ohne ärztliche Indikation und Verordnung konsumiert werden. Die **Selbstmedikation** spielt eine große Rolle im Zusammenhang mit der Chronifizierung psychosomatischer Störungen. Die rasch beginnende Gewohnheitsbildung führt oft dazu, daß Patienten den Arzt wechseln, wenn "automatische Weiterverordnungen" nicht mehr reibungslos zu erlangen sind. Diese Entwicklungen, die natürlich nicht den Substanzen als solchen, sondern dem Umgang mit ihnen anzulasten sind, führen dazu, daß die Hintergrundsproblematik verschleppt wird. Am Beginn solcher Entwicklungen stehen gelegentlich unreflektierte Routineverordnungen ohne sorgfältige Klärung des Einzelfalls und der therapeutischen Perspektiven.

Weiterführende Literatur:
Psychopharmakotherapie: Benkert O, Hippius H (1986); Möller HJ u.a. (1989)
Interaktionelle Aspekte: Balint M (1957)

Anhang

1. Gegenstände der ärztlichen Prüfung

Gegenstandskatalog des schriftlichen Teils des 2. Abschnitts der ärztlichen Prüfung (GK 3)

Nervenheilkundliches Stoffgebiet

3.1*	Anamneseerhebung und Untersuchung > *siehe* Kap.5 *in diesem Buch*
14	Abhängigkeit (Sucht) > Kap. 10.2
16.1	Erlebnisreaktionen > Kap. 6
16.2	Neurosentherorie
16.3.1	Angstneurose > Kap. 8.2
16.3.2	neurotische Depression > Kap. 8.1
16.3.3	Zwangsneurose > Kap. 8.3
16.3.4	Phobie > Kap. 8.2
16.3.5	Konversion > Kap. 9.1
16.3.6	Hypochondrie > Kap. 8.2
16.3.7	Somatopsychische Störungen > Kap. 6.3
16.4	Persönlichkeitsstörung > Kap. 7
18.1	Sexuelle Funktionsstörungen > Kap. 9.4
18.2	Perversionen > Kap. 10.4
19	Suizidalität > Kap. 10.5 und 19.2
20.1	Arzt-Patient-Beziehung und Psychotherapie > Kap. 1.4, 6.3, 13.1, 13.2
20.2	Psychoanalytische Verfahren > Kap. 14 und 15
20.3	Gesprächspsychotherapie > Kap. 19.1
20.4	Verhaltenstherapie > Kap. 16
20.5	Suggestive Verfahren > Kap. 19.3
20.6	Stützende Psychotherapie > Kap. 19.2
20.7	Psychosomatische Grundversorgung > Kap. 13.2
20.8	Gruppenpsychotherapie > Kap. 18
20.9	Paar- u. Familientherapie > Kap. 17
20.10	Nonverbale, körperbezogene und andere Psychotherapien > Kap. 18
o.N.	Schmerztherapie > Kap. 9.3

Innere Medizin, Abschnitt 10: Psychosomatische Krankheiten

1.1	Systematik > Einführung
1.2	Diagnostik > Kap. 5
1.3	Therapie > Teil 3, insbesondere Kap. 13
2.1	Psychovegetative Allgemeinstörungen > Kap. 9.2
2.2	Funktionelle Herzbeschwerden > Kap. 9.2
2.3	Hyperventilationssyndrom > 9.2
2.4	Funktionelle Abdominalbeschwerden > Kap. 9.2

---

* Die Zahlen beziehen sich auf die Ziffern im GK 3 in der Neufassung von 1993 (Medicus-Verlag, Neu Isenburg Köln 1994)

2. Medizinisch-psychotherapeutische Fachgebiete und -bereiche

Aus der Muster-Weiterbildungsordnung der Bundesärztekammer

Gebietsbezeichnung "Psychotherapeutische Medizin"

Definition:

Die Psychotherapeutische Medizin umfaßt die Erkennung, psychotherapeutische Behandlung, die Prävention und Rehabilitation von Krankheiten und Leidenszuständen, an deren Verursachung psychosoziale Faktoren, deren subjektive Verarbeitung und / oder körperlich-seelische Wechselwirkungen maßgeblich beteiligt sind.

Weiterbildungzeit:

5 Jahre: 3 Jahre Psychotherapeutische Medizin, davon 2 Jahre im Stationsdienst, sowie 1 Jahr Psychiatrie und Psychotherapie und 1 Jahr Innere Medizin.

Gebietsbezeichnung "Psychiatrie und Psychotherapie"

Definition:

Die Psychiatrie und Psychotherapie umfaßt Wissen, Erfahrungen und Befähigungen zur Erkennung, nichtoperativen Behandlung, Prävention und Rehabilitation hirnorganischer, endogener, persönlichkeitsbedingter, neurotischer und situativ-reaktiver psychischer Krankheiten oder Störungen einschließlich ihrer sozialen Anteile und psychosomatischen Bezüge unter Anwendung somato-, sozio- und psychotherapeutischer Verfahren.

Weiterbildungszeit:

5 Jahre: 4 Jahre Psychiatrie und Psychotherapie, 1 Jahr Neurologie.

** Nach den Beschlüssen des 95. Deutschen Ärztetages 1992 in Köln

Zusatzbezeichnung "Psychotherapie"

Definition:

Die Psychotherapie umfaßt die Erkennung, psychotherapeutische Behandlung, Prävention und Rehabilition von Erkrankungen, an deren Verursachung psychosoziale Faktoren einen wesentlichen Anteil haben, sowie von Belastungsreaktionen infolge körperlicher Erkrankungen.

Weiterbildungszeit:
- *Hauptberuflich:* 2jährige klinische Tätigkeit, davon 1 Jahr Weiterbildung in Psychiatrie und Psychotherapie;
- *oder berufsbegleitend:* 3 Jahre Weiterbildung in der Psychotherapie.

Zusatzbezeichnung "Psychoanalyse"

Definition:

Die Psychoanalyse umfaßt die Erkennung und psychoanalytische Behandlung von Krankheiten und Störungen, denen unbewußte seelische Konflikte zugrunde liegen, einschließlich der Anwendung in der Prävention und Rehabilitation sowie zum Verständnis unbewußter Prozesse in der Arzt-Patienten-Beziehung.

Weiterbildungszeit:
- *Hauptberuflich:* 2jährige klinische Tätigkeit, davon 1 Jahr Weiterbildung in Psychiatrie und Psychotherapie;
- *oder berufsbegleitend:* 5 Jahre Weiterbildung in tiefenpsychologisch fundierter und analytischer Psychotherapie.

3. Aus- und Weiterbildung im Gebiet Psychotherapeutische Medizin

Inhalt und Ziel der Weiterbildung
nach der Muster-Weiterbildungsordnung der Bundesärztekammer

Vermittlung, Erwerb und Nachweis eingehender Kenntnisse, Erfahrungen und Fertigkeiten in den theoretischen Grundlagen, in der Diagnostik und Differentialdiagnostik seelisch bedingter und mitbedingter Krankheiten und solcher Leidenszustände, an deren Entstehung psychosomatische und somatopsychische Momente maßgeblich beteiligt sind, sowie in der differenzierten Indikationstellung und selbständigen, eigenverantwortlich durchgeführten Psychotherapie im ambulaten und stationären Bereich, einschließlich präventiver und rehabilitativer Maßnahmen.

Hierzu gehören:

Eingehende Kenntnisse, Erfahrungen und Fertigkeiten in
- den theoretischen Grundlagen, insbesondere Psychobiologie, Ethologie, Psychophysiologie, Entwicklungspsychologie, Persönlichkeitslehre, allgemeiner und spezieller Psychopathologie, psychiatrischer Nosologie einschließlich Klassifikation allgemeiner und spezieller Neurosenlehre und Psychosomatik einschließlich der Diagnose, Differentialdiagnose, Pathogenese, Psychodynamik und des Verlaufes der Erkrankungen des Gebietes,

- den theoretischen Grundlagen in der Sozial-, Lernpsychologie und allgemeiner und spezieller Verhaltenslehre zur Pathogenese und Verlauf der Erkrankungen des Gebietes,
- psychodiagnostischen Testverfahren und der Verhaltensdiagnostik,
- Dynamik der Paarbeziehungen, der Familie und Gruppe,
- den theoretischen Grundlagen der psychoanalytisch begründeten und kognitiv-behavioralen Psychotherapiemethoden einschließlich der Indikation für spezielle Therapieverfahren,
- Prävention, Rehabilitation, Krisenintervention, Suizid- und Suchtprophylaxe, Organisationspsychologie und Familienberatung,
- psychoanalytisch begründeter oder verhaltenstherapeutischer Diagnostik; hierzu gehört eine Mindestzahl selbständig durchgeführter Untersuchungen (analytisches Erstinterview, biographische Anamnese bzw. Verhaltensanalyse) einschließlich supervidierten Untersuchungen,
- der Durchführung tiefenpsychologischer Psychotherapie oder kognitiv-behavioraler Therapie; hierzu gehört eine Mindestzahl selbständig durchgeführter Behandlungen einschließlich supervidierter Behandlungen (Einzel-, Paar-, Familien- und Gruppenpsychotherapie),
- der Durchführung von suggestiven und entspannenden Verfahren,
- der Durchführung der supportiven Psychotherapie und Notfallpsychotherapie,
- der Anwendung weiterer tiefenpsychologischer Verfahren oder erlebensorientierter Verfahren und averbaler Verfahren,
- dem psychosomatisch-psychotherapeutischen Konsiliar- und Liaisondienst,
- Dokumentation von Befunden, ärztlichen Berichtswesen, einschlägigen Bestimmungen der Sozialgesetzgebung (Reichsversicherungsordung, Sozialgesetzbuch, Krankenkassenverträge, Rentenversicherung, Unfallversicherung, Mutterschutzgesetz, Jugend- und Arbeitsschutzgesetz o.a. Bestimmungen) und für die Arzt-Patienten-Beziehung wichtigen Rechtsnormen
- der Qualitätssicherung ärztlicher Berufsübung,
- der Balint-Gruppenarbeit,
- der Einzelselbsterfahrung und Gruppenselbsterfahrung, ständig begleitend während der gesamten Weiterbildungszeit,
- der psychosomatischen Begutachtung bei fachspezifischen und typischen Fragestellungen in der Straf-, Zivil, Sozial- und freiwilligen Gerichtsbarkeit.

Aus dem Gebiet der Inneren Medizin:
Eingehende Kenntnisse, Erfahrungen und Fertigkeiten in der Diagnostik und Differentialdiagnostik häufiger innerer Erkrankungen einschließlich der medikamentösen, diätetischen, physikalischen Behandlung, der Therapie chronischer Erkrankungen der Notfalltherapie und Rehabilitation, soweit für psychosomatische Erkrankungen erforderlich.

Aus dem Gebiet der Psychiatrie und Psychotherapie:
Eingehende Kenntnisse, Erfahrungen und Fertigkeiten in der psychiatrischen Anamnese und Befunderhebung sowie der Behandlung psychischer Erkrankungen unter Nutzung psychopharmakologischer und soziotherapeutischer Verfahren, soweit für psychosomatische Erkrankungen erforderlich.

4. Die psychoanalytische Ausbildung

Aus den Ausbildungsrichtlinien der Deutschen Psychoanalytischen Gesellschaft

Die Ausbildung umfaßt
- die Lehranalyse
- theoretische und klinische Lehrveranstaltungen
- kasuistisch-technische Seminare
- psychoanalytische Diagnostik
- Behandlung unter Anleitung von Kontrollanalytikern

Durchführung der Ausbildung

Sie wird an regionalen psychoanalytischen Instituten durchgeführt und ist in der Regel kontinuierlich und berufsbegleitend. Voraussetzung für die Zulassung sind
- ein abgeschlossenes Hochschulstudium (gegenwärtig das Medizinstudium oder das Psychologiestudium) und
- Tätigkeit in einem für die Ausbildung verwertbaren Erfahrungsfeld.

Die Lehranalyse

Die persönliche Analyse während der Zeit der Ausbildung ist die Lehranalyse. Sie ist ein grundlegender Teil der psychoanalytischen Ausbildung. Sie unterliegt der Schweigepflicht, auch gegenüber der Ausbildungsstätte. In der Lehranalyse erlebt und verarbeitet der Analysand in einem längeren regressiven Prozeß eigene unbewußte Dynamik in der Zwei-Personen-Beziehung mit Hilfe der psychoanalytischen Methode. Die Bedingungen und die Gestaltung der Lehranalyse (Frequenz, Dauer usw.) werden von dieser Zielsetzung bestimmt. Gegenwärtige oder vergangene dienstliche oder andere Abhängigkeiten oder die berufliche Zusammenarbeit als Kollegen schließen eine Lehranalyse aus. Der Kandidat kann den Lehranalytiker wechseln.

Theoretische und klinische Lehrveranstaltungen

Die Lehrveranstaltungen vermitteln Grundlagen und Fortentwicklungen der Psychoanalyse und umfassen Persönlichkeits- und Krankheitslehre, Diagnostik und Behandlungstheorie, Entwicklungs- und Kulturtheorie und andere Gegenstände der psychoanalytischen Wissenschaft. Daneben berücksichtigen sie weitere tiefenpsychologische Theorien und Konzepte und vermitteln einen Einblick in die Bedeutung von Nachbarwissenschaften für die Psychoanalyse (Literaturwissenschaft, Ethnologie, Soziologie usw.). In den Lehrveranstaltungen werden die Kandidaten angeregt, psychoanalytische Sichtweisen auch auf Kultur und Gesellschaft (Politik, Geschichte, Ökologie, Kunst) anzuwenden.

Praktika und kasuistisch-technische Seminare

Im ersten Teil der Ausbildung werden neben der Teilnahme an theoretisch-diagnostischen Seminaren psychoanalytische Erstuntersuchungen unter Anleitung dazu berechtigter Analytiker durchgeführt. Dabei macht der Kandidat erste Erfahrungen mit Patienten in einer psychoanalytischen Situation. Der Kandidat erhält nach einem Zwischenkolloquium die Erlaubnis zur psychoanalytischen Behandlung unter Anleitung dazu berechtigter Kontrollanalytiker. Zunächst werden Patienten im psychoanalytischen Verfahren behandelt. Behandlungen mit Modifikationen des psychoanalytischen Verfahrens erfordern die Erarbeitung zusätzlicher theoretischer Grundlagen und werden begonnen, wenn genügend Sicherheit im Umgang mit der psychoanalytischen Methode besteht. Psychoanalytische Behandlungen in Gruppen im Verlauf der Ausbildung setzen voraus, daß der Kandidat über eine eigene analytische Gruppenselbsterfahrung und Kenntnisse der Behandlungstheorie und -technik bei der Anwendung der Psychoanalyse in Gruppen verfügt.

Im zweiten Teil der Ausbildung nehmen die Kandidaten an kasuistisch-technischen Seminaren teil, in denen sie regelmäßig auch ihre eigenen Behandlungsfälle vorstellen.

Die Kontrollanalyse

Die Kontrollanalyse wird in der Zweiersituation oder in kleinen Gruppen durchgeführt. Es ist ihr Ziel, daß der Kandidat eine ihm angemessene Haltung in der psychoanalytischen Situation entwickelt und sich seiner unbewußten Beteiligung am Behandlungsprozeß bewußt wird. Daneben ist die Kontrollanalyse eine Beratung in Hinblick auf die Behandlungstechnik.

In der Kontrollanalyse zeigt sich die Entwicklung der psychoanalytischen Kompetenz des Kandidaten. Der Kontrollanalytiker vermittelt diesem laufend seinen Eindruck über den jeweiligen Entwicklungsstand und teilt dem Ausbildungsausschuß nach Absprache mit dem Kandidaten seine Beurteilung mit.

Bewertung, Prüfungen und Abschluß der Ausbildung

Die Ausbildung wird aufgrund der Beurteilungen der psychoanalytischen Erstuntersuchungen und der Behandlungen, in den kasuistisch-technischen Seminaren und in den Prüfungen bewertet. Dafür sind Beurteilungen des Verlaufs über einen längeren Zeitraum maßgeblich.

Ein Zwischenkolloquium dient dem Nachweis der Grundkenntnisse der Theorie und Praxis der Psychoanalyse. Der Abschluß der Ausbildung setzt voraus, daß der Kandidat befähigt ist, eigenverantwortlich den Beruf des Psychoanalytikers auszuüben. Den Nachweis dieser Befähigung erbringt er in der Abschlußprüfung. Diese besteht aus einer schriftlichen Falldarstellung, einer wissenschaftlichen Abhandlung und einem Abschlußkolloquium.

Literatur

Abelin E (1986) Die Theorie der frühkindlichen Triangulation. In: Stork J (Hg) Das Vaterbild in Kontinuität und Wandel. Frommann-Holzboog, Stuttgart

Abraham K (1925) Psychoanalytische Studien zur Charakterbildung. Fischer, Frankfurt a.M. 1969

Adler A (1912) Über den nervösen Charakter. Fischer, Frankfurt a.M.1972

Adler R (1986) Verhalten und Immunsystem. In: Uexküll Th v: Psychosomatische Medizin. Urban u. Schwarzenberg, München, 3. Aufl.

Adler R, Hemmeler W (1992) Anamnese und Körperuntersuchung; 3. Aufl. G. Fischer, Stuttgart

Ahrens S (1988) Die instrumentelle Forschung am instrumentellen Objekt. Psyche 42: 225 - 241

Alexander F (1950) Psychosomatische Medizin. De Gruyter, Berlin 1951

Andolfi M (1982) Familientherapie. Das systemische Modell und seine Anwendung. Lambertus, Freiburg i.Br.

Argelander H (1963/64) Die Analyse psychischer Prozesse in der Gruppe. Psyche 17: 450 - 470 und 481 - 515

Argelander H (1970) Das Erstinterview in der Psychotherapie. Wiss. Buchgesellschaft, Darmstadt

Argelander H (1972) Der Flieger. Suhrkamp, Frankfurt a.M.

Argelander H (1972) Gruppenprozesse - Wege zur Anwendung der Psychoanalyse in Behandlung, Lehre und Forschung. Rowohlt, Reinbek

Baade FW, Borck J, Koebe S, Zumvenne G (1982) Theorien und Methoden der Verhaltenstherapie. Dt Ges Verhaltenstherapie, Tübingen

Badura B (Hg) (1981) Soziale Unterstützung und chronische Erkrankung. Suhrkamp, Frankfurt a.M.

Baeyer W v, Häfner H, Kisker KP (1964) Psychiatrie der Verfolgten. Springer, Berlin usw

Balint M (1957) Der Arzt, der Patient und die Krankheit. Klett, Stuttgart 1963

Balint M (1968) Therapeutische Aspekte der Regression. Klett, Stuttgart 1970

Balint M (1970) Trauma und Objektbeziehung. Psyche 24: 306 - 358

Balint M, Hunt J, Joyce D, Marinker J, Woodcock J (1975) Das Wiederholungsrezept - Behandlung oder Diagnose. Klett-Cotta, Stuttgart

Balint M, Ornstein P, Balint E (1973) Fokaltherapie. Suhrkamp, Frankfurt a.M.

Bandura A (1979) Sozial-kognitive Lerntheorie. Klett-Cotta, Stuttgart

Bartling G, Echelmeyer L, Engberding M, Krause R (1992) Problemanalyse im therapeutischen Prozeß. 3. Aufl. Kohlhammer, Stuttgart

Basler HD, Otte H, Schneller Th, Schwoon D (1979) Verhaltenstherapie bei psychosomatischen Erkrankungen. Kohlhammer, Stuttgart

Bateson G (1972) Ökologie des Geistes. Suhrkamp, Frankfurt a.M., 1980

Bateson G, Jackson DD, Haley J, Weakland JW (1956) Schizophrenie und Familie. Suhrkamp, Frankfurt a.M. 1972

Bauer M (1979) Verhaltensmodifikation durch Modellernen. Kohlhammer, Stuttgart

Beck AT (1976) Wahrnehmung der Wirklichkeit und Neurose. Psychotherapie emotionaler Störungen. Pfeiffer, München 1979

Beck AT (1985) Cognitive therapy, behavior therapy, psychoanalysis and pharmacotherapy: A cognitive continuum. In: Mahoney MJ, Freeman A (Eds) Cognition and psychotherapy. Plenum Press, New York

Beck AT, Rush AJ, Shaw BF, Emry G (1979) Kognitive Therapie der Depression. Urban u. Schwarzenberg, München 1981

Becker H (1981) Konzentrative Bewegungstherapie. Thieme, Stuttgart

Beckmann D (1974) Der Analytiker und sein Patient. Huber, Bern Stuttgart

Beese F (Hg) (1978) Stationäre Psychotherapie. Vandenhoeck u. Ruprecht, Göttingen

Bellak L, Small L (1965) Kurzpsychotherapie und Krisenintervention. Suhrkamp, Frankfurt a.M. 1972

Benedetti G (1983) Todeslandschaften der Seele. Vandenhoeck u. Ruprecht, Göttingen

Benkert O, Hippius H (1986) Psychiatrische Psychopharmakotherapie. 4. Aufl. Springer, Berlin usw

Berne E (1964) Spiele der Erwachsenen. Rowohlt, Reinbek 1967

Bertalanffy L v (1966) General systems theory and psychiatry. In: Arieti S (ed) American Handbook of Psychiatry, Vol. III. Basic Books, New York

Beutel M (1988) Bewältigungsprozesse bei chronischen Erkrankungen. Edition Medizin VCH, Weinheim

Bick E (1964) Notes on infant observation in psychoanalytic training. Int J Psychoanal 45: 558 - 572

Bion WR (1961) Erfahrungen in Gruppen. Klett, Stuttgart 1974

Bion WR (1962) Lernen durch Erfahrung. Suhrkamp, Frankfurt a.M. 1990

Blanck G, Blanck R (1974) Angewandte Ich-Pschologie. Stuttgart: Klett-Cotta 1978

Blanck G, Blanck R (1979) Ich-Psychologie II. Klett-Cotta, Stuttgart 1980

Blos P (1962)Adoleszenz. Klett, Stuttgart 1973

Bommert H (1979) Grundlagen der Gesprächspsychotherapie. Kohlhammer, Stuttgart

Boszormenyi-Nagy I, Spark GM (1973) Unsichtbare Bindungen, Klett-Cotta, Stuttgart 1981

Brady JV (1958) Ulcers in "executive" monkeys. Scientific American 199 [4], 95

Bräutigam W (1964) Typus, Psychodynamik und Psychotherapie herzphobischer Zustände. Zschr psychosom Med 10: 276 - 292

Bräutigam W, Clement U (1989) Sexualmedizin im Grundriß. Thieme, Stuttgart

Bräutigam W, Knauss W, Wolff HH (Hg) (1983) Erste Schritte in der Psychotherapie. Springer, Berlin etc

Brede K (1971) Einführung in die Psychosomatische Medizin. Fischer Athenäum, Frankfurt a.M..

Brenner C (1955) Grundzüge der Psychoanalyse. Fischer, Frankfurt a.M.

Bruch H (1978) Der goldene Käfig. Das Rätsel der Magersucht. Fischer, Frankfurt a.M. 1980

Buchheim P, Cierpka M, Seifert Th (1991) Psychotherapie im Wandel. Abhängigkeit. Springer, Berlin etc.

Bühler C, Allen M (1973) Einführung in die humanistische Psychologie. Klett, Stuttgart 1974

Bykow KM, Kurzin IT (1966) Kortiko-viszerale Pathologie. Berlin

Caplan G (1961) An approach to community mental health. Grune & Straton, New York

Charlier T (1987) Über pathologische Trauer. Psyche 41: 865 - 882

Cremerius J (1968) Die Prognose funktioneller Syndrome. Enke, Stuttgart

Cremerius J (1984) Die psychoanalytische Abstinenz-Regel. Psyche 38: 769 - 800

Dahmer H (1975) Psychoanalyse als Gesellschaftstheorie. Psyche 29: 991 - 1010
Danckwardt JF (1980) Psychopharmaka - ein Problem für Psychotherapeuten. Prax Psychother Psychosom 25: 99 - 113
Davanloo H (1978) Basic principles and technique of short term dynamic psychotherapy. Spectrum, New York
Deutsch F (1924) Zur Bildung des Konversionssymptoms. Int Z Psychoanal 10: 380
Deutsch H (1934) Über einen Typus von Pseudoaffektivität. Int Z Psychoanal 20: 323 - 335
Diederichs P (1983) Urologische Psychosomatik. Springer, Berlin etc
Dilling H, Weyerer S, Castell R (1984) Psychische Erkrankungen in der Bevölkerung. Enke, Stuttgart
Dorrmann, W. (1991) Suizid. Therapeutische Interventionen bei Selbsttötungsabsichten. Pfeiffer, München
Dührssen A (1972) Analytische Psychotherapie in Theorie, Praxis und Ergebnissen. Vandenhoeck u. Ruprecht, Göttingen
Dührssen A (1986) Die biographische Anamnese unter tiefenpsychologischem Aspekt. Vandenhoeck und Ruprecht, Göttingen
Dührssen A (1988) Dynamische Psychotherapie. Springer, Berlin usw.

Eckhardt A (1989) Im Krieg mit dem Körper. Autoaggression als Krankheit. Rowohlt, Reinbek
Eckstaedt A (1992) Die Kunst des Anfangs. Suhrkamp, Frankfurt a.M.
Edelman GE (1989) The remembered present. A biologic theory of consciousness. Basic Books, New York
Ehlers A, Margraf J (1989) The psychopysiological model of anxiety. In: Emmelkamp PMG et al (Eds) Anxiety disorders. Swets, Amsterdam
Ehlert M, Lorke B (1988) Zur Psychodynamik der traumatischen Reaktion. Psyche 42, 502 - 532
Eicke-Spengler M (1977) Zur Entwicklung der Theorie der Depression. Psyche 31: 1077 - 1125
Eissler KR (1963) Die Ermordung von wie vielen seiner Kinder muß ein Mensch symptomfrei ertragen können, um eine normale Konstitution zu haben. Psyche 17: 241 - 291
Eissler KR (1978) Der sterbende Patient. Frommann-Holzboog, Stuttgart
Elhardt S (1981) Neurotische Depression. Z Psychother med Psychol 31: 10 - 14
Ellenberger HF (1985) Die Entdeckung des Unbewußten. Diogenes, Zürich
Ellis A, Grieger R (Hg) (1979) Praxis der rational-emotiven Therapie. Urban u. Schwarzenberg, München
Emmelkamp PMG (1985) Anxiety and Fear. In: Bellack AS, Hersen M, Kazdin AE (Eds) International Handbook of Behavior Modification and Therapy. Plenum Press, New York London
Emmelkamp PMG, Bouman TK, Scholing A (1993) Angst, Phobien und Zwang: Diagnostik und Behandlung. Verlag für Angewandte Psychologie, Göttingen
Engel GL (1955): Untersuchungen über psychische Prozesse bei Patienten mit Colitis ulcerosa. In: Brede K. (Hg): Einführung in die psychosomatische Medizin. Frankfurt a.M., 1974 (Fischer Athenäum)

Engel GL (1959) "Psychogenic" pain and the pain prone patient. Am J Med 26: 899 - 918

Engel GL (1962) Psychisches Verhalten in Gesundheit und Krankheit, 2. Aufl. Huber, Bern Stuttgart 1976

Engel GL, Schmale AH (1967): Eine psychoanalytische Theorie der somatischen Störung. In: Overbeck G. und A. Overbeck (Hg): Seelischer Konflikt - körperliches Leiden. Reader zur psychoanalytischen Psychosomatik. Rowohlt, Reinbek 1978

Enke H u.a. (1973) Lehrbuch der Medizinischen Psychologie. Urban u. Schwarzenberg, München

Erikson EH (1950) Kindheit und Gesellschaft. Klett, Stuttgart 1965

Erikson EH (1959) Identität und Lebenszyklus. Klett, Stuttgart 1966

Ermann M (1977) Verschmelzung und Vereinzelung. Prax Psychother 22: 153 - 158

Ermann M (1984) Die Entwicklung der psychoanalytischen Angstkonzepte und ihre therapeutischen Folgerungen. In: Rüger U (Hg) Neurotische und reale Angst. Vandenhoeck u. Ruprecht, Göttingen

Ermann M (1987) Die Persönlichkeit bei psychovegetativen Störungen. Springer, Berlin etc

Ermann M (1988) Die stationäre Langzeittherapie als psychoanalytischer Prozeß. In: Schepank H, Tress W (Hg) Die stationäre Psychotherapie und ihr Rahmen. Springer, Berlin etc

Ermann M (1989) Das Dreieck als Beziehungsform. Prax Psychother Psychosom 34: 261 - 269

Ermann M (1989) Psychogene Bewegungsstörungen - Schiefhals und Schreibkrampf im Verständnis des erweiterten Konversionsmodells. In: Hippius H u.a. (Hg) Katatone und dyskinetische Syndrome. Springer, Berlin etc

Ermann M (1989) Psychosomatische Aspekte von Schlafstörungen. Psychiatrie der Gegenwart 10: 51 - 55

Ermann M (1992) Die sogenannte Realbeziehung. Forum Psychoanal 8: 281 - 294

Ermann M (1992) Rekonstruktion des Früheren, Konstruktion im Hier und Jetzt. In: Buchheim P u.a. (Hg) Beziehung im Fokus. Springer, Berlin etc

Ermann M, Scharfenstein J (1987) Psychosomatische Aspekte muskulärer Schmerzen. Internist 28: 652 - 658

Ermann M, Waldvogel B (1992) Das AIDS-Angst-Syndrom. In: Kaschka W, Lungershausen E (Hg) Paranoide Syndrome. Springer, Berlin etc

Ernst C, Luckner N v (1985) Stellt die Frühkindheit die Weichen? Enke, Stuttgart

Eysenck HJ, Rachman S (1967) Neurosen - Ursachen und Heilmethoden. Verlag deutscher Wissenschaft, Berlin 1973

Eysenck HJ (1976) The learning theory model of neurosis - A new approach. Behav Res Therap 14: 251 - 267

Faber FR, Haarstrick R (1989) Kommentar zu den Psychotherapie-Richtlinien. Jungjohann, Neckarsulm

Federn E (1928/29): Selbstmordprophylaxe in der Analyse. Zschr psychoanal Pädagogik 3: 379 - 389

Feiereis H (1989) Diagnostik und Therapie der Magersucht und Bulimie. Marseille, München

Fenichel O (1931) Hysterien und Zwangsneurosen. Int Psychoanalyt Verlag, Wien

Fenichel O (1946) Die analytische Neurosenlehre. Walter, Olten 1975

Ferenczi S (1918) Zur Psychoanalyse der Kriegsneurosen. In Ders.: Bausteine der Psychoanalyse Bd 3. Huber, Bern Stuttgart 1964

Ferenczi S (1919) Hysterische Materialisationsphänomene. In Ders.: Bausteine der Psychoanalyse Bd 3. Huber, Bern Stuttgart 1964

Ferenczi S (1921) Weiterer Ausbau der aktiven Technik. In Ders.: Bausteine der Psychoanalyse Bd 2. Huber, Bern Stuttgart 1964

Ferenczi S (1933) Sprachverwirrung zwischen dem Erwachsenen und dem Kind. In Ders.: Bausteine der Psychoanalyse Bd 3, Huber, Bern Stuttgart 1964

Fichter MM (1985) Magersucht und Bulimie. Springer, Berlin etc

Finke J, Teusch L (Hg) (1991) Gesprächspsychotherapie bei Neurosen und psychosomatischen Erkrankungen. Asanger, Heidelberg

Fischer G (1990) Die Fähigkeit zur Objektspaltung bei Patienten mit Realtraumatisierung. Forum Psychoanal 6: 199 - 212

Foulkes SH (1964) Gruppenanalytische Psychotherapie. Kindler, München 1974.

Freud A (1936) Das Ich und die Abwehrmechanismen. Kindler, München 1974

Freud A (1952) Einige Bemerkungen zur Säuglingsbeobachtung. In: Die Schriften der Anna Freud, Bd 5. Kindler, München 1980

Freud A (1967) Anmerkungen zum psychischen Trauma. In: Die Schriften der Anna Freud, Bd 6. Kindler München 1980

Freud S (1895) Studien über Hysterie. Gesammelte Werke, Fischer, Frankfurt a.M. *[GW]* Bd 1

Freud S (1896) Weitere Bemerkungen über die Abwehr-Psychoneurosen. GW Bd 1

Freud S (1900) Die Traumdeutung. GW Bd 2/3

Freud S (1905) Drei Abhandlungen zur Sexualtheorie GW Bd 7

Freud S (1908) Charakter und Analerotik. GW Bd 7

Freud S (1909) Bemerkungen über einen Fall von Zwangsneurose. GW 7 (Der "Rattenmann")

Freud S (1910) Über einen besonderen Typus der Objektwahl beim Manne. GW Bd 8

Freud S (1914) Zur Einführung des Narzißmus. Ges. Werke Bd 10

Freud S (1915) Triebe und Triebschicksale. GW Bd 10

Freud S (1916) Trauer und Melancholie. GW Bd 10

Freud S (1916/17) Vorlesungen zur Einführung in die Psychoanalyse. GW Bd 11

Freud S (1917) Trauer und Melancholie. GW Bd 12

Freud S (1918) Aus der Geschichte einer infantilen Neurose. GW 12 (Der "Wolfsmann")

Freud S (1920) Jenseits des Lustprinzips. Gesammelte Werke Bd 13

Freud S (1923) Das Ich und das Es. Gesammelte Werke Bd 13

Freud S (1925) Selbstdarstellung. GW Bd 14

Freud S (1926) Hemmung, Symptom und Angst. GW Bd 14

Freud S (1930) Das Unbehagen in der Kultur. GW Bd 14

Freud S (1933) Neue Folge der Vorlesungen zur Einführung in die Psychoanalyse. GW Bd 15

Freud S, Breuer J (1895) Studien über Hysterie. Deuticke, Wien Leipzig. Siehe auch Freud S, GW 1, S. 75-312

Friedman RC (1986) Männliche Homosexualität. Springer, Berlin etc 1993

Fürstenau P (1977) Die beiden Dimensionen des psychoanalytischen Umgangs mit strukturell ich-gestörten Patienten. Psyche 31: 197 - 207

Gauss E, Köhle K (1986) Psychische Anpassungs- und Abwehrprozesse bei körperlicher Erkrankung. In: Uexküll Th v (Hg) Psychosomatische Medizin. Urban und Schwarzenberg, München (3. Aufl.)

Gerhard U (1986) Patientenkarrieren. Suhrkamp, Frankfurt a.M.

Gill MM (1979) Die Analyse der Übertragung. Forum Psychoanal 9: 46 - 61 (1993)

Grawe K, Donati R, Bernauer F (1994) Psychotherapie im Wandel. Hogrefe, Göttingen

Greenson RR (1965) Das Arbeitsbündnis und die Übertragungsneurose. Psyche 20: 81 - 103 (1966)

Greenson RR (1973) Technik und Praxis der Psychoanalyse. Klett, Stuttgart 1975

Grubrich-Simitis I (1979) Extremtraumatisierung als kumulatives Trauma. Psyche 33: 991 - 1023

Haan N (1977) Coping and defending. Academic Press, New York

Habermas T (1990) Heißhunger. Fischer, Frankfurt a.M.

Hahn P, Reindell A, Petzold E, Deter C, Stindl E (1977) Simultandiagnostik und Simultantherapie auf einer klinisch-psychosomatischen Station. Zschr psychosom Med 23: 287 - 396

Hahn P, Vollrath P, Petzold E (1975) Aus der Arbeit einer klinisch-psychosomatischen Station. Prax Psychother 20: 66 - 77

Hand I (1991) Verhaltenstherapie für Zwangskrankeund deren Angehörige. In: Möller HJ (Hg) Therapie psychiatrischer Erkrankungen. Enke, Stuttgart

Harris AT (1975) Ich bin o.K., du bist o.K. Rowohlt, Reibek

Hartmann H (1964) Ich-Psychologie. Klett, Stuttgart 1972

Hau TF (1975) Klinische Psychotherapie in ihren Grundzügen. Hippokrates, Stuttgart

Hayley J (1976) Direktive Familientherapie. Pfeiffer, München

Heigl F (1972) Indikation und Prognose in Psychoanalyse und Psychotherapie. Vandenhoeck u. Ruprecht, Göttingen

Heigl-Evers A (1972) Konzepte der analytischen Gruppenpsychotherapie. Vandenhoeck u. Ruprecht, Göttingen

Heigl-Evers A, Heigl F (1968) Analytische Einzel- und Gruppenpsychotherapie: Differentia spezifica. Gruppenpsychother Gruppendyn 2: 21 - 52

Heigl-Evers A, Heigl F (1973) Gruppenpsychotherapie: interaktionell, tiefenpsychologisch orientiert, psychoanalytisch. Gruppenpsychother Gruppendyn 7: 132 - 157

Heigl-Evers A, Heigl F (1979) Die psychosozialen Kompromißbildungen als Umschaltstellen innerseelischer und zwischenmenschlicher Beziehungen. Gruppenpsychother Gruppendyn 14: 310 - 325

Heigl-Evers A, Heigl F (1982) Tiefenpsychologisch fundierte Psychotherapie. Zschr psychosom Med 28: 160 - 175

Heigl-Evers A, Heigl F (1988) Das interaktionelle Prinzip in der Einzel- und Gruppenpsychotherapie. Zsch psychosom Med 29: 1 - 14

Heigl-Evers A, Heigl F, Ott J (Hg) (1993) Lehrbuch der Psychotherapie. UTB G. Fischer, Stuttgart

Heigl-Evers A, Helas I, Vollmer HC (1991) Suchttherapie. Vandenhoeck u. Ruprecht, Göttingen

Heigl-Evers A, Nitzschke B (1991) Das Prinzip "Deutung" und das Prinzip "Antwort" in der psychoanalytischen Therapie. Zschr psychosom Med 37: 115 - 127

Heigl-Evers A, Schepank H (1980/81) Ursprünge seelisch bedingter Erkrankungen, Bd 1 und 2. Vandenhoeck u. Ruprecht, Göttingen

Heim E (1988) Coping und Adaptivität. Psychother psychosom med Psychol 38: 8 - 18

Heim E, Willi J (1982) Psychosoziale Medizin, Bd 1. Springer, Berlin etc

Heimann P (1950) On Countertransference. Int J Psychoanal 31: 81 - 84

Heimann P (1962) Bemerkungen zur analen Phase. Psyche 16: 420 - 439

Henseler H (1974) Narzißtische Krisen - Zur Psychodynamik des Selbstmords. Rowohlt, Reinbek b. Hamburg

Henseler, H., Reimer, C. (1981): Selbstmordgefährdung. Zur Psychodynamik und Psychotherapie. Frommann-Holzboog, Stuttgart-Bad Cannstatt

Herrmann J u.a. (1990a) Essentielle Hypertonie. In: Uexküll Th v (Hg) Psychosomatische Medizin. Urban u. Schwarzenberg, München

Herrmann J u.a. (1990b) Das Hyperventilationssyndrom: In: Uexküll Th v (Hg) Psychosomatische Medizin. Urban u. Schwarzenberg, München

Hirsch (1987) Realer Inzest. Springer, Berlin etc

Hirsch M (1991) Körper und Nahrung als Objekte bei Anorexie und Bulimie. In: Ders. (Hg) Der eigene Körper als Objekt. Springer, Berlin usw.

Hoffmann S0 (1975) Zum psychoanalytischen Verständnis von Schlafstörungen. Psychother med Psychol 25: 51 - 63

Hoffmann SO (1979) Charakter und Neurose. Suhrkamp, Frankfurt a.M.

Hoffmann SO (1986) Psychoneurosen und Charakterneurosen. In: Kisker KP u.a. (Hg) Psychiatrie der Gegenwart, 3. Aufl. Springer, Berlin etc

Hoffmann SO, Egle UT (1989) Der psychogen und psychosomatisch Schmerzkranke. Z Psychother med Psychol 39: 193 - 201

Hoffmann SO, Hochapfel G (1991) Einführung in die Neurosenlehre, 4. Aufl. UTB Schattauer, Stuttgart

Hofstätter PR (1963) Einführung in die Sozialpsychologie. Kröner, Stuttgart

Huygen FJA (1978) Family medicine: The medical life history of families. Nijmegen, The Netherlands: Dekker & Van de Vegt

Isay AI (1989) Schwul sein. Piper, München 1990

Israel L (1983) Die unerhörte Botschaft der Hysterie. Reinhardt, München

Jacobi J (1972) Die Psychologie von C.G. Jung. Walter, Olten Freiburg i.Br.

Jacobson E (1959) Depersonalisation. J Amer Psa Assn 7: 581 - 593

Jacobson E (1973) Das Selbst und die Welt der Objekte. Suhrkamp, Frankfurt a.M.

Janssen PL (1987) Psychoanalytische Therapie in der Klinik. Klett-Cotta, Stuttgart

Janssen PL (1993) Von der Zusatzbezeichnung Psychotherapie zur Gebietsbezeichnung Psychotherapeutische Medizin. Zschr psychosom Med 39: 95 - 117

Janus L (1987) Die vergessene Revision der Konversionstheorie. In: Lamprecht F (Hg) Spezialisierung und Intergration in Psychosomatik und Psychotherapie. Springer, Berlin etc

Jiminez JP (1988) Die Wiederholung des Traumas in der Übertragung. Forum Psychoanal 4: 186 - 203

Jores A (1973) Der Kranke mit psychovegetativen Störungen. Vandenhoeck und Ruprecht, Göttingen

Kächele H, Steffens W (Hg) (1988) Bewältigung und Abwehr. Springer, Berlin etc

Kaluza G, Basler HD (1989) Psychologische Gruppenbehandlung vom Patienten mit chronischen Schmerzen. Psychother med Psychol

Kanfer F H, Reinecker H, Schmelzer D (1991) Selbstmanagement-Therapie. Springer, Berlin usw.

Kardinier A (1959) Traumatic neuroses of war. In: Arieti S (Ed) American Handbook of Psychiatry, Bd 1. Basic Books, New York

Katschnig H, Konieczna T (1986) Notfallpsychiatrie und Krisenintervention. In: Kisker KP u.a. (Hg) Psychiatrie der Gegenwart, Bd 2. Springer, Berlin usw.

Kernberg O (1970) Eine psychoanalytische Klassifizierung der Charakter-Pathologie. In: Objektbeziehungen und die Praxis der Psychoanalyse. Klett, Stuttgart 1981

Kernberg O (1975) Borderline-Störungen und pathologischer Narzißmus. Suhrkamp, Frankfurt a.M. 1978

Kernberg O (1976) Objektbeziehungen und Praxis der Psychoanalyse. Klett-Cotta, Stuttgart 1981

Kernberg O (1985) Ein konzeptuelles Modell der männlichen Perversion. Forum Psychoanal 1: 167 - 188

Kernberg O (1989) Psychodynamische Psychotherapie bei Borderline-Patienten. Bern Stuttgart, Huber 1993

Khan MMR (1979) Entfremdung bei Perversionen. Suhrkamp, Frankfurt a.M.1983

Kind J (1988) Selbstobjekt Automat. Forum Psychoanal 4: 116 - 138

Kind, J. (1992). Suizidal. Die Psychoökonomie einer Suche. Vandenhoeck & Ruprecht, Göttingen

King NJ (1980) The behavioral management of asthma and asthmarelated problems in children. J Behav Med 3: 169 - 189

Klapp B (1984) Psychosoziale Intensivmedizin. Springer, Berlin etc

Klauber J (1966): Psychoanalytische Beiträge zur psychosomatischen Medizin mit besonderer Berücksichtigung der Konversionstheorie. In: Brede K (1971) Einführung in die Psychosomatische Medizin. Fischer Athenäum, Frankfurt a.M..

Klerman GL, Weissman MM, Rounsaville BJ, Chevron ES (1984) Interpersonal psychotherapy of depression. Basic Books, New York

Klosterhalfen W, Klosterhalfen S (1990) Psychoimmunologie. In: Uexküll Th v (Hg) Psychosomatische Medizin. Urban u. Schwarzenberg, München

Klußmann R, Emmerich B (Hg) (1990) Der Krebs-Kranke. Springer, Berlin etc

Klüwer R (1970) Die Orientierungsfunktion des Fokus bei der psychoanalytischen Kurztherapie. Psyche 24: 739 - 755

Kögler M (1991) Die Verarbeitung des Inzesttraumas in der psychoanalytischen Behandlung. Forum Psychoanal 7: 202 - 213

Köhle K, Joraschky P (1990) Die Institutionalisierung der Psychosomatischen Medizin im klinischen Bereich. In: Uexküll Th v (Hg) Lehrbuch Psychosomatische Medizin. Urban u. Schwarzenberg, München 4. Aufl.

Köhle K, Simons C, Kubanek B (1986) Zum Umgang mit unheilbar Kranken. In Uexküll Th v (Hg) Psychosomatische Medizin. Urban u. Schwarzenberg, München, 3.Aufl.

Köhler L (1990) Neuere Ergebnisse der Kleinkindforschung. Forum Psychoanal 6: 32 - 51

Köhler T (1985) Psychosomatische Krankheiten. Kohlhammer, Stuttgart

Kohut H (1971) Narzißmus. Suhrkamp, Frankfurt a.M.1973

Kohut H (1977) Die Heilung des Selbst. Suhrkamp, Frankfurt a.M.1978

König K (1981) Angst und Persönlichkeit. Das Konzept vom steuernden Objekt und seine Anwendung. Vandenhoeck u. Ruprecht, Göttingen

König K (1991) Praxis der psychoanalytischen Therapie. Vandenhoeck u. Ruprecht, Göttingen

König K, Lindner WV (1991) Psychoanalytische Gruppenpsychotherapie. Vandenhoeck u. Ruprecht, Göttingen

Körner J (1990) Übertragung und Gegenübertragung - eine Einheit im Widerspruch. Forum Psychoanal 6: 87 - 104

Körner J, Rosin U (1985) Das Problem der Abstinenz in der Psychoanalyse. Forum Psychoanal 1: 25 - 47

Krause R (1983) Zur Onto- und Phylogenese des Affektsystems und ihrer Beziehung zu psychischen Störungen. Psyche 37: 1016 - 1043

Kröner-Herwig B, Sachse R (1988) Biofeedbacktherapie. Kohlhammer, Stuttgart

Krystal H, Raskin HA (1970) Drogensucht. Vandenhoeck u. Ruprecht, Göttingen 1983

Kübler-Ross E (1969) Interviews mit Sterbenden. Kreuz-Verlag, Stuttgart 1971

Küchenhoff J (1990) Die Repräsentation früher Traumata in der Übertragung. Forum Psychoanal 6: 15 - 31;

Lacey JI (1958) The evaluation of autonomic response. Ann New York Academy of Science 67: 123 - 164

Lachauer R (1993) Der Fokus in der Psychotherapie. Pfeiffer, München

Lauter H (1982) Die psychiatrische Versorgung von Suizidenten auf internistischen Stationen. In: Fiedler PA u.a. (Hg) Herausforderungen und Grenzen der klinischen Psychologie. Dt Ges Verhaltensther, Tübingen

Lazarus RS (1966) Psychological stress and the coping process. MacGraw-Hill, New York

Lazarus RS, Folkman S (1984) Stress, appraisal, and coping. Springer, New York Berlin Heidelberg

Legewie H, Nusselt L (1975) Biofeedback-Therapie. Urban u. Schwarzenberg, München

Leuner H (1985) Lehrbuch des Katathymen Bilderlebens. Huber, Bern Stuttgart

Leutz G (1974) Psychodrama, Theorie und Praxis. Springer, Berlin usw.

Levis DJ (1985) Experimental and theoretical foundation of behavior modification. In: Bellack AS, Hersen M, Kazdin AE (Eds) International Handbook of Behavior Modification and Therapy. Plenum Press, New York London

Lichtenberg JD (1983) Psychoanalyse und Kleinkindforschung. Springer, Berlin etc 1991

Lindemann E (1944) Symptomatology and management of acute grief. Am J Psychiat 101: 141 - 148

Linden M, Hautzinger M (1993) (Hg) Verhaltenstherapie (2. Aufl). Springer, Berlin usw.

Loch W (Hg) (1971) Die Krankheitslehre der Psychoanalyse. Hirzel, Stuttgart

Loch W (1979) Tiefenpsychologisch fundierte Psychotherapie - Analytische Psychotherapie. Ziele, Methoden, Grenzen. Wege zum Menschen 31: 177 - 193

Lohmer M (1988) Stationäre Psychotherapie bei Borderline-Patienten. Springer, Berlin etc

Lohmer M, Klug G u.a. (1992) Zur Diagnostik der Frühstörung. Prax Psychother Psychosom 37: 243 - 255

Lorenzer A (1966) Zum Begriff der traumatischen Neurose. Psyche 20: 481 - 492

Lorenzer A (1970) Symbol, Verdrängung und unbewußte Inhalte. In: Ders.: Kritik des psychoanalytischen Symbolbegriffs. Suhrkamp, Frankfurt a.M.

Lorenzer A, Thomä H (1965) Über zweiphasige Symptomentwicklung bei traumatischen Neurosen. Psyche 18: 674 - 684

Lowen A (1979) Bioenergetik, Rowohlt, Reinbek

Luborsky L (1984) Einführung in die analytische Psychotherapie. Springer, Berlin etc 1985

Ludewig K (1992) Systemische Therapie. Grundlagen klinischer Theorie und Praxis. Klett-Cotta, Stuttgart

M'Uzan M de (1977): Zur Psychologie der psychosomatisch Kranken. In:Overbeck G. und A. Overbeck (Hg): Seelischer Konflikt - körperliches Leiden. Reader zur psychoanalytischen Psychosomatik. Rowohlt, Reinbek 1978

Mahler M (1968) Symbiose und Individuation. Klett, Stuttgart 1972

Mahler M (1975) Die Bedeutung des Loslösungs-Individuations-Prozesses für die Beurteilung von Borderline-Phänomenen. Psyche 29: 609 - 621

Mahler M, Pine F, Bergman A (1978) Die psychische Geburt des Menschen. Fischer, Frankfurt a.M.

Malan DH (1962) Psychoanalytische Kurztherapie. Huber, Bern Stuttgart

Marty P (1958): Die allergische Objektbeziehung In: Brede K. (Hg): Einführung in die psychosomatische Medizin. Fischer Athenäum, Frankfurt a.M., 1974

Marty P, M'uzan M de (1963) Das operative Denken. Psyche 32: 974 - 984 (1978)

Massermann JH (1943) An experimental psychoanalytic approach to psychobiologic principles. Chicago (zit. n. Basler u.a. 1979)

Masters WH, Johnson VE (1973) Anorgasmie und Impotenz. Goverts Krüger Stahlberg, Frankfurt a.M.

McDougall J (1985) Plädoyer für eine gewisse Anomalität. Suhrkamp, Frankfurt a.M. 1988

Meermann R, Vandereycken W (1987) Therapie der Magersucht und Bulimia nervosa. de Gruyter, Berlin

Meerwein F (1969) Die Grundlagen des ärztlichen Gesprächs. Eine Einführung in die psychoanalytische Psychosomatik. Huber, Bern Stuttgart

Meichenbaum D W (1979) Kognitive Verhaltensmodifikation. Urban u. Schwarzenberg, München

Melzack R, Wall P (1965) Pain machanisms: A new theory. Science 150: 971 - 979

Mentzos S (1980) Hysterie. Kindler, München

Mentzos S (1982) Neurotische Konfliktverarbeitung. Fischer, Frankfurt a.M.

Mertens W (1992): Entwicklung der Psychosexualität und der Geschlechtsidentität. Bd 1: Geburt bis 4. Lebensjahr. Kohlhammer, Stuttgart

Mertens W (1990/91) Einführung in die psychoanalytische Therapie, 3 Bde. Kohlhammer, Stuttgart

Mertens W (1994) Psychoanalyse auf dem Prüfstand? Eine Erwiderung auf die Meta-Analyse von Klaus Grawe. Quintessenz, Berlin München

Mester H (1981) Die Anorexia nervosa. Springer, Berlin usw.

Meyer AE, Richter R (1991) Forschungsgutachten zu Fragen eines Psychotherapeutengesetzes im Auftrag des Bundesministers für Jugend, Familie, Frauen und Gesundheit. Bonn, Unveröff Manuskr

Meyer AE, Stuhr U, Wirth U, Rüster P (1988) 12-year follow-up study of the Hamburg short psychotherapy experiment. Psychother Psychosom 49: 192 - 200

Meyer JE (1977) Über abnorme Trauerreaktionen. Z psychosom Med 23: 303 - 309

Miltner W, Birbaumer N, Gerber WD (1986) Verhaltensmedizin. Springer, Berlin etc

Minuchin S (1974) Familie und Familientherapie. Lambertus, Freiburg i.Br., 7. Aufl. 1987

Minuchin S, Rosman B, Baker L (1978) Psychosomatische Krankheiten in der Familie. Klett-Cotta, Stuttgart 1981

Mirsky IA (1958) Körperliche, seelische und soziale Faktoren bei psychosomatischen Störungen. Psyche 15 (1961): 26 - 37

Mitchell JE u.a. (1985) Intensive outpatient group psychotherapy for bulimia. In: Garner DM, Garfinkel PE (Eds) Handbook of psychotherapy for anorexia nervosa and bulimia. Guilford Press, New York

Mitscherlich A (1961) Anmerkungen über die Chronifizierung psychosomatischen Geschehens. Psyche 15: 1 - 25

Mitscherlich A (1965) Über die Behandlung psychosomatischer Krankheiten. Psyche 18: 642 - 663

Mitscherlich A (1969) Krankheit als Konflikt. Suhrkamp, Frankfurt a.M.

Mitscherlich A (Hg) (1967) Der Kranke in der modernen Gesellschaft. Kiepenheuer u. Witsch, Köln

Mitscherlich M (1971) Zur Psychoanalyse des Torticollis spasticus. Nervenarzt 42: 420 - 426

Möhring P, Neraal T (1991) Psychoanalytisch orientierte Familien- und Sozialtherapie. Westdeutscher Verlag, Opladen

Möller HJ, Kissling W, Stoll KD, Wendt G (1989) Psychopharmakotherapie. Kohlhammer, Stuttgart

Moreno JL (1959) Gruppenpsychotherapie und Psychodrama. Thieme, Stuttgart

Morgan WL, Engel GL (1977) Der klinische Zugang zum Patienten. Anamnese und Körperuntersuchung. Huber, Bern Stuttgart

Morgenthaler F (1984) Homosexualität, Heterosexualität, Perversion. Qumram, Frankfurt a.M.

Mower O (1960) Learning theory and behaviour. Wiley, New York

Niederland WG (1980) Folgen der Verfolgung: Das Überlebenssyndrom. Suhrkamp, Frankfurt a.M.

Orlinsky DE, Howard KI (1986) Process and outcome in psychotherapy. In: Garfield SL, Bergin AE (Eds) Handbook of psychotherapy and behavioural change, 3rd ed. Wiley, New York

Overbeck G und A (Hg) (1978) Seelischer Konflikt - körperliches Leiden. Rowohlt, Reinbek

Papousek M (1989) Frühe Phasen der Eltern-Kind-Beziehungen. Prax Psychother Psychosom 34: 109 - 122

Parsons T (1951) The social system. Routledge & Kegan, London

Perls FS (1969) Gestalt-Therapie in Aktion. Klett, Stuttgart 1974

Petzold E, Reindell A (1980) Lehrbuch Psychosomatische Medizin. UTB Quelle u. Meyer, Heidelberg

Pfeiffer R, Leuzinger-Bohleber M (1986) Applications of cognitive science methods to psychoanalysis. Int Rev Psycho-Anal 13: 221 - 240

Pflanz M (1967) Sozialer Wandel und Krankheit. Enke, Stuttgart

Pohlen M (1972) Gruppenanalyse. Vandenhoeck u. Ruprecht, Göttingen
Pöldinger W (1982) Suizidprophylaxe bei depressiven Syndromen. Neuropsychiatr Clin 1: 87 - 95
Pöppel E, Bullinger M (1990) Medizinische Psychologie. Edition Medizin, Weinheim

Quint H (1984) Der Zwang im Dienst der Selbsterhaltung. Psyche 38: 715 - 737
Quint H (1988) Die Zwangsneurose aus psychoanalytischer Sicht. Springer, Berlin etc

Racker H (1959) Übertragung und Gegenübertragung. Reinhardt, München 1978
Radebold H (1992) Psychodynamik und Psychotherapie Älterer. Springer, Berlin etc
Rangell L (1959): Die Konversion. Psyche 23 (1969) 121 - 147
Rechenberger I (1976) Tiefenpsychologisch ausgerichtete Diagnostik und Behandlung von Hautkrankheiten. Vandenhoeck u. Ruprecht, Göttingen
Reich W (1925) Der triebhafte Charakter. Internat Psychoanalytischer Verlag, Wien
Reich W (1933) Charakteranalyse. Eigenverlag, Wien (Nachdruck als Fischer-Taschenbuch)
Reimer C (1981) Zur Problematik der Helfer-Suizident-Beziehung. In: Henseler H, Reimer C (1981)
Reimer C (1982) Suizid. Springer, Berlin usw.
Reinecker H (1986) Methoden der Verhaltenstherapie. In Dt Ges für Verhaltenstherapie (Hg) Verhaltenstherapie-Theorien und Methoden (S 64-179). DGVT-Verlag, Tübingen
Reinecker H (1987) Grundlagen der Verhaltenstherapie. Psychologie Verlags Union, Weinheim
Richter HE (1968) Eltern, Kind, Neurose. Rowohlt, Reinbek
Richter HE (1970) Patient: Familie. Entstehung, Struktur und Therapie von Konflikten in Ehe und Familie. Rowohlt, Reinbek
Richter HE (1972) Die Gruppe. Hoffnung auf einen neuen Weg, sich selbst und andere zu befreien. Rowohlt, Reinbek
Richter HE, Beckmann D (1969) Herzneurose. Thieme, Stuttgart
Riemann F (1961) Grundformen der Angst. Reinhardt, München
Riemann F (1970) Über den Vorteil des Konzepts einer präoralen Phase. Z psychosom Med 16: 27 - 40
Ringel E (1969) Selbstmordverhütung. Huber, Bern Stuttgart
Rogers C (1942) Die nicht-direktive Beratung. Kindler, München 1972
Rogers C (1951) Die klient-bezogene Gesprächstherapie. Kindler, München 1973
Rogers C (1957) The necessary and sufficient conditions of therapeutic personality change. J Consult Psychol 21: 95 - 103
Rogers C (1959) Eine Theorie der Psychotherapie, der Persönlichkeit und der zwischenmenschlichen Beziehungen. GwG-Verlag, Köln, 2. Aufl. 1989
Rohde-Dachser C (1979) Das Borderline-Syndrom. Huber, Bern Stuttgart
Rohde-Dachser C (1990) Ausformung der ödipalen Dreieckskonstellation bei narzißtischen und Borderline-Störungen. Psyche 41: 733 - 799
Rohrmeier F (1982) Langzeiterfolge psychosomatischer Therapien. Springer, Berlin etc
Roseman RH, Friedman M (1977) Modifying type a behavior pattern. J Psychosom Res 21: 323 - 331
Rosenfeld H (1990) Sackgassen und Deutungen. Verlag Internat Psychoanalyse, München

Roskamp H (1971) Grundzüge der Neurosenlehre. In: Loch W (Hg) Die Krankheitslehre der Psychoanalyse, 2. Aufl. Hirzel, Stuttgart

Rost D (1986) Psychoanalytische Modellvorstellungen zur Theorie des Alkoholismus. Psyche 40: 289 - 309

Rudolf G (1988) Krankheiten im Grenzbereich von Neurose und Psychose. 2. Aufl. Vandenhoeck und Ruprecht, Göttingen

Rudolf G (1991) Die therapeutische Arbeitsbeziehung. Springer, Berlin etc

Sachse U (1993) Selbstverletzendes Verhalten. Vandenhoeck u. Ruprecht, Göttingen

Sandler J (1976) Gegenübertragung und die Bereitschaft zur Rollenübernahme. Psyche 30: 297 - 305

Sandler J ua (1987) Psychisches Trauma. Sigmund Freud Institut, Frankfurt a.M.

Schepank H (1986) Die psychogenen Erkrankungen der Stadtbevölkerung. Springer, Berlin etc

Schepank H (1994) Gen oder Psychogen. Zsch psychosom Med 40: 11 - 24

Schepank H, Tress W (Hg) (1988) Die stationäre Psychotherapie und ihr Rahmen. Springer, Berlin etc

Schilder P (1923) Das Körperschema. Springer, Berlin

Schlieffen H v (1983) Psychoanalyse ohne Grundregel. Psyche 37: 481 - 496

Schlippe A v (1984) Familientherapie im Überblick. Basiskonzepte, Formen, Anwendungsmöglichkeiten. Junfermann-Verlag, Paderborn

Schmidbauer W (1977) Die hilflosen Helfer. Rowohlt, Reinbek

Schmidt H, Struppler H (1982) Schmerz. Piper, München

Schmitt G (1987) Anorexia nervosa und Bulimie. Prax Psychother Psychosom 32: 128 - 136

Schorr A. (1984) Die Verhaltenstherapie. Beltz, Weinheim

Schramm E, Berger M (1994) Zum gegenwärtigen Stand der interpersonellen Psychotherapie. Nervenarzt 65: 2 - 10

Schubert HJ (1989) Psychosomatische Faktoren bei Hauterkrankungen. Vandenhoeck u. Ruprecht, Göttingen

Schüffel W, Uexküll Th v (1990) Funktionelle Syndrome um gastrointestinalen Bereich. In: Uexküll Th v (Hg) Psychosomatische Medizin. Urban u. Schwarzenberg, München

Schulte D, Wittchen HU (Hg) (1988) Diagnostik psychischer Störungen. Themenheft: Diagnostica 34, 1 - 98

Schultz JH (1952) Hypnose-Technik. Fischer, Stuttgart

Schultz JH (1963) Psychotherapie. Fischer, Stuttgart

Schultz JH (1966) Das Autogene Training. Thieme, Stuttgart

Schultz-Hencke H (1940) Der gehemmte Mensch. Thieme, Stuttgart (Neuaufl. 1982)

Schultz-Hencke H (1951) Lehrbuch der analytischen Psychotherapie. Thieme, Stuttgart

Schur M (1955): Zur Metapsychologie der Somatisierung. In: Brede K (1971) Einführung in die Psychosomatische Medizin. Fischer Athenäum, Frankfurt a.M..

Schwidder W (1972) Klinik der Neurosen. In: Kisker KP u.a. (Hg) Psychiatrie der Gegenwart, Bd 2. Springer, Berlin etc

Segal H (1973) Melanie Klein, eine Einführung. Kindler, München 1974

Seidler GH (Hg) (1993) Magersucht - öffentliches Geheimnis. Vandenhoeck u. Ruprecht, Göttingen

Seligman MEP (1975) Helplessness. Freeman, San Francisco

Selvini-Palazzoli M (1974) Magersucht. Klett-Cotta, Stuttgart 1982
Selvini-Palazzoli M (1992) Die psychotischen Spiele in der Familie. Klett-Cotta, Stuttgart
Selvini-Palazzoli M et al. (1977) Paradoxon und Gegenparadoxon. Klett-Cotta, Stuttgart
Selye H (1956) Streß: Bewältigung und Lebensgewinn. Piper, München 1974
Siegrist J (1980) Die Bedeutung von Lebensereignissen für die Entstehung körperlicher und psychosomatischer Erkrankungen. Nervenarzt 51: 313 - 320
Siegrist J, Dittmann K, Ritter K, Weber I (1982) The social context of active distress in patients with early myocardial infarction. Soc Sci Med 16: 443 - 453
Sigmund D (1994) Die Phänomenologie der hysterischen Persönlichkeitsstörung. Nervenarzt 65: 18 - 25
Sigusch V (Hg) (1980) Therapie sexueller Störungen. Thieme, Stuttgart (2. Aufl.)
Simon F, Stierlin H (1984) Die Sprache der Familientherapie, ein Vokabular. Klett-Cotta, Stuttgart
Slavson SR (1943) Einführung in die Gruppenpsychotherapie von Kindern und Jugendlichen. Vandenhoeck u. Ruprecht, Göttingen 2. dt. Aufl. 1971
Spitz R (1965) Vom Säugling zum Kleinkind. Klett, Stuttgart 1967
Sprott W (1958) Human groups. Pinguin Books, London
Stampfl TG, Levis DJ (1973) Implosive therapy. Theory and technique. Morristown NJ: General Learning Press
Stern D (1985) Die Lebenserfahrung des Säuglings. Klett-Cotta, Stuttgart 1992
Stierlin H, Wirsching M (1977) Das erste Familiengespräch. Klett-Cotta, Stuttgart
Stoller R (1979) Perversion: Die erotische Form von Haß. Rowohlt, Reinbek
Stolze H (1959) Psychotherapeutische Aspekte der Konzentrativen Bewegungstherapie. In: Speer E (Hg) Kritische Psychotherapie. Lehmann, München
Strupp HH (1971) On the basic ingredients of psychotherapy. J Consult Clin Psychol 41: 1 - 8

Tausch R (1975) Gesprächspsychotherapie. Hogrefe, Göttingen
Thomä H (1961) Anorexia nervosa. Klett, Stuttgart
Thomä H, Kächele H (1985/88) Lehrbuch der psychoanalytischen Therapie, 2 Bde. Springer, Berlin etc
Tomkins SS (1962/63) Affect, immagery, consciousness. Springer, New York
Tress W (1985) Psychoanalyse der Sucht. Forum Psychoanal 1: 81 - 92
Tress W (1986) Das Rätsel der seelischen Gesundheit. Vandenhoeck u. Ruprecht, Göttingen
Tress W (Hg) (1994) Psychosomatische Grundversorgung. Schattauer, Stuttgart New York
Tress W, Reister G (1990) Zur traumatischen Chimäre des unempfindlichen Kindes. Prax Psychother Psychosom 35: 190 - 204

Uexküll Th v (Hg) (1990) Psychosomatische Medizin, 4. Aufl. Urban u. Schwarzenberg, München
Uexküll Th v (Hg) (1981) Integrierte Psychosomatische Medizin in Praxis und Klinik. Schattauer, Stuttgart New York

Verres R, Faller H, Michel U, Schilling S (1985) Subjektive Krankheitstheorie. In: Fischer P (Hg) Therapiebezogene Diagnostik. Dt Ges Verhaltensther, Tübingen

Wahl R, Hartmann K (1989) Ergebnisse der Psychotherapieforschung am Beispiel der kognitiven Verhaltenstherapie bei depressiven Erkrankungen. In: Wahl R, Hautzinger M (1989)

Wallerstein R (1986) Forty-two lives in treatment. Guildford Press, New York London

Watzlawick P, Beavin JH, Jackson DD (1969) Menschliche Kommunikation. Huber, Bern Stuttgart

Weber G, Stierlin H (1989) In Liebe entzweit. Die Heidelberger Familientherapie der Magersucht. Rowohlt, Reinbek

Weizsäcker V v (1940) Der Gestaltkreis. Thieme, Leipzig

Wilkens J (1970) A follow up study of those who called a suicide prevention center. Am J Psychoatry 127: 155 - 161

Willi J (1975) Die Zweierbeziehung. Rowohlt, Reinbek

Willi J (1978) Die Therapie der Zweierbeziehung. Rowohlt, Reinbek

Willi J, Heim E (1982) Psychosoziale Medizin. Bd 2, Springer, Berlin etc

Winnicott DW (1954) Von der Kinderheilkunde zur Psychoanalyse. Reinhardt, München

Wittling W (1980) Biofeedback-Therapie. In W Wittling (Hg) Handbuch der Klinischen Psychologie Bd 2 (S 197-245). Hoffmann u. Campe, Hamburg

Wöller W (1994) Neuere Auffassungen zur Funktion masochistischer Phänomene. Forum Psychoanal 10: 162 - 174

Wolpe J (1972) Praxis der Verhaltenstherapie. Huber, Bern Stuttgart

Wolpe J, Florin I, Tunner W (1975) (Hg) Therapie der Angst: Systematische Desensibilisierung. Urban u. Schwarzenberg, München

Wurmser L (1993) Das Rätsel des Masochismus. Springer, Berlin etc

Wyss D (1961) Die tiefenpsychologischen Schulen. Vandenhoeck u. Ruprecht, Göttingen

Zepf S (Hg) (1981) Psychosomatische Medizin auf dem Weg zur Wissenschaft. Campus, Frankfurt a.M.

Zepf S, Weidenhammer B, Baur-Morlock J (1986) Realität und Phantasie. Psyche 40: 124 - 144

Zetzel RE (1968) Der sog. gute Hysteriker. In: Dies.: Die Fähigkeit zum emotionalen Wachstum. Klett, Stuttgart 1974

Zielke M, Sturm J (1994) (Hg) Handbuch der stationären Verhaltenstherapie. Weinheim: Beltz, Weinheim

Zintl-Wiegand A, Schmidt-Maushardt C, Leisner R, Cooper B (1978) Psychische Erkrankungen in Mannheimer Allgemeinpraxen. In: Häfner H (Hg) Psychiatrische Epidemiologie. Springer, Berlin etc

Sachverzeichnis

vgl. auch die Begriffe im Inhaltsverzeichnis!

Ludwig Haesler
Psychoanalyse - therapeutische Methode und Wissenschaft vom Menschen
1994. 308 Seiten.
Kart. DM 39,80
ISBN 3-17-012960-0

Dieses engagiert geschriebene Werk vermittelt einen umfassenden Überblick über die Psychoanalyse und ihre weit gespannten Anwendungsfelder. Ausgehend vom zentralen Erfahrungs- und Erkenntnisfeld der Psychoanalyse stellt der Autor die Bedingungen, Elemente und Strukturen der komplexen Prozesse menschlicher Verständigung und ihre möglichen Störungen dar.
Danach folgen Untersuchungen zur Psychoanalyse der künstlerischen Kreativität der Literatur, bildenden Kunst, Musik, des Märchens, des Mythos und der Religion sowie zur Psychoanalyse gesellschaftlicher Bedingungen und Verhältnisse.

Janet Sayers
Mütterlichkeit in der Psychoanalyse:
Helene Deutsch, Karen Horney, Anna Freund, Melanie Klein
Herausgegeben und mit einer Einführung von W. Mertens und Chr. Rohde-Dachser
Aus dem Englischen von K. Mertens. 1994. 248 Seiten.
Kart. DM 48,—
ISBN 3-17-011782-3

Allein die Biographien dieser vier bekannten Psychoanalytikerinnen sind eine spannende Lektüre an sich. Sayers geht aber über eine bloße biographische Abhandlung weit hinaus. Sie zeigt auf, wie Freuds patriarchalische Sichtweise von jeder dieser Frauen - selbst von seiner Tochter Anna - unterlaufen, abgeändert, ja sogar revidiert wurde und wieviel diese Frauen, jede auf ihre Weise, zur modernen Psychoanalyse beigetragen haben. Es ist ihr spezifisch weiblicher

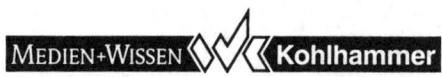
MEDIEN+WISSEN · Kohlhammer
Kohlhammer Verlag · 70549 Stuttgart

FACHVERLAG FÜR MEDIZIN, PSYCHOLOGIE UND KRANKENPFLEGE

Wolfgang Mertens

Entwicklung der Psychosexualität und der Geschlechtsidentität

Band 1: Geburt bis 4. Lebensjahr
2., überarb. Auflage 1994
181 Seiten.
Kart. DM 39,80
ISBN 3-17-012811-6

In diesem Werk beleuchtet der Autor die vielfältigen Komponenten des geschlechtlichen Erlebens von Kindern von ihrer Geburt bis zum 4. Lebensjahr. Er legt in dieser entwicklungspsychologischen Darstellung ein besonderes Gewicht auf das unterschiedliche Erleben von Jungen und Mädchen und veranschaulicht diese Sichtweise, die bisher kaum oder zu wenig berücksichtigt worden ist, mit vielen klinischen Beispielen.

Band 2: Kindheit und Adoleszens
1994. 239 Seiten
Kart. DM 39,80
ISBN 3-17-011739-4

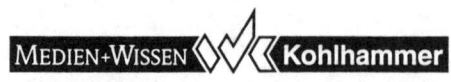

W. Kohlhammer Verlag · 70549 Stuttgart